最新ガイドライン対応

解答のコツがひと目でわかる

管理栄養士国家試験

過去問題&解説集

2025

科目別

項目別

[第34回−第38回]

過去問5年分/全1000問収録

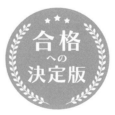

合格への決定版

はじめに

　本書は、第34回「管理栄養士国家試験」（令和2年）から、第38回（令和6年）において出題されました5年分、全1000問の問題と解答・解説集です。

本書の特徴は、
- ● 科目別、項目別に問題が整理されていますので、出題傾向が把握できます。
- ● 苦手な科目、項目を克服するための、重点学習が行えます。
- ● 解説をできるだけ短く、端的に表現していますので理解が容易です。
- ● よく出題されている文章が把握できます。

　この問題集を手にされたあなたのために、問題の作り方をお話しましょう。

　まず、出題者は「タイトル」に関連する5つの文章を並べます。

　「○○に関する記述である。正しいのはどれか」という設問では、1つの文章を残して、4つの文章を誤った文章に書き換えることになります。

　したがって、問題を的確にすばやく解くコツは、「誤り探し」にあるのです。

　書き換えできそうな部分に下線を引き、そこに置き換えや、入れ替えをしてみることで正・誤の判断を行います。

　すなわち、「管理栄養士国家試験」合格のためには、5文章中、4つの文章を確実に消去していき、×がつけられないものが正解となります。「そんなこと、あたりまえ」と思われるでしょうが、実際に多くの受験者が陥りやすい点は、最後に残った2文章から○を探してしまうことにあります。

　4つの×を見つけるためには、この問題集を使って、誤文を正文に直す練習を繰り返すことです。

　どうぞ、解説を見ながら、効率良く学習を進めて下さい。実力は格段にアップします。

　次の国家試験では余裕をもって合格されますこと。さらに、食と健康の専門家「管理栄養士」として、あなたの実力が社会で花開きますよう、心からお祈りしています。

2024年6月
ＳＧＳ㈱代表取締役　安部 隆雄
ＳＧＳ総合栄養学院（https://sgs.liranet.jp）

科目名

大項目

中項目

設問

重要度

解答欄

チェックボックス

正解したら○、間違えたら×を記入し苦手な問題を明確にしましょう。
正解しても、知識に不安があれば△を記入するのもオススメです。

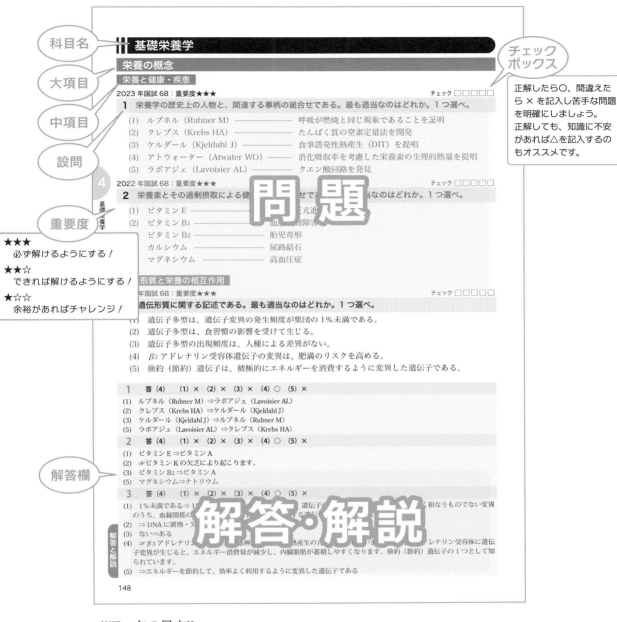

≪マークの見方≫

[問　題] ◆　法改正やデータ変更等により出題時と解答が異なる可能性がある

[解説欄] ⇒　誤文を正文に

⇔　語句の入れ替え

☞　解説

★　最新データ

・国家試験の文章の一部を本書の表記法に統一しています。

・ガイドライン等が出題時と異なる場合は、解答欄に太字で記載しています。

目次
Table of Contents

1. 社会・環境と健康

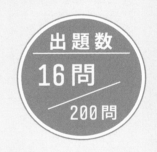

出題数
16問
200問

社会・環境と健康

社会と健康

健康の概念

2024 年国試 1：重要度★★★　　　　　　　　　　　　　　チェック □□□□□

1　WHO 憲章では、健康を、「身体的、精神的および社会的に完全に良好な状態であり、単に疾病または病弱の存在しないことではない」としている。この文で「良好」を表す英単語として、最も適当なのはどれか。1 つ選べ。

(1)　excellent

(2)　fine

(3)　good

(4)　satisfactory

(5)　well-being

公衆衛生の概念

2023 年国試 1：重要度★★★　　　　　　　　　　　　　　チェック □□□□□

2　一次、二次および三次予防に関する記述である。最も適当なのはどれか。1 つ選べ。

(1)　住民を対象とするがん検診は、一次予防である。

(2)　ヒトパピローマウイルス（HPV）ワクチン接種は、二次予防である。

(3)　脳梗塞発症後の機能回復訓練は、二次予防である。

(4)　職場におけるストレスチェックは、三次予防である。

(5)　精神障害者に対する社会復帰支援は、三次予防である。

2022 年国試 1：重要度★★★　　　　　　　　　　　　　　チェック □□□□□

3　減塩教室における PDCA サイクルのうち、A（Act）に該当するものである。最も適当なのはどれか。1 つ選べ。

(1)　アンケートにより参加者の満足度の集計を行った。

(2)　参加する対象者の選定を行った。

(3)　評価項目を定めた。

(4)　参加者の要望を受けて新たなプログラムを検討した。

(5)　開催中にスタッフによる指導内容を記録した。

1　答（5）　(1)×　(2)×　(3)×　(4)×　(5)○

(5)　☞「良好（well-being）」とは、「病気や虚弱でないから健康」といった消極的な意味ではなく、理想的な状態（目指すべき姿）を積極的に示しています。

2　答（5）　(1)×　(2)×　(3)×　(4)×　(5)○

(1)　一次予防である⇒二次予防である　☞二次予防は、疾病を早期発見・早期治療することであり、健康診断や人間ドックなどが該当します。

(2)　二次予防である⇒一次予防である　☞一次予防は、疾病の発症を未然に防ぐことであり、健康増進（健康教育、栄養指導、休養、運動など）、特異的予防（予防接種、作業環境改善など）が該当します。

(3)　二次予防である⇒三次予防である　☞三次予防は、疾病が発症した後に、治療、機能維持・回復を行い、後遺症・合併症・再発などを防ぐことであり、医療機関における治療、リハビリテーションなどが該当します。

(4)　三次予防である⇒一次予防である

3　答（4）　(1)×　(2)×　(3)×　(4)○　(5)×

(1)(5)　☞ C（Check）に該当します。公衆衛生活動は、Plan（計画）→ Do（実行）→ Check（評価）→ Act（改善）に基づいて行います。

(2)(3)　☞ P（Plan）に該当します。

社会的公正と健康格差の是正

2022 年国試 2：重要度★★★　　　　　　　　　　　　　　　　　　　　チェック □□□□□

4　WHO「健康の社会的決定要因」の内容に関する記述である。<u>誤っている</u>のはどれか。1 つ選べ。

(1)　社会的地位が低いほど、平均寿命は長くなる。

(2)　ストレスの多い環境は、早世のリスクを高める。

(3)　仕事に対してコントロールができる人ほど、健康状態が良好である。

(4)　アルコールやたばこへの依存は、社会的環境の影響を受ける。

(5)　健康的な食品の確保は、政治的問題である。

環境と健康

生態系と人々の生活

2020 年国試 9：重要度★★★　　　　　　　　　　　　　　　　　　　　チェック □□□□□

5　「持続可能な開発目標（SDGs）」に先立ち、地球規模の環境問題に対する行動原則として、「持続可能な開発」を示した文書である。最も適当なのはどれか。1 つ選べ。

(1)　モントリオール議定書

(2)　京都議定書

(3)　リオ宣言

(4)　バーゼル条約

(5)　ワシントン条約

環境汚染と健康影響

2021 年国試 1：重要度★★★　　　　　　　　　　　　　　　　　　　　チェック □□□□□

6　公害の発生地域と原因物質の組合せである。最も適当なのはどれか。1 つ選べ。

(1)　阿賀野川下流地域 ———————— ヒ素

(2)　神通川下流地域 ———————— カドミウム

(3)　四日市市臨海地域 ———————— アスベスト

(4)　宮崎県土呂久地区 ———————— メチル水銀

(5)　水俣湾沿岸地域 ———————— 鉛

4　答（1）　　(1) ×　(2) ○　(3) ○　(4) ○　(5) ○

(1)　長くなる⇒短くなる　☞健康の社会的決定要因とは、社会経済または政治的な要因に関わるものであり、社会階層、就労、所得、教育レベル、ソーシャルサポートなどがあります。

5　答（3）　　(1) ×　(2) ×　(3) ○　(4) ×　(5) ×

(3)　☞リオ宣言では、持続可能な開発と地球環境の保全について明示されています。

6　答（2）　　(1) ×　(2) ○　(3) ×　(4) ×　(5) ×

(1)　ヒ素⇒メチル水銀　☞新潟県阿賀野川下流地域で発生したメチル水銀中毒により、神経障害などが引き起こされ、第二の水俣病と呼ばれています。

(2)　☞富山県神通川下流地域で発生したカドミウム中毒により、腎および骨障害が引き起こされ、イタイイタイ病と呼ばれています。

(3)　アスベスト⇒硫黄酸化物　☞三重県四日市市臨海地域で発生した大気汚染（主に硫黄酸化物）により、喘息や慢性気管支炎などが引き起こされ、四日市ぜんそくと呼ばれています。

(4)　メチル水銀⇒ヒ素　☞宮崎県土呂久地区で発生した慢性ヒ素中毒により、脱力感などの不定愁訴や皮膚の色素沈着、末梢神経障害などが引き起こされました。

(5)　鉛⇒メチル水銀　☞熊本県水俣湾沿岸地域で発生したメチル水銀中毒により、神経障害などが引き起こされ、水俣病と呼ばれています。

2023年国試2：重要度★★★　　　　　　　　　　　　　　　　　チェック □□□□□

7　熱中症とその予防・治療に関する記述である。最も適当なのはどれか。1つ選べ。

(1)　予防のための指標として、湿球黒球温度（WBGT）がある。

(2)　意識障害がみられたら、熱中症Ⅰ度と判定する。

(3)　起座呼吸（起坐呼吸）がみられたら、熱中症Ⅱ度と判定する。

(4)　めまい、立ちくらみがみられたら、熱中症Ⅲ度と判定する。

(5)　熱痙攣の発症直後には、電解質を含まない水を与える。

2024年国試2：重要度★★★　　　　　　　　　　　　　　　　　チェック □□□□□

8　放射線による人体への健康影響に関する記述である。最も適当なのはどれか。1つ選べ。

(1)　シーベルト（Sv）は、放射線の照射により人体が吸収するエネルギー量を示す単位である。

(2)　ベクレル（Bq）は、人体に対する放射線の健康影響の大きさを示す単位である。

(3)　白血病は、確定的影響の1つである。

(4)　遺伝性の障害は、被ばく後短時間で発生する早発障害である。

(5)　白内障は、被ばく後に長い時間を経過してから発生する晩発障害である。

7　答 (1)　　(1) ○　(2) ×　(3) ×　(4) ×　(5) ×

(1)　☞湿球黒球温度は、高温下での労働時や運動時の熱中症を予防することを目的とした指標であり、人体の熱収支に大きく影響する気温、湿度、輻射熱から、熱中症の危険度を総合的に評価します。

(2)　熱中症Ⅰ度と⇒熱中症Ⅲ度と　☞Ⅰ度はめまい、失神、筋肉痛、筋肉の硬直、手足のしびれ、気分の不快などをきたした状態、Ⅱ度は頭痛、吐気、嘔吐、倦怠感、虚脱感などをきたした状態、Ⅲ度はⅡ度の症状に加え、意識障害、痙攣、手足の運動障害、高体温などをきたした状態をいいます。

(3)　熱中症Ⅱ度と⇒熱中症Ⅲ度と

(4)　熱中症Ⅲ度と⇒熱中症Ⅰ度と

(5)　含まない水を⇒含む水を　☞熱痙攣は、高温下で激しい労働や運動により大量発汗した際に、電解質補給をしないで水分のみを補給した場合に起こりやすくなります。

8　答 (5)　　(1) ×　(2) ×　(3) ×　(4) ×　(5) ○

(1)　シーベルト（Sv）は⇒グレイ（Gy）は

(2)　ベクレル（Bq）は⇒シーベルト（Sv）は　☞ベクレルは、放射性物質が放射線を出す能力（放射能）の強さを示す単位です。

(3)　確定的影響の⇒確率的影響の　☞放射線の人体への影響には、確定的影響と確率的影響があります。確定的影響とは、一定量以上の放射線を浴びることで現れる影響であり、脱毛や白内障などがあります。確率的影響とは、一定量の放射線を浴びても必ずしも影響が出るわけではなく、被ばく量の増加に伴い人体に影響が現れる確率が高まるものをいい、がんや白血病などがあります。

(4)　早発障害である⇒晩発障害である　☞数週間以内に症状が出る早発障害には、急性放射線症（骨髄障害、胃腸管障害など）、皮膚紅斑、脱毛などがあります。分裂が盛んな細胞が障害を受けます。

(5)　☞数か月から数年以上の経過後に症状が出る晩発障害には、白内障、白血病、がんなどがあります。

9 **上・下水道および水質に関する記述である。最も適当なのはどれか。1つ選べ。**

(1) 急速ろ過法では、薬品は用いられない。

(2) 末端の給水栓では、消毒に用いた塩素が残留してはならない。

(3) 水道水の水質基準では、一般細菌は検出されてはならない。

(4) 活性汚泥法は、嫌気性微生物による下水処理法である。

(5) 生物化学的酸素要求量が高いほど、水質は汚濁している。

10 **水道法に基づく上水道の水質基準に関する記述である。最も適当なのはどれか。1つ選べ。**

(1) 末端の給水栓では、消毒に用いた塩素が残留してはならない。

(2) 生物化学的酸素要求量（BOD）についての基準値が定められている。

(3) 一般細菌は、「1mL の検水で形成される集落数が 100 以下」となっている。

(4) 総トリハロメタンは、「検出されないこと」となっている。

(5) 臭気は、「無いこと」となっている。

11 **上水道および水質に関する記述である。最も適当なのはどれか。1つ選べ。**

(1) クリプトスポリジウムは、塩素消毒で死滅する。

(2) 水道水の水質基準では、一般細菌は「検出されないこと」となっている。

(3) 水道水の水質基準では、pH の基準値が定められている。

(4) 水道水の水質基準では、水銀の量に関して「検出されないこと」となっている。

(5) 生物化学的酸素要求量が低いほど、水質は汚濁している。

---

9 **答 (5)**   **(1)** ×   **(2)** ×   **(3)** ×   **(4)** ×   **(5)** ○

(1) 用いられない⇒用いられる ☞ろ過には、緩速ろ過法と急速ろ過法があり、緩速ろ過法は微生物を、急速ろ過法は薬品を用いて原水中に浮遊・溶解している物質を除去します。

(2) ⇒ 0.1mg/L 以上残留しなければならない

(3) ⇒ 1mL の検水で形成される集落数が 100 以下でなければならない

(4) 嫌気性微生物による⇒好気性微生物による

(5) ☞生物化学的酸素要求量（BOD）は、水中に含まれる有機物が、好気性微生物により分解されるのに必要な酸素量です。BOD が高いほど、有機物が多い（汚濁している）ことを示します。

10 **答 (3)**   **(1)** ×   **(2)** ×   **(3)** ○   **(4)** ×   **(5)** ×

(1) 残留してはならない⇒ 0.1mg/L 以上残留しなければならない

(2) 定められている⇒定められていない ☞生物化学的酸素要求量は、下水道法による排水基準として定められています。

(4) 「検出されないこと」と⇒「0.1mg/L 以下」と

(5) 「無いこと」と⇒「異常でないこと」と

11 **答 (3)**   **(1)** ×   **(2)** ×   **(3)** ○   **(4)** ×   **(5)** ×

(1) 死滅する⇒死滅しない ☞クリプトスポリジウムは、塩素に耐性をもつ寄生虫です。通常の塩素消毒では死滅しません。

(2) 「検出されないこと」と⇒「1mL の検水で形成される集落数が 100 以下」と

(3) ☞pH は「5.8 以上 8.6 以下」と定められています。

(4) 「検出されないこと」と⇒「水銀の量に関して、0.0005mg/L 以下」と

(5) 低いほど⇒高いほど ☞生物化学的酸素要求量（BOD）は、水中に含まれる有機物が、好気性微生物により分解されるのに必要な酸素量です。BOD が高いほど、有機物が多い（汚濁している）ことを示します。

健康、疾病、行動に関わる統計資料

保健統計

2022 年国試 16：重要度★★★　　　　　　　　　　　　　　チェック ☐☐☐☐☐

12 わが国の保健統計指標と調査名の組合せである。最も適当なのはどれか。1 つ選べ。

- (1) 食中毒発生件数 ——————— 国民健康・栄養調査
- (2) 純再生産率 ——————— 人口動態調査
- (3) 死因別死亡率 ——————— 国勢調査
- (4) 通院者率 ——————— 患者調査
- (5) 糖尿病の医療費 ——————— 国民生活基礎調査

人口静態統計

2024 年国試 3：重要度★★★　　　　　　　　　　　　　　チェック ☐☐☐☐☐

13 A 地域と B 地域における年齢 3 区分別人口構成割合（表）に関する記述である。最も適当なのはどれか。1 つ選べ。

- (1) 年少人口の年齢は、0 〜 18 歳である。
- (2) A 地域の年少人口指数は、B 地域より低い。
- (3) A 地域の従属人口指数は、B 地域より低い。
- (4) A 地域の老年人口割合は、年齢調整により B 地域と等しくなる。
- (5) A 地域の老年化指数は、40.0 である。

表　A 地域と B 地域における年齢 3 区分別人口構成割合（%）

地域	総数	年少人口	生産年齢人口	老年人口
A	100.0	12.5	62.5	25.0
B	100.0	10.0	60.0	30.0

12 答 (2)　　**(1)** ×　**(2)** ○　**(3)** ×　**(4)** ×　**(5)** ×

- (1) 国民健康・栄養調査⇒食中毒統計調査
- (3) 国勢調査⇒人口動態調査
- (4) 患者調査⇒国民生活基礎調査
- (5) 国民生活基礎調査⇒国民医療費

13 答 (3)　　**(1)** ×　**(2)** ×　**(3)** ○　**(4)** ×　**(5)** ×

- (1) 0 〜 18 歳である⇒0 〜 14 歳である
- (2) 低い⇒高い　☞年少人口指数は「年少人口割合（%）÷ 生産年齢人口割合（%）」で求められます。【A 地域】12.5 ÷ 62.5 = 0.2、【B 地域】10.0 ÷ 60.0 ≒ 0.17 であり、A 地域の年少人口指数の方が高くなります。
- (3) ☞従属人口指数は「｛年少人口割合（%）＋老年人口割合（%）｝÷生産年齢人口割合（%）」で求められます。【A 地域】(12.5 ＋ 25.0) ÷ 62.5 = 0.6、【B 地域】(10.0 ＋ 30.0) ÷ 60.0 ≒ 0.67 であり、A 地域の従属人口指数の方が低くなります。
- (4) ☞A 地域、B 地域ともに、年齢調整後の老年人口割合は不明です。
- (5) 40.0 である⇒2.0 である　☞老年化指数は「老年人口割合（%）÷年少人口割合（%）」で求められます。A 地域の老年化指数は 25.0 ÷ 12.5 = 2.0 となります。

2020 年国試 2：重要度★☆☆　　　　　　　　　　　　　　　　　　　　　　　　　チェック □□□□□

◆14 わが国の人口指標のうち、最近減少しているものである。最も適当なのはどれか。1 つ選べ。

(1) 合計特殊出生率
(2) 65 歳以上人口に占める 75 歳以上人口の割合
(3) 従属人口指数
(4) 粗死亡率（全死因）
(5) 年齢調整死亡率（全死因）

2021 年国試 2：重要度★★★　　　　　　　　　　　　　　　　　　　　　　　　　チェック □□□□□

15 わが国の出生に関連する保健統計の定義と最近 5 年間の傾向に関する記述である。最も適当なのはどれか。1 つ選べ。

(1) 合計特殊出生率は、15 ～ 49 歳の女性の年齢別出生率をもとに算出されている。
(2) 総再生産率は、母親世代の死亡率を考慮している。
(3) 純再生産率は、1.00 を超えている。
(4) 合計特殊出生率は、2.00 を超えている。
(5) 第 1 子出生時の母親の平均年齢は、35 歳を超えている。

14　答 (5)　　(1) ×→○　(2) ×　(3) ×　(4) ×　(5) ○

(1) ☞合計特殊出生率は、その年次の 15 ～ 49 歳までの女性の年齢別出生率を合計したもので、1 人の女性が一生の間に産むとした時の子ども（女児＋男児）の人数を表します。平成 18 ～ 27 年にかけて上昇から横ばい傾向を示していましたが、平成 28 年以降は低下傾向にあります。
(2) ☞最近は、上昇傾向にあります。
(3) ☞従属人口指数は、生産年齢人口に対する、従属人口（年少人口＋老年人口）の比率を表します。最近は、上昇傾向にあります。
(4) ☞粗死亡率は、人口に対する 1 年間の死亡数を表します。最近は、上昇傾向にあります。
(5) ☞年齢調整死亡率は年齢構成の違いを取り除いた死亡率です。

15　答 (1)　　(1) ○　(2) ×　(3) ×　(4) ×　(5) ×

(1) ☞合計特殊出生率は、その年次の 15 ～ 49 歳の女性の年齢別出生率を合計したもので、1 人の女性が一生の間に産むとした時の子ども（女児＋男児）の人数を表します。
(2) 総再生産率⇒純再生産率は　☞総再生産率は、1 人の女性がその年次の年齢別出生率で一生の間に産むとしたときの平均女児数を表します。純再生産率は、総再生産率に母親世代の死亡率を見込んだものであり、1 人の女性が次の世代の母親を平均何人残すかを表します。
(3) 超えている⇒超えていない　☞令和 3 年は 0.63 です。
(4) 超えている⇒超えていない　☞令和 3 年は 1.30 です。
(5) 超えている⇒超えていない　☞令和 3 年は 30.9 歳です。

16　ある年の A 地域と B 地域における年齢階級別（15 〜 49 歳）の女性の人口と出生の状況を表に示した。両地域の比較に関して、この表から読み取れる内容である。最も適当なのはどれか。1 つ選べ。

(1)　A 地域で 15 〜 19 歳と 20 〜 24 歳の出生率が高いのは、子育てしやすい環境による。

(2)　B 地域で 40 〜 44 歳と 45 〜 49 歳の出生率が高いのは、晩婚化の影響による。

(3)　総再生産率は、A 地域で高い。

(4)　純再生産率は、A 地域で高い。

(5)　合計特殊出生率は、B 地域で高い。

表　ある年のA地域とB地域における年齢階級別（15〜49歳）の女性の人口と出生の状況

年齢階級	A地域			B地域		
	女性の人口 （人）	出生数 （人）	年齢別 出生率の合計※1	女性の人口 （人）	出生数 （人）	年齢別 出生率の合計※1
15〜19歳	3,000	10	0.017	30,000	50	0.008
20〜24歳	3,000	90	0.150	30,000	550	0.092
25〜29歳	2,500	190	0.380	30,000	2,250	0.375
30〜34歳	3,000	240	0.400	32,500	3,150	0.485
35〜39歳	3,500	150	0.214	37,500	2,175	0.290
40〜44歳	4,500	45	0.050	40,000	525	0.066
45〜49歳	4,500	0	0.000	40,000	25	0.003
合計	24,000	725	1.211	240,000	8,725	1.318※2

※1 例えば15〜19 歳の値は、（母の年齢別出生数÷年齢別女性の人口）の15〜19 歳の合計である。
※2 掲載の数値は四捨五入のため、合計が合わない。

16　答（5）　(1) ✕　(2) ✕　(3) ✕　(4) ✕　(5) ○

(1)　☞A 地域で 15 〜 19 歳と 20 〜 24 歳の出生率が高い理由を、表から読み取ることはできません。

(2)　☞B 地域で 40 〜 44 歳と 45 〜 49 歳の出生率が高い理由を、表から読み取ることはできません。

(3)(4)　☞表に示されるのは子ども（女児＋男児）の出生数および出生率であり、女児の出生を示す総再生産率、純再生産率は不明です。

(5)　☞合計特殊出生率は、その年次の 15 〜 49 歳までの女性の年齢別出生率を合計したもので、1 人の女性が一生の間に産むとした時の子ども（女児＋男児）の人数を表します。合計特殊出生率は、A 地域で 1.211、B 地域で 1.318 であり、B 地域で高くなります。

17 年齢調整死亡率（直接法）に関する記述である。最も適当なのはどれか。1 つ選べ。

(1) 要因の曝露群と非曝露群の死亡率の比によって算出する。

(2) 要因の曝露群と非曝露群の死亡率の差によって算出する。

(3) 基準人口の年齢別死亡率を用いて算出する。

(4) 標準化死亡比として表す。

(5) 基準人口の年齢構成によって、数値は変化する。

18 ある年の A 地域と B 地域における人口および死亡の状況を示した（表）。A 地域と B 地域の比較として、最も適当なのはどれか。1 つ選べ。

(1) 人口に占める 0 ～ 39 歳の割合は、A 地域で高い。

(2) 人口に占める 65 歳以上の割合は、A 地域で低い。

(3) 死亡数は、B 地域で多い。

(4) 粗死亡率は、B 地域で低い。

(5) 年齢調整死亡率は、B 地域で高い。

表　A地域とB地域における年齢階級別人口、死亡数、基準集団における期待死亡数

年齢階級	基準集団 年齢階級別人口 （千人）	A地域 年齢階級別人口 （千人）	A地域 死亡数 （人）	A地域 基準集団における期待死亡数 （人）	B地域 年齢階級別人口 （千人）	B地域 死亡数 （人）	B地域 基準集団における期待死亡数 （人）
0～39歳	40,000	200	100	20,000	300	150	20,000
40～64歳	40,000	200	100	20,000	300	150	20,000
65歳以上	20,000	600	1,200	40,000	400	800	40,000
合計	100,000	1,000	1,400	80,000	1,000	1,100	80,000

17 答 **(5)**　　(1) ×　(2) ×　(3) ×　(4) ×　(5) ○

(1) ☞相対危険の算出方法です。相対危険は、年齢調整死亡率の算出には用いられません。

(2) ☞寄与危険の算出方法です。寄与危険は、年齢調整死亡率の算出には用いられません。

(3)(4) ☞間接法で用いられます。

(5) ☞直接法は、基準人口と同じ年齢構成と仮定し死亡率を算出するため、用いる基準人口の年齢構成によって、その数値は変化します。

18 答 **(4)**　　(1) ×　(2) ×　(3) ×　(4) ○　(5) ×

(1) 高い⇒低い　☞人口に占める 0 ～ 39 歳の割合は、A 地域（200/1,000 = 0.2）、B 地域（300/1,000 = 0.3）で、A 地域で低くなります。

(2) 低い⇒高い　☞人口に占める 65 歳以上の割合は、A 地域（600/1,000 = 0.6）、B 地域（400/1,000 = 0.4）で、A 地域で高くなります。

(3) 多い⇒少ない　☞死亡数は、A 地域（1,400 人）、B 地域（1,100 人）で、B 地域で低くなります。

(4) ☞粗死亡率は、A 地域（1,400 人 /1,000,000 人 = 0.0014）、B 地域（1,100 人 /1,000,000 人 = 0.0011）で、B 地域で低くなります。

(5) ⇒ A 地域と B 地域で同じである　☞基準集団おける期待死亡数が、A 地域（80,000 人）、B 地域（80,000 人）で同数であるため、年齢調整死亡率も同じであると判断します。

2021 年国試 3：重要度★★★　　　　　　　　　　　　　　　　　チェック □□□□□

19　平均寿命、平均余命および健康寿命に関する記述である。最も適当なのはどれか。1 つ選べ。

(1)　平均寿命は、その年に死亡した者の年齢を平均して算出する。

(2)　平均余命は、ある年齢の者のその後の生存年数の実測値である。

(3)　健康寿命は、人口動態統計を用いて算出する。

(4)　平均寿命が短くなるほど、健康寿命は延びる。

(5)　悪性新生物による死亡がなくなれば、平均寿命は延びる。

2023 年国試 5：重要度★★★　　　　　　　　　　　　　　　　　チェック □□□□□

◆20　わが国の平均寿命に関する記述である。最も適当なのはどれか。1 つ選べ。

(1)　0 歳の死亡率が低下すると、平均寿命は短くなる。

(2)　平均寿命は、各年齢に対して算出される。

(3)　平均寿命は、全ての年齢の死亡状況を集約したものである。

(4)　平均寿命は、WHO で採用している障害調整生存年数（DALYs）を用いて算出される。

(5)　健康日本 21（第二次）では、平均寿命について、健康寿命の増加分を上回る延びを目指している。

19　答（5）　(1) ×　(2) ×　(3) ×　(4) ×　(5) ○

(1)　⇒ 0 歳における平均余命をもとに算出する

(2)　実測値である⇒期待値である

(3)　人口動態統計を⇒国民生活基礎調査を

(4)　⇒健康寿命が延びるとは限らない　☞平均寿命と健康寿命の差が大きい場合、医療費や介護給付費を多く消費することとなります。そこで平均寿命と健康寿命の差をなくす、すなわち健康寿命の延伸が課題となっています。

(5)　☞特定死因を除去した場合の平均寿命の延びが最も大きい死因は悪性新生物であるため、悪性新生物による死亡がなくなれば、平均寿命は延びます。

20　答（3）　(1) ×　(2) ×　(3) ○　(4) ×　(5) ×

(1)　短くなる⇒長くなる

(2)　各年齢に対して⇒ 0 歳に対して　☞各年齢に対して算出されるのは平均余命です。

(3)　☞平均寿命は、0 歳における平均余命であり、0 歳以降に生存すると期待される年数の平均を指します。したがって、0 歳以降（全ての年齢）の死亡状況を集約した指標であるといえます。

(4)　⇒ 0 歳以降に生存すると期待される年数の平均から算出される　☞障害調整生存年数とは、傷病や障害の程度や期間によって重み付けをした生存年数です。

(5)　平均寿命 ⇔ 健康寿命　★「健康日本 21（第三次）」でも同様です。

2024 年国試 4：重要度★★★　　　　　　　　　　　　　チェック □□□□□

21　わが国の患者調査に関する記述である。最も適当なのはどれか。1 つ選べ。

(1)　毎年行われている。

(2)　医療施設は、国勢調査の調査区から無作為抽出される。

(3)　糖尿病の通院者率が調査される。

(4)　総患者数は、調査日当日に受診していない患者を含む。

(5)　直近 3 回の調査によると、傷病分類別の入院の受療率は「循環器系の疾患」が「精神及び行動の障害」より高い。

健康状態・疾病の測定と評価

疫学の概念と指標

2024 年国試 5：重要度★★★　　　　　　　　　　　　　チェック □□□□□

22　前向きコホート研究の集計結果を表に示した。要因 A の曝露による疾病 B の罹患の相対危険と寄与危険割合の組合せとして最も適当なのはどれか。1 つ選べ。

	（相対危険）	（寄与危険割合）
(1)	0.50 ———————	500
(2)	0.50 ———————	50
(3)	0.50 ———————	0.33
(4)	2.0 ———————	0.33
(5)	2.0 ———————	0.50

表　前向きコホート研究における要因 A の曝露の有無別の観察人年と疾病 B の罹患者数

曝露	観察人年	罹患者数（人）
有	10,000	100
無	10,000	50

21　答 **(4)**　　(1) ×　(2) ×　(3) ×　(4) ○　(5) ×

(1)　毎年⇒ 3 年に 1 回

(2)　⇒全国の医療施設を利用する患者を対象として、病院の入院は二次医療圏別、病院の外来および診療所は都道府県別に無作為抽出される

(3)　調査される⇒調査されない　☞通院者率は、国民生活基礎調査において調査されます。

(4)　☞総患者数は、ある傷病における外来患者が一定期間ごとに再来するという仮定に加え、医療施設の稼働日を考慮した調整を行うことにより、調査日現在において、継続的に医療を受けている者（調査日には医療施設で受療していない者を含む）の数です。

(5)　「循環器系の疾患」⇔「精神及び行動の障害」　☞入院の受療率は、「精神及び行動の障害」が最も高くなります。

22　答 **(5)**　　(1) ×　(2) ×　(3) ×　(4) ×　(5) ○

(5)　☞相対危険は、要因 A に曝露した場合、それに曝露しなかった場合に比べて何倍疾病 B に罹りやすくなるかを示し、「曝露群の罹患率÷非曝露群の罹患率」で求められます。要因 A の曝露による疾病 B の罹患の相対危険は、（100/10,000）÷（50/10,000）＝ 2.0 となります。寄与危険割合は、曝露群の罹患率のうち、真に曝露が影響して罹患した者の割合を示し、「（曝露群の罹患率－非曝露群の罹患率）÷曝露群の罹患率」で求められます。要因 A の曝露による疾病 B の罹患の寄与危険割合は、｛（100/10,000）－（50/10,000）｝÷（100/10,000）＝ 0.50 となります。

2020 年国試 4：重要度 ★★★   チェック ☐ ☐ ☐ ☐ ☐

23 ランダム化比較試験に関する記述である。最も適当なのはどれか。1 つ選べ。

(1) 利益相反の関係にある企業の商品は評価できない。

(2) 無作為割り付けを行う前に、インフォームド・コンセントを得る。

(3) 介入群は患者集団から、対照群は一般集団から無作為抽出する。

(4) 参加者の希望により、割り付け後でも群の変更ができる。

(5) 未知の交絡因子を制御しにくい。

2022 年国試 5：重要度 ★★★   チェック ☐ ☐ ☐ ☐ ☐

24 疫学研究の方法に関する説明と名称の組合せである。最も適当なのはどれか。1 つ選べ。

(1) 特定の一時点において、曝露要因と疾病の有無との相関関係を分析する。── 横断研究

(2) 現在の疾病の有無と過去の曝露要因の有無との関係について分析する。────── ランダム化比較対照試験（RCT）

(3) 現在、疾病 A を有さない集団を追跡し、曝露要因の有無と疾病 A の発生との関連を分析する。────── 症例対照研究

(4) 対象者を介入群と非介入群に無作為に分け、要因への曝露と疾病の発生との因果関係を検討する。────── コホート研究

(5) 複数の分析疫学研究の結果を量的に総合評価する。────── 生態学的研究

---

23 答 **(2)**   **(1)** ×   **(2)** ○   **(3)** ×   **(4)** ×   **(5)** ×

(1) 評価できない⇒評価できる ☞ランダム化比較試験は、介入研究の一種であり、研究者が対象者について、介入を受ける集団（介入群）と受けない集団（対照群）に無作為に配分する方法です。恣意的な評価の偏りを排除して、客観的な効果の評価ができるため、利益相反の関係にある企業の商品の評価に用いることができます。

(2) ☞研究は、参加候補者への十分な説明のうえで研究参加への同意を得ることから始まります。

(3) ⇒同一の集団から介入群と対照群に無作為抽出する

(4) 変更ができる⇒変更はできない

(5) 制御しにくい⇒制御しやすい ☞無作為化により、群間においてプログラムの違い以外は均等であることが期待できるため、未知の交絡因子を制御しやすくなります。

24 答 **(1)**   **(1)** ○   **(2)** ×   **(3)** ×   **(4)** ×   **(5)** ×

(1) ☞横断研究は、一時点における曝露要因と疾病の関係を記録し、相関関係を検討します。

(2) ランダム化比較対照試験（RCT）⇒症例対照研究 ☞症例対照研究は、症例群（疾病有の集団）と対照群（疾病無の集団）について、過去の曝露要因の有無について比較します。

(3) 症例対照研究⇒コホート研究 ☞コホート研究は、曝露群（曝露要因有の集団）と非曝露群（曝露要因無の集団）について、一定期間追跡し、それぞれの群の疾病発生や疾病による死亡状況を比較します。

(4) コホート研究⇒ランダム化比較対照試験（RCT） ☞介入研究の一種であるランダム化比較対照試験は、研究者が対象者について、介入群（介入を受ける集団）と対照群（介入を受けない集団）に無作為に分け、それぞれの群の疾病発生や疾病による死亡状況を比較します。

(5) 生態学的研究⇒メタアナリシス ☞メタアナリシスでは、あるテーマに関して複数の研究から得られる定量的なデータを、質的・量的に評価します。

25 研究デザインによるエビデンスレベルの比較に関する記述である。最も適当なのはどれか。1 つ選べ。

(1) コホート研究は、ランダム化比較試験のメタアナリシスより高い。
(2) 横断研究は、ランダム化比較試験より高い。
(3) ランダム化比較試験は、症例対照研究より高い。
(4) 生態学的研究は、コホート研究より高い。
(5) 症例報告は、症例対照研究より高い。

> ## スクリーニング

26 疾病 A のスクリーニング検査の評価指標に関する記述である。最も適当なのはどれか。1 つ選べ。

(1) 敏感度は、検査で陽性である者のうち、疾病 A がある者の割合である。
(2) 特異度は、検査で陰性である者のうち、疾病 A がない者の割合である。
(3) 陽性反応的中度は、検査を行う集団における疾病 A の有病率の影響を受ける。
(4) カットオフ値を高くすれば、敏感度と特異度は高くなる。
(5) ROC 曲線は、縦軸を敏感度、横軸を（1 －偽陽性率）として描く。

27 疾病 A の有病率が 10％である 1,000 人の集団を対象に、疾病 A のスクリーニングテストを行った。疾病 A を有する者で陽性反応になった者は 90 人、疾病 A を有しない者で陰性反応になった者は720 人となった。このスクリーニングテストの陽性反応的中度を求めた。最も適当なのはどれか。1 つ選べ。

(1) 0.10
(2) 0.33
(3) 0.67
(4) 0.80
(5) 0.90

---

25 答 **(3)**　　(1) ×　(2) ×　(3) ○　(4) ×　(5) ×

(1) 高い⇒低い　☞研究デザインをエビデンスレベルの高い順に並べると、介入研究（ランダム化比較試験）＞コホート研究＞症例対照研究＞生態学的研究＞横断研究＞症例報告となります。
(2) 高い⇒低い
(4) 高い⇒低い
(5) 高い⇒低い

26 答 **(3)**　　(1) ×　(2) ×　(3) ○　(4) ×　(5) ×

(1) ⇒疾病 A がある者のうち、検査で陽性である者の割合である
(2) ⇒疾病 A がない者のうち、検査で陰性である者の割合である
(4) ⇒敏感度と特異度のいずれか一方は高くなり、他方は低くなる
(5)（1 －偽陽性率）として⇒偽陽性率（1 －特異度）として　☞ROC 曲線は、縦軸を敏感度、横軸を偽陽性率（1 －特異度）として描くことで、スクリーニングの有効性を視覚的に判定することができます。

27 答 **(2)**　　(1) ×　(2) ○　(3) ×　(4) ×　(5) ×

(2) ☞有病率が 1,000 人中 10％であることから、有病者は 100 人（1,000 人× 10％＝ 100 人）、健康者は 900 人（1,000人－100 人＝ 900 人）となります。疾病 A を有する者で陽性反応になった者は 90 人、疾病 A を有しない者で陽性反応になった者は 180 人（900 人－ 720 人＝ 180 人）となります。陽性反応的中度は、スクリーニングテストで陽性反応になった者 270 人（90 人＋ 180 人＝ 270 人）のうち、実際に疾病 A を有する者（90 人）の割合であるため、0.33（90 人 /270人≒ 0.33）と算出されます。

28 対象集団の有病率とスクリーニングの精度に関する記述である。最も適当なのはどれか。1つ選べ。

- (1) 有病率が高くなると、敏感度は低くなる。
- (2) 有病率が高くなると、特異度は高くなる。
- (3) 有病率が高くなると、偽陽性率は高くなる。
- (4) 有病率が低くなると、陽性反応的中度は低くなる。
- (5) 有病率が低くなると、陰性反応的中度は低くなる。

生活習慣（ライフスタイル）の現状と対策

健康に関連する行動と社会

29 健康の「生物心理社会モデル」に関する記述である。誤っているのはどれか。1つ選べ。

- (1) 生物医学的側面を考慮する。
- (2) 疾病の原因の解明を含む。
- (3) 対象者のニーズに応える。
- (4) 疾病を単一要因により説明する。
- (5) 栄養ケア・マネジメントの基礎となる概念である。

30 健康の「生物心理社会モデル」に関する記述である。最も適当なのはどれか。1つ選べ。

- (1) 生物医学モデルよりも古い考え方である。
- (2) 疾病の治療に、社会的要因を取り込むことができる。
- (3) 対人関係によるストレスは、このモデルに含まれない。
- (4) アルマ・アタ宣言の中で提唱された。
- (5) 疾病を単一要因により説明する。

28　答（4）　　(1) ×　(2) ×　(3) ×　(4) ○　(5) ×

(1)(2)(3)　☞敏感度、特異度、偽陽性率、偽陰性率は、疾病の有無を識別するスクリーニングの能力を示すものであり、対象集団の有病率に左右されません。

(4)　☞陽性反応的中度は、対象集団の有病率の影響を受けます。対象集団の有病率が高ければ陽性反応的中度は高くなり、対象集団の有病率が低ければ陽性反応的中度は低くなります。

(5)　陰性反応的中度は低くなる⇒陰性反応的中度は高くなる　☞陰性反応的中度は、対象集団の有病率の影響を受けます。対象集団の有病率が高ければ陰性反応的中度は低くなり、対象集団の有病率が低ければ陰性反応的中度は高くなります。

29　答（4）　　(1) ○　(2) ○　(3) ○　(4) ×　(5) ○

(4)　単一要因により⇒複数要因により　☞健康の「生物心理社会モデル」は、従来のように医学研究における個々の因子を細分化して分析するのではなく、個々の因子を関連付け、組織化することにより、説明・予測しようとするモデルです。「疾病を診る」のではなく「患者を診る」という視点が根底にあり、疾病に対する科学的理解だけでなく、生物的・心理的・社会的側面についても考慮します。

30　答（2）　　(1) ×　(2) ○　(3) ×　(4) ×　(5) ×

(1)　古い⇒新しい　☞健康の「生物心理社会モデル」は、従来の生物医学モデルのように医学研究における個々の因子を細分化して分析するのではなく、個々の因子を関連付け、組織化することにより、説明・予測しようとするモデルです。「疾病を診る」のではなく「患者を診る」という視点が根底にあり、疾病に対する科学的理解だけでなく、生物的要因、心理的要因、社会的要因についても考慮します。

(2)　☞同居者、職業などの社会的要因を含めて、疾病の理解や、その治療を行います。

(3)　含まれない⇒含まれる　☞認知、ストレスなどの心理的要因を含めて、疾病の理解や、その治療を行います。

(4)　☞生物心理社会モデルは、精神科医のエンゲル（Engel G）が提唱したモデルです。

(5)　単一要因により⇒複数要因により　☞生物的要因、心理的要因、社会的要因という複数の要因により説明します。

31 NCD に関する記述である。最も適当なのはどれか。1つ選べ。

(1) 遺伝的要因は、影響しない。
(2) わが国の死因別死亡割合は、約4割である。
(3) 麻しんは、含まれる。
(4) COPD は、含まれる。
(5) 発展途上国では、健康課題とはなっていない。

◆**32** 健康日本 21（第二次）における健康寿命に関する記述である。誤っているのはどれか。1つ選べ。

(1) 「日常生活に制限のない期間」を指す。
(2) 健康寿命の増加分を上回る平均寿命の増加を目標としている。
(3) 健康寿命は、女性の方が男性よりも長い。
(4) 都道府県格差の縮小を目標としている。
(5) 社会環境の整備によって、地域格差が縮小される。

◆**33** 健康日本 21（第二次）に関する記述である。最も適当なのはどれか。1つ選べ。

(1) 第三次国民健康づくり対策である。
(2) 都道府県健康増進計画は、地域保健法に基づいて策定される。
(3) 「基本的な方向」の1つに、「平均寿命の延伸」がある。
(4) 社会環境の整備に関する目標が盛り込まれている。
(5) 最終評価では、「目標値に達した」と評価された項目は全体の半数を超えた。

---

31 答 (4) **(1)** × **(2)** × **(3)** × **(4)** ○ **(5)** ×

(1) 影響しない⇒影響する
(2) 約4割である⇒4割以上である ☞健康日本 21（第三次）では「生活習慣病（NCDs）」と定義されています。生活習慣病は、わが国の死因の約5割を占めるとされています。
(3) 含まれる⇒含まれない
(4) ☞NCD（非感染性疾患）とは、生活習慣の改善により予防可能な疾患の総称をいい、がん、循環器疾患、糖尿病、COPD（慢性閉塞性肺疾患）などが含まれます。
(5) ⇒発展途上国でも健康課題となっている

32 答 (2) **(1)** ○ **(2)** × **(3)** ○ **(4)** ○ **(5)** ○ 「**健康日本 21（第三次）**」でも同様です。

(2) 健康寿命 ⇔ 平均寿命

33 答 (4) **(1)** × **(2)** × **(3)** × **(4)** ○ **(5)** ×

(1) ⇒第四次国民健康づくり対策である ☞健康づくり対策の流れとしては、【第一次（1978 年～）】生涯を通じる健康づくりの推進など、【第二次（1988 年～）】アクティブ 80 ヘルスプラン、【第三次（2000 年～）】健康日本 21、【第四次（2013 年～）】健康日本 21（第二次）、【第五次（2024 年～）】健康日本 21（第三次）となります。
(2) 地域保健法に⇒健康増進法に
(3) 「平均寿命の延伸」が⇒「健康寿命の延伸」が ★健康日本 21（第三次）では、基本的な方向として、①健康寿命の延伸・健康格差の縮小、②個人の行動と健康状態の改善、③社会環境の質の向上、④ライフコースアプローチを踏まえた健康づくりの4つが掲げられています。
(4) ★健康日本 21（第三次）では、社会環境の質の向上に関する目標が盛り込まれています。
(5) 半数を超えた⇒15.1％（8項目 /53 項目）である

2020 年国試 5：重要度★★★　　　　　　　　　　　　　　チェック □□□□□

34 最近の国民健康・栄養調査に示された身体活動・運動の現状に関する記述である。正しいのはどれか。1 つ選べ。

(1) 「運動習慣のある者」の割合は、20 歳以上では女性の方が男性より高い。

(2) 「運動習慣のある者」の割合は、65 歳以上は 20 ～ 64 歳より高い。

(3) 健康日本 21（第二次）における「運動習慣者の割合の増加」の目標値は、すでに達成している。

(4) 1 日の平均歩数は、65 歳以上は 20 ～ 64 歳より多い。

(5) 20 歳以上の男性における 1 日の平均歩数は、10 年間で増加してきている。

2023 年国試 7：重要度★☆☆　　　　　　　　　　　　　　チェック □□□□□

◆**35** 身体活動に関する記述である。最も適当なのはどれか。1 つ選べ。

(1) 身体活動の増加は、大腸がんの発症リスクを低減する。

(2) 国民健康・栄養調査によると、20 歳以上の 1 日の歩数の平均値は、男女とも平成 22 年以降 8,000 歩を超えている。

(3) 国民健康・栄養調査では、運動習慣のある者の定義を「1 回 60 分以上の運動を週 4 回以上実施し、1 年以上継続している者」としている。

(4) 「健康づくりのための身体活動基準 2013」では、18 歳未満に対して、世代共通の方向性に加えて、定量的な身体活動の基準が定められている。

(5) 身体活動の強度の指標として用いられるメッツ（METs）は、身体活動時のエネルギー消費量を基礎代謝量で除した値である。

---

34 答（2）　（1）×　（2）○　（3）×　（4）×　（5）×

(1) 女性 ⇔ 男性

(3) ⇒達成していない　☞健康日本 21（第二次）の最終評価における目標達成状況では「変わらない」となっています。

(4) 65 歳以上 ⇔ 20 ～ 64 歳

(5) 増加してきている⇒増減はみられない

35 答（1）　（1）○　（2）×　（3）×　（4）×　（5）×

(2) 超えている⇒超えていない　☞令和元年は、男性で 6,793 歩、女性で 5,832 歩であり、8,000 歩を下回っています。

(3) ⇒「1 回 30 分以上の運動を週 2 回以上実施し、1 年以上継続している者」としている

(4) 定められている⇒定められていない　★「健康づくりのための身体活動・運動ガイド 2023」においては、「中強度以上（3 メッツ以上）の身体活動（主に有酸素性身体活動）を 1 日 60 分以上行う」や「高強度の有酸素性身体活動や筋肉・骨を強化する身体活動を週 3 日以上行う」といった定量的な推奨事項が示されています。

(5) 基礎代謝量で⇒安静時代謝量で

◆36 「健康づくりのための身体活動基準 2013」の内容に関する記述である。最も適当なのはどれか。1 つ選べ。

(1) 身体活動量の増加でリスクを低減できるものとして、認知症は含まれない。

(2) 身体活動と運動を合わせて、生活活動と定義している。

(3) 18 ～ 64 歳においては、3 メッツ以上の身体活動を毎日 60 分、週に 10 メッツ・時行うことが推奨されている。

(4) 65 歳以上においては、強度を問わず、身体活動を毎日 100 分以上行うことが推奨されている。

(5) 身体活動を推進するための社会環境整備には、職場づくりについての視点は含まれない。

喫煙行動

◆37 喫煙に関する記述である。最も適当なのはどれか。1 つ選べ。

(1) 特定保健指導対象者の選定・階層化の項目として、喫煙の有無は考慮されていない。

(2) WHO のたばこ規制枠組条約（FCTC）には、たばこの価格政策が含まれる。

(3) 健康増進法に基づく、多数の者が利用する施設等における喫煙の禁止等に関して、罰則規定は設けられていない。

(4) 35 歳以上の者に対する禁煙治療が公的医療保険の適用となる条件に、ブリンクマン指数は含まれない。

(5) 健康日本 21（第二次）において、COPD の死亡率の減少が目標になっている。

36　答　解なし　　(1) ×　(2) ×　(3) ×　(4) ×　(5) ×　**（厚生労働省より不適切問題と発表されました）**

(1) 含まれない⇒含まれる　★身体活動の増加でリスクを低減できるものとして、糖尿病・循環器疾患等に加え、がんやロコモティブシンドローム・認知症が含まれることが明文化されています。「健康づくりのための身体活動・運動ガイド2023」でも同様です。

(2) 身体活動⇔生活活動　★身体活動は、「生活活動」と「運動」に分けられます。「生活活動」は日常生活における家事・労働・通勤・通学などに伴う活動をいい、「運動」はスポーツ等の、健康・体力の維持・増進を目的として計画的・定期的に実施する活動をいいます。「健康づくりのための身体活動・運動ガイド2023」でも同様です。

(3) 10 メッツ・時⇒ 23 メッツ・時　★「健康づくりのための身体活動・運動ガイド2023」でも同様です。

(4) 100 分以上⇒ 40 分以上　★「健康づくりのための身体活動・運動ガイド2023」においては、3 メッツ以上の強度の身体活動を毎日 40 分以上、週に 15 メッツ・時以上行うことが推奨されています。

(5) 含まれない⇒含まれる　★「健康づくりのための身体活動・運動ガイド2023」でも同様です。

37　答　(2)　　(1) ×　(2) ○　(3) ×　(4) ×　(5) ×

(1) 考慮されていない⇒考慮されている　☞特定保健指導対象者の選定・階層化には、「血糖」、「脂質」、「血圧」、「喫煙歴」が用いられます。

(3) 設けられていない⇒設けられている

(4) 含まれない⇒含まれる　☞ニコチン依存症管理料は、基本的に入院中患者以外の患者で一定条件を満たした場合に算定できます。条件の 1 つに、「ブリンクマン指数（＝ 1 日の喫煙本数×喫煙年数）が 200 以上の者であること」があります。

(5) 死亡率の減少が⇒認知度の向上が　★「健康日本 21（第二次）」においては「COPD の認知度の向上」が目標になっていましたが、「健康日本 21（第三次）」においては「COPD の死亡率の減少」が目標になりました。

38 たばこ規制枠組条約に関する記述である。<u>誤っている</u>のはどれか。1 つ選べ。

(1) 21 世紀になって発効した。

(2) 国際労働機関（ILO）により策定された。

(3) 受動喫煙防止が盛り込まれている。

(4) たばこ広告の禁止が盛り込まれている。

(5) たばこ包装への警告表示が盛り込まれている。

◆39 飲酒に関する記述である。最も適当なのはどれか。1 つ選べ。

(1) 健康日本 21（第二次）では、「生活習慣病のリスクを高める飲酒量」を、1 日当たりの純アルコール量で男女とも 40g 以上としている。

(2) 健康日本 21（第二次）では、妊娠中に飲酒する者をなくすことを目標としている。

(3) アルコール依存症の発症リスクは、飲酒開始年齢と関係がない。

(4) 1 日平均飲酒量が増加するほど、血圧は低下する。

(5) アルコールには、身体依存はない。

---

38 答 **(2)**   **(1)** ○   **(2)** ×   **(3)** ○   **(4)** ○   **(5)** ○

(1) ☞ 2005 年に発効しました。

(2) 国際労働機関（ILO）により⇒世界保健機関（WHO）により

(4) ☞たばこの広告、販売促進、後援（スポンサーシップ）を禁止または制限するように規定されています。

(5) ☞主要な表示面の 30%以上を健康警告表示に充てるように規定されています。

39 答 **(2)**   **(1)** ×   **(2)** ○   **(3)** ×   **(4)** ×   **(5)** ×

(1) 男女とも 40g 以上と⇒男性 40g 以上、女性 20g 以上と ★「健康日本 21（第三次）」でも同様です。

(2) ★「健康日本 21（第二次）」においては目標に含まれていましたが、「健康日本 21（第三次）」においては目標から除かれました。

(3) ない⇒ある ☞飲酒開始年齢が低いほど、アルコール依存症の発症リスクは高くなります。

(4) 低下する⇒上昇する

(5) ない⇒ある ☞身体依存とは、アルコールが切れると身体に症状（発汗・イライラ・手が震えたりする症状）が出ることをいいます。アルコールは精神依存や身体依存をきたします。

睡眠、休養、ストレス

2020 年国試 6：重要度★☆☆　　　　　　　　　　　　　　　チェック □□□□□

◆**40**　睡眠と休養に関する記述である。最も適当なのはどれか。1 つ選べ。

(1)　家に帰ったらできる限り早く眠るようにすることは、積極的休養である。

(2)　健康づくりのための休養指針では、他者との出会いやきずなの重要性が示されている。

(3)　最近の国民健康・栄養調査によると、「睡眠で休養が十分にとれていない者」の割合は約 50% である。

(4)　健康づくりのための睡眠指針では、アルコール摂取による睡眠導入が推奨されている。

(5)　健康づくりのための睡眠指針では、1 日 9 時間以上の睡眠をとることが推奨されている。

歯科口腔保健

2024 年国試 9：重要度★★★　　　　　　　　　　　　　　　チェック □□□□□

41　わが国の歯科口腔保健に関する記述である。<u>誤っている</u>のはどれか。1 つ選べ。

(1)　歯周病の程度を示す指標として、地域歯周疾患指数（CPI）が用いられている。

(2)　「一生自分の歯で食べること」を目標にした啓発運動として、「8020（ハチマルニイマル）運動」がある。

(3)　う歯の予防対策として、フッ化物による歯質強化対策がある。

(4)　最近 10 年間の学校保健統計調査によると、児童・生徒のむし歯（う歯）のある者の割合は増加している。

(5)　歯周病のリスク因子に糖尿病がある。

40　答 (2)　(1) ×　(2) ○　(3) ×　(4) ×　(5) ×

(1)　積極的休養である⇒消極的休養である　☞積極的休養は、体を動かすことで疲労回復を図る能動的な休養です。消極的休養は、体を動かさずにゆっくりと休み、肉体的な疲労回復を図る休養です。

(3)　約 50% である⇒約 20% である

(4)　推奨されている⇒推奨されていない　★寝酒は、睡眠の質を悪くします。「健康づくりのための睡眠ガイド 2023」でも同様です。

(5)　推奨されている⇒推奨されていない　★必要な睡眠時間には個人差があるとともに、年齢等によっても変化します。「健康づくりのための睡眠ガイド 2023」でも同様です。

41　答 (4)　(1) ○　(2) ○　(3) ○　(4) ×　(5) ○

(1)　☞地域歯周疾患指数は、地域（集団）における歯周疾患の状態を示す指標であり、歯肉出血と歯周ポケットにより評価します。

(2)　☞「一生自分の歯で食べること」を数値目標化したものが「8020 運動」です。

(4)　増加している⇒減少している

(5)　☞血糖値が高い状態が続くと、歯肉の血管が脆くなったり、免疫力の低下により歯周病菌が増殖したりすることで、歯周病のリスクが高まります。

`がん`

42 わが国のがん（悪性新生物）に関する記述である。最も適当なのはどれか。1 つ選べ。

(1) 2000 年以降、がんの年齢調整死亡率は増加傾向にある。

(2) 全国がん登録は、がん死亡の全数把握を目的としている。

(3) 健康増進法に基づいて実施されるがん検診は、都道府県の事業である。

(4) 2019 年国民生活基礎調査によると、乳がん検診の受診率は 60％を超えた。

(5) 都道府県は、がん対策推進計画を策定しなければならない。

43 がん対策基本法に関する記述である。最も適当なのはどれか。1 つ選べ。

(1) がん検診を実施する根拠法である。

(2) がん登録を実施する根拠法である。

(3) がんによる死亡率を把握する根拠法である。

(4) がん患者の雇用継続を目指している。

(5) 国は都道府県別にがん対策推進計画を策定する。

42　答 (5)　　(1) ×　(2) ×　(3) ×　(4) ×　(5) ○

(1) 増加傾向にある⇒減少傾向にある

(2) ⇒がんの罹患率、生存率、受療状況を把握することを目的としている　☞国は、がんの罹患率、生存率、受療状況を踏まえ、がん対策の企画立案を行います。

(3) 都道府県の⇒市町村の

(4) 60％を超えた⇒ 50％弱である

43　答 (4)　　(1) ×　(2) ×　(3) ×　(4) ○　(5) ×

(1) ☞がん検診実施の根拠法は、健康増進法です。

(2) ☞がん登録実施の根拠法は、がん登録等の推進に関する法律（がん登録推進法）です。

(3) ☞がんによる死亡率把握の根拠法は、がん登録等の推進に関する法律（がん登録推進法）です。

(4) ☞がん対策基本法では、がん患者の雇用継続、がん患者における学習と治療との両立などについて規定されています。

(5) ⇒がん対策推進基本計画を策定する　☞国ががん対策推進基本計画を策定し、これを基本として、都道府県が都道府県がん対策推進計画を策定します。

44　図は女性の部位別悪性新生物の年齢調整死亡率の経年変化を示している。①～④に当てはまる部位として正しい組合せはどれか。1 つ選べ。

図　部位別にみた悪性新生物の年齢調整死亡率（人口10万対）の推移

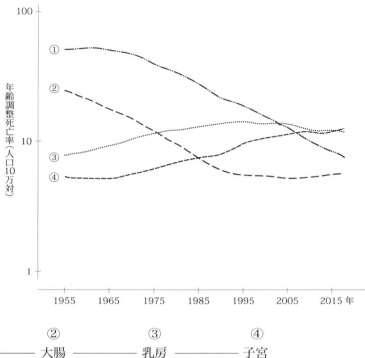

	①	②	③	④
(1)	胃 ————	大腸 ————	乳房 ————	子宮
(2)	胃 ————	乳房 ————	子宮 ————	大腸
(3)	胃 ————	子宮 ————	大腸 ————	乳房
(4)	大腸 ————	胃 ————	乳房 ————	子宮
(5)	大腸 ————	子宮 ————	胃 ————	乳房

45　乳がんに関する記述である。最も適当なのはどれか。1 つ選べ。

(1)　わが国の女性の最近 5 年間の年齢調整死亡率は、胃がんより低い。
(2)　授乳は、発症リスクを高める。
(3)　主な発症要因として、ウイルス感染がある。
(4)　法に基づく市町村事業としての検診では、20 歳以上を対象とする。
(5)　法に基づく市町村事業としての検診では、マンモグラフィが推奨されている。

44　答 **(3)**　　(1) ×　(2) ×　(3) ○　(4) ×　(5) ×

(3)　☞女性の部位別悪性新生物の年齢調整死亡率の推移は、①胃については 1960 年以降一貫して減少、②子宮については減少傾向を示していたものが 1990 年以降は横ばい、③大腸については 1995 年以降それまで増加していたものが反転して緩やかな減少、④乳房は一貫して増加しています。

45　答 **(5)**　　(1) ×　(2) ×　(3) ×　(4) ×　(5) ○

(1)　低い⇒高い
(2)　高める⇒低下させる
(3)　⇒エストロゲンの増加がある
(4)　20 歳以上を⇒ 40 歳以上を

2022 年国試 10：重要度★★★　　　　　　　　　　　　　チェック □□□□□

46　わが国の循環器疾患に関する記述である。最も適当なのはどれか。1 つ選べ。

(1)　Ⅰ度高血圧は、「収縮期血圧 130–139mmHg かつ / または拡張期血圧 80–89mmHg」と定義されている。

(2)　くも膜下出血は、脳内出血の 1 つである。

(3)　最近 10 年間の死亡率は、脳内出血が脳梗塞を上回っている。

(4)　糖尿病は、虚血性心疾患の危険因子である。

(5)　non–HDL コレステロール低値は、虚血性心疾患の危険因子である。

2023 年国試 9：重要度★★★　　　　　　　　　　　　　チェック □□□□□

◆**47**　循環器疾患の疫学に関する記述である。最も適当なのはどれか。1 つ選べ。

(1)　高血圧症のリスク因子として、カリウムの過剰摂取がある。

(2)　脳梗塞のリスク因子として、血清総コレステロールの低値がある。

(3)　虚血性心疾患のリスク因子として、血清 LDL コレステロールの低値がある。

(4)　健康日本 21（第二次）では、脳血管疾患・虚血性心疾患のリスク因子として、高血圧、脂質異常症、喫煙、糖尿病を挙げている。

(5)　最近 10 年間のわが国の虚血性心疾患による年齢調整死亡率は、米国よりも高い。

2020 年国試 8：重要度★★★　　　　　　　　　　　　　チェック □□□□□

48　最近のわが国の脳血管疾患の年齢調整死亡率に関する記述である。正しいのはどれか。1 つ選べ。

(1)　上昇傾向である。

(2)　心疾患に比べて高い。

(3)　男性の方が女性より低い。

(4)　脳内出血は、1950 年代に比べ低下している。

(5)　くも膜下出血は脳内出血より高い。

46　答 (4)　　(1) ×　(2) ×　(3) ×　(4) ○　(5) ×

(1)　「収縮期血圧 130–139mmHg かつ / または拡張期血圧 80–89mmHg」と⇒「収縮期血圧 140–159mmHg かつ / または拡張期血圧 90–99mmHg」と

(2)　☞出血性の脳卒中には、脳実質内で出血する「脳内出血」と、くも膜下腔で出血する「くも膜下出血」があります。

(3)　上回っている⇒下回っている

(5)　non–HDL コレステロール低値は⇒ non–HDL コレステロール高値は

47　答 (4)　　(1) ×　(2) ×　(3) ×　(4) ○　(5) ×

(1)　カリウムの⇒ナトリウムの

(2)　低値が⇒高値が

(3)　低値が⇒高値が

(4)　★「健康日本 21（第三次）」でも同様です。

(5)　高い⇒低い

48　答 (4)　　(1) ×　(2) ×　(3) ×　(4) ○　(5) ×

(1)　上昇傾向である⇒低下傾向である

(2)　高い⇒低い

(3)　低い⇒高い

(5)　高い⇒低い

2023 年国試 10：重要度★★★　　　　　　　　　　　　　　　チェック □□□□□

49　わが国の成人の肥満とメタボリックシンドロームに関する記述である。最も適当なのはどれか。1 つ選べ。

- (1)　平成 22 年以降の国民健康・栄養調査結果では、肥満者の割合は、男女とも 30 歳台にピークがある。
- (2)　BMI 35kg/m² 以上を、高度肥満と定義する。
- (3)　メタボリックシンドロームの診断基準では、空腹時血糖値は 100mg/dL 以上である。
- (4)　メタボリックシンドロームの診断基準には、LDL コレステロールが含まれる。
- (5)　特定健康診査・特定保健指導の対象者は、30 ～ 74 歳である。

2020 年国試 7：重要度★★★　　　　　　　　　　　　　　　チェック □□□□□

50　最近のわが国の糖尿病に関する記述である。正しいのはどれか。1 つ選べ。

- (1)　国民健康・栄養調査では、「糖尿病が強く疑われる者」の数は約 4,000 万人である。
- (2)　国民健康・栄養調査では、「糖尿病が強く疑われる者」の割合は、70 歳以上は 50 歳代より高い。
- (3)　国民健康・栄養調査では、「糖尿病が強く疑われる者」のうち治療を受けている者の割合は 90％以上である。
- (4)　患者調査では、患者数は女性の方が男性より多い。
- (5)　人口動態統計では、死因順位は 10 位以内である。

2024 年国試 11：重要度★★★　　　　　　　　　　　　　　　チェック □□□□□

◆**51**　わが国の糖尿病の疫学および予防施策に関する記述である。最も適当なのはどれか。1 つ選べ。

- (1)　直近 5 年間で新規に透析が導入された原因の 1 位は、糖尿病腎症である。
- (2)　直近 5 回の国民健康・栄養調査結果によると、「糖尿病が強く疑われる者」において、糖尿病の治療を受けている者の割合は 9 割を超えている。
- (3)　直近 5 回の国民健康・栄養調査結果によると、「糖尿病が強く疑われる者」の割合は、70 歳以上よりも 50 歳台で多い。
- (4)　健康日本 21（第二次）の目標の「合併症の減少」の対象疾患として、糖尿病網膜症が取り上げられている。
- (5)　健康日本 21（第二次）の目標に、「糖尿病の年齢調整死亡率の減少」がある。

49　答 **(2)**　　(1) ×　(2) ○　(3) ×　(4) ×　(5) ×
- (1)　男女とも 30 歳台に⇒男性は 40・50 歳台、女性は 60 歳台に
- (3)　100mg/dL 以上である⇒110mg/dL 以上である
- (4)　含まれる⇒含まれない
- (5)　30 ～ 74 歳である⇒ 40 ～ 74 歳である

50　答 **(2)**　　(1) ×　(2) ○　(3) ×　(4) ×　(5) ×
- (1)　約 4,000 万人である⇒約 1,000 万人である
- (3)　90％以上である⇒約 75％である
- (4)　女性 ⇔ 男性
- (5)　⇒死因順位の上位とはなっていない

51　答 **(1)**　　(1) ○　(2) ×　(3) ×　(4) ×　(5) ×
- (2)　超えている⇒超えていない　☞「糖尿病が強く疑われる者」において、糖尿病の治療を受けている者の割合は約 75％です。
- (3)　70 歳以上 ⇔ 50 歳台
- (4)　糖尿病網膜症が⇒糖尿病腎症が　★「健康日本 21（第三次）」でも同様です。
- (5)　ある⇒ない　★健康日本 21（第二次）における糖尿病に関する目標には、「合併症の減少」、「治療継続者の割合の増加」、「血糖コントロール指標におけるコントロール不良者の割合の減少」、「糖尿病有病者の増加の抑制」が掲げられていました。「健康日本 21（第三次）」でも同様です。

2022 年国試 11：重要度★☆☆　　　　　　　チェック □□□□□

◆52　高齢者の健康および骨・関節疾患に関する記述である。<u>誤っているのはどれか</u>。1 つ選べ。

(1)　健康日本 21（第二次）の目標設定においては、高齢者の BMI 20.0kg/m^2 以下を「低栄養傾向」としている。

(2)　健康日本 21（第二次）の目標では、ロコモティブシンドロームを認知している国民の割合を増加させることとしている。

(3)　ロコモティブシンドロームは、運動器の障害が原因で要介護になるリスクの高い状態のことである。

(4)　骨粗鬆症の予防には、やせの防止が重要である。

(5)　変形性膝関節症は、男性に多い疾患である。

2020 年国試 11：重要度★★☆　　　　　　　チェック □□□□□

53　感染症法により、医師の診断後、直ちに保健所長を通じて都道府県知事へ届け出る疾患である。正しいのはどれか。1 つ選べ。

(1)　梅毒

(2)　E 型肝炎

(3)　クリプトスポリジウム症

(4)　後天性免疫不全症候群

(5)　クロイツフェルト・ヤコブ病

2023 年国試 11：重要度★★★　　　　　　　チェック □□□□□

54　感染症法における 1〜5 類感染症に関する記述である。最も適当なのはどれか。1 つ選べ。

(1)　コレラは、1 類感染症である。

(2)　痘そうは、2 類感染症である。

(3)　細菌性赤痢は、3 類感染症である。

(4)　ペストは、4 類感染症である。

(5)　結核は、5 類感染症である。

52　答 **(5)**　　**(1)** ○　**(2)** ○　**(3)** ○　**(4)** ○　**(5)** ✕

(1)　★「健康日本 21（第三次）」でも同様です。

(2)　★「健康日本 21（第二次）」においては「ロコモティブシンドロームの認知度の向上」が目標になっていましたが、「健康日本 21（第三次）」においては「ロコモティブシンドロームの減少」が目標になりました。

(4)　☞骨への負荷が低減するやせは、骨粗鬆症のリスク因子となります。

(5)　男性に⇒女性に

53　答 **(2)**　　**(1)** ✕　**(2)** ○　**(3)** ✕　**(4)** ✕　**(5)** ✕

(2)　☞診断後直ちに届出を行う感染症は、1〜4 類感染症、5 類感染症の一部（侵襲性髄膜炎菌感染症、風しん、麻しん）です。E 型肝炎は 4 類感染症に分類され、診断後直ちに届出を行います。

54　答 **(3)**　　**(1)** ✕　**(2)** ✕　**(3)** ○　**(4)** ✕　**(5)** ✕

(1)　1 類感染症である⇒3 類感染症である

(2)　2 類感染症である⇒1 類感染症である

(4)　4 類感染症である⇒1 類感染症である

(5)　5 類感染症である⇒2 類感染症である

2024 年国試 12：重要度★★★　　　　　　　　　　　　　チェック ☐☐☐☐☐

55　都道府県知事は、飲食物の製造・販売に従事する者が特定の感染症に感染した場合に、飲食物に直接接触する業務への就業制限を講ずることができる。これに該当する感染症として、<u>誤っている</u>のはどれか。1 つ選べ。

(1)　コレラ

(2)　腸管出血性大腸菌感染症

(3)　E 型肝炎

(4)　パラチフス

(5)　細菌性赤痢

2021 年国試 10：重要度★★★　　　　　　　　　　　　　チェック ☐☐☐☐☐

56　検疫法により検疫の対象となる感染症である。正しいのはどれか。1 つ選べ。

(1)　ジカウイルス感染症

(2)　麻しん

(3)　風しん

(4)　コレラ

(5)　腸管出血性大腸菌感染症

自殺、不慮の事故、虐待、暴力

2021 年国試 11：重要度★★★　　　　　　　　　　　　　チェック ☐☐☐☐☐

57　児童虐待のうち、ネグレクトに該当する記述である。最も適当なのはどれか。1 つ選べ。

(1)　暴言を浴びせる。

(2)　わいせつな行為をする。

(3)　体罰を加える。

(4)　食事を与えない。

(5)　目の前で、父親が母親に暴力を振るう。

55　答 **(3)**　　**(1)** ○　**(2)** ○　**(3)** ×　**(4)** ○　**(5)** ○

(1)(2)(4)(5)　☞感染症法により就業制限が課せられる疾病は、1 ～ 3 類感染症、および新型インフルエンザ等感染症です。

(3)　☞E 型肝炎は 4 類感染症であり、就業制限は課せられません。

56　答 **(1)**　　**(1)** ○　**(2)** ×　**(3)** ×　**(4)** ×　**(5)** ×

(1)　☞検疫感染症とは、国内に常在しない感染症のうち、その病原体が国内に侵入することを防止するため、検査が必要なものとして政令で定めるものをいいます。1 類感染症、2 類感染症〔鳥インフルエンザ（H5N1 または H7N9）、中東呼吸器症候群（MERS コロナウイルスに限る）〕、4 類感染症〔デング熱、マラリア、ジカウイルス〕などが対象となります。

57　答 **(4)**　　**(1)** ×　**(2)** ×　**(3)** ×　**(4)** ○　**(5)** ×

(1)(5)　☞心理的虐待に該当します。

(2)　☞性的虐待に該当します。

(3)　☞身体的虐待に該当します。

(4)　☞ネグレクトとは無視する・怠ることであり、家に閉じ込める、食事を与えない、ひどく不潔にする、自動車の中に放置する、重い病気になっても病院に連れて行かないなどの虐待をいいます。

58　児童虐待防止法において、児童虐待と規定されている行為である。<u>誤っている</u>のはどれか。1 つ選べ。

(1)　身体的虐待
(2)　性的虐待
(3)　ネグレクト
(4)　心理的虐待
(5)　経済的虐待

保健・医療・福祉の制度

社会保障の概念

59　わが国の社会保障における 4 つの柱（社会保険、社会福祉、公的扶助、保健医療・公衆衛生）に関する記述である。最も適当なのはどれか。1 つ選べ。

(1)　予防接種を行うのは、保健医療・公衆衛生である。
(2)　高齢者に年金を給付するのは、社会福祉である。
(3)　生活保護は、社会保険である。
(4)　社会的弱者を援護育成するのは、公的扶助である。
(5)　医療機関での現物給付を行うのは、社会福祉である。

58　答（5）　　(1) ○　(2) ○　(3) ○　(4) ○　(5) ×

(1)　☞身体的虐待とは、身体に外傷が生じる・生じるおそれのある暴行を加えることをいいます。
(2)　☞性的虐待とは、児童にわいせつな行為をすること、させることをいいます。
(3)　☞ネグレクトとは無視する・怠ることであり、家に閉じ込める、食事を与えない、ひどく不潔にする、自動車の中に放置する、重い病気になっても病院に連れて行かないなどの虐待をいいます。
(4)　☞心理的虐待とは、児童に著しい心的外傷を与える言動を行うことをいいます。
(5)　☞児童虐待防止法における児童虐待には含まれません。経済的虐待は、「高齢者虐待の防止、高齢者の養護者に対する支援等に関する法律」における高齢者虐待に規定されている行為です。経済的虐待とは、養護者や高齢者の親族が、当該高齢者の財産を不当に処分すること、当該高齢者から不当に財産上の利益を得ることをいいます。

59　答（1）　　(1) ○　(2) ×　(3) ×　(4) ×　(5) ×

(1)　☞保健医療・公衆衛生は、国民が健康に生活できるよう様々な事項についての予防、衛生のための制度です。
(2)　社会福祉である⇒社会保険である　☞社会保険は、国民が病気、けが、出産、死亡、老齢、障害、失業など生活の困難をもたらす事故（保険事故）に遭遇した場合に一定の給付を行い、その生活の安定を図ることを目的とした強制加入の保険制度です。
(3)　社会保険である⇒公的扶助である　☞公的扶助は、生活に困窮する国民に対して、最低限度の生活を保障し、自立を助けようとする制度です。
(4)　公的扶助である⇒社会福祉である　☞社会福祉は、障害者、母子家庭など社会生活をする上で様々なハンディキャップを負っている国民が、そのハンディキャップを克服して、安心して社会生活を営めるよう、公的な支援を行う制度です。
(5)　社会福祉である⇒社会保険である

60　わが国の社会保障における 4 つの柱（社会保険、社会福祉、公的扶助、保健医療・公衆衛生）に関する記述である。最も適当なのはどれか。1 つ選べ。

(1)　雇用保険は、保健医療・公衆衛生である。

(2)　医療保険は、公的扶助である。

(3)　年金は、社会保険である。

(4)　生活保護は、社会福祉である。

(5)　介護保険は、保健医療・公衆衛生である。

1

社会・環境と健康

医療制度

61　わが国の医療保険制度に関する記述である。正しいのはどれか。1 つ選べ。

(1)　75 歳以上の患者では、窓口負担金の割合は収入にかかわらず同一である。

(2)　後期高齢者医療制度の財源の約 1 割は、高齢者本人の保険料である。

(3)　原則として償還払い給付である。

(4)　保険料率は、保険者にかかわらず同一である。

(5)　被用者保険と国民健康保険では、受診時の自己負担割合が異なる。

60　答 **(3)**　　**(1)** ×　**(2)** ×　**(3)** ○　**(4)** ×　**(5)** ×

(1)　保健医療・公衆衛生である⇒社会保険である　☞保健医療・公衆衛生は、国民が健康に生活できるよう様々な事項についての予防、衛生のための制度であり、予防接種などが該当します。社会保険は、国民が病気、けが、出産、死亡、老齢、障害、失業など生活の困難をもたらす事故（保険事故）に遭遇した場合に一定の給付を行い、その生活の安定を図ることを目的とした強制加入の保険制度です。

(2)　公的扶助である⇒社会保険である

(4)　社会福祉である⇒公的扶助である　☞社会福祉は、障害者、母子家庭など社会生活をする上で様々なハンディキャップを負っている国民が、そのハンディキャップを克服して、安心して社会生活を営めるよう、公的な支援を行う制度であり、社会的弱者の援護育成などが該当します。公的扶助は、生活に困窮する国民に対して、最低限度の生活を保障し、自立を助けようとする制度です。

(5)　保健医療・公衆衛生である⇒社会保険である

61　答 **(2)**　　**(1)** ×　**(2)** ○　**(3)** ×　**(4)** ×　**(5)** ×

(1)　同一である⇒異なる　☞75 歳以上の患者の窓口負担金の割合は、一般・低所得者は 1 割、一定以上の所得者は 2 割、現役並み所得者は 3 割となり、収入により異なります。

(3)　⇒現物給付である　☞医療給付は、現物給付と現金給付（一般的に償還払い給付）があります。現物給付とは、診療や処置、薬などのサービスや現物が直接支給されることをいいます。償還払い給付とは、医療サービスを利用した被保険者が全額を支払った後、保険者に対し支給申請の手続きを行い、患者の自己負担分を除いた現金が支給されることをいいます。

(4)　⇒保険者により異なる　☞保険料（掛け金）率は、加入する保険により異なります。

(5)　異なる⇒同一である

解答と解説

62　わが国の医療保険制度に関する記述である。最も適当なのはどれか。1 つ選べ。

(1)　保険給付の対象となる者を、保険者という。

(2)　被用者保険の対象には、自営業者が含まれる。

(3)　医療機関受診の際には、現物給付が原則である。

(4)　正常な分娩に対して、適用される。

(5)　75 歳以上の者は、保険料を支払う必要がない。

63　最近の国民医療費に関する記述である。正しいのはどれか。1 つ選べ。

(1)　国民医療費は、後期高齢者医療給付分を含む。

(2)　国民医療費は、正常な妊娠や分娩に要する費用を含む。

(3)　1 人当たりの国民医療費は、年間約 20 万円である。

(4)　65 歳以上の 1 人当たり国民医療費は、65 歳未満の約 2 倍である。

(5)　傷病分類別医科診療医療費が最も高い疾患は、新生物である。

64　わが国の医療制度に関する記述である。誤っているのはどれか。1 つ選べ。

(1)　医療計画は、国が策定する。

(2)　基準病床数は、医療計画に含まれる。

(3)　災害時における医療の確保は、医療計画に含まれる。

(4)　三次医療圏とは、最先端または高度な医療を提供する医療圏を指す。

(5)　20 床以上の病床を有する医療施設を病院という。

62　答 (3)　　(1) ×　(2) ×　(3) ○　(4) ×　(5) ×

(1)　保険者という⇒被保険者という　☞保険者とは、保険事業を運営する母体を指し、国民健康保険、全国健康保険協会管掌健康保険（協会けんぽ）、共済保険などがあります。

(2)　被用者保険の⇒国民健康保険の　☞被用者保険は、会社に勤める者、公務員・教職員と、その扶養家族が対象となります。

(3)　☞医療機関に対して、費用の一部を負担すれば医療行為が受けられる現物給付が原則となります。

(4)　適用される⇒適用されない　☞医療保険制度は、傷病の治療に限定されるため、正常な妊娠・分娩、健康の維持・増進を目的とした健康診断・予防接種などには適用されません。

(5)　必要がない⇒必要がある　☞75 歳以上の者は、他の医療保険制度から独立した、広域連合を運営主体とする後期高齢者医療制度に加入し、保険料を支払います。

63　答 (1)　　(1) ○　(2) ×　(3) ×　(4) ×　(5) ×

(1)　☞国民医療費は、医療保険制度等による給付、後期高齢者医療制度や公費負担医療制度による給付、これに伴う患者の一部負担等によって支払われた医療費を合算したものです。

(2)　含む⇒含まない　☞国民医療費は、医療機関等における保険診療の対象となる傷病の治療に要した費用を推計したものであるため、正常な妊娠・分娩に要する費用や、健康の維持・増進を目的とした健康診断・予防接種に要する費用などは含まれません。

(3)　約 20 万円である⇒約 35 万円である

(4)　約 2 倍である⇒約 4 倍である

(5)　新生物である⇒循環器系の疾患である

64　答 (1)　　(1) ×　(2) ○　(3) ○　(4) ○　(5) ○

(1)　国が⇒都道府県が　☞国（厚生労働大臣）は、医療提供体制の確保を図るための基本的な方針（基本方針）を定めます。この基本方針に即して、かつ、地域の実情に応じて、当該都道府県における医療提供体制の確保を図るための計画（医療計画）を、都道府県が策定します。

(4)　☞医療法において、二次医療圏は病床の整備を図るべき地域的単位、三次医療圏は特殊な医療を提供する地域的単位として定義されています。

65 わが国の医療計画に関する記述である。最も適当なのはどれか。1 つ選べ。

(1) 地域保健法に基づいて策定される。

(2) 市町村単位で策定される。

(3) 「がん」、「脳卒中」、「心筋梗塞等の心血管疾患」、「糖尿病」、「精神疾患」の 5 疾病の治療と予防に係る事業が含まれる。

(4) 災害時における医療の確保は事業計画に含まれない。

(5) 三次医療圏は、感染症病床の整備を図るべき地域的単位として定義されている。

◆**66** 医療計画に関する記述である。最も適当なのはどれか。1 つ選べ。

(1) 地域保健法が根拠法である。

(2) 治療または予防に係る事業の 5 疾病の 1 つに、高血圧症がある。

(3) 医療の確保に必要な 5 事業の 1 つに、災害時における医療がある。

(4) 国が策定する。

(5) 一次医療圏を設定する。

67 わが国のデータヘルス計画に関する記述である。誤っているのはどれか。1 つ選べ。

(1) 医療法に基づいて策定される。

(2) 保険者がレセプトのデータを分析し、活用する。

(3) 被保険者の QOL の改善に役立てる。

(4) 医療費の適正化を目指している。

(5) 保健事業計画の策定に役立てる。

65　答 **(3)**　　(1) ×　(2) ×　(3) ○　(4) ×　(5) ×

(1) 地域保健法に⇒医療法に

(2) 市町村単位で⇒都道府県単位で　☞都道府県は、国（厚生労働大臣）が定める基本方針に即して、かつ、地域の実情に応じて、当該都道府県における医療提供体制の確保を図るための計画（医療計画）を策定します。

(4) 含まれない⇒含まれる

(5) 三次医療圏は⇒二次医療圏は　☞医療法において、二次医療圏は病床の整備を図るべき地域的単位、三次医療圏は特殊な医療を提供する地域的単位として定義されています。

66　答 **(3)**　　(1) ×　(2) ×　(3) ○　(4) ×　(5) ×

(1) 地域保健法が⇒医療法が

(2) ある⇒ない　☞ 5 疾病は、がん、脳卒中、心筋梗塞等の心血管疾患、糖尿病、精神疾患となります。

(3) ★令和 6 年度より、救急医療、災害時における医療、へき地の医療、周産期医療、小児医療の 5 事業に「新興感染症等の感染拡大時における医療」が追加され、6 事業となっています。

(4) 国が⇒都道府県が

(5) 一次医療圏を⇒二次医療圏および三次医療圏を

67　答 **(1)**　　(1) ×　(2) ○　(3) ○　(4) ○　(5) ○

(1) 医療法に⇒国民健康保険法に　☞データヘルス計画は、レセプトのデータ分析結果を踏まえた被保険者の健康保持増進計画であり、健康保険組合（保険者）が作成します。

68　地域保健に関する記述である。最も適当なのはどれか。1 つ選べ。

(1)　保健所は、医療法に基づいて設置されている。
(2)　都道府県型の保健所は、800 か所以上ある。
(3)　市町村保健センターは、広域的、専門的かつ技術的拠点と位置づけられている。
(4)　医師以外の者も、保健所長になることができる。
(5)　環境衛生の監視は、市町村保健センターの業務である。

69　地域保健に関する記述である。最も適当なのはどれか。1 つ選べ。

(1)　都道府県以外は、保健所を設置できない。
(2)　結核発生時の接触者健康診断は、保健所の業務である。
(3)　医療機関の監視は、市町村保健センターの業務である。
(4)　食品衛生の監視は、市町村保健センターの業務である。
(5)　人口動態統計に関する業務は、市町村保健センターによって行われる。

70　市町村保健センターに関する記述である。最も適当なのはどれか。1 つ選べ。

(1)　設置については、健康増進法に規定されている。
(2)　全国に約 500 か所設置されている。
(3)　保健センター長は、医師でなければならない。
(4)　飲食店の営業許可を行う。
(5)　対人保健サービスを提供する。

68　答（4）　　(1) ×　(2) ×　(3) ×　(4) ○　(5) ×

(1)　医療法に⇒地域保健法に
(2)　800 か所以上ある⇒ 352 か所ある
(3)　市町村保健センターは⇒保健所は　☞市町村保健センターは、健康相談、保健指導、健康診査など、住民に身近で利用
　　頻度の高い保健サービスを提供する施設とされています。
(4)　☞保健所長は原則医師ですが、例外措置が認められる場合は医師以外の者も保健所長になることができます。
(5)　市町村保健センターの⇒保健所の

69　答（2）　　(1) ×　(2) ○　(3) ×　(4) ×　(5) ×

(1)　設置できない⇒設置できる　☞保健所は、都道府県、指定都市、中核市、その他の政令で定める市または特別区が設置
　　します。
(3)　市町村保健センターの⇒保健所の
(4)　市町村保健センターの⇒保健所の
(5)　市町村保健センターによって⇒保健所によって

70　答（5）　　(1) ×　(2) ×　(3) ×　(4) ×　(5) ○

(1)　健康増進法に⇒地域保健法に
(2)　約 500 か所⇒約 2,500 か所
(3)　⇒医師である必要はない
(4)　☞保健所の業務です。

2020 年国試 16：重要度★★★　　　　　　　　　　　チェック ☐☐☐☐☐

71　母子保健に関する記述である。正しいのはどれか。1 つ選べ。

(1) 母子健康手帳の省令様式には、乳児の食事摂取基準が含まれる。
(2) 未熟児に対する養育医療の給付は、都道府県が行う。
(3) 1 歳 6 か月児健康診査の目的には、う歯の予防が含まれる。
(4) 乳幼児突然死症候群の予防対策には、うつぶせ寝の推進が含まれる。
(5) 先天性代謝異常等検査による有所見者発見数が最も多い疾患は、フェニルケトン尿症である。

2022 年国試 15：重要度★★★　　　　　　　　　　　チェック ☐☐☐☐☐

72　母子保健に関する記述である。最も適当なのはどれか。1 つ選べ。

(1) 母子健康手帳は、児の出生届出時に交付される。
(2) 母子健康手帳には、WHO の定めた身体発育曲線が用いられている。
(3) 未熟児に対する養育医療の給付は、市町村が行う。
(4) 先天性代謝異常等検査は、1 歳 6 か月児健康診査で実施される。
(5) 歯・口腔の診査は、3 歳児健康診査から開始される。

成人保健

2021 年国試 14：重要度★★★　　　　　　　　　　　チェック ☐☐☐☐☐

73　医療と福祉に関する事業等とその根拠法の組合せである。正しいのはどれか。1 つ選べ。

(1) がん検診 ——————————— 高齢者の医療の確保に関する法律
(2) 特定健康診査 ——————————— 介護保険法
(3) 地域支援事業 ——————————— 地域保健法
(4) 難病患者支援 ——————————— 障害者総合支援法
(5) 生活機能評価 ——————————— 健康増進法

71　答 **(3)**　　(1) ×　(2) ×　(3) ○　(4) ×　(5) ×

(1) 含まれる⇒含まれない　☞母子健康手帳の省令様式（必ず記載しなければならない事項）には、妊婦の職業と環境、出産後の母体の経過、乳児身体発育曲線、予防接種の記録などがあります。
(2) 都道府県が⇒市町村が
(4) うつぶせ寝の⇒仰向け寝の
(5) フェニルケトン尿症である⇒先天性甲状腺機能低下症（クレチン症）である

72　答 **(3)**　　(1) ×　(2) ×　(3) ○　(4) ×　(5) ×

(1) 児の出生届出時に⇒妊娠届出時に
(2) WHO の定めた⇒乳幼児身体発育調査から得られた
(4) 1 歳 6 か月児健康診査で⇒出産した医療機関等で日齢 4 〜 6 日目に
(5) 3 歳児健康診査から⇒1 歳 6 か月児健康診査から

73　答 **(4)**　　(1) ×　(2) ×　(3) ×　(4) ○　(5) ×

(1) 高齢者の医療の確保に関する法律⇒健康増進法
(2) 介護保険法⇒高齢者の医療の確保に関する法律
(3) 地域保健法⇒介護保険法
(5) 健康増進法⇒介護保険法

74　介護保険制度に関する記述である。最も適当なのはどれか。1 つ選べ。

(1)　保険料は、18 歳から徴収される。

(2)　住宅改修は、介護給付の対象とならない。

(3)　施設サービスは、予防給付の対象とならない。

(4)　認知症対応型共同生活介護（グループホーム）は、居宅における生活への復帰を目的とした施設である。

(5)　要介護 1 と認定された者は、予防給付の対象となる。

75　介護保険制度に関する記述である。最も適当なのはどれか。1 つ選べ。

(1)　「要介護 2」は、予防給付の対象となる。

(2)　利用者が自らの意思に基づいて、利用するサービスを選択し決定することができる。

(3)　要介護認定は、介護支援専門員が行う。

(4)　施設サービスは、予防給付により行われる。

(5)　通所介護（デイサービス）は、施設サービスに含まれる。

76　介護保険制度に関する記述である。最も適当なのはどれか。1 つ選べ。

(1)　保険者は、国である。

(2)　被保険者は、30 歳以上の者である。

(3)　要介護状態は、介護の必要の程度に応じて区分される。

(4)　要介護認定は、主治医により行われる。

(5)　要介護度に応じて利用するサービスについて、利用者自身が選択・決定することはできない。

74　答（3）　(1)×　(2)×　(3)○　(4)×　(5)×

(1)　18 歳から⇒ 40 歳から

(2)　対象とならない⇒対象となる　☞住宅改修は、予防給付と介護給付のどちらも対象となります。

(3)　☞施設サービスは、介護保険施設に入居して受ける介護サービスであり、介護給付（要介護 1 ～ 5 と認定された者が利用できるサービス）の対象となります。

(4)　認知症対応型共同生活介護（グループホーム）は⇒介護老人保健施設は　☞認知症対応型共同生活介護は、認知症の高齢者に対して、入浴、排泄、食事等の日常生活上の世話と機能訓練を行い、能力に応じ自立した日常生活を営めるようにすることを目的とした施設です。

(5)　予防給付の⇒介護給付の　☞予防給付は要支援 1・2 と認定された者が利用できるサービスであり、介護給付は要介護 1 ～ 5 と認定された者が利用できるサービスです。

75　答（2）　(1)×　(2)○　(3)×　(4)×　(5)×

(1)　予防給付の⇒介護給付の　☞予防給付は要支援 1・2 と認定された者が利用できるサービスであり、介護給付は要介護 1 ～ 5 と認定された者が利用できるサービスです。

(3)　介護支援専門員が⇒介護認定審査会が　☞要介護認定は、市町村などに設置される介護認定審査会において行われます。

(4)　予防給付により⇒介護給付により　☞施設サービスは、介護保険施設に入居して受ける介護サービスであり、介護給付（要介護 1 ～ 5 と認定された者が利用できるサービス）により行われます。

(5)　施設サービスに⇒居宅サービスに

76　答（3）　(1)×　(2)×　(3)○　(4)×　(5)×

(1)　国である⇒市町村（特別区も含む）である

(2)　30 歳以上の者である⇒ 40 歳以上の者である

(4)　主治医により⇒市町村などに設置される介護認定審査会により

(5)　できない⇒できる

2020 年国試 12：重要度★★★　　　　　　　　　　　　　　　　　チェック □□□□□

77　労働衛生における作業環境管理である。最も適当なのはどれか。1 つ選べ。

(1)　産業医の選任
(2)　耳栓の使用
(3)　給食従事者の検便
(4)　生産設備の自動化
(5)　適正部署への配置転換

2021 年国試 16：重要度★★★　　　　　　　　　　　　　　　　　チェック □□□□□

78　労働衛生の 3 管理における作業管理である。最も適当なのはどれか。1 つ選べ。

(1)　排気装置の設置
(2)　健康診断の実施
(3)　衛生管理者の選任
(4)　労働時間の制限
(5)　労働衛生教育の実施

2024 年国試 15：重要度★★☆　　　　　　　　　　　　　　　　　チェック □□□□□

79　わが国の労働者のメンタルヘルス対策に関する記述である。<u>誤っている</u>のはどれか。1 つ選べ。

(1)　労働安全衛生法では、事業者は、1 か月間の時間外労働が 80 時間を超えた労働者に対して、その情報を通知しなければならない。
(2)　ラインケアとは、管理監督者が労働者のメンタル不調の早期発見等に努めることである。
(3)　各都道府県の産業保健総合支援センターは、メンタルヘルスに関する相談事業を行っている。
(4)　対策の基本として、労働者が自身のストレスに気づくことが重視されている。
(5)　全ての事業所において、労働者のストレスチェックを定期的に行わなければならない。

77　答 **(4)**　　(1) ×　(2) ×　(3) ×　(4) ○　(5) ×

(1)(3)(5)　☞健康管理に該当します。労働衛生 3 管理とは、①作業環境管理、②作業管理、③健康管理をいいます。①作業環境管理とは、作業環境中のガス・粉じんなどの有害要因を取り除いて適正な作業環境を確保することです。②作業管理とは、作業に伴う有害なエネルギーや物質など、作業者に及ぼす影響などの有害要因を除去することです。③健康管理とは、健康診断などを実施することで、労働者の健康障害を未然に防ぐことです。
(2)　☞作業管理に該当します。

78　答 **(4)**　　(1) ×　(2) ×　(3) ×　(4) ○　(5) ×

(1)　☞作業環境管理に該当します。労働衛生 3 管理とは、①作業環境管理、②作業管理、③健康管理をいいます。①作業環境管理とは、作業環境中のガス・粉じんなどの有害要因を取り除いて適正な作業環境を確保することです。②作業管理とは、作業に伴う有害なエネルギーや物質など、作業者に及ぼす影響などの有害要因を除去することです。③健康管理とは、健康診断などを実施することで、労働者の健康障害を未然に防ぐことです。
(2)(3)(5)　☞健康管理に該当します。

79　答 **(5)**　　(1) ○　(2) ○　(3) ○　(4) ○　(5) ×

(1)　☞事業者は、月 80 時間を超えた労働者本人に超過時間に関する情報を通知し、申出があった場合には、当該労働者に対し、医師による面接指導を実施しなければなりません。
(2)　☞ラインケアとは、管理監督者が「いつもと違う」部下に早く気付くことです。
(3)　☞産業保健総合支援センターは、産業保健に関する窓口相談・実施相談、情報提供、調査研究などを行っています。
(5)　全ての事業所において⇒労働者が 50 人以上いる事業所において

2024 年国試 16：重要度★★★

チェック □□□□□

80 学校保健に関する記述である。最も適当なのはどれか。1 つ選べ。

(1) 教職員は、対象に含まれない。

(2) 学校医が、上水道やプールなどの定期的な環境衛生検査を行う。

(3) 学校保健委員会は、教育委員会に設置される。

(4) 定期健康診断の項目に、栄養状態が含まれる。

(5) 学校設置者が、学校感染症による出席停止の指示を行う。

---

80 **答（4）** **(1)** × **(2)** × **(3)** × **(4)** ○ **(5)** ×

(1) 含まれない⇒含まれる ☞児童生徒および職員が対象となります。

(2) 学校医が⇒学校薬剤師が

(3) 教育委員会に⇒各学校に

(5) 学校設置者が⇒校長が ☞感染症の予防のための児童生徒の出席停止は校長が、学校の臨時休業（全部または一部）は
学校設置者が行います。

2. 人体の構造と機能
及び疾病の成り立ち

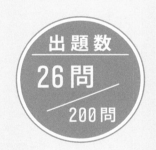

出題数

26問

200問

人体の構造

人体の構成

2020 年国試 17：重要度★★★　　　　　　　　　　　　　　　　チェック □□□□□

1　器官・組織とその内腔を被う上皮細胞の組合せである。最も適当なのはどれか。1 つ選べ。

(1)　食道 ———————————— 移行上皮
(2)　胃 ——————————————— 重層扁平上皮
(3)　小腸 ———————————— 線毛上皮
(4)　血管 ———————————— 単層扁平上皮
(5)　肺胞 ———————————— 円柱上皮

2021 年国試 17：重要度★★★　　　　　　　　　　　　　　　　チェック □□□□□

2　ヒトの細胞の構造と機能に関する記述である。最も適当なのはどれか。1 つ選べ。

(1)　細胞膜には、コレステロールが含まれる。
(2)　核では、遺伝情報の翻訳が行われる。
(3)　プロテアソームでは、たんぱく質の合成が行われる。
(4)　リボソームでは、グリコーゲンの合成が行われる。
(5)　ゴルジ体では、酸化的リン酸化が行われる。

2022 年国試 17：重要度★★★　　　　　　　　　　　　　　　　チェック □□□□□

3　ヒトの細胞に関する記述である。最も適当なのはどれか。1 つ選べ。

(1)　平滑筋細胞は、随意筋を構成する。
(2)　脂肪細胞は、レプチンを分泌する。
(3)　肥満細胞は、IgE を産生する。
(4)　形質細胞は、T 細胞から分化する。
(5)　マクロファージは、好中球から分化する。

1　答（4）　(1) ×　(2) ×　(3) ×　(4) ○　(5) ×

(1)　移行上皮⇒重層扁平上皮　☞物理的な刺激を受ける食道は、重層扁平上皮に被われています。
(2)　重層扁平上皮⇒円柱上皮　☞胃や小腸など消化管の粘膜は、円柱上皮に被われています。
(3)　線毛上皮⇒円柱上皮
(4)　☞速やかなろ過や物質交換を行う血管、リンパ管、肺胞などは、単層扁平上皮に被われています。
(5)　円柱上皮⇒単層扁平上皮

2　答（1）　(1) ○　(2) ×　(3) ×　(4) ×　(5) ×

(1)　☞細胞の表面を覆う細胞膜は、脂質（リン脂質、コレステロール）、たんぱく質等からなります。
(2)　翻訳が⇒転写が　☞遺伝情報の翻訳は、リボソームで行われます。
(3)　合成が⇒分解が
(4)　グリコーゲンの⇒たんぱく質の　☞グリコーゲンの合成は、細胞質ゾルで行われます。
(5)　酸化的リン酸化が⇒たんぱく質の修飾が　☞酸化的リン酸化は、ミトコンドリアで行われます。

3　答（2）　(1) ×　(2) ○　(3) ×　(4) ×　(5) ×

(1)　随意筋を⇒不随意筋を　☞平滑筋は、内臓を構成する筋肉であり、意識的に動かすことができない不随意筋となります。
(2)　☞脂肪細胞から分泌されるレプチンは、摂食の抑制とエネルギー消費を亢進させる働きがあります。
(3)　肥満細胞は⇒B 細胞（形質細胞）は
(4)　T 細胞から⇒B 細胞から
(5)　好中球から⇒単球から　☞単球が血管外へ遊走すると、マクロファージに分化します。

4 線毛を持つ上皮で内腔が覆われる器官である。最も適当なのはどれか。1 つ選べ。

(1) 血管
(2) 気管
(3) 食道
(4) 小腸
(5) 膀胱

5 ヒトの細胞に関する記述である。最も適当なのはどれか。1 つ選べ。

(1) ミトコンドリアは、ミトコンドリア独自の DNA をもつ。
(2) ゴルジ体では、遺伝情報の翻訳が行われる。
(3) リソソームは、たんぱく質の合成を行う。
(4) 脂質二重膜は、リン脂質の疎水性部分が外側にある。
(5) 細胞周期は、G1 期→ M 期→ G2 期→ S 期の順に進行する。

アミノ酸・たんぱく質・糖質・脂質・核酸の構造と機能

アミノ酸・たんぱく質の構造・機能

6 アミノ酸と糖質に関する記述である。最も適当なのはどれか。1 つ選べ。

(1) 人のたんぱく質を構成するアミノ酸は、主に D 型である。
(2) アルギニンは、分枝アミノ酸である。
(3) チロシンは、側鎖に水酸基をもつ。
(4) グルコースの分子量は、ガラクトースの分子量と異なる。
(5) グリコーゲンは、β – 1,4 グリコシド結合をもつ。

4　　答 (2)　　(1) ×　(2) ○　(3) ×　(4) ×　(5) ×

(1) ☞物質交換を行う血管は、単層扁平上皮に覆われています。
(2) ☞気管の上皮の表面には線毛がみられ、波打ち運動を行っています。この動きを利用して、異物が上方へと輸送されます。
(3) ☞物理的な刺激を受ける食道は、重層扁平上皮に覆われています。
(4) ☞小腸など消化管の粘膜は、円柱上皮に覆われています。
(5) ☞伸展を要する膀胱は、移行上皮に覆われています。

5　　答 (1)　　(1) ○　(2) ×　(3) ×　(4) ×　(5) ×

(1) ☞ミトコンドリアは、細胞内に寄生した原核生物が細胞小器官になったものと考えられており、独自の DNA をもちます。
(2) ゴルジ体では⇒リボソームでは　☞ゴルジ体は、リボソームで合成したたんぱく質に糖鎖の付加などの修飾をすることで、各たんぱく質の利用目的にふさわしい形にする働きがあります。
(3) リソソームは⇒リボソームは　☞リソソームは、加水分解酵素を含み、細胞質内の異物や不要物の分解を行う働きがあります。
(4) 外側に⇒内側に　☞脂質二重膜は、リン脂質の疎水性部分を向かい合わせ、親水性部分を膜の外に向けた形で細胞膜を構成します。
(5) ⇒ G1 期→ S 期→ G2 期→ M 期の順に進行する　☞細胞周期は、細胞分裂を行っている分裂期（M 期）と、それ以外の間期（G1 期→ S 期→ G2 期）に分かれます。

6　　答 (3)　　(1) ×　(2) ×　(3) ○　(4) ×　(5) ×

(1) D 型である⇒L 型である
(2) ⇒バリン、ロイシン、イソロイシンは、分枝アミノ酸である
(4) 異なる⇒同一である　☞グルコースの分子式および分子量は、ガラクトースと同じく C6H12O6、180 となります。
(5) β – 1,4 グリコシド結合を⇒α – 1,4 グリコシド結合と α – 1,6 グリコシド結合を

2021 年国試 18：重要度 ★★★　　　　　　　　　　　　　　　　チェック ☐☐☐☐☐

7 アミノ酸とたんぱく質に関する記述である。最も適当なのはどれか。1 つ選べ。

(1) ロイシンは、芳香族アミノ酸である。

(2) γ‐アミノ酪酸（GABA）は、神経伝達物質として働く。

(3) αヘリックスは、たんぱく質の一次構造である。

(4) たんぱく質の二次構造は、ジスルフィド結合により形成される。

(5) たんぱく質の四次構造は、1 本のポリペプチド鎖により形成される。

2024 年国試 18：重要度 ★★★　　　　　　　　　　　　　　　　チェック ☐☐☐☐☐

8 アミノ酸、たんぱく質および脂質に関する記述である。最も適当なのはどれか。1 つ選べ。

(1) トリプトファンは、分枝アミノ酸である。

(2) βシートは、たんぱく質の三次構造である。

(3) 飽和脂肪酸は、分子内に炭素‐炭素の二重結合をもつ。

(4) トリグリセリドは、複合脂質である。

(5) アラキドン酸は、エイコサノイドの合成材料である。

7　答 (2)　　(1) ×　(2) ○　(3) ×　(4) ×　(5) ×

(1) 芳香族アミノ酸である⇒分枝アミノ酸である　☞分枝アミノ酸には、バリン、ロイシン、イソロイシンがあります。

(3) 一次構造である⇒二次構造である　☞たんぱく質は、アミノ酸がペプチド結合によりつながったものであり、その構造は 4 つの階層に分かれています。一次構造：アミノ酸の配列順序、二次構造：αヘリックス・βシート、三次構造：二次構造が集まりジスルフィド結合などにより立体構造を形成、四次構造：三次構造を形成する分子（サブユニット）が 2 個以上集まりさらに複雑な構造を形成します。

(4) ジスルフィド結合により⇒水素結合により

(5) 1 本の⇒複数の

8　答 (5)　　(1) ×　(2) ×　(3) ×　(4) ×　(5) ○

(1) ⇒バリン、ロイシン、イソロイシンは、分枝アミノ酸である　☞トリプトファンは、芳香族アミノ酸です。

(2) 三次構造である⇒二次構造である　☞たんぱく質は、アミノ酸がペプチド結合によりつながったものであり、その構造は 4 つの階層に分かれています。一次構造：アミノ酸の配列順序、二次構造：αヘリックス・βシート、三次構造：二次構造が集まりジスルフィド結合などにより立体構造を形成、四次構造：三次構造を形成する分子（サブユニット）が 2 個以上集まりさらに複雑な構造を形成します。

(3) もつ⇒もたない　☞分子内に二重結合をもたない脂肪酸を飽和脂肪酸、二重結合をもつ脂肪酸を不飽和脂肪酸といいます。

(4) 複合脂質である⇒単純脂質である　☞単純脂質は、脂肪酸とアルコール（グリセロールなど）がエステル結合した化合物であり、トリグリセリドなどがあります。複合脂質は、脂肪酸とアルコールの他に、リン酸や糖などを含む化合物であり、リン脂質、糖脂質などがあります。

(5) ☞エイコサノイドは、アラキドン酸、ジホモγ‐リノレン酸、EPA（エイコサペンタエン酸）など、炭素数 20 の多価不飽和脂肪酸から合成される生理活性物質です。

2022 年国試 18：重要度★★★　　　　　　　　　　　　　　チェック □□□□□

9 糖質に関する記述である。最も適当なのはどれか。1 つ選べ。

(1) ガラクトースは、非還元糖である。

(2) フルクトースは、ケトン基をもつ。

(3) スクロースは、グルコース 2 分子からなる。

(4) アミロースは、分枝状構造をもつ。

(5) グリコーゲンは、ヘテロ多糖である。

2021 年国試 19：重要度★★☆　　　　　　　　　　　　　　チェック □□□□□

10 ホスファチジルコリン（レシチン）に関する記述である。最も適当なのはどれか。1 つ選べ。

(1) 単純脂質である。

(2) ミトコンドリアで合成される。

(3) 胆汁に含まれる。

(4) 骨基質の主要な有機成分である。

(5) トリプシンで分解される。

2023 年国試 18：重要度★★★　　　　　　　　　　　　　　チェック □□□□□

11 脂肪酸に関する記述である。最も適当なのはどれか。1 つ選べ。

(1) 脂肪酸は、カルボキシ基を持つ。

(2) 脂肪酸は、二重結合が多くなるほど酸化を受けにくい。

(3) カプリル酸は、長鎖脂肪酸である。

(4) リノール酸は、体内で合成される。

(5) オレイン酸は、飽和脂肪酸である。

---

9 答 **(2)**　　**(1)** ×　**(2)** ○　**(3)** ×　**(4)** ×　**(5)** ×

(1) 非還元糖である⇒還元糖である　☞還元糖は、アルデヒド基が結合に利用されておらず、還元作用を示す糖であり、単糖類やマルトース、ラクトースなどが該当します。非還元糖は、アルデヒド基が結合に利用されており、還元作用を示さない糖であり、スクロースなどが該当します。

(3) ⇒グルコース 1 分子とフルクトース 1 分子からなる

(4) アミロースは⇒アミロペクチンは　☞アミロペクチンは、グルコースが α－1，4 結合で並ぶ直鎖に、α－1，6 結合により枝分かれした構造をもちます。

(5) ヘテロ多糖である⇒ホモ多糖である　☞グリコーゲンは、グルコースが多数結合したホモ多糖類（1 種類の単糖類が複数結合した糖）です。

10 答 **(3)**　　**(1)** ×　**(2)** ×　**(3)** ○　**(4)** ×　**(5)** ×

(1) 単純脂質である⇒複合脂質である　☞複合脂質は脂肪酸とアルコール（グリセロールなど）の他に、リン酸や糖などが結合した化合物であり、リン脂質、糖脂質などがあります。ホスファチジルコリンは、グリセロール 1 分子に脂肪酸 2 分子、リン酸、コリンが結合したリン脂質であり、複合脂質に該当します。

(2) ミトコンドリアで⇒滑面小胞体で

(4) 骨基質の⇒細胞膜の　☞骨基質の主要な有機成分は、コラーゲン（たんぱく質）です。

(5) トリプシンで⇒ホスホリパーゼで　☞トリプシンは、たんぱく質分解酵素です。

11 答 **(1)**　　**(1)** ○　**(2)** ×　**(3)** ×　**(4)** ×　**(5)** ×

(1) ☞脂肪酸は、長い炭化水素鎖（…–CH2–CH2–…）の一端にカルボキシ基（–COOH）を、逆端にメチル基（CH3–）を持ちます。

(2) 受けにくい⇒受けやすい

(3) 長鎖脂肪酸である⇒中鎖脂肪酸である　☞カプリル酸は炭素数 8 であり、中鎖脂肪酸（炭素数 8 ～ 10）に該当します。

(4) 合成される⇒合成されない　☞必須脂肪酸であるリノール酸と α－リノレン酸は、体内で合成することはできません。

(5) 飽和脂肪酸である⇒一価不飽和脂肪酸である

2020 年国試 19：重要度 ★★★　　　　　　　　　　　　　　　チェック □□□□□

12　**核酸とその分解産物に関する記述である。最も適当なのはどれか。1 つ選べ。**

(1)　核酸は、ペプチドに分解される。

(2)　ヌクレオチドは、構成糖として六炭糖を含む。

(3)　シトシンは、プリン塩基である。

(4)　アデニンの最終代謝産物は、尿酸である。

(5)　尿酸の排泄は、アルコールの摂取により促進される。

2022 年国試 19：重要度 ★★★　　　　　　　　　　　　　　　チェック □□□□□

13　**ヒトの mRNA に関する記述である。最も適当なのはどれか。1 つ選べ。**

(1)　核小体で生成される。

(2)　チミンを含む。

(3)　コドンをもつ。

(4)　プロモーター領域をもつ。

(5)　mRNA の遺伝情報は、核内で翻訳される。

2023 年国試 19：重要度 ★★★　　　　　　　　　　　　　　　チェック □□□□□

14　**核酸の構造と機能に関する記述である。最も適当なのはどれか。1 つ選べ。**

(1)　DNA の構成糖は、リボースである。

(2)　ヒストンは、DNA と複合体を形成する。

(3)　クロマチンの主成分は、RNA である。

(4)　mRNA は、アミノ酸と結合する部位を持つ。

(5)　イントロンは、転写されない。

12　答（4）　　(1)× (2)× (3)× (4)○ (5)×

(1)　ペプチドに⇒塩基などに

(2)　六炭糖を⇒五炭糖を　☞ヌクレオチドは、塩基、五炭糖、リン酸から構成されます。

(3)　プリン塩基である⇒ピリミジン塩基である　☞塩基は、プリン塩基とピリミジン塩基に分けられます。プリン塩基にはアデニン、グアニンが、ピリミジン塩基にはシトシン、チミン、ウラシルがあります。

(4)　☞プリン塩基であるアデニンの最終代謝産物は、尿酸です。

(5)　促進される⇒抑制される

13　答（3）　　(1)× (2)× (3)○ (4)× (5)×

(1)　核小体で⇒核内で　☞mRNA は、核内で DNA から遺伝情報を写し取った（転写した）ものです。

(2)　含む⇒含まない　☞RNA を形成する塩基は、アデニン（A）、ウラシル（U）、グアニン（G）、シトシン（C）です。

(3)　☞mRNA 上の塩基 3 個をコドンといいます。

(4)　もつ⇒もたない　☞転写開始に関与するプロモーター領域は、DNA 上に存在します。

(5)　核内で⇒リボソームで　☞翻訳とは、mRNA のコドン情報に基づきアミノ酸が配列する過程をいい、リボソームで行われます。

14　答（2）　　(1)× (2)○ (3)× (4)× (5)×

(1)　リボースである⇒デオキシリボースである　☞リボースが構成糖となる核酸は RNA です。

(2)　☞核内の DNA は、たんぱく質（ヒストン）と結合したクロマチンとして存在します。

(3)　RNA である⇒ DNA である

(4)　mRNA は⇒ tRNA は　☞tRNA は、mRNA の遺伝情報を対応するアミノ酸へと翻訳するアダプター分子であり、アミノ酸と結合する部位を持ちます。

(5)　転写されない⇒転写される　☞核内において DNA から転写された mRNA 前駆体には、たんぱく質合成に必要なエキソンと不必要なイントロンが含まれています。その後、スプライシングの過程において、mRNA 前駆体のイントロンが除去され、エキソンがつなぎ合わされ、成熟 mRNA が生成します。

生体エネルギーと代謝

生体のエネルギー源と代謝

15 生体エネルギーと酵素に関する記述である。最も適当なのはどれか。1 つ選べ。

(1) クレアチンリン酸は、ATP の加水分解に用いられる。

(2) 酸化的リン酸化による ATP 合成は、細胞質ゾルで行われる。

(3) 脱共役たんぱく質（UCP）は、ミトコンドリア内膜に存在する。

(4) アイソザイムは、同じ一次構造をもつ。

(5) 酵素は、触媒する化学反応の活性化エネルギーを増大させる。

16 生体エネルギーと代謝に関する記述である。最も適当なのはどれか。1 つ選べ。

(1) 電子伝達系は、コエンザイム A（CoA）を含む。

(2) 電子伝達系では、二酸化炭素が産生される。

(3) 脱共役たんぱく質（UCP）は、熱産生を抑制する。

(4) ATP 合成酵素は、基質レベルのリン酸化を触媒する。

(5) クレアチンリン酸は、高エネルギーリン酸化合物である。

15　答 (3)　　(1) ×　(2) ×　(3) ○　(4) ×　(5) ×

(1) 加水分解に⇒合成（再合成）に　☞ATP は極めて不安定な物質であるため、筋肉中では、ATP のリン酸をクレアチンに結合させ、クレアチンリン酸としてエネルギーを貯蔵しています。ATP が不足した場合、クレアチンリン酸からリン酸を外し、ADP から ATP を合成します。

(2) 細胞質ゾルで⇒ミトコンドリアで

(3) ☞脱共役たんぱく質は、褐色脂肪組織のミトコンドリア内膜に多く存在し、ATP 合成の代わりに熱を発生させます。

(4) 同じ⇒異なる　☞アイソザイムとは、同一の反応を触媒するが異なる一次構造（アミノ酸配列）をもつ酵素をいいます。

(5) 増大させる⇒低下させる　☞酵素は、反応を進めるためのエネルギー（活性化エネルギー）を低下させ、反応を進みやすくしています。

16　答 (5)　　(1) ×　(2) ×　(3) ×　(4) ×　(5) ○

(1) コエンザイム A（CoA）を⇒コエンザイム Q（CoQ）を　☞コエンザイム Q は、電子伝達系における電子の授受に関与する補酵素です。

(2) 電子伝達系では⇒クエン酸回路では

(3) 抑制する⇒促進する　☞脱共役たんぱく質は、褐色脂肪組織のミトコンドリア内膜に多く存在し、ATP 合成の代わりに熱を発生させます。

(4) 基質レベルのリン酸化を⇒酸化的リン酸化を　☞ATP 合成酵素はミトコンドリア内膜に存在する酵素であり、電子伝達により生じた水素イオンの濃度勾配を利用して ATP を合成します。このような ATP 産生様式を酸化的リン酸化と呼びます。

(5) ☞高エネルギーリン酸化合物とは、ATP やクレアチンリン酸のように、加水分解されるときに、多量のエネルギーを放出する化合物をいいます。

17 生体エネルギー源と代謝に関する記述である。最も適当なのはどれか。1 つ選べ。

(1) ヒトは、独立栄養生物である。

(2) クレアチンリン酸は、高エネルギーリン酸化合物である。

(3) ATP の産生は、同化の過程で起こる。

(4) 電子伝達系では、二酸化炭素が産生される。

(5) 脱共役たんぱく質（UCP）は、ATP の産生を促進する。

酵素

18 酵素に関する記述である。最も適当なのはどれか。1 つ選べ。

(1) アポ酵素は、単独で酵素活性をもつ。

(2) 酵素たんぱく質のリン酸化は、酵素活性を調節する。

(3) 律速酵素は、他の酵素の活性を調節する酵素である。

(4) リパーゼは、脂肪酸を分解する。

(5) プロテインホスファターゼは、グリコーゲンを分解する。

---

17 答 **(2)**　　(1) ×　(2) ○　(3) ×　(4) ×　(5) ×

(1) 独立栄養生物である⇒従属栄養生物である　☞独立栄養は、太陽エネルギーを利用して水や二酸化炭素などの無機物から有機物をつくりだす栄養形式であり、植物が該当します。従属栄養は、他の動植物のつくる有機物を取り入れて利用する栄養形式であり、ヒトはこれに該当します。

(2) ☞高エネルギーリン酸化合物とは、ATP やクレアチンリン酸のように、加水分解されるときに、多量のエネルギーを放出する化合物をいいます。

(3) 同化の⇒異化の　☞ATP は、グルコースや脂肪酸などを異化（分解）する過程で産生されます。

(4) 産生される⇒産生されない

(5) 促進する⇒抑制する　☞脱共役たんぱく質は、ミトコンドリア内膜に存在し、電子伝達と酸化的リン酸化を脱共役させます。脱共役により水素イオンの濃度勾配を消失させ、電子伝達のみを起こすため ATP の産生は行われません。電子伝達により放出されるエネルギーは熱となり、体温上昇に利用されます。

18 答 **(2)**　　(1) ×　(2) ○　(3) ×　(4) ×　(5) ×

(1) もつ⇒もたない　☞酵素たんぱく質であるアポ酵素に、補酵素が結合した複合体（ホロ酵素）の状態となることで、酵素活性が生じます。

(2) ☞酵素の中には、リン酸化や脱リン酸化によって、酵素の活性化や不活性化が調節されているものがあります。

(3) ⇒代謝経路全体の反応速度を決定する酵素である　☞律速酵素とは、代謝経路で最も遅い反応に関与し、代謝経路全体の反応速度を決定する酵素をいいます。

(4) 脂肪酸を⇒トリグリセリドを

(5) プロテインホスファターゼは⇒グリコーゲンホスホリラーゼは　☞プロテインホスファターゼは、リン酸化されたたんぱく質のリン酸基を、脱リン酸化させる酵素をいいます。

19 酵素に関する記述である。最も適当なのはどれか。1 つ選べ。

(1) 酵素は、化学反応の活性化エネルギーを増大させる。

(2) 競合阻害では、反応の最大速度（Vmax）は低下する。

(3) 競合阻害物質は、活性部位に結合する。

(4) ミカエリス定数（Km）は、親和性の高い基質で大きくなる。

(5) トリプシノーゲンは、リン酸化により活性化される。

アミノ酸・たんぱく質・糖質・脂質の代謝

アミノ酸・たんぱく質の代謝

20 アミノ酸・たんぱく質・糖質の代謝に関する記述である。最も適当なのはどれか。1 つ選べ。

(1) アスパラギン酸は、アミノ基転移反応によりピルビン酸になる。

(2) ロイシンは、糖原性アミノ酸である。

(3) ペントースリン酸回路は、ミトコンドリアに存在する。

(4) グルコース – 6 – ホスファターゼは、筋肉に存在する。

(5) グリコーゲンは、加リン酸分解されるとグルコース 1 – リン酸を生じる。

21 アミノ酸・糖質・脂質の代謝に関する記述である。最も適当なのはどれか。1 つ選べ。

(1) ドーパミンは、グルタミン酸から生成される。

(2) バリンは、糖原性アミノ酸である。

(3) ヒスタミンは、チロシンの脱炭酸反応によって生成される。

(4) ペントースリン酸回路は、NADH を生成する。

(5) コレステロールは、生体のエネルギー源になる。

19　答 (3)　(1) ✕　(2) ✕　(3) ◯　(4) ✕　(5) ✕

(1) 増大させる⇒低下させる　☞酵素は、反応を進めるためのエネルギー（活性化エネルギー）を低下させ、反応を進みやすくしています。

(2) 低下する⇒変化しない　☞競合阻害は、基質と構造が類似している阻害剤が、酵素の活性部位に結合して、反応を阻害することをいいます。競合阻害では、基質濃度を高くすると阻害剤の影響を受けなくなるため、反応の最大速度（Vmax）は変化しません。

(4) 大きくなる⇒小さくなる　☞ミカエリス定数（Km）は、酵素の基質に対する親和性を示す値です。Km 値が小さい酵素ほど基質と結合しやすく（親和性が高い）、Km 値が大きい酵素ほど基質と結合しにくい（親和性が低い）ことを表します。

(5) リン酸化により⇒加水分解により　☞トリプシノーゲンはエンテロキナーゼにより加水分解され、トリプシンとなります。

20　答 (5)　(1) ✕　(2) ✕　(3) ✕　(4) ✕　(5) ◯

(1) ピルビン酸に⇒オキサロ酢酸に

(2) 糖原性アミノ酸である⇒ケト原性アミノ酸である

(3) ミトコンドリアに⇒細胞質ゾルに

(4) 筋肉に⇒肝臓や腎臓に　☞グルコース – 6 – ホスファターゼは、グルコース 6 – リン酸からグルコースを生成する酵素です。

21　答 (2)　(1) ✕　(2) ◯　(3) ✕　(4) ✕　(5) ✕

(1) グルタミン酸から⇒チロシンから

(3) チロシンの⇒ヒスチジンの

(4) NADH を⇒ NADPH やリボース 5 – リン酸を　☞ペントースリン酸回路は、NADPH（脂肪酸やコレステロール合成に利用）とリボース 5 – リン酸（ヌクレオチドや核酸合成に利用）の供給経路です。

(5) なる⇒ならない

22 アミノ酸、糖質および脂質の代謝に関する記述である。最も適当なのはどれか。1 つ選べ。

(1) リンゴ酸は、尿素回路の中間代謝物である。

(2) ペントースリン酸回路は、ミトコンドリアに存在する。

(3) グルコース – 6 – ホスファターゼは、筋肉に存在する。

(4) 脂肪酸合成は、リボソームで行われる。

(5) β酸化は、ミトコンドリアで行われる。

糖質の代謝

23 糖質代謝に関する記述である。最も適当なのはどれか。1 つ選べ。

(1) グリセロールは、グリコーゲンの分解により生じる。

(2) ヘキソキナーゼは、グルコースを基質とする。

(3) グルコース輸送体 4（GLUT4）は、肝細胞に存在する。

(4) アラニンは、筋肉でグルコースに変換される。

(5) ロイシンは、糖原性アミノ酸である。

---

22 答（5） **(1)** × **(2)** × **(3)** × **(4)** × **(5)** ○

(1) 尿素回路の⇒クエン酸回路の　☞尿素回路の中間代謝物には、シトルリン、アルギニノコハク酸、アルギニン、オルニチンがあります。

(2) ミトコンドリアに⇒細胞質ゾルに　☞ペントースリン酸回路は、NADPH（脂肪酸やコレステロール合成に利用）とリボース – 5 – リン酸（ヌクレオチドや核酸合成に利用）の供給経路であり、細胞質ゾルに存在します。

(3) 存在する⇒存在しない　☞グルコース – 6 – ホスファターゼは、グルコース – 6 – リン酸からグルコースを生成する酵素であり、肝臓や腎臓に存在します。

(4) リボソームで⇒細胞質ゾルで

23 答（2） **(1)** × **(2)** ○ **(3)** × **(4)** × **(5)** ×

(1) グリセロールは⇒グルコースは

(2) ☞ヘキソキナーゼは、解糖系の最初の段階を触媒する酵素であり、グルコースを基質とし、グルコース 6 – リン酸を生成します。

(3) 肝細胞に⇒筋肉細胞や脂肪細胞に　☞GLUT4 は、筋肉細胞や脂肪細胞に存在し、インスリン刺激時にグルコースを輸送します。

(4) 筋肉で⇒肝臓で　☞筋肉にはグルコース – 6 – ホスファターゼがないため、アラニンをグルコースに変換することはできません。アラニンは筋肉から放出され、血流で肝臓に運ばれた後にグルコースに変換されます。

(5) 糖原性アミノ酸である⇒ケト原性アミノ酸である　☞ケト原性アミノ酸とは、アミノ酸の炭素骨格が、脂質代謝経路に入り、脂質やケトン体合成に利用されるアミノ酸をいいます。糖原性アミノ酸には該当せず、ケト原性アミノ酸のみに該当するアミノ酸は、リシンとロイシンです。

2022 年国試 21：重要度★★★　　　　　　　　　　　　　　　　　　　チェック ☐☐☐☐☐

24　脂質の代謝に関する記述である。最も適当なのはどれか。1 つ選べ。

(1)　アラキドン酸は、一価不飽和脂肪酸である。

(2)　オレイン酸は、体内で合成できない。

(3)　腸管から吸収された中鎖脂肪酸は、門脈に入る。

(4)　キロミクロンは、肝臓から分泌される。

(5)　LDL は、HDL から生成される。

個体のホメオスタシスとその調節機構

情報伝達の機構

2024 年国試 21：重要度★★★　　　　　　　　　　　　　　　　　　　チェック ☐☐☐☐☐

25　情報伝達物質に関する記述である。最も適当なのはどれか。1 つ選べ。

(1)　アセチルコリンは、交感神経節後線維と消化管平滑筋の接合部で分泌される。

(2)　ドーパミンは、黒質の神経細胞で産生される。

(3)　副腎皮質刺激ホルモン（ACTH）は、下垂体後葉から分泌される。

(4)　卵胞刺激ホルモン（FSH）は、卵巣から分泌される。

(5)　アドレナリンは、副腎皮質から分泌される。

24　**答（3）**　　(1) ✕　(2) ✕　(3) ◯　(4) ✕　(5) ✕

(1)　一価不飽和脂肪酸である⇒多価不飽和脂肪酸である

(2)　合成できない⇒合成できる　☞体内で生合成できない必須脂肪酸は、リノール酸と α－リノレン酸です。

(3)　☞腸管から吸収された水溶性栄養素（単糖類、アミノ酸、短鎖脂肪酸、中鎖脂肪酸、水溶性ビタミン、ミネラルなど）は、門脈を経て、肝臓に運ばれます。

(4)　肝臓から⇒小腸から

(5)　HDL から⇒ VLDL から　☞LDL は、VLDL が異化される過程で生成されます。

25　**答（2）**　　(1) ✕　(2) ◯　(3) ✕　(4) ✕　(5) ✕

(1)　アセチルコリンは⇒ノルアドレナリンは　☞自律神経系は、中枢神経系から末梢に到達するまでに 2 つ以上のニューロンが関与します。ニューロン間や、ニューロンと効果器の間にはシナプスがあり、神経伝達物質が情報伝達を担っています。交感神経および副交感神経の節前ニューロンから放出される神経伝達物質はともにアセチルコリンです。節後ニューロンと効果器（心筋、平滑筋など）の間の神経伝達物質は、交感神経はノルアドレナリンで、副交感神経はアセチルコリンとなります。

(2)　☞ドーパミンは、中脳にある黒質という部分の神経細胞で産生されます。

(3)　下垂体後葉から⇒下垂体前葉から

(4)　卵巣から⇒下垂体前葉から

(5)　副腎皮質から⇒副腎髄質から

2020 年国試 22：重要度★★★　　　　　　　　　　　　　　　　　　チェック □□□□□

26 恒常性（ホメオスタシス）に関する記述である。最も適当なのはどれか。1 つ選べ。

(1) 感覚神経は、自律神経である。

(2) 生体にストレスが加わると、副交感神経が優位に活性化される。

(3) ヒトの概日リズム（サーカディアンリズム）は、約 12 時間である。

(4) 体温調節の中枢は、視床下部にある。

(5) 代謝性アシドーシスが生じると、呼吸が抑制される。

2021 年国試 22：重要度★★★　　　　　　　　　　　　　　　　　　チェック □□□□□

27 個体の恒常性（ホメオスタシス）に関する記述である。最も適当なのはどれか。1 つ選べ。

(1) 体の水分は、全体重の 30％になるように保たれる。

(2) 動脈血の pH は、7.0 になるように保たれる。

(3) 交感神経と心筋の間の神経伝達物質は、アセチルコリンである。

(4) コルチゾールが副腎皮質刺激ホルモン放出ホルモン（CRH）の分泌を抑制するのは、負のフィードバック機構による。

(5) 体温の日内変動では、早朝が最も高い。

26 答（4） (1) × (2) × (3) × (4) ○ (5) ×

(1) 自律神経である⇒体性神経である　☞末梢神経には、体性神経（感覚神経と運動神経）と自律神経（交感神経と副交感神経）があります。

(2) 副交感神経が⇒交感神経が

(3) 約 12 時間である⇒約 25 時間である　☞概日リズムとは、約 1 日周期で繰り返される生体リズムをいいます。

(5) 抑制される⇒促進される　☞アシドーシスを改善するために、呼吸が促進され、二酸化炭素を排出します。

27 答（4） (1) × (2) × (3) × (4) ○ (5) ×

(1) 30％に⇒60％に

(2) 7.0 に⇒7.40 ± 0.05 に

(3) アセチルコリンである⇒ノルアドレナリンである　☞自律神経系は、中枢神経系から末梢に到達するまでに 2 つ以上のニューロンが関与します。ニューロン間や、ニューロンと効果器の間にはシナプスがあり、神経伝達物質が情報伝達を担っています。交感神経および副交感神経の節前ニューロンから放出される神経伝達物質はともにアセチルコリンです。節後ニューロンと効果器（心筋、平滑筋など）の間の神経伝達物質は、交感神経はノルアドレナリンで、副交感神経はアセチルコリンとなります。

(4) ☞内分泌腺が産生するホルモン（例：コルチゾール）の分泌が増加すると、これらを刺激している上位の視床下部ホルモン（例：副腎皮質刺激ホルモン放出ホルモン）や下垂体ホルモン（例：副腎皮質刺激ホルモン）の分泌が抑制されます。このホルモン分泌の調節機構を負のフィードバック機構と呼びます。

(5) 高い⇒低い　☞体温には日内変動があり、早朝が最も低く、夕刻前が最も高くなります。

28 個体の恒常性に関する記述である。最も適当なのはどれか。1 つ選べ。

(1) 副交感神経の興奮は、消化管運動を抑制する。

(2) 膵液の分泌は、内分泌である。

(3) 血糖値が上昇すると、グルカゴンの分泌が促進される。

(4) 自然免疫は、抗原特異的である。

(5) 体液性免疫は、抗体が関与する。

29 酸塩基平衡に関する記述である。最も適当なのはどれか。1 つ選べ。

(1) 血液の pH は、7.0±0.05 に維持されている。

(2) 呼吸性アシドーシスでは、腎臓から水素イオン（H^+）の排泄が促進される。

(3) 代謝性アシドーシスでは、呼吸数が減少する。

(4) 腎機能が低下すると、腎臓での重炭酸イオンの再吸収が促進される。

(5) ケトン体が増加すると、代謝性アルカローシスになる。

---

28 答 **(5)**　　(1) ×　(2) ×　(3) ×　(4) ×　(5) ○

(1) 抑制する⇒促進する　☞消化管運動は、交感神経系により抑制され、副交感神経系により促進されます。

(2) 内分泌である⇒外分泌である　☞内分泌は、分泌物が排出管を介さず、内分泌腺から血液中に放出されることをいいます。外分泌は、分泌物が排出管（外分泌腺）を介して、体の外に放出されることをいいます。

(3) 促進される⇒抑制される　☞食後、血糖値が上昇すると、グルカゴンの分泌が抑制され、インスリンの分泌が促進されることで血糖値が正常化します。

(4) 自然免疫は⇒獲得免疫は　☞免疫には自然免疫と獲得免疫があります。自然免疫は、マクロファージや好中球などの細胞が、病原体を貪食することで攻撃します。一方、獲得免疫は、T 細胞、B 細胞などの細胞が、侵入してきた病原体を記憶し、再び同じ病原体に感染したときには、すばやくその病原体に対応した抗体をつくり攻撃します。

(5) ☞体液性免疫は、B 細胞が分化した形質細胞が産生する抗体により、抗原を攻撃します。

29 答 **(2)**　　(1) ×　(2) ○　(3) ×　(4) ×　(5) ×

(1) 7.0 ± 0.05 に⇒ 7.40 ± 0.05 に

(2) ☞アシドーシスを改善するために、腎臓からの水素イオン（酸性物質）の排泄が促進されます。

(3) 減少する⇒増加する　☞アシドーシスを改善するために、呼吸数が増加し、二酸化炭素（酸性物質）を排出します。

(4) 促進される⇒抑制される　☞腎機能が低下すると、腎臓での重炭酸イオン（アルカリ性物質）の再吸収が抑制され、アシドーシスをきたします。

(5) 代謝性アルカローシスになる⇒代謝性アシドーシスになる　☞ケトン体（酸性物質）が増加すると、アシドーシスをきたします。

加齢・疾患に伴う変化

疾患に伴う変化

30 疾患に伴う変化に関する記述である。最も適当なのはどれか。1 つ選べ。

(1) 壊死は、炎症を引き起こす。

(2) 急性炎症では、血管透過性は低下する。

(3) 腸上皮化生は、小腸で見られる。

(4) 播種は、良性腫瘍の進展様式である。

(5) 植物状態では、脳幹の機能が失われている。

31 疾患に伴う変化に関する記述である。最も適当なのはどれか。1 つ選べ。

(1) 発赤は、炎症の 4 徴候（Celsus の 4 徴候）に含まれる。

(2) 乾酪壊死は、クローン病でみられる。

(3) アポトーシスは、炎症を引き起こす。

(4) 扁平上皮化生は、食道でみられる。

(5) 良性腫瘍は、悪性腫瘍に比べて異型性が強い。

---

30 答 (1)　　(1) ○　(2) ×　(3) ×　(4) ×　(5) ×

(1) ☞壊死した細胞からは、細胞内容物やその分解物が周囲に放出され、炎症を引き起こします。

(2) 低下する⇒亢進する　☞通常、高分子物質は血管壁を通過しません。しかし、炎症の急性期の血管では、血管透過性が亢進し、高分子物質が透過するようになります。

(3) 小腸で⇒胃で　☞化生とは、欠損部位が失われたものとは異なる細胞・組織で補われることをいいます。胃粘膜が長期にわたり傷害されると、小腸粘膜と類似した上皮に置き換わることがあり、これを腸上皮化生といいます。

(4) 良性腫瘍の⇒悪性腫瘍の　☞播種とは、悪性腫瘍が体腔の中を散らばり、新たな転移巣を形成することをいいます。

(5) 失われている⇒残存している　☞植物状態は、脳に損傷を受けて意識障害を起こしてはいますが、脳死とは異なり生命維持に必要な脳幹の機能は残存しています。

31 答 (1)　　(1) ○　(2) ×　(3) ×　(4) ×　(5) ×

(1) ☞炎症の症状としては、発赤、腫脹、熱感、疼痛の 4 徴候（Celsus の 4 徴候）に、局所の機能障害を加えた 5 徴候（Galenus の 5 徴候）がみられます。

(2) クローン病で⇒結核で　☞結核菌による肉芽腫（マクロファージなどが集積して形成される慢性炎症病巣）では、中心にチーズ（乾酪）状の壊死が伴います。

(3) 引き起こす⇒引き起こさない　☞アポトーシスは、プログラム化された細胞の自発的な死です。細胞膜が破裂することなく死細胞が除去されるため、炎症は引き起こされません。

(4) 食道で⇒気管支で　☞化生とは、欠損部位が失われたものとは異なる細胞・組織で補われることをいいます。本来、気管支粘膜は線毛円柱上皮ですが、喫煙などの慢性的な刺激により、重層扁平上皮に置き換わることがあります。これを扁平上皮化生といいます。

(5) 良性腫瘍 ⇔ 悪性腫瘍　☞異型性とは、正常細胞の形態とどれくらい異なっているかを示します。悪性腫瘍は、本来の正常細胞の形態が維持できていないため、異型性が強くなります。

32　炎症と腫瘍に関する記述である。最も適当なのはどれか。1つ選べ。

(1)　急性炎症では、血管透過性は低下する。

(2)　慢性炎症でみられる浸潤細胞は、主に好中球である。

(3)　肉芽組織は、組織の修復過程で形成される。

(4)　良性腫瘍は、悪性腫瘍と比べて細胞の分化度が低い。

(5)　肉腫は、上皮性の悪性腫瘍である。

33　炎症と腫瘍に関する記述である。最も適当なのはどれか。1つ選べ。

(1)　肥大は、炎症の徴候に含まれる。

(2)　線維化は、炎症の慢性期より急性期で著しい。

(3)　肉芽腫は、良性腫瘍である。

(4)　肉腫は、上皮性腫瘍である。

(5)　悪性腫瘍は、浸潤性に増殖する。

32　答 (3)　　(1) ×　(2) ×　(3) ○　(4) ×　(5) ×

(1)　低下する⇒亢進する　☞通常、高分子物質は血管壁を通過しません。しかし、炎症の急性期の血管では、高分子物質が透過する場合があり、これを血管透過性の亢進といいます。

(2)　好中球である⇒リンパ球やマクロファージである　☞好中球は、急性炎症でみられる浸潤細胞です。

(3)　☞肉芽組織は欠損部分を修復すべく線維芽細胞が増殖し、毛細血管が新生した鮮紅色をした組織であり、組織の修復過程で形成されます。

(4)　低い⇒高い　☞分化とは、細胞の形態、機能が変化しながら成熟していくことをいいます。「分化度が高い」とは正常細胞に近いことを意味します。

(5)　上皮性の⇒非上皮性の　☞上皮性の悪性腫瘍をがん腫と呼びます。

33　答 (5)　　(1) ×　(2) ×　(3) ×　(4) ×　(5) ○

(1)　含まれる⇒含まれない　☞炎症の徴候には、発赤、腫脹、熱感、疼痛などがあります。

(2)　慢性期 ⇔ 急性期

(3)　良性腫瘍である⇒炎症である　☞肉芽腫は、マクロファージなどが集積して形成される慢性炎症病巣をいいます。

(4)　上皮性腫瘍である⇒非上皮性腫瘍である　☞上皮性の悪性腫瘍をがん腫と呼びます。

(5)　☞悪性腫瘍は、腫瘍細胞が正常組織へ散在性に侵入し成長する浸潤性発育を示します。浸潤性発育を示す悪性腫瘍は、転移をきたしやすくなります。

疾患診断の概要

主な症候

34 症候に関する記述である。最も適当なのはどれか。1 つ選べ。

(1) 浮腫は、血漿膠質浸透圧の上昇により出現する。

(2) 鮮血便は、上部消化管からの出血により出現する。

(3) 腹水は、右心不全により出現する。

(4) 吐血は、呼吸器からの出血である。

(5) JCS（Japan Coma Scale）は、認知機能の指標である。

35 症候に関する記述である。最も適当なのはどれか。1 つ選べ。

(1) ショックでは、血圧が上昇している。

(2) JCS（Japan Coma Scale）は、呼吸機能の指標である。

(3) チアノーゼは、血中還元ヘモグロビン濃度が低下した時にみられる。

(4) 吐血は、気道からの出血である。

(5) 黄疸は、血中ビリルビン濃度の上昇による。

34　答（3）　(1) × (2) × (3) ○ (4) × (5) ×

(1) 上昇により⇒低下により　☞血漿膠質浸透圧とは、血漿のたんぱく質によりつくられる浸透圧です。血漿膠質浸透圧が低下すると、毛細血管内に水分を引き付ける力が低下し、組織間液に水分が移動します。組織間液に水分が貯留された状態を浮腫といいます。

(2) 上部消化管からの⇒下部消化管からの　☞鮮血便は、下部消化管や肛門部から出血がある場合にみられる鮮やかな赤色の便です。上部消化管から出血がある場合にみられる血便は、消化管内で変化するため黒色の便（タール便）となります。

(4) 呼吸器からの⇒消化器からの　☞呼吸器からの出血は喀血です。

(5) 認知機能の⇒意識障害レベルの

35　答（5）　(1) × (2) × (3) × (4) × (5) ○

(1) 上昇している⇒低下している　☞ショックとは、侵襲に対する生体反応の結果、臓器の血流が維持できなくなり、細胞の代謝障害や臓器障害が起こり、生命の危機に至る状態をいいます。

(2) 呼吸機能の⇒意識障害レベルの

(3) 低下した時に⇒上昇した時に　☞チアノーゼは、血中の還元ヘモグロビン（酸素と結合していないヘモグロビン）濃度が上昇し、皮膚や粘膜が暗紫色となる状態をいいます。

(4) 気道からの⇒消化管からの　☞気道からの出血は喀血といいます。

(5) ☞黄疸は、血中ビリルビン濃度の上昇により、皮膚や眼球結膜が黄染する状態をいいます。

2020 年国試 24：重要度★★★　　　　　　　　　　　　　　　チェック □□□□□

36 臨床検査に関する記述である。最も適当なのはどれか。1 つ選べ。

(1) 心電図検査は、画像検査である。
(2) X 線検査は、生理機能検査である。
(3) 超音波検査は、妊娠中には禁忌である。
(4) スパイロメトリは、拘束性肺障害の診断に用いられる。
(5) 核磁気共鳴イメージング（MRI）検査では、放射線被曝がある。

2021 年国試 24：重要度★★★　　　　　　　　　　　　　　　チェック □□□□□

37 臨床検査に関する記述である。最も適当なのはどれか。1 つ選べ。

(1) C 反応性たんぱく質（CRP）の血中濃度は、炎症があると低下する。
(2) 血中尿素窒素は、たんぱく質の異化亢進で減少する。
(3) 胆道が閉塞すると、血中で間接ビリルビンが優位に増加する。
(4) 臓器移植では、ヒト白血球型抗原（HLA）の適合を判定する。
(5) 75g 経口ブドウ糖負荷試験は、糖尿病網膜症の有無を判断するために行う。

36 答（4）　(1) ×　(2) ×　(3) ×　(4) ○　(5) ×

(1) 画像検査である⇒生理機能検査である　☞臨床検査には、検体検査（患者から血液、尿、便、組織など検体を採取して検査）、生理機能検査（患者の身体そのものを検査）、画像検査（体の内部を画像化する検査）があります。
(2) 生理機能検査である⇒画像検査である
(3) ⇒妊娠中の女性にも用いることができる　☞超音波検査は放射線被曝の心配がないため、妊娠中の女性にも使用することができます。
(4) ☞スパイロメトリは、肺機能を評価する検査であり、呼吸器疾患の診断に用いられます。
(5) ある⇒ない　☞核磁気共鳴イメージング検査は、磁気を利用した画像検査であり、放射線被曝はありません。

37 答（4）　(1) ×　(2) ×　(3) ×　(4) ○　(5) ×

(1) 低下する⇒上昇する　☞CRP は体内で炎症が起きているときに血液中で上昇するたんぱく質であり、炎症マーカーとして利用されています。
(2) 減少する⇒増加する　☞尿素はたんぱく質の異化により生じる最終産物であり、たんぱく質の異化亢進により血中尿素窒素は増加します。
(3) 間接ビリルビンが⇒直接ビリルビンが　☞健常時、赤血球は脾臓で壊され、赤血球中のヘモグロビンはヘムとグロビンに分解されます。このヘムに含まれる鉄以外の成分がアルブミンと結合したものが「間接ビリルビン」であり、肝臓においてグルクロン酸抱合を受け「直接ビリルビン」へと代謝されます。直接ビリルビンは、胆汁の成分として、胆道を通って、十二指腸へと排出されます。胆道が閉塞すると、直接ビリルビンを含む胆汁の十二指腸への排出が障害されるため、直接ビリルビンの血中濃度が上昇します。
(4) ☞ヒト白血球型抗原は、白血球をはじめとする全身の細胞にある血液型であり、「自己」と「非自己」の識別など、免疫反応に関わっています。臓器移植する際は、ヒト白血球型抗原が一致するドナーから、臓器提供を受ける必要があります。
(5) 糖尿病網膜症の⇒糖尿病の

38　臨床検査に関する記述である。最も適当なのはどれか。1 つ選べ。

(1)　溶血性貧血による高ビリルビン血症では、直接ビリルビンが優位になる。

(2)　血中 CRP 値は、炎症で低下する。

(3)　抗 GAD（抗グルタミン酸脱炭酸酵素）抗体は、自己抗体である。

(4)　腹部エコー検査は、妊娠中の女性には禁忌である。

(5)　MRI 検査は、X 線を利用して画像を得る。

疾患治療の概要

種類と特徴

39　治療の種類に関する記述である。誤っているのはどれか。1 つ選べ。

(1)　胃がんに対する胃全摘は、根治療法である。

(2)　がん性疼痛に対するモルヒネ投与は、緩和療法である。

(3)　C 型肝炎に対する抗ウイルス療法は、原因療法である。

(4)　急性胆嚢炎に対する胆嚢摘出は、保存療法である。

(5)　発熱に対する解熱鎮痛薬の投与は、対症療法である。

38　答 **(3)**　　**(1)** ×　**(2)** ×　**(3)** ○　**(4)** ×　**(5)** ×

(1)　直接ビリルビンが⇒間接ビリルビンが　☞赤血球が破壊され、赤血球中のヘモグロビンが変化したものが間接ビリルビンであり、これが肝臓で処理されると、直接ビリルビンになります。溶血性貧血では、赤血球の破壊亢進により、肝臓における間接ビリルビンの処理が追いつかないため、間接ビリルビン優位の高ビリルビン血症がみられます。

(2)　低下する⇒上昇する　☞CRP は体内で炎症が起きているときに血液中で上昇するたんぱく質であり、炎症マーカーとして利用されています。

(3)　☞自己抗体とは、自分自身の細胞や組織に対して産生される抗体をいい、抗 GAD 抗体もその一種です。抗 GAD 抗体は、1 型糖尿病で高頻度に検出される膵臓 B 細胞に対する抗体です。

(4)　⇒妊娠中の女性にも用いることができる　☞腹部エコー検査は、超音波を用いた画像検査であり、放射線被曝の心配がないため、妊娠中の女性にも使用することができます。

(5)　X 線を⇒磁気を

39　答 **(4)**　　**(1)** ○　**(2)** ○　**(3)** ○　**(4)** ×　**(5)** ○

(1)(3)　☞根治療法（原因療法）は、疾病の原因を除去することを目的としています。

(2)　☞緩和療法は、痛みの緩和を目的としています。

(4)　保存療法である⇒根治療法である　☞保存療法は、手術を行わない治療法をいい、薬物療法、理学療法、運動療法、心理療法、放射線療法などが含まれます。

(5)　☞対症療法は、症状や徴候を改善することを目的としています。

40 治療に関する記述である。最も適当なのはどれか。1 つ選べ。

- (1) 発熱の患者に対する解熱鎮痛薬投与は、原因療法である。
- (2) 交差適合試験は、輸血の後に行う。
- (3) 早期胃がんに対する手術療法は、対症療法である。
- (4) 放射線治療では、正常細胞は影響を受けない。
- (5) 緩和ケアは、がんの診断初期から行う。

41 疾患の治療に関する記述である。最も適当なのはどれか。1 つ選べ。

- (1) C 型肝炎に対する抗ウイルス療法は、原因療法である。
- (2) 急性胆のう炎に対する胆のう摘出術は、保存療法である。
- (3) 早期胃がんに対する手術療法は、対症療法である。
- (4) 輸血療法の後に、交差適合試験が実施される。
- (5) 生体腎移植は、わが国では禁止されている。

40　答 (5)　　(1) ×　(2) ×　(3) ×　(4) ×　(5) ○

- (1) 原因療法である⇒対症療法である　☞対症療法は、症状や徴候を改善することを目的としています。
- (2) 後に⇒前に　☞交差適合試験とは、輸血用血液製剤と患者血液との適合性を確認する輸血前の検査です。
- (3) 対症療法である⇒原因療法である　☞原因療法は、疾病の原因を除去することを目的としています。
- (4) 受けない⇒受ける
- (5) ☞緩和ケアとは、生命を脅かす疾病による問題に直面している患者とその家族に対して、的確なアセスメントと対処を行うことで、苦しみを予防し、和らげることで、QOL を改善するアプローチです。

41　答 (1)　　(1) ○　(2) ×　(3) ×　(4) ×　(5) ×

- (1) ☞原因療法は、疾患の原因を除去することを目的としています。抗ウイルス療法は、C 型肝炎ウイルスの除去を目的とするため、原因療法に該当します。
- (2) 保存療法である⇒根治療法である　☞保存療法は、臓器や組織の形態や機能を維持することを目的としています。根治療法は、疾患の治癒を目的としています。胆のう摘出術は、急性胆のう炎の治癒を目的とするため、根治療法に該当します。
- (3) 対症療法である⇒原因療法である　☞対症療法は、症状や徴候を改善することを目的としています。早期胃がんに対する手術療法は、がん細胞の除去を目的とするため、原因療法に該当します。
- (4) 後に⇒前に　☞交差適合試験とは、輸血用血液製剤と患者血液との適合性を確認する輸血前の検査です。
- (5) 禁止されている⇒認められている　☞臓器移植には、脳死後または死後の者から臓器を移植する死体臓器移植と、生きている者から臓器を移植する生体臓器移植があります。生体臓器移植が行われる臓器としては、肝臓、腎臓などがあります。

2022 年国試 25：重要度★★★　　　　　　　　　　　　　　　　　　チェック ☐☐☐☐☐

42　治療に関する記述である。最も適当なのはどれか。1 つ選べ。

(1)　自己血輸血は、緊急手術で行われる。

(2)　自己血輸血では、GVHD（移植片対宿主病）がみられる。

(3)　血液透析では、腹膜を用いる。

(4)　白血球除去療法は、過敏性腸症候群の患者に行う。

(5)　LDL 吸着療法（LDL アフェレーシス）は、家族性高コレステロール血症の患者に行う。

栄養障害と代謝疾患

栄養・代謝に関わるホルモン・サイトカイン

2020 年国試 26：重要度★★★　　　　　　　　　　　　　　　　　　チェック ☐☐☐☐☐

43　栄養・代謝に関わるホルモン・サイトカインに関する記述である。最も適当なのはどれか。1 つ選べ。

(1)　グレリンは、脂肪細胞から分泌される。

(2)　GLP−1（グルカゴン様ペプチド−1）は、空腹時に分泌が増加する。

(3)　アディポネクチンの分泌は、メタボリックシンドロームで増加する。

(4)　グルカゴンは、グリコーゲン分解を抑制する。

(5)　アドレナリンは、脂肪細胞での脂肪分解を促進する。

42　答（5）　(1)× (2)× (3)× (4)× (5)○

(1)　緊急手術で⇒待機手術で　☞自己血輸血とは、手術の際の出血に備えて、前もって採血し保存しておいた自分の血液を輸血することです。計画的に行う待機手術で行われます。

(2)　自己血輸血では⇒同種血輸血では　☞同種血輸血（献血により得られた血液の輸血）の副作用として、輸血製剤中にある白血球が、受血者の組織を異物と認識して傷害する GVHD があります。

(3)　血液透析では⇒腹膜透析では

(4)　過敏性腸症候群の⇒潰瘍性大腸炎の　☞白血球除去療法とは、血液中から異常に活性化した白血球を取り除く方法であり、潰瘍性大腸炎で用いられます。

(5)　☞LDL 吸着療法とは、血液中から LDL コレステロールを取り除く方法であり、家族性高コレステロール血症で用いられます。

43　答（5）　(1)× (2)× (3)× (4)× (5)○

(1)　脂肪細胞から⇒胃内分泌細胞から　☞胃の内分泌細胞から分泌されるグレリンは、摂食促進作用を持ちます。

(2)　空腹時に⇒食後に　☞インスリン分泌を促すインクレチンの一種である GLP−1 は、食後に分泌が増加します。

(3)　増加する⇒減少する　☞アディポサイトカインの多くは肥満に伴い脂肪細胞からの分泌が増加しますが、アディポネクチンは逆に内臓脂肪が増えれば増えるほど、その分泌が減少します。

(4)　抑制する⇒促進する

44 栄養・代謝に関する生理活性物質とその働きの組合せである。最も適当なのはどれか。1 つ選べ。

(1) 成長ホルモン ─────────────── 血糖低下

(2) グレリン ──────────────── 摂食抑制

(3) ガストリン ──────────────── 下部食道括約筋弛緩

(4) インスリン ──────────────── グリコーゲン分解

(5) アドレナリン ─────────────── 脂肪分解

45 ホルモンの分泌と働きに関する記述である。最も適当なのはどれか。1 つ選べ。

(1) ソマトスタチンは、インスリン分泌を促進する。

(2) グルカゴンは、糖新生を抑制する。

(3) アディポネクチンは、インスリン抵抗性を増大させる。

(4) レプチンは、食欲を抑制する。

(5) 血中グレリン値は、空腹時に低下する。

肥満と代謝疾患

46 肥満症の診断基準に必須な健康障害である。誤っているのはどれか。1 つ選べ。

(1) 脂質異常症

(2) 高血圧

(3) 閉塞性睡眠時無呼吸症候群（OSAS）

(4) COPD（慢性閉塞性肺疾患）

(5) 変形性関節症

44　答 (5)　　(1) ×　(2) ×　(3) ×　(4) ×　(5) ○

(1) 血糖低下⇒血糖上昇

(2) 摂食抑制⇒摂食促進

(3) 下部食道括約筋弛緩⇒下部食道括約筋収縮　☞ガストリンは、下部食道括約筋を収縮させて、胃液が食道へ逆流するのを抑制します。

(4) グリコーゲン分解⇒グリコーゲン合成

45　答 (4)　　(1) ×　(2) ×　(3) ×　(4) ○　(5) ×

(1) 促進する⇒抑制する　☞ソマトスタチンは、インスリンやグルカゴンの分泌を抑制します。

(2) 抑制する⇒促進する　☞グルカゴンは、肝グリコーゲン分解や、糖新生の促進により、血糖値を上昇させます。

(3) 増大させる⇒軽減する　☞脂肪細胞からは、アディポサイトカインが分泌されます。アディポサイトカインには、善玉と悪玉があります。善玉アディポサイトカインにはアディポネクチンやレプチン、悪玉アディポサイトカインにはアンジオテンシノーゲン、TNF‒α、PAI‒1 などがあります。

(4) ☞レプチンは、食欲の抑制とエネルギー消費を亢進させる働きがあります。

(5) 低下する⇒上昇する　☞摂食促進作用を持つグレリンは、空腹時に分泌が促進され、食後に分泌が低下します。

46　答 (4)　　(1) ○　(2) ○　(3) ○　(4) ×　(5) ○

(4) ☞肥満症の診断基準に必須な健康障害ではありません。

47 糖尿病の合併症に関する記述である。<u>誤っている</u>のはどれか。1つ選べ。

(1) 高浸透圧高血糖状態は、急性合併症である。
(2) 糖尿病網膜症の初期にみられる自覚症状は、失明である。
(3) 浮腫は、腎症の症状である。
(4) 起立性低血圧は、神経障害の症状である。
(5) 急性心筋梗塞は、大血管障害である。

先天性代謝異常症

48 先天性代謝異常症に関する記述である。最も適当なのはどれか。1つ選べ。

(1) 糖原病Ⅰ型では、高血糖性の昏睡を生じやすい。
(2) フェニルケトン尿症では、チロシンが体内に蓄積する。
(3) ホモシスチン尿症では、シスチンが体内に蓄積する。
(4) メープルシロップ尿症では、分枝アミノ酸の摂取制限が行われる。
(5) ガラクトース血症では、メチオニン除去ミルクが使用される。

---

47 答 **(2)**　　(1) ○　(2) ×　(3) ○　(4) ○　(5) ○

(1) ☞急性合併症である高浸透圧高血糖状態は、血糖値の急激な上昇により血漿浸透圧が上昇し、高度の脱水が生じた状態です。
(2) ⇒初期の糖尿病網膜症は、自覚症状がほとんどない　☞糖尿病網膜症が悪化すると、失明に至ります。
(3) ☞腎臓は、体内の余分な水分を排泄する働きがあるため、腎臓が障害されると浮腫をきたします。
(4) ☞起立性低血圧は、急に立ち上がったり、起き上がったりした時に血圧が低下し、意識障害や立ちくらみなどの症状を起こすことです。
(5) ☞急性心筋梗塞は、心臓に栄養を与える冠状動脈（大血管）が閉塞し、心筋細胞の一部が壊死に陥った状態です。

48 答 **(4)**　　(1) ×　(2) ×　(3) ×　(4) ○　(5) ×

(1) 高血糖性の⇒低血糖性の　☞糖原病Ⅰ型は、グルコース－6－ホスファターゼ欠損により、肝臓グリコーゲンの分解が障害されるため、低血糖を生じやすくなります。
(2) チロシンが⇒フェニルアラニンが　☞フェニルケトン尿症は、フェニルアラニンをチロシンに変換する酵素の欠損による疾患です。
(3) シスチンが⇒メチオニンが　☞ホモシスチン尿症は、メチオニンをシスチンへ変換する酵素の欠損による疾患です。
(4) ☞メープルシロップ尿症は、分枝アミノ酸のα－ケト酸を代謝する酵素の欠損による疾患です。
(5) メチオニン除去ミルクが⇒乳糖除去ミルクが　☞ガラクトース血症は、ガラクトースをグルコースへ変換する酵素の欠損による疾患です。

消化器系の構造と機能

2020 年国試 28：重要度★★★　　　　　　　　　　　　　　チェック □□□□□

49 消化器系の構造と機能に関する記述である。最も適当なのはどれか。1 つ選べ。

(1) 食道は、胃の幽門に続く。
(2) ガストリンは、胃酸分泌を抑制する。
(3) 肝臓は、消化酵素を分泌する。
(4) 肝臓は、尿素を産生する。
(5) 肝臓は、カイロミクロンを分泌する。

2021 年国試 27：重要度★★★　　　　　　　　　　　　　　チェック □□□□□

50 消化管に関する記述である。最も適当なのはどれか。1 つ選べ。

(1) 食道は、気管の腹側を通る。
(2) 胃底部は、胃体部よりも幽門側にある。
(3) 十二指腸には、腸間膜が付着する。
(4) 回腸は、十二指腸と空腸の間にある。
(5) S 状結腸は、下行結腸と直腸の間にある。

2022 年国試 27：重要度★★★　　　　　　　　　　　　　　チェック □□□□□

51 消化器系に関する記述である。最も適当なのはどれか。1 つ選べ。

(1) 味覚は、三叉神経により伝えられる。
(2) 食道は、分節運動により食べ物を胃に運ぶ。
(3) 胃酸分泌は、セクレチンにより促進される。
(4) 胆汁酸は、主に回腸で吸収される。
(5) 排便の中枢は、腰髄にある。

---

49 答 (4)　　(1) ×　(2) ×　(3) ×　(4) ○　(5) ×

(1) 幽門に⇒噴門に　☞胃は、食道から続く噴門、胃底、胃体を経て、幽門より十二指腸に続きます。
(2) 抑制する⇒促進する　☞ガストリンは、ペプシノーゲンや胃酸の分泌を促進し、胃の運動を促進します。
(3) 分泌する⇒分泌しない
(4) ☞アミノ酸の分解により生じた有害なアンモニアは、肝臓で代謝され、無毒な尿素となり腎臓から排泄されます。
(5) 肝臓は⇒小腸は

50 答 (5)　　(1) ×　(2) ×　(3) ×　(4) ×　(5) ○

(1) 腹側を⇒背側を
(2) 幽門側に⇒噴門側に
(3) 十二指腸には⇒空腸や回腸などには　☞腹腔内で後腹壁に固定されていない空腸や回腸などは、腸間膜を介して腹膜とつながっています。十二指腸は、後腹壁に固定されており、腸間膜は付着していません。
(4) ⇒空腸は、十二指腸と回腸の間にある　☞消化管は、口腔→咽頭→食道→胃→小腸（十二指腸→空腸→回腸）→大腸（盲腸→上行結腸→横行結腸→下行結腸→S 状結腸→直腸）→肛門からなります。

51 答 (4)　　(1) ×　(2) ×　(3) ×　(4) ○　(5) ×

(1) 三叉神経により⇒顔面神経、舌咽神経、迷走神経により　☞三叉神経は、咬筋の支配に関与しています。
(2) 分節運動により⇒蠕動運動により　☞分節運動とは、一定間隔にある輪状筋が同時に収縮または弛緩することで起こり、小腸などでみられます。
(3) 促進される⇒抑制される　☞セクレチンは、ガストリンの分泌を抑制することで胃酸の分泌を抑制し、膵液中の重炭酸イオン（HCO_3^-）の分泌を促進することで、十二指腸内を弱アルカリ性にします。
(5) 腰髄に⇒仙髄に

52 消化器系の構造と機能に関する記述である。最も適当なのはどれか。1 つ選べ。

(1) 味蕾は、全ての舌乳頭に存在する。

(2) 膵液は、回腸に分泌される。

(3) S 状結腸は、回腸と上行結腸の間にある。

(4) 迷走神経の興奮は、胃酸の分泌を促進する。

(5) GLP -1 は、胃内容物の排出を促進する。

53 消化器系の構造と機能に関する記述である。最も適当なのはどれか。1 つ選べ。

(1) 胃底部は、胃体部と幽門部の間にある。

(2) セクレチンは、胃酸分泌を促進する。

(3) 肝洞様毛細血管（類洞）は、肝小葉と肝小葉の間を走行する。

(4) 直接ビリルビンは、水溶性である。

(5) α - アミラーゼは、マルトースをグルコースに分解する。

消化器疾患の成因・病態・診断・治療の概要

54 消化器疾患と、頻度の高い原因の組合せである。最も適当なのはどれか。1 つ選べ。

(1) 食道がん ——————————— カンジダ

(2) 胃潰瘍 ——————————— サルモネラ

(3) 慢性肝炎 ——————————— ヘリコバクター・ピロリ

(4) 胆石症 ——————————— B 型肝炎ウイルス

(5) 急性膵炎 ——————————— アルコール

52 　答 **(4)**　　(1) ×　(2) ×　(3) ×　(4) ○　(5) ×

(1) ⇒糸状乳頭には存在しない　☞味覚の受容器である味蕾は、有郭乳頭と葉状乳頭に多く存在し、茸状乳頭は少数となっています。

(2) 回腸に⇒十二指腸に

(3) ⇒下行結腸と直腸の間にある　☞大腸は、盲腸→上行結腸→横行結腸→下行結腸→S 状結腸→直腸からなります。

(4) ☞迷走神経の大部分の神経線維が副交感神経系であり、消化活動を亢進させます。

(5) 促進する⇒抑制する　☞ GLP -1（グルカゴン様ペプチド -1）は、インスリン分泌を促すインクレチンの一種であり、食後に分泌が増加します。GLP -1 は、胃内容物排出の抑制、摂食の抑制、インスリン分泌の促進作用があります。

53 　答 **(4)**　　(1) ×　(2) ×　(3) ×　(4) ○　(5) ×

(1) ⇒噴門部と胃体部の間にある　☞胃は、食道から続く噴門部、胃底部、胃体部を経て、幽門部より十二指腸に続きます。

(2) 促進する⇒抑制する　☞セクレチンは、ガストリンの分泌を抑制することで胃酸の分泌を抑制し、膵液中の重炭酸イオン（HCO_3^-）の分泌を促進することで、十二指腸内を弱アルカリ性にします。

(3) 肝小葉と肝小葉の間を⇒肝細胞と肝細胞の間を　☞肝臓は、六角柱状をした肝小葉の集まりからなっています。肝小葉の中央には中心静脈が走り、その周囲には規則正しく放射状に並んだ肝細胞が列をなしており、その間を肝洞様毛細血管が走ります。

(4) ☞赤血球が破壊され、赤血球中のヘモグロビンが変化したものが間接ビリルビン（不溶性）であり、これが肝臓でグルクロン酸抱合を受け、直接ビリルビン（水溶性）になります。直接ビリルビンは、胆汁中に排泄されます。

(5) α - アミラーゼは⇒マルターゼは　☞ α - アミラーゼは、でんぷんをデキストリン、オリゴ糖、マルトースなどに分解します。

54 　答 **(5)**　　(1) ×　(2) ×　(3) ×　(4) ×　(5) ○

(1) カンジダ⇒喫煙、アルコール

(2) サルモネラ⇒ヘリコバクター・ピロリ

(3) ヘリコバクター・ピロリ⇒B 型肝炎ウイルス、C 型肝炎ウイルス

(4) B 型肝炎ウイルス⇒肥満、過食

55　上部消化管疾患に関する記述である。最も適当なのはどれか。1 つ選べ。

(1)　わが国では、食道がんは、中部食道に比べて下部食道に多い。

(2)　胃食道逆流症では、下部食道括約筋機能の亢進がみられる。

(3)　早期胃がんでは、ボールマン（Borrmann）分類が用いられる。

(4)　ヘリコバクター・ピロリ菌感染は、萎縮性胃炎を起こす。

(5)　早期ダンピング症候群は、インスリンの過剰分泌で起こる。

56　肝疾患の検査に関する記述である。最も適当なのはどれか。1 つ選べ。

(1)　アルコール性肝炎では、血清 γ – GT 値は低下する。

(2)　ウイルス性慢性肝炎は、B 型肝炎ウイルスによるものが最も多い。

(3)　肝硬変では、血清コリンエステラーゼ値は上昇する。

(4)　非代償期の肝硬変では、血液中の BCAA 値が上昇する。

(5)　NASH の確定診断には、肝生検が必要である。

55　答 **(4)**　　(1) ×　(2) ×　(3) ×　(4) ○　(5) ×

(1)　中部食道 ⇔ 下部食道　　☞わが国の食道がんでは、食道の中央付近（胸部中部食道）に発症するケースが約半数を占めます。

(2)　亢進が⇒低下が　　☞食道の上・下端は、輪走筋が発達しており、それぞれ上部食道括約筋、下部食道括約筋を形成しています。上部食道括約筋は食道内容物の口腔への逆流を、下部食道括約筋は胃内容物の食道への逆流を防いでいます。胃食道逆流症では、下部食道括約筋機能の低下により、胃内容物が食道へ逆流しやすくなります。

(3)　早期胃がんでは⇒進行胃がんでは

(4)　☞ヘリコバクター・ピロリ菌の感染によって慢性的に胃粘膜の炎症が続くと、胃粘膜が萎縮して、萎縮性胃炎を起こします。

(5)　早期ダンピング症候群は⇒後期ダンピング症候群は　　☞ダンピング症候群とは、胃切除により幽門が失われた結果、食物が急激に小腸に入り、食後に高浸透圧性の下痢（早期ダンピング症候群）、低血糖（後期ダンピング症候群）が起こることをいいます。後期ダンピング症候群で低血糖が生じる理由は、食物が急激に小腸に入り、短時間で吸収されることで、一時的に高血糖になり、これに反応してインスリンの過剰分泌が起こるためです。

56　答 **(5)**　　(1) ×　(2) ×　(3) ×　(4) ×　(5) ○

(1)　低下する⇒上昇する　　☞γ –GT は肝臓における解毒に関与する酵素です。肝臓が障害されると、肝細胞からの逸脱により、血清 γ –GT 値が上昇します。

(2)　B 型肝炎ウイルスによるものが⇒ C 型肝炎ウイルスによるものが

(3)　上昇する⇒低下する　　☞コリンエステラーゼは肝臓で合成される酵素です。肝機能が低下すると、コリンエステラーゼの合成が障害されるため、血清コリンエステラーゼ値が低下します。

(4)　上昇する⇒低下する　　☞肝機能が低下すると、肝臓で代謝される AAA（芳香族アミノ酸）は消費されず、BCAA（分枝アミノ酸）の消費は高まるため、血液中の AAA 値が上昇し、BCAA 値は低下します。

(5)　☞ NASH（非アルコール性脂肪肝炎）は、明らかな飲酒歴がなく、肥満とそれに基づくインスリン抵抗性の増大が主な病因となる脂肪性肝疾患のうち、進行性の予後不良なものをいいます。確定診断のためには、肝生検（肝臓の組織を採取して顕微鏡で調べる検査）が必要となります。

57 消化器系がんとそのリスク因子の組合せである。最も適当なのはどれか。1 つ選べ。

(1) 食道がん ———————————————— アスベスト
(2) 胃がん ———————————————— アフラトキシン
(3) 肝細胞がん ———————————————— ヒトパピローマウイルス
(4) 膵がん ———————————————— 喫煙
(5) 結腸がん ———————————————— EB ウイルス

循環器系

循環器系の構造と機能

58 循環器系の構造と機能に関する記述である。最も適当なのはどれか。1 つ選べ。

(1) 僧帽弁を通る血液は、動脈血である。
(2) 肺静脈を流れる血液は、静脈血である。
(3) 左心室の壁厚は、右心室の壁厚より薄い。
(4) 交感神経の興奮は、心拍数を低下させる。
(5) アンジオテンシン II は、血圧を低下させる。

59 循環器系に関する記述である。最も適当なのはどれか。1 つ選べ。

(1) 心臓血管中枢は、小脳にある。
(2) 三尖弁は、左心房と左心室の間にある。
(3) 洞房結節は、左心房にある。
(4) 静脈の容量は、動脈の容量より大きい。
(5) 心電図の QRS 波は、心房の興奮を示す。

---

57 答 **(4)**   **(1)** ×   **(2)** ×   **(3)** ×   **(4)** ○   **(5)** ×

(1) 食道がん⇒肺がん
(2) 胃がん⇒肝細胞がん
(3) 肝細胞がん⇒子宮頸がん
(5) 結腸がん⇒咽頭がん

58 答 **(1)**   **(1)** ○   **(2)** ×   **(3)** ×   **(4)** ×   **(5)** ×

(1) ☞僧帽弁（左房室弁）は、心臓の左心房と左心室の間にある弁であり、弁を通る血液は、酸素分圧の高い動脈血です。
(2) 静脈血である⇒動脈血である   ☞肺静脈は、肺から血液を心臓に戻す血管であり、血管内には酸素分圧の高い動脈血が
流れます。
(3) 薄い⇒厚い
(4) 低下させる⇒上昇させる
(5) 低下させる⇒上昇させる

59 答 **(4)**   **(1)** ×   **(2)** ×   **(3)** ×   **(4)** ○   **(5)** ×

(1) 小脳に⇒延髄に
(2) 左心房と左心室の⇒右心房と右心室の   ☞左心房と左心室の間には、二尖弁（僧帽弁）があります。
(3) 左心房に⇒右心房に   ☞心臓の規則正しい拍動は、刺激伝導系の電気的興奮によって調節されています。刺激伝導系の
自発的な興奮は右心房にある洞房結節で発生し、その電気的興奮が房室結節→ヒス束→左右の脚→左右のプルキンエ線維
へと伝わることで、心筋の収縮が起こります。
(4) ☞静脈は動脈に比べ伸展性が高いため、血液を貯留しやすくなります。
(5) 心房の⇒心室の   ☞心房の興奮を示す心電図波形は、P 波です。

60　循環器系の構造と機能に関する記述である。最も適当なのはどれか。1 つ選べ。

(1)　心筋は、平滑筋である。

(2)　冠状動脈は、上行大動脈から分岐する。

(3)　肺動脈を流れる血液は、動脈血である。

(4)　動脈の容量は、静脈の容量より大きい。

(5)　リンパ（リンパ液）は、鎖骨下動脈に流入する。

61　循環器系の構造と機能に関する記述である。最も適当なのはどれか。1 つ選べ。

(1)　左心室の壁厚は、右心室の壁厚よりも薄い。

(2)　洞房結節は、左心房にある。

(3)　胸管は、右鎖骨下動脈に流入する。

(4)　門脈を流れる血液は、動脈血である。

(5)　血圧上昇により大動脈弓の圧受容体が刺激されると、心拍数は低下する。

62　循環器系の構造と機能に関する記述である。最も適当なのはどれか。1 つ選べ。

(1)　僧帽弁は、2 枚の弁尖からなる。

(2)　3 本の冠状動脈が、大動脈から分枝する。

(3)　心電図の P 波は、心室の興奮を示す。

(4)　安静時の心拍出量は、成人で約 20L/ 分である。

(5)　ANP（心房性ナトリウム利尿ペプチド）は、血管を収縮させる。

60　答 (2)　　(1) ×　(2) ○　(3) ×　(4) ×　(5) ×

(1)　☞筋組織には、骨格筋、心筋、平滑筋があります。

(2)　☞冠状動脈は、心臓に栄養と酸素を送る動脈であり、上行大動脈の基部から分岐します。

(3)　動脈血である⇒静脈血である　☞肺動脈は、全身から集められた血液を、心臓から肺に送り込む血管であり、血管内には酸素分圧の低い静脈血が流れます。

(4)　動脈 ⇔ 静脈　☞静脈は動脈に比べ伸展性が高いため、血液を貯留しやすくなります。

(5)　鎖骨下動脈に⇒鎖骨下静脈に　☞余剰な組織液はリンパにより回収され、鎖骨下静脈に流入します。

61　答 (5)　　(1) ×　(2) ×　(3) ×　(4) ×　(5) ○

(1)　薄い⇒厚い

(2)　左心房に⇒右心房に　☞心臓の規則正しい拍動は、刺激伝導系の電気的興奮によって調節されています。刺激伝導系の自発的な興奮は右心房にある洞房結節で発生し、その電気的興奮が房室結節→ヒス束→左右の脚→左右のプルキンエ線維へと伝わることで、心筋の収縮が起こります。

(3)　右鎖骨下動脈に⇒左鎖骨下静脈に　☞間質液の回収を担うリンパ液は、リンパ管を流れます。下半身と左上半身のリンパ管は太い胸管に集合し、左鎖骨下静脈に流入します。

(4)　動脈血である⇒静脈血である　☞門脈は、消化管からの栄養に富んだ血液を集め、肝臓に送り込む血管であり、血管内には酸素分圧の低い静脈血が流れます。

(5)　☞血圧の上昇を圧受容体が感知すると、心拍数を低下させ、血圧を低下させます。

62　答 (1)　　(1) ○　(2) ×　(3) ×　(4) ×　(5) ×

(1)　☞左心房と左心室の間にある僧帽弁は、2 枚の弁尖からなる二尖弁です。

(2)　3 本の⇒ 2 本の　☞冠状動脈は、心臓に栄養を与える血管です。左冠状動脈と右冠状動脈の 2 本の冠状動脈が、大動脈から分岐します。

(3)　心室の⇒心房の　☞心電図において、P 波は心房の脱分極（興奮）を、QRS 波は心室の脱分極（興奮）を示します。

(4)　約 20L/ 分である⇒約 5L/ 分である

(5)　収縮させる⇒拡張させる　☞ANP は、心臓に負担がかかると主に心房から分泌されるホルモンであり、ナトリウム利尿、血管拡張などの作用があります。

2022 年国試 30：重要度★★★　　　　　　　　　　　　　　　　　　　　　　　チェック □□□□□

63 循環器疾患に関する記述である。最も適当なのはどれか。１つ選べ。

(1) 仮面高血圧では、家庭血圧は正常である。
(2) 狭心症では、心筋壊死が生じる。
(3) 深部静脈血栓症は、肺塞栓のリスク因子である。
(4) 右心不全では、肺うっ血が生じる。
(5) ラクナ梗塞は、太い血管の閉塞による脳梗塞である。

2023 年国試 30：重要度★★★　　　　　　　　　　　　　　　　　　　　　　　チェック □□□□□

64 循環器疾患に関する記述である。最も適当なのはどれか。１つ選べ。

(1) 狭心症では、心筋壊死が生じる。
(2) 腎血管性高血圧は、本態性高血圧である。
(3) 心室細動は、致死性不整脈である。
(4) 右心不全では、肺水腫が生じる。
(5) 心不全では、血中 BNP（脳性ナトリウム利尿ペプチド）値が低下する。

63　答 **(3)**　　**(1)** ×　**(2)** ×　**(3)** ○　**(4)** ×　**(5)** ×

(1) 家庭血圧は⇒診察室血圧は　☞仮面高血圧とは、診察室血圧が正常で、診察室外（家庭）の血圧が高血圧を示す状態をいいます。
(2) 狭心症では⇒心筋梗塞では　☞狭心症は、冠状血管が一過性に虚血した状態であり、心筋壊死は生じません。
(3) ☞深部静脈で生じた血栓が、血液の流れによって肺へと移動し、肺の血管をふさぎます。これを肺塞栓といい、一般にエコノミークラス症候群と呼ばれています。
(4) 右心不全では⇒左心不全では
(5) 太い血管の⇒細い血管の　☞ラクナ梗塞は、高血圧などが原因となり、細い血管に生じる脳梗塞をいいます。

64　答 **(3)**　　**(1)** ×　**(2)** ×　**(3)** ○　**(4)** ×　**(5)** ×

(1) 狭心症では⇒心筋梗塞では　☞狭心症は、冠状血管が一過性に虚血した状態であり、心筋壊死は生じません。
(2) 本態性高血圧である⇒二次性高血圧である　☞本態性高血圧は、原疾患が明らかでない高血圧をいい、遺伝因子、環境因子など複数の因子が関与すると考えられます。二次性高血圧は、原疾患が明らかな高血圧をいい、腎血管性高血圧（腎動脈が狭窄することで生じる高血圧）もその１つです。
(3) ☞致死性不整脈は、突然死に至る不整脈であり、心室細動や心室頻拍が該当します。
(4) 右心不全では⇒左心不全では
(5) 低下する⇒上昇する　☞BNP にはナトリウム利尿作用があり、心臓に負担がかかると分泌が促進されます。

65 循環器疾患に関する記述である。最も適当なのはどれか。1 つ選べ。

(1) 褐色細胞腫は、本態性高血圧の原因となる。

(2) 新規発症した狭心症は、安定狭心症である。

(3) 急性心筋梗塞では、血中クレアチンキナーゼ（CK）値が上昇する。

(4) 下肢の閉塞性動脈硬化症は、肺塞栓のリスク因子である。

(5) 脚気心は、ビタミン B6 欠乏で起こる。

66 高血圧に関する記述である。最も適当なのはどれか。1 つ選べ。

(1) レニン分泌の増加は、血圧を上昇させる。

(2) 副交感神経の興奮は、血圧を上昇させる。

(3) 孤立性収縮期高血圧は、若年者に多い。

(4) 仮面高血圧は、診察室血圧が高血圧で、家庭血圧が正常であるものをいう。

(5) 二次性高血圧は、本態性高血圧よりも患者数が多い。

65　答（3）　　(1) ×　(2) ×　(3) ○　(4) ×　(5) ×

(1) 本態性高血圧の⇒二次性高血圧の　☞本態性高血圧は、原疾患が明らかでない高血圧をいい、遺伝因子、環境因子など複数の因子が関与すると考えられます。二次性高血圧は、原疾患が明らかな高血圧をいい、褐色細胞腫もその 1 つです。褐色細胞腫は、副腎髄質、交感神経節などに発生する腫瘍であり、カテコールアミン（アドレナリン、ノルアドレナリンなど）の過剰分泌が起こり、二次性高血圧をきたします。

(2) 安定狭心症である⇒不安定狭心症である　☞狭心症は、冠状血管が一過性に虚血した状態であり、症状の安定度から、安定狭心症と不安定狭心症に分類されます。安定狭心症は、狭心症の症状である胸痛発作の頻度・持続時間・強度などが一定であることや、労作時のみに発作が出現するといった、発作の出現の仕方が安定している狭心症のことをいいます。不安定狭心症は、発作が労作時ばかりでなく、安静時にも起こる狭心症のことをいいます。不安定狭心症には、新規発症した狭心症や、安定した労作性狭心症であったものが頻度・持続時間・強度が増大し発作が出現しやすくなった狭心症、ニトログリセリンが効きにくくなった狭心症などが該当します。

(3) ☞クレアチンキナーゼは、筋肉に多く存在する酵素です。急性心筋梗塞などにより心筋細胞が障害されるとクレアチンキナーゼが逸脱し、血中クレアチンキナーゼ値が上昇します。

(4) 閉塞性動脈硬化症は⇒深部静脈血栓症は　☞深部静脈で生じた血栓が、血液の流れによって肺へと移動し、肺の血管をふさぎます。これを肺塞栓といい、一般にエコノミークラス症候群と呼ばれています。

(5) ビタミン B6 欠乏で⇒ビタミン B1 欠乏で　☞脚気心は、ビタミン B1 欠乏が原因で起こる高心拍出性心不全と循環不全を主徴とする病態です。

66　答（1）　　(1) ○　(2) ×　(3) ×　(4) ×　(5) ×

(2) 上昇させる⇒低下させる

(3) 若年者に⇒高齢者に　☞加齢に伴い血管の弾力性が失われることで、心臓が血液を送り出しても、すばやく拡張できなくなります。その結果、高齢者の収縮期血圧は若年者よりも異常に高くなることがあります。拡張期血圧が正常で、収縮期血圧が異常に高くなる高血圧を、孤立性収縮期高血圧と呼びます。

(4) 仮面高血圧は⇒白衣高血圧は　☞仮面高血圧とは、診察室血圧が正常で、家庭血圧が高血圧であるものをいいます。

(5) 多い⇒少ない　☞二次性高血圧は、原疾患が明らかな高血圧をいいます。本態性高血圧は、原疾患が明らかでない高血圧をいい、高血圧患者の大部分を占めます。遺伝因子、環境因子など複数の因子が関与しています。

腎・尿路系の構造と機能

2020 年国試 30：重要度★★★　　　　　　　　　　　　　　　チェック ☐☐☐☐☐

67 腎・尿路系の構造と機能に関する記述である。最も適当なのはどれか。1 つ選べ。

(1) 集合管は、ネフロンに含まれる。

(2) アンジオテンシンⅡは、アルドステロンの分泌を抑制する。

(3) アルドステロンは、腎実質から分泌される。

(4) バソプレシンの分泌は、血漿浸透圧の上昇により減少する。

(5) 心房性ナトリウム利尿ペプチド（ANP）は、ナトリウム排泄を促進する。

2021 年国試 31：重要度★★★　　　　　　　　　　　　　　　チェック ☐☐☐☐☐

68 腎・尿路系の構造と機能に関する記述である。最も適当なのはどれか。1 つ選べ。

(1) 糸球体を流れる血液は、静脈血である。

(2) ボーマン嚢は、糸球体の中にある。

(3) 尿細管は、腎盂から膀胱までの尿路である。

(4) 原尿は、膀胱に溜まる尿である。

(5) 尿の浸透圧の変動は、血漿の浸透圧の変動より大きい。

2022 年国試 31：重要度★★★　　　　　　　　　　　　　　　チェック ☐☐☐☐☐

69 腎・尿路系の構造と機能に関する記述である。最も適当なのはどれか。1 つ選べ。

(1) クレアチニンは、糸球体で濾過される。

(2) イヌリンは、尿細管で再吸収される。

(3) ヘンレ係蹄は、遠位尿細管と集合管との間に存在する。

(4) レニンは、尿管から分泌される。

(5) エリスロポエチンは、膀胱から分泌される。

---

67 答（5） **(1)** × **(2)** × **(3)** × **(4)** × **(5)** ○

(1) 含まれる⇒含まれない　☞ネフロンは、腎小体と尿細管から構成され、尿細管は集合管へと続きます。

(2) 抑制する⇒促進する

(3) 腎実質から⇒副腎皮質から

(4) 減少する⇒増加する　☞バソプレシンの分泌を増加させることで水を再吸収し、血漿浸透圧を低下させます。

(5) ☞ANP は、心臓に負担がかかると主に心房から分泌されるホルモンであり、ナトリウム利尿、血管拡張などの作用があります。

68 答（5） **(1)** × **(2)** × **(3)** × **(4)** × **(5)** ○

(1) 静脈血である⇒動脈血である　☞糸球体には、酸素分圧の高い動脈血が流れます。

(2) 中に⇒外に　☞ボーマン嚢は、糸球体を包む袋状の構造です。

(3) 尿細管は⇒尿管は

(4) ⇒糸球体で濾過された液体である

(5) ☞尿は、体内の恒常性を保つため、不必要な物質を排泄します。排泄物の種類や量により浸透圧は変動します。

69 答（1） **(1)** ○ **(2)** × **(3)** × **(4)** × **(5)** ×

(1) ☞クレアチニンなどの老廃物は、糸球体で濾過され、尿から排泄されます。

(2) 再吸収される⇒再吸収されない　☞イヌリンは、体内において分解を受けることなく、糸球体で濾過され、尿細管から再吸収や排泄されることもありません。そのため、イヌリンクリアランスは、糸球体濾過量と等しいとされています。

(3) ⇒近位尿細管と遠位尿細管との間に存在する

(4) 尿管から⇒傍糸球体細胞から

(5) 膀胱から⇒腎臓から　☞腎臓から分泌されるエリスロポエチンは、赤血球の産生を促すホルモンです。

2023 年国試 31：重要度★★★

チェック □□□□□

70 腎・尿路系の構造と機能に関する記述である。最も適当なのはどれか。1つ選べ。

(1) 赤血球は、糸球体基底膜を通過する。

(2) 1日当たりの糸球体濾過量は、約 1.5L である。

(3) eGFR の算出には、24 時間蓄尿が必要である。

(4) 尿の pH の変動は、血液の pH の変動より大きい。

(5) レニンの分泌は、循環血漿量が減少すると抑制される。

2024 年国試 29：重要度★★★ チェック □□□□□

71 腎臓の構造と機能に関する記述である。最も適当なのはどれか。1つ選べ。

(1) 尿細管は、糸球体とボーマン嚢で構成される。

(2) ヘンレ係蹄は、遠位尿細管と集合管との間に存在する。

(3) 健常成人の1日当たりの糸球体濾過量は、約 1.5L である。

(4) クレアチニンは、糸球体で濾過される。

(5) イヌリンは、尿細管で再吸収される。

2022 年国試 32：重要度★★★ チェック □□□□□

72 腎臓に作用するホルモンに関する記述である。最も適当なのはどれか。1つ選べ。

(1) バソプレシンは、水の再吸収を抑制する。

(2) カルシトニンは、カルシウムの再吸収を促進する。

(3) 副甲状腺ホルモン（PTH）は、カルシウムの再吸収を促進する。

(4) 心房性ナトリウム利尿ペプチド（ANP）は、ナトリウムの再吸収を促進する。

(5) アルドステロンは、カリウムの再吸収を促進する。

---

70 答（4） (1) × (2) × (3) × (4) ○ (5) ×

(1) 通過する⇒通過しない ☞グルコースやアミノ酸などの小さな分子や水・電解質は糸球体基底膜を通過できますが、たんぱく質や血液成分（赤血球、白血球、血小板）などの大きな分子は糸球体基底膜を通過できません。

(2) 約 1.5L である⇒約 150L である ☞血液は腎臓の糸球体で濾過され、原尿となります。原尿は、1日に約 150L つくられ、その約 99％は尿細管、集合管で血液中に再吸収され、残り1％が尿（約 1.5L）となり排泄されます。

(3) 必要である⇒必要でない ☞eGFR は、血清クレアチニン値と年齢から算出されます。

(4) ☞血液の pH は、一定範囲に保たれる必要があります。そのため、不要なものを尿として排泄しています。尿の pH は、排泄する物質によって大きく変動します。

(5) 抑制される⇒促進される ☞循環血液量を増加させるため、レニンの分泌が促進されます。

71 答（4） (1) × (2) × (3) × (4) ○ (5) ×

(1) 尿細管は⇒腎小体は ☞ネフロンは、腎小体（糸球体＋ボーマン嚢）と尿細管からなり、尿を生成する基本単位となります。

(2) ⇒近位尿細管と遠位尿細管との間に存在する

(3) 約 1.5L である⇒約 150L である ☞糸球体で濾過された原尿約 150L のうち、約 99％が尿細管・集合管で再吸収され、約1％の約 1.5L が尿として排泄されます。

(4) ☞クレアチニンなどの老廃物は、糸球体で濾過され、尿から排泄されます。

(5) 再吸収される⇒再吸収されない ☞イヌリンは、体内において分解を受けることなく、糸球体で濾過され、尿細管から再吸収や排泄されることもありません。そのため、イヌリンクリアランスは、糸球体濾過量と等しいとされています。

72 答（3） (1) × (2) × (3) ○ (4) × (5) ×

(1) 抑制する⇒促進する

(2) 促進する⇒抑制する ☞カルシトニンには、腎臓におけるカルシウムの再吸収を抑制することで、血中カルシウム濃度を低下させる作用があります。

(3) ☞PTH には、腎臓におけるカルシウムの再吸収を促進することで、血中カルシウム濃度を上昇させる作用があります。

(4) 再吸収を⇒排泄を ☞ANP は、心臓に負担がかかると主に心房から分泌されるホルモンであり、ナトリウム利尿、血管拡張などの作用があります。

(5) 再吸収を⇒排泄を ☞アルドステロンは、ナトリウムの再吸収を、カリウムの排泄を促進する作用があります。

2023 年国試 32：重要度★★★　　　　　　　　　　　　　　　チェック □□□□□

◆**73**　**腎疾患に関する記述である。最も適当なのはどれか。1 つ選べ。**

(1)　高血圧は、ネフローゼ症候群の診断基準に含まれる。

(2)　ネフローゼ症候群では、血清 LDL コレステロール値は低下する。

(3)　糖尿病性腎症病期分類での早期腎症期は、顕性アルブミン尿陽性である。

(4)　慢性腎不全では、低リン血症がみられる。

(5)　腹膜透析液のグルコース濃度は、血中のグルコース濃度より高い。

2024 年国試 30：重要度★★★　　　　　　　　　　　　　　　チェック □□□□□

74　**腎・尿路系疾患に関する記述である。最も適当なのはどれか。1 つ選べ。**

(1)　急性糸球体腎炎の多くは、A 群 β 溶血性連鎖球菌感染が関与する。

(2)　血圧値は、ネフローゼ症候群の診断基準に含まれる。

(3)　出血性ショックは、腎後性の急性腎障害（AKI）の原因になる。

(4)　慢性腎不全では、低リン血症がみられる。

(5)　末期腎不全の合併症に、二次性副甲状腺機能低下症がある。

73　答 **(5)**　　**(1)** ×　**(2)** ×　**(3)** ×　**(4)** ×　**(5)** ○

(1)　含まれる⇒含まれない　☞ネフローゼ症候群は、尿たんぱく 3.5g/ 日以上の持続と、血清アルブミン値 3.0g/dL 以下（血清たんぱく質 6.0g/dL 以下）を必須項目とし診断されます。

(2)　低下する⇒上昇する　☞ネフローゼ症候群では、糸球体の傷害により低アルブミン血症をきたします。これを改善するため、アルブミンを合成する臓器である肝臓の機能が亢進します。肝機能の亢進により、コレステロールの合成も促され、血清 LDL コレステロール値が上昇します。

(3)　顕性アルブミン尿陽性である⇒微量アルブミン尿陽性である　★早期腎症期（第 2 期）は微量アルブミン尿陽性、顕性腎症期（第 3 期）は顕性アルブミン尿あるいは持続性たんぱく尿陽性となります。なお、糖尿病性腎症病期分類 2023 より、早期腎症期（第 2 期）→微量アルブミン尿期（第 2 期）、顕性腎症期（第 3 期）→顕性アルブミン尿期（第 3 期）という病期名に変更されました。

(4)　低リン血症が⇒高リン血症が　☞慢性腎不全では、腎臓におけるリンの排泄障害により、高リン血症がみられます。

(5)　☞腹膜透析では、除水のために浸透圧較差を形成する必要があるため、透析液のグルコース濃度は血中に比べ高くなっています。

74　答 **(1)**　　**(1)** ○　**(2)** ×　**(3)** ×　**(4)** ×　**(5)** ×

(1)　☞急性糸球体腎炎の多くは、A 群 β 溶血性連鎖球菌感染により免疫複合体が形成され、これが糸球体に沈着することで発症します。

(2)　含まれる⇒含まれない　☞ネフローゼ症候群は、尿たんぱく 3.5g/ 日以上の持続と、血清アルブミン値 3.0g/dL 以下（血清たんぱく質 6.0g/dL 以下）を必須項目とし診断されます。

(3)　腎後性の⇒腎前性の　☞腎前性の AKI は、腎血流量が著しく減少することで腎機能が低下する状態です。体液量の減少（下痢、出血、脱水など）、心拍出量の減少（心筋梗塞など）が原因となります。

(4)　低リン血症が⇒高リン血症が　☞慢性腎不全では、腎臓におけるリンの排泄障害により、高リン血症がみられます。

(5)　二次性副甲状腺機能低下症が⇒二次性副甲状腺機能亢進症が　☞腎障害により、ビタミン D の活性化が低下すると、腸管からのカルシウム吸収の低下と腎臓でのカルシウム再吸収が低下し、低カルシウム血症となります。これに伴い、血中カルシウム濃度を上昇させるため、副甲状腺ホルモンの分泌が高まり、二次性副甲状腺機能亢進症をきたします。

内分泌系

内分泌器官と分泌ホルモン

75 内分泌器官と分泌されるホルモンの組合せである。最も適当なのはどれか。1つ選べ。

(1) 下垂体前葉 ——————— メラトニン
(2) 下垂体後葉 ——————— 黄体形成ホルモン
(3) 甲状腺 ——————— カルシトニン
(4) 副腎皮質 ——————— ノルアドレナリン
(5) 副腎髄質 ——————— レプチン

76 ホルモンと分泌部位の組合せである。最も適当なのはどれか。1つ選べ。

(1) 成長ホルモン ——————— 視床下部
(2) オキシトシン ——————— 下垂体後葉
(3) プロラクチン ——————— 甲状腺
(4) ノルアドレナリン ——————— 副腎皮質
(5) アルドステロン ——————— 副腎髄質

75　答（3）　(1) ×　(2) ×　(3) ○　(4) ×　(5) ×

(1) 下垂体前葉⇒松果体
(2) 下垂体後葉⇒下垂体前葉
(4) 副腎皮質⇒副腎髄質
(5) 副腎髄質⇒脂肪細胞

76　答（2）　(1) ×　(2) ○　(3) ×　(4) ×　(5) ×

(1) 視床下部⇒下垂体前葉
(3) 甲状腺⇒下垂体前葉
(4) 副腎皮質⇒副腎髄質
(5) 副腎髄質⇒副腎皮質

2020 年国試 32：重要度★★★　　　　　　　　　　　　　　　　　　　チェック □□□□□

77 **内分泌疾患に関する記述である。最も適当なのはどれか。1 つ選べ。**

(1) 抗利尿ホルモン不適合分泌症候群（SIADH）では、高ナトリウム血症がみられる。

(2) バセドウ病では、血清甲状腺刺激ホルモン（TSH）値の上昇がみられる。

(3) 原発性甲状腺機能低下症では、血清クレアチンキナーゼ（CK）値の上昇がみられる。

(4) クッシング症候群では、低血糖がみられる。

(5) 原発性アルドステロン症では、高カリウム血症がみられる。

2021 年国試 33：重要度★★★　　　　　　　　　　　　　　　　　　　チェック □□□□□

78 **内分泌疾患の主な症候に関する記述である。最も適当なのはどれか。1 つ選べ。**

(1) クッシング症候群では、テタニーがみられる。

(2) 甲状腺機能亢進症では、低体温がみられる。

(3) 褐色細胞腫では、低血糖がみられる。

(4) アジソン病では、血中コルチゾールの低下がみられる。

(5) 尿崩症では、高張尿がみられる。

---

77 答（3）　（1）×　（2）×　（3）○　（4）×　（5）×

(1) 高ナトリウム血症が⇒低ナトリウム血症が　☞抗利尿ホルモン不適合分泌症候群は、バソプレシンの分泌が過剰となります。バソプレシンは水の再吸収を促進する作用があるため、抗利尿ホルモン不適合分泌症候群では低ナトリウム血症がみられます。

(2) 上昇が⇒低下が　☞バセドウ病は、甲状腺ホルモンの分泌が過剰となります。負のフィードバック作用により、上位ホルモンである TSH の分泌が低下します。

(3) ☞クレアチンキナーゼは、筋肉に多く含まれている酵素であり、血中クレアチンキナーゼが上昇すると、まずは心筋や骨格筋の傷害を疑います。これら筋肉の傷害が特定できない場合は、甲状腺機能低下症を鑑別していきます。

(4) 低血糖が⇒高血糖が　☞クッシング症候群は、コルチゾールの分泌が過剰となります。糖新生が亢進することで高血糖がみられます。

(5) 高カリウム血症が⇒低カリウム血症が　☞原発性アルドステロン症は、アルドステロンの分泌が過剰となります。アルドステロンはカリウムの排泄を促進する作用があるため、原発性アルドステロン症では低カリウム血症がみられます。

78 答（4）　（1）×　（2）×　（3）×　（4）○　（5）×

(1) みられる⇒みられない　☞クッシング症候群は、コルチゾールの分泌が過剰となります。コルチゾールは骨に対する異化作用があるため、クッシング症候群では骨粗鬆症を起こすことがあります。しかし、血中カルシウム値は正常に保たれているため、テタニーはみられません。

(2) 低体温が⇒高体温が　☞甲状腺機能亢進症では、甲状腺ホルモンの過剰分泌により、代謝が亢進するため、微熱の症状がみられます。

(3) 低血糖が⇒高血糖が　☞褐色細胞腫は副腎髄質に発生し、アドレナリンの分泌が過剰となります。アドレナリンは血糖値を上昇させる作用があるため、褐色細胞腫では高血糖がみられます。

(4) ☞アジソン病では副腎皮質機能低下により、副腎皮質ホルモン（主にコルチゾール）の分泌が低下します。

(5) 高張尿が⇒低張尿が　☞尿崩症は、水の再吸収を促すバソプレシンの分泌が低下します。水の再吸収が障害されると、大量の水分が尿へと排泄されるため、低張尿がみられます。

79　内分泌疾患と血液検査所見の組合せである。最も適当なのはどれか。1 つ選べ。

(1)　バセドウ病 ―――――――――――――甲状腺刺激ホルモン（TSH）受容体抗体の陽性
(2)　橋本病 ―――――――――――――――LDL コレステロール値の低下
(3)　原発性アルドステロン症 ――――――――レニン値の上昇
(4)　クッシング症候群 ―――――――――――カリウム値の上昇
(5)　褐色細胞腫 ―――――――――――――カテコールアミン値の低下

80　内分泌疾患とホルモンに関する記述である。最も適当なのはどれか。1 つ選べ。

(1)　尿崩症では、バソプレシンの分泌が増加する。
(2)　原発性副甲状腺機能亢進症では、血清リン値が低下する。
(3)　原発性アルドステロン症では、血漿レニン活性が上昇する。
(4)　アジソン病では、コルチゾールの分泌が増加する。
(5)　褐色細胞腫では、カテコールアミンの分泌が減少する。

79　答（1）　　(1) ○　(2) ×　(3) ×　(4) ×　(5) ×

(1)　☞バセドウ病は、甲状腺刺激ホルモン（TSH）受容体抗体が TSH 受容体を刺激することで、甲状腺機能が亢進し、甲状腺ホルモンの過剰分泌が起こる内分泌疾患です。
(2)　低下⇒上昇　☞橋本病では甲状腺機能が低下し、甲状腺ホルモンの分泌低下が起こります。代謝が低下し、生体内でのコレステロールの利用が減少するため、コレステロール値が上昇します。
(3)　上昇⇒低下　☞原発性アルドステロン症は、アルドステロンの過剰分泌が起こる内分泌疾患です。血圧の上昇に伴い、レニン値は低下します。
(4)　上昇⇒低下　☞クッシング症候群は、コルチゾールの過剰分泌が起こる内分泌疾患です。コルチゾールには、微弱なアルドステロン様作用があるため、カリウムの排泄が促進されることで、カリウム値が低下します。
(5)　低下⇒上昇　☞褐色細胞腫は、副腎髄質、交感神経節などに発生する腫瘍であり、カテコールアミン（アドレナリン、ノルアドレナリン）が過剰産生されます。

80　答（2）　　(1) ×　(2) ○　(3) ×　(4) ×　(5) ×

(1)　増加する⇒減少する　☞尿崩症は、水の再吸収を促すバソプレシンの分泌減少が起こる内分泌疾患です。
(2)　☞原発性副甲状腺機能亢進症は、副甲状腺ホルモン（PTH）の過剰分泌が起こる内分泌疾患です。PTH はリンの再吸収を抑制する作用があるため、原発性副甲状腺機能亢進症では血清リン値が低下します。
(3)　上昇する⇒低下する　☞原発性アルドステロン症は、アルドステロンの過剰分泌が起こる内分泌疾患です。血圧の上昇に伴い、血漿レニン活性が低下します。
(4)　増加する⇒減少する　☞アジソン病では副腎皮質機能低下により、副腎皮質ホルモン（主にコルチゾール）の分泌が減少します。
(5)　減少する⇒増加する　☞褐色細胞腫は、副腎髄質、交感神経節などに発生する腫瘍であり、カテコールアミン（アドレナリン、ノルアドレナリン）の分泌が増加します。

81 ホルモンと内分泌疾患に関する記述である。最も適当なのはどれか。1 つ選べ。

(1) 黄体形成ホルモン（LH）は、排卵を抑制する。

(2) ドーパミンは、プロラクチンの分泌を抑制する。

(3) 抗利尿ホルモン不適合分泌症候群（SIADH）では、高ナトリウム血症がみられる。

(4) 先端巨大症では、血中成長ホルモン値が低値である。

(5) クッシング病では、血中副腎皮質刺激ホルモン（ACTH）値が低下する。

神経系

神経系の構造と機能

82 迷走神経に関する記述である。最も適当なのはどれか。1 つ選べ。

(1) 脊髄神経である。

(2) 副交感神経線維を含む。

(3) 興奮により、胃酸分泌が抑制される。

(4) 興奮により、心拍数が増加する。

(5) 興奮により、胆嚢が弛緩する。

83 交感神経の興奮で起こる反応である。最も適当なのはどれか。1 つ選べ。

(1) 瞳孔は、縮小する。

(2) 気管支は、収縮する。

(3) 肝臓のグリコーゲン分解は、抑制される。

(4) 皮膚の血管は、拡張する。

(5) 発汗する。

---

81 答 **(2)**　　**(1)** ×　**(2)** ○　**(3)** ×　**(4)** ×　**(5)** ×

(1) 抑制する⇒促進する

(3) 高ナトリウム血症が⇒低ナトリウム血症が　☞抗利尿ホルモン不適合分泌症候群は、バソプレシンの過剰分泌が起こる内分泌疾患です。バソプレシンは水の再吸収を促進する作用があるため、抗利尿ホルモン不適合分泌症候群では低ナトリウム血症がみられます。

(4) 低値である⇒高値である　☞先端巨大症は、成長ホルモンの過剰分泌が起こる内分泌疾患です。

(5) 低下する⇒上昇する　☞クッシング病は、副腎皮質刺激ホルモンの過剰分泌が起こる内分泌疾患です。コルチゾールの過剰分泌が起こるクッシング症候群とは区別されます。

82 答 **(2)**　　**(1)** ×　**(2)** ○　**(3)** ×　**(4)** ×　**(5)** ×

(1) ⇒脳神経である

(3) 抑制される⇒促進される　☞迷走神経の大部分の神経線維が副交感神経系であり、消化活動を亢進させます。

(4) 増加する⇒減少する

(5) 弛緩する⇒収縮する

83 答 **(5)**　　**(1)** ×　**(2)** ×　**(3)** ×　**(4)** ×　**(5)** ○

(1) 縮小する⇒散大する

(2) 収縮する⇒拡張する　☞活発に活動するには十分な酸素が必要となるため、気管支を拡張させ、換気量を増やします。

(3) 抑制される⇒促進される

(4) 拡張する⇒収縮する

84 神経系の構造と機能に関する記述である。最も適当なのはどれか。1つ選べ。

(1) くも膜は、脳の表面に密着している。

(2) 体温調節中枢は、視床にある。

(3) 呼吸中枢は、中脳にある。

(4) 排便反射の中枢は、仙髄にある。

(5) 錐体路は、体性感覚の伝達を行う。

85 神経系の構造と機能に関する記述である。最も適当なのはどれか。1つ選べ。

(1) 飲水中枢は、視床にある。

(2) 橋は、中脳と延髄の間にある。

(3) 錐体路の神経線維の多くは、胸髄で交叉する。

(4) 顔面神経は、舌の運動を支配する。

(5) 交感神経の興奮は、瞳孔を縮小させる。

神経疾患の成因・病態・診断・治療の概要

86 神経疾患に関する記述である。最も適当なのはどれか。1つ選べ。

(1) パーキンソン病では、筋緊張低下がみられる。

(2) レビー小体型認知症は、ウイルス感染により起こる。

(3) 脳血管性認知症では、感情失禁がみられる。

(4) アルツハイマー病では、症状が階段状に進行する。

(5) アルツハイマー病では、まだら認知症がみられる。

---

84 答 (4) **(1)** × **(2)** × **(3)** × **(4)** ○ **(5)** ×

(1) くも膜は⇒軟膜は ☞脳を保護している髄膜は、硬膜、くも膜、軟膜の3層からなります。最内層の軟膜は、脳の表面に密着しています。最外層の硬膜は頭蓋骨と密着しています。

(2) 視床に⇒視床下部に

(3) 中脳に⇒延髄に

(5) 体性感覚の⇒運動神経の ☞錐体路は、骨格筋を支配する神経細胞へ運動の指示を送る経路であり、骨格筋の随意運動を支配しています。

85 答 (2) **(1)** × **(2)** ○ **(3)** × **(4)** × **(5)** ×

(1) 視床にある⇒視床下部にある

(3) 胸髄で⇒延髄で ☞錐体路の大部分が延髄で左右交叉するため、大脳の右半球の運動野が左半身を、左半球の運動野が右半身を支配します。

(4) 顔面神経は⇒舌下神経は

(5) 縮小させる⇒散大させる

86 答 (3) **(1)** × **(2)** × **(3)** ○ **(4)** × **(5)** ×

(1) 筋緊張低下が⇒筋緊張亢進が ☞パーキンソン病は、錐体外路系の黒質－線条体ドーパミン神経系路の障害が原因となり、振戦、筋の固縮などがみられます。

(2) ウイルス感染により⇒レビー小体の蓄積により ☞三大認知症として、アルツハイマー型認知症（アミロイドβたんぱくの蓄積が原因）、脳血管性認知症（脳血管障害が原因）、レビー小体型認知症（レビー小体の蓄積が原因）があります。

(3) ☞感情失禁とは、少しの刺激で激しい情動が起こり、感情をうまくコントロールできない状態です。

(4) アルツハイマー病では⇒脳血管性認知症では ☞アルツハイマー病では、緩徐に認知機能が低下していきます。脳血管性認知症では、脳血管障害が起こる度、階段状に認知機能が低下していきます。

(5) アルツハイマー病では⇒脳血管性認知症では ☞アルツハイマー病は全体的な記憶障害がみられます。脳血管性認知症でみられるまだら認知症とは、全体的な記憶障害ではなく、一部の記憶が保たれている状態です。

呼吸器系

呼吸器系の構造と機能

2020 年国試 34：重要度★★★　　　　　　　　　　　　チェック □□□□□

87 呼吸器系の構造と機能に関する記述である。最も適当なのはどれか。1 つ選べ。

(1) 左気管支は、右気管支より垂直に近い。
(2) 外肋間筋は、呼気時に収縮する。
(3) 肺胞膜を介してのガス拡散能は、二酸化炭素より酸素が高い。
(4) 二酸化炭素は、血液中で重炭酸イオンになる。
(5) 静脈血の酸素飽和度は、約 97％である。

2021 年国試 35：重要度★★★　　　　　　　　　　　　チェック □□□□□

88 肺の構造、呼吸機能および酸素の運搬に関する記述である。最も適当なのはどれか。1 つ選べ。

(1) 右肺は、2 葉からなる。
(2) 肺静脈には、静脈血が流れている。
(3) 肺胞で行われるガス交換を、内呼吸という。
(4) 動脈血の酸素飽和度は、約 40％である。
(5) ヘモグロビンの酸素解離曲線は、血液 pH が低下すると右方向に移動する。

2023 年国試 35：重要度★★★　　　　　　　　　　　　チェック □□□□□

89 呼吸器系の構造と機能に関する記述である。最も適当なのはどれか。1 つ選べ。

(1) 右肺は、2 葉からなる。
(2) 気管支平滑筋は、副交感神経の興奮で弛緩する。
(3) 横隔膜は、呼気時に収縮する。
(4) 肺活量は、1 回換気量と予備吸気量と予備呼気量の和である。
(5) 外呼吸は、末梢組織における酸素と二酸化炭素のガス交換である。

87 　答 **(4)**　　(1) ×　(2) ×　(3) ×　(4) ○　(5) ×

(1) 　左気管支 ⇔ 右気管支　☞右気管支は左気管支に比べ、太く・短く・傾斜が急な（垂直に近い）ため、誤嚥により異物が入りやすくなります。
(2) 　呼気時に⇒吸気時に　☞吸気時には、外肋間筋の収縮により胸郭が上がり、横隔膜は収縮して沈下し、胸腔が増大します。
(3) 　二酸化炭素 ⇔ 酸素　☞二酸化炭素は酸素に比べ、血液中への溶解度が高いため、肺胞膜を介してのガス拡散能は高くなります。
(5) 　静脈血の⇒動脈血の

88 　答 **(5)**　　(1) ×　(2) ×　(3) ×　(4) ×　(5) ○

(1) 　右肺は⇒左肺は　☞肺は左肺と右肺に区分され、左肺は 2 葉（上葉・下葉）、右肺は 3 葉（上葉・中葉・下葉）からなります。
(2) 　静脈血が⇒動脈血が　☞肺静脈は、肺から血液を心臓に戻す血管であり、血管内には酸素分圧の高い動脈血が流れます。
(3) 　内呼吸という⇒外呼吸という　☞内呼吸は、末梢組織で行われるガス交換をいいます。
(4) 　約 40％である⇒96％以上である
(5) 　☞酸素解離曲線は、縦軸をヘモグロビンの酸素飽和度、横軸を酸素分圧として描く、S 字状の曲線です。血液 pH が低下（エネルギー代謝の亢進により、酸素分圧が低下 / 二酸化炭素分圧が上昇）すると、酸素の需要量が増えます。ヘモグロビンは酸素を解離しやすくなるため、ヘモグロビンの酸素飽和度は低下します。その結果、酸素解離曲線は全体的に右方向に移動することとなります。

89 　答 **(4)**　　(1) ×　(2) ×　(3) ×　(4) ○　(5) ×

(1) 　2 葉から⇒3 葉から　☞肺は左肺と右肺に区分され、左肺は 2 葉（上葉・下葉）、右肺は 3 葉（上葉・中葉・下葉）からなります。
(2) 　弛緩する⇒収縮する　☞気管支平滑筋は、交感神経の興奮で弛緩し、副交感神経の興奮で収縮します。
(3) 　収縮する⇒弛緩する　☞横隔膜は、吸気時に収縮し、呼気時に弛緩します。
(5) 　末梢組織における⇒肺胞における　☞外呼吸は肺胞で行われるガス交換を、内呼吸は末梢組織で行われるガス交換をいいます。

90 呼吸器系の構造と機能に関する記述である。最も適当なのはどれか。1つ選べ。

(1) 声帯は、咽頭にある。

(2) Ⅰ型肺胞細胞は、肺サーファクタントを産生する。

(3) 動脈血二酸化炭素分圧は、パルスオキシメータで測定する。

(4) 機能的残気量は、残気量と予備呼気量の和である。

(5) ヘモグロビンの酸素解離曲線は、pH が上昇すると右方向に移動する。

呼吸器疾患の成因・病態・診断・治療の概要

91 呼吸器疾患に関する記述である。最も適当なのはどれか。1つ選べ。

(1) 肺がんは、女性に多い。

(2) 気管支喘息は、閉塞性肺障害を呈する。

(3) COPD の病期は、X 線所見で分類する。

(4) アスペルギルス肺炎は、ウイルスが原因である。

(5) ツベルクリン反応は、肺がんの検査である。

2

人体の構造と機能及び疾病の成り立ち

---

90 答 (4)　(1) × (2) × (3) × (4) ○ (5) ×

(1) 咽頭にある⇒喉頭にある

(2) Ⅰ型肺胞細胞は⇒Ⅱ型肺胞細胞は　☞肺胞上皮細胞はⅠ型とⅡ型に分類されます。Ⅰ型はガス交換を、Ⅱ型は肺サーファクタントの産生を行っています。肺サーファクタントは、肺胞表面の表面張力を低下させることで肺が虚脱する（つぶれる）のを防いでいます。

(3) 動脈血二酸化炭素分圧は⇒動脈血酸素飽和度（SpO_2）は　☞パルスオキシメータは、皮膚を通して動脈血酸素飽和度と脈拍数を測定するための装置です。

(4) ☞機能的残気量は、安静呼気後に肺に残っている空気量であり、残気量と予備呼気量の和で示されます。

(5) 上昇すると⇒低下すると　☞酸素解離曲線は、縦軸をヘモグロビンの酸素飽和度、横軸を酸素分圧として描く、S 字状の曲線です。血液 pH が低下（エネルギー代謝の亢進により、酸素分圧が低下 / 二酸化炭素分圧が上昇）すると、酸素の需要量が増えます。ヘモグロビンは酸素を解離しやすくなるため、ヘモグロビンの酸素飽和度は低下します。その結果、酸素解離曲線は全体的に右方向に移動することとなります。

91 答 (2)　(1) × (2) ○ (3) × (4) × (5) ×

(1) 女性に⇒男性に

(2) ☞閉塞性肺障害とは、気道の閉塞により起こる障害で、慢性気管支炎、気管支喘息などがあります。

(3) X 線所見で⇒1 秒量で　☞1 秒量とは、努力肺活量のうち最初の 1 秒間に吐き出せる空気の量をいいます。COPD では、十分に息を吐き出せないため 1 秒量が低下し、その程度により病期分類がされます。

(4) ウイルスが⇒真菌が

(5) 肺がんの⇒結核の

解答と解説

2024 年国試 34：重要度★★★　　　　　　　　　　　　　チェック □□□□□

92 呼吸器疾患に関する記述である。最も適当なのはどれか。1 つ選べ。

(1) COPD では、呼気時に口すぼめ呼吸がみられる。

(2) 重度に進行した COPD では、呼吸性アルカローシスがみられる。

(3) アトピー型の気管支喘息は、成人以降に発症することが多い。

(4) 気管支喘息の治療には、β 遮断薬を用いる。

(5) 間質性肺炎では、閉塞性障害がみられる。

2020 年国試 35：重要度★★☆　　　　　　　　　　　　　チェック □□□□□

93 COPD（慢性閉塞性肺疾患）に関する記述である。最も適当なのはどれか。1 つ選べ。

(1) わが国では、女性に多い。

(2) 吸気時に、口すぼめ呼吸がみられる。

(3) 樽状胸郭がみられる。

(4) 動脈血中の酸素分圧は、上昇する。

(5) 病期分類には、肺活量が用いられる。

---

92 答 (1)　　**(1)** ○　**(2)** ×　**(3)** ×　**(4)** ×　**(5)** ×

(1) ☞COPD（慢性閉塞性肺疾患）では息苦しいため、呼気時に口をすぼめて口腔内圧を高めることで、気道閉塞を改善する口すぼめ呼吸を認めます。

(2) 呼吸性アルカローシスが⇒呼吸性アシドーシスが　☞COPD では、肺胞でのガス交換障害により、酸性物質である二酸化炭素の排出量が減少するため、呼吸性アシドーシスが起こります。

(3) 成人以降に⇒小児で　☞気管支喘息は、アレルゲンに対する IgE が検出されるアトピー型と、IgE が検出されない非アトピー型に分類されます。小児期に発症する喘息はアトピー型が、成人期になって発症する喘息は非アトピー型が多くなります。

(4) 用いる⇒用いない　☞β 遮断薬は、交感神経受容体の 1 つである β 受容体を遮断することで、血圧降下作用を示す薬剤です。なお、交感神経には、気管支を拡張する作用があるため、β 遮断薬の副作用として気管支の収縮作用があります。そのため、気管支喘息の患者への適用は避けられます。

(5) 閉塞性障害が⇒拘束性障害が　☞気道が狭窄して閉塞することで起こる閉塞性障害には、COPD や気管支喘息があります。肺の伸展性が障害されることで起こる拘束性障害には、間質性肺炎（肺胞壁に炎症や損傷が起こったもの）があります。

93 答 (3)　　**(1)** ×　**(2)** ×　**(3)** ○　**(4)** ×　**(5)** ×

(1) 女性に⇒男性に

(2) 吸気時に⇒呼気時に　☞COPD では息苦しいため、呼気時に口をすぼめて口腔内圧を高めることで、気道閉塞を改善する口すぼめ呼吸を認めます。

(3) ☞肺に残留した空気によって、肺の過膨張がみられ、胸郭前後径が増大する樽状胸郭がみられます。

(4) 上昇する⇒低下する　☞肺胞でのガス交換障害により、酸素の取り込み量が減少するため、動脈血中の酸素分圧は低下します。

(5) 肺活量が⇒ 1 秒量が　☞ 1 秒量とは、努力肺活量のうち最初の 1 秒間に吐き出せる空気の量をいいます。COPD では、十分に息を吐き出せないため 1 秒量が低下し、その程度により病期分類がされます。

運動器系の構造と機能

94 運動器系に関する記述である。最も適当なのはどれか。1 つ選べ。

(1) 骨の主な有機質成分は、コラーゲンである。

(2) 頸椎は、12 個で構成される。

(3) 橈骨は、下腿の骨である。

(4) 骨格筋は、平滑筋である。

(5) 白筋は、持続的な収縮に適している。

95 運動器に関する記述である。最も適当なのはどれか。1 つ選べ。

(1) 腰椎は、6 個である。

(2) 舌運動は、舌咽神経支配である。

(3) 咬筋は、顔面神経支配である。

(4) 筋が収縮する際は、筋小胞体からカリウムイオンが放出される。

(5) 筋収縮のエネルギーは、ATP の分解による。

---

94 答（1）　（1）○　（2）×　（3）×　（4）×　（5）×

(1) ☞骨の主な有機質成分はコラーゲン、無機質成分はリン酸カルシウムです。

(2) 12 個で⇒ 7 個で　☞脊柱は、頸椎 7 個、胸椎 12 個、腰椎 5 個、仙骨（仙椎 5 個が癒合）、尾骨（尾椎 3 ～ 5 個が癒合）の 32 ～ 34 個の椎骨からなります。

(3) 下腿の⇒前腕の

(4) 骨格筋は⇒胃や腸などの内臓の筋肉は

(5) 白筋は⇒赤筋は　☞白筋は迅速な運動（無酸素運動）、赤筋は持続的の運動（有酸素運動）に適します。

95 答（5）　（1）×　（2）×　（3）×　（4）×　（5）○

(1) 6 個である⇒ 5 個である　☞脊柱は、頸椎 7 個、胸椎 12 個、腰椎 5 個、仙骨（仙椎 5 個が癒合）、尾骨（尾椎 3 ～ 5 個が癒合）の 32 ～ 34 個の椎骨からなります。

(2) 舌咽神経支配である⇒舌下神経支配である

(3) 顔面神経支配である⇒三叉神経支配である

(4) カリウムイオンが⇒カルシウムイオンが

96 運動器系に関する記述である。<u>誤っている</u>のはどれか。1 つ選べ。

(1) 日光曝露の不足は、くる病の原因である。
(2) 高リン血症は、骨軟化症の原因である。
(3) 糖尿病は、骨折のリスク因子である。
(4) 脊椎椎体は、骨粗鬆症における骨折の好発部位である。
(5) DXA（DEXA）法は、骨密度の評価に用いられる。

2024 年国試 35：重要度★★★ チェック □□□□□

97 運動器系の構造と機能に関する記述である。最も適当なのはどれか。1 つ選べ。

(1) 骨の主な有機質成分は、ケラチンである。
(2) 骨吸収は、骨芽細胞によって行われる。
(3) 関節液は、ヒアルロン酸を含む。
(4) 骨格筋のうち、速筋は遅筋に比べてミオグロビンを多く含む。
(5) 筋原線維の主な構成成分は、コラーゲンである。

---

96 答 **(2)**　　(1) ○　(2) ×　(3) ○　(4) ○　(5) ○

(1) ☞くる病は、小児期にみられる骨の石灰化障害であり、原因の 1 つにビタミン D の不足があります。ビタミン D は日光の紫外線により体内で合成されるため、日光曝露の不足によりビタミン D の合成が低下すると、くる病症のリスクが高まります。
(2) 高リン血症は⇒低リン血症は　☞骨軟化症は、成人期にみられる骨の石灰化障害であり、原因の 1 つにリンの不足があります。
(3) ☞インスリンは血糖値を下げる働きの他に、骨芽細胞に作用し骨形成を促進する作用があります。したがって、インスリンが欠乏する糖尿病は、骨粗鬆症や骨折のリスク因子となります。
(4) ☞脊椎椎体とは、椎骨（背中の骨）の円柱状の部分をいいます。背中の骨は椎骨が積み重なって構成されるため、骨粗鬆症により脆くなった骨が加重に耐えきれなくなると、つぶれて骨折をきたします。脊椎椎体の骨折は高齢者で好発します。
(5) ☞ DXA 法は、2 種の異なる X 線を照射し、骨と軟部組織（骨以外の組織）の吸収率の差で骨密度を測定する方法です。骨密度だけでなく、同時に筋肉量や脂肪量を測定することも可能です。

97 答 **(3)**　　(1) ×　(2) ×　(3) ○　(4) ×　(5) ×

(1) ケラチンである⇒コラーゲンである　☞骨の主な有機質成分はコラーゲン、無機質成分はリン酸カルシウムです。
(2) 骨芽細胞によって⇒破骨細胞によって　☞骨芽細胞は骨形成を、破骨細胞は骨吸収を担います。
(4) 速筋 ⇔ 遅筋　☞ミオグロビン含量の多い遅筋（赤筋）は持続的運動に、ミオグロビン含量の少ない速筋（白筋）は瞬発的運動に適します。
(5) コラーゲンである⇒フィラメントである　☞筋原線維はフィラメントが配列した束から構成されており、フィラメントには細い線維（アクチンフィラメント）と太い線維（ミオシンフィラメント）があります。

2022 年国試 36：重要度★★★　　　　　　　　　　　　　　　　　チェック □□□□□

98　運動器系に関する記述である。最も適当なのはどれか。1 つ選べ。

(1)　骨軟化症は、ビタミン A の欠乏で生じる。

(2)　骨基質は、破骨細胞によって産生される。

(3)　骨型アルカリフォスファターゼ（BAP）は、骨吸収マーカーである。

(4)　尿中デオキシピリジノリンは、骨形成マーカーである。

(5)　YAM（若年成人平均値）は、骨粗鬆症の診断に用いられる。

2024 年国試 36：重要度★★★　　　　　　　　　　　　　　　　　チェック □□□□□

99　運動器疾患に関する記述である。最も適当なのはどれか。1 つ選べ。

(1)　原発性骨粗鬆症は、脆弱性骨折がない場合には、骨密度が若年成人平均値（YAM）の 80％以下で診断される。

(2)　骨軟化症では、血清カルシウム値は基準範囲内である。

(3)　変形性関節症の早期治療は、手術療法を基本とする。

(4)　栄養不良に伴うサルコペニアは、一次性サルコペニアである。

(5)　ロコモティブシンドロームの判定には、「2 ステップテスト」が用いられる。

98　答（5）　(1) ×　(2) ×　(3) ×　(4) ×　(5) ○

(1)　ビタミン A の⇒ビタミン D の

(2)　破骨細胞によって⇒骨芽細胞によって

(3)　骨吸収マーカーである⇒骨形成マーカーである

(4)　骨形成マーカーである⇒骨吸収マーカーである

(5)　☞YAM は、骨量が最大となる 20 ～ 44 歳の若年成人の平均値です。骨密度が YAM の 70％未満であれば骨粗鬆症となります。

99　答（5）　(1) ×　(2) ×　(3) ×　(4) ×　(5) ○

(1)　80％以下で⇒ 70％未満で　☞YAM は、骨量が最大となる 20 ～ 44 歳の若年成人の骨密度の平均値です。20 ～ 44 歳の若年成人の骨密度を 100％として、対象者の骨密度が 80％未満（脆弱性骨折あり）または 70％未満（脆弱性骨折なし）であれば骨粗鬆症と診断されます。

(2)　⇒血清カルシウム値は低下する　☞骨軟化症は、ビタミン D・カルシウム・リンの不足によって、骨の石灰化が障害され、骨の変形や骨折をきたします。血液検査では、血清カルシウム値や血清リン値の低下が認められます。

(3)　手術療法を⇒保存療法を　☞早期治療は、痛みや症状を和らげて、それ以上病状を進行させないための保存療法が中心になります。

(4)　一次性サルコペニアである⇒二次性サルコペニアである　☞サルコペニアとは筋肉量の減少をいい、加齢以外に原因が明らかでない場合を一次性サルコペニア、原因が明らかな場合を二次性サルコペニアといいます。二次性サルコペニアの原因には、活動不足（寝たきり）、疾患、栄養不良などがあります。

(5)　☞「2 ステップテスト」とは、歩幅を調べるテストです。歩幅を調べることで、下肢の筋力・バランス能力・柔軟性などを含めた歩行能力を総合的に評価します。

2020 年国試 37：重要度★★★　　　　　　　　　　　　　　　　　チェック ☐☐☐☐☐

100　骨粗鬆症に関する記述である。最も適当なのはどれか。1 つ選べ。

(1)　骨芽細胞は、骨吸収に働く。

(2)　カルシトニンは、骨吸収を促進する。

(3)　エストロゲンは、骨形成を抑制する。

(4)　尿中デオキシピリジノリンは、骨形成マーカーである。

(5)　YAM（若年成人平均値）は、骨密度の評価に用いられる。

2020 年国試 23：重要度★★★　　　　　　　　　　　　　　　　　チェック ☐☐☐☐☐

101　サルコペニアに関する記述である。最も適当なのはどれか。1 つ選べ。

(1)　加齢による場合は、二次性サルコペニアという。

(2)　サルコペニアは、内臓脂肪量で評価する。

(3)　筋肉量は、増加する。

(4)　握力は、増大する。

(5)　歩行速度は、遅くなる。

生殖器系

生殖器系の構造と機能

2023 年国試 37：重要度★★★　　　　　　　　　　　　　　　　　チェック ☐☐☐☐☐

102　前立腺に関する記述である。最も適当なのはどれか。1 つ選べ。

(1)　前立腺は、腹膜腔内に位置する。

(2)　前立腺から、テストステロンが分泌される。

(3)　前立腺肥大により、排尿障害が生じる。

(4)　前立腺がんでは、血清 PSA 値が低下する。

(5)　前立腺がんの進行は、アンドロゲンによって抑制される。

100　答（5）　　(1) ×　(2) ×　(3) ×　(4) ×　(5) ○

(1)　骨吸収に⇒骨形成に　☞破骨細胞が骨吸収に働きます。

(2)　促進する⇒抑制する　☞カルシトニンは、骨吸収を抑制し、血中カルシウム濃度を低下させます。

(3)　骨形成を⇒骨吸収を　☞エストロゲンには、破骨細胞による骨吸収を抑制する作用があります。

(4)　骨形成マーカーである⇒骨吸収マーカーである

(5)　☞YAM は、骨量が最大となる 20 〜 44 歳の若年成人の平均値です。骨密度が YAM の 70％未満であれば骨粗鬆症となります。

101　答（5）　　(1) ×　(2) ×　(3) ×　(4) ×　(5) ○

(1)　二次性サルコペニアという⇒一次性サルコペニアという　☞サルコペニアとは筋肉量の減少をいい、加齢以外に原因が明らかでない場合を一次性サルコペニア、1 つ以上の原因が明らかな場合を二次性サルコペニアといいます。

(2)　内臓脂肪量で⇒筋肉量で

(3)　増加する⇒減少する

(4)　増大する⇒低下する

102　答（3）　　(1) ×　(2) ×　(3) ○　(4) ×　(5) ×

(1)　腹膜腔内に⇒腹膜腔外に　☞前立腺は膀胱の下にあり、腹膜腔外に位置します。

(2)　テストステロンが⇒前立腺液が　☞前立腺は、精子の運動を促進するアルカリ性の前立腺液を分泌します。テストステロンは、精巣から分泌されます。

(3)　☞前立腺が肥大すると尿道を圧迫して、尿の通過障害をきたし、排尿障害が生じます。

(4)　低下する⇒上昇する　☞PSA は、前立腺がんの腫瘍マーカーとして用いられます。

(5)　抑制される⇒促進される　☞前立腺がんはアンドロゲン（男性ホルモン）を利用して増殖します。

2024 年国試 37：重要度★★★　　　　　　　　　　　　　　　チェック □□□□□

103　生殖器の構造・機能および生殖器疾患に関する記述である。最も適当なのはどれか。1 つ選べ。

- (1)　精巣のセルトリ細胞は、ウォルフ管を発育させる物質を分泌する。
- (2)　PSA は、卵巣がんの腫瘍マーカーである。
- (3)　閉経後の乳がんのリスク因子に、肥満がある。
- (4)　子宮筋腫は、エストロゲン非依存性疾患である。
- (5)　子宮頸がんの原因で最も多いのは、性器クラミジア感染である。

2021 年国試 37：重要度★★★　　　　　　　　　　　　　　　チェック □□□□□

104　妊娠、分娩および乳汁分泌に関する記述である。最も適当なのはどれか。1 つ選べ。

- (1)　妊娠 0 週 0 日は、受精卵が着床した日である。
- (2)　ヒト絨毛性ゴナドトロピン（hCG）は、黄体を退縮させる。
- (3)　インスリンは、母体から胎児へ移行する。
- (4)　オキシトシンは、子宮筋を収縮させる。
- (5)　プロラクチンは、射乳を起こす。

2020 年国試 38：重要度★★★　　　　　　　　　　　　　　　チェック □□□□□

105　女性生殖器疾患と妊娠合併症に関する記述である。最も適当なのはどれか。1 つ選べ。

- (1)　子宮頸がんは、腺がんが多い。
- (2)　ヒトパピローマウイルス（HPV）ワクチンは、子宮体がんの予防に用いる。
- (3)　閉経後の肥満は、乳がんのリスク因子である。
- (4)　妊娠高血圧症候群の重症度は、浮腫の有無で分類する。
- (5)　妊娠中に発症した明らかな糖尿病を、妊娠糖尿病という。

103 答 (3)　　(1) ×　(2) ×　(3) ○　(4) ×　(5) ×

- (1)　セルトリ細胞は⇒ライディッヒ細胞は　☞精巣のライディッヒ細胞はテストステロンを分泌し、ウォルフ管を発育させます。ウォルフ管は、精巣以外の男性生殖器となります。
- (2)　卵巣がんの⇒前立腺がんの
- (4)　エストロゲン非依存性疾患である⇒エストロゲン依存性疾患である　☞子宮筋腫は、子宮の筋層に発生する良性の腫瘍です。エストロゲンが高い状態で進行しやすい病気であり、閉経前の女性に好発します。
- (5)　性器クラミジア感染である⇒ヒトパピローマウイルス（HPV）感染である

104 答 (4)　　(1) ×　(2) ×　(3) ×　(4) ○　(5) ×

- (1)　⇒最終月経日の初日である
- (2)　退縮させる⇒発達させる　☞hCG は黄体を発達させ、妊娠黄体でのプロゲステロン産生を促進し、妊娠を維持する作用があります。
- (3)　移行する⇒移行しない
- (4)　☞オキシトシンの分泌が高まると、子宮筋が収縮し、陣痛が促されます。
- (5)　プロラクチンは⇒オキシトシンは　☞プロラクチンは、乳汁の産生を促進します。

105 答 (3)　　(1) ×　(2) ×　(3) ○　(4) ×　(5) ×

- (1)　腺がんが⇒扁平上皮がんが
- (2)　子宮体がんの⇒子宮頸がんの
- (4)　浮腫の有無で⇒血圧で
- (5)　⇒妊娠中にはじめて発見または発症した糖尿病に至っていない糖代謝異常をいう

106 妊娠糖尿病に関する記述である。最も適当なのはどれか。1つ選べ。

(1) 「空腹時血糖 126mg/dL 以上」が、診断基準に含まれる。

(2) 「HbA1c6.5％以上」が、診断基準に含まれる。

(3) 「妊娠糖尿病の家族歴」が、診断基準に含まれる。

(4) 経口血糖降下薬によって治療する。

(5) 分娩後の2型糖尿病のリスクになる。

血液・凝固系

血液・凝固系の構造と機能

107 血球に関する記述である。最も適当なのはどれか。1つ選べ。

(1) 赤血球には、ミトコンドリアが存在する。

(2) 好中球は、抗体を産生する。

(3) B細胞は、胸腺で成熟する。

(4) 好酸球は、アレルギー反応に関与する。

(5) 血小板には、核が存在する。

108 血液系に関する記述である。最も適当なのはどれか。1つ選べ。

(1) 末梢血中の赤血球は、核を持つ。

(2) 好中球は、抗体を産生する。

(3) 単球が血管外へ遊走すると、形質細胞となる。

(4) フィブリンは、トロンビンによりフィブリノーゲンに変換される。

(5) PAI −1 は、脂肪細胞で産生される。

---

106 答（5）　　(1) ×　(2) ×　(3) ×　(4) ×　(5) ○

(1) 含まれる⇒含まれない　☞妊娠糖尿病は、75gOGTT において、「空腹時血糖値≧ 92mg/dL」、「1 時間値≧ 180mg/dL」、「2時間値≧ 153mg/dL」のうち、1 点以上を満たした場合に診断されます。

(2) 含まれる⇒含まれない

(3) 含まれる⇒含まれない

(4) ⇒インスリンによって治療する

107 答（4）　　(1) ×　(2) ×　(3) ×　(4) ○　(5) ×

(1) 存在する⇒存在しない　☞成熟した赤血球には、核やミトコンドリアなどの細胞小器官は含まれません。

(2) 好中球は⇒ B 細胞（形質細胞）は

(3) B 細胞は⇒ T 細胞は　☞B 細胞は幹細胞が骨髄でそのまま分化・成熟します。T 細胞は幹細胞からできた前駆細胞が血流を介して胸腺に移行し、分化・成熟します。

(5) 存在する⇒存在しない

108 答（5）　　(1) ×　(2) ×　(3) ×　(4) ×　(5) ○

(1) 持つ⇒持たない

(2) 好中球は⇒ B 細胞（形質細胞）は

(3) 形質細胞となる⇒マクロファージとなる

(4) フィブリン ⇔ フィブリノーゲン

(5) ☞PAI −1 は、悪玉アディポサイトカインであり、脂肪細胞で産生されます。

109　赤血球に関する記述である。最も適当なのはどれか。1 つ選べ。

(1)　赤血球は、中央が膨らんだ円盤状の構造をもつ。

(2)　ABO 血液型が O 型の場合、赤血球の表面には A 抗原と B 抗原が発現している。

(3)　赤血球の寿命は、約 1 か月である。

(4)　網赤血球は、寿命を終えた赤血球である。

(5)　低酸素環境下で、赤血球数は増加する。

血液系疾患の成因・病態・診断・治療の概要

110　血液疾患に関する記述である。最も適当なのはどれか。1 つ選べ。

(1)　鉄欠乏性貧血では、総鉄結合能（TIBC）が低下する。

(2)　悪性貧血は、内因子の欠如で起こる。

(3)　腎性貧血では、エリスロポエチン産生が亢進する。

(4)　特発性血小板減少性紫斑病（ITP）では、ビタミン K 欠乏がみられる。

(5)　血友病では、ハプトグロビンが低下する。

---

109 答 (5)　　(1) ×　(2) ×　(3) ×　(4) ×　(5) ○

(1)　膨らんだ⇒くぼんだ

(2)　⇒A 抗原、B 抗原のどちらも発現していない　☞赤血球の表面には、A 型：A 抗原、B 型：B 抗原、AB 型：A 抗原と B 抗原が発現しています。

(3)　約 1 か月である⇒約 4 か月（約 120 日）である

(4)　寿命を終えた⇒成熟前の

(5)　☞低酸素環境下では酸素不足を補うため、造血機能が高まり、赤血球数が増加します。

110 答 (2)　　(1) ×　(2) ○　(3) ×　(4) ×　(5) ×

(1)　低下する⇒上昇する　☞総鉄結合能とは、血液中のトランスフェリンと結合できる鉄の総量です。鉄欠乏性貧血では、鉄欠乏を補おうと、生体がトランスフェリンの産生を促すため、総鉄結合能が上昇します。

(2)　☞葉酸またはビタミン B12 欠乏症では、DNA 合成障害により巨赤芽球性貧血をきたします。特に胃からの内因子分泌欠如によるビタミン B12 欠乏では、神経障害や脊髄の変性がみられ、悪性貧血と呼びます。

(3)　亢進する⇒低下する　☞腎性貧血は、腎機能障害により、赤血球の産生を促すエリスロポエチンの産生が低下し、赤血球の産生が減少することで起こります。

(4)　みられる⇒みられない　☞特発性血小板減少性紫斑病は、血小板減少をきたす明らかな原因がないにもかかわらず、血小板数が減少し出血しやすくなる疾患です。

(5)　血友病では⇒溶血性貧血では　☞ハプトグロビンは、主に肝臓で産生されるヘモグロビン結合たんぱく質です。溶血性貧血により有毒な遊離ヘモグロビンが増加するため、ハプトグロビンが結合し無毒化します。多くのハプトグロビンが消費された結果、血液中のハプトグロビンが低下します。

111　血液疾患に関する記述である。最も適当なのはどれか。1 つ選べ。

　(1)　血友病では、プロトロンビン時間（PT）が短縮する。

　(2)　再生不良性貧血では、骨髄が過形成を示す。

　(3)　悪性貧血では、内因子の作用が増強する。

　(4)　鉄欠乏性貧血では、総鉄結合能（TIBC）が低下する。

　(5)　播種性血管内凝固症候群（DIC）では、フィブリン分解産物（FDP）が増加する。

112　血液疾患に関する記述である。最も適当なのはどれか。1 つ選べ。

　(1)　再生不良性貧血では、造血幹細胞が増加している。

　(2)　多発性骨髄腫では、低カルシウム血症が起こる。

　(3)　悪性貧血は、エリスロポエチン産生低下によって起こる。

　(4)　急性白血病では、出血傾向がみられる。

　(5)　成人 T 細胞白血病は、ヒト免疫不全ウイルス（HIV）によって起こる。

111　答 **(5)**　　(1) ×　(2) ×　(3) ×　(4) ×　(5) ○

(1)　短縮する⇒正常である　☞血友病は先天性出血性疾患であり、「血小板数」「プロトロンビン時間（PT）」「活性化部分トロンボプラスチン時間（APTT）」を測定し、APTT だけが正常よりも延長している場合に血友病が疑われます。

(2)　過形成を⇒低形成を

(3)　⇒内因子が欠乏する　☞内因子は、胃から分泌されるビタミン B12 の吸収に必要な物質です。内因子の分泌低下により、ビタミン B12 が欠乏することで起こる巨赤芽球性貧血を、悪性貧血といいます。

(4)　低下する⇒上昇する　☞総鉄結合能とは、血液中のトランスフェリンと結合できる鉄の総量です。鉄欠乏性貧血では、鉄欠乏を補おうと、生体がトランスフェリンの産生を促すため、総鉄結合能が上昇します。

(5)　☞播種性血管内凝固症候群は、がんや重症感染症などにより、血管内で止血（血液凝固）機構が活性化され細小血管に血栓が多発します。フィブリン分解産物（FDP）は、血液凝固系の活性を反映するため、播種性血管内凝固症候群では増加します。

112　答 **(4)**　　(1) ×　(2) ×　(3) ×　(4) ○　(5) ×

(1)　増加している⇒減少している

(2)　低カルシウム血症が⇒高カルシウム血症が　☞多発性骨髄腫は形質細胞のがんです。骨髄腫細胞から分泌される物質により、破骨細胞が活性化されるため、高カルシウム血症が起こります。

(3)　悪性貧血は⇒腎性貧血は　☞悪性貧血は、ビタミン B12 欠乏によって起こります。

(4)　☞白血病は、血液細胞の腫瘍であり、骨髄において正常血液細胞（赤血球、血小板）の産生が低下することで、貧血症状、出血傾向などがみられます。

(5)　ヒト免疫不全ウイルス（HIV）によって⇒成人 T 細胞白血病ウイルス（HTLV-1）によって

113 血液疾患に関する記述である。最も適当なのはどれか。1 つ選べ。

(1) 喫煙者では、ヘモグロビン濃度が低下する。

(2) 血友病では、プロトロンビン時間が短縮する。

(3) 特発性血小板減少性紫斑病（ITP）には、ヘリコバクター・ピロリ菌感染が関与する。

(4) 播種性血管内凝固症候群（DIC）では、フィブリン分解産物（FDP）が減少する。

(5) 急性白血病では、赤血球数が増加する。

114 25 歳、女性。易疲労感があり来院した。血液検査結果で WBC1,060/ μL、RBC186 万 / μL、Hb5.8g/dL、血小板 8 万 / μL、網赤血球 1‰（基準値 2 ～ 27‰）、MCV91.3fL（基準値 80 ～ 98fL）、MCH31.1pg（基準値 28 ～ 32pg）、MCHC34.1 ％（基準値 30 ～ 36 ％）、Cr0.6mg/dL、総ビリルビン 0.3mg/dL であった。考えられる疾患として、最も適切なのはどれか。1 つ選べ。

(1) 鉄欠乏性貧血

(2) ビタミン B12 欠乏性貧血

(3) 再生不良性貧血

(4) 溶血性貧血

---

113 答（3）　　（1）×　（2）×　（3）○　（4）×　（5）×

(1) 低下する⇒上昇する　☞たばこに含まれる一酸化炭素のヘモグロビン親和性は、酸素の約 250 倍です。喫煙によって、ヘモグロビンが一酸化炭素と結合すると、全身への酸素の供給量が減少します。その結果、ヘモグロビンが増加する代償反応が起こります。

(2) 短縮する⇒正常である　☞血友病は先天性出血性疾患であり、「血小板数」「プロトロンビン時間（PT）」「活性化部分トロンボプラスチン時間（APTT）」を測定し、APTT だけが正常よりも延長している場合に血友病が疑われます。

(3) ☞ITP は、血小板減少をきたす明らかな原因がないにもかかわらず、血小板数が減少し出血しやすくなる疾患です。血小板膜たんぱく質に対する自己抗体が何らかの機序で産生されると考えられています。ヘリコバクター・ピロリ菌陽性の ITP 患者に除菌治療を行うと血小板数が増加することが報告されたため、ヘリコバクター・ピロリ菌の一部が ITP 発症に関与することが示唆されています。

(4) 減少する⇒増加する　☞DIC は、がんや重症感染症などにより、血管内で止血（血液凝固）機構が活性化され細小血管に血栓が多発します。フィブリン分解産物は、血液凝固系の活性を反映するため、DIC では増加します。

(5) 増加する⇒減少する　☞白血病は、血液細胞の腫瘍であり、骨髄において正常血液細胞（赤血球、血小板）の産生が低下することで、貧血症状、出血傾向などがみられます。

114 答（3）　　（1）×　（2）×　（3）○　（4）×

(3) ☞WBC（白血球数：基準値 3,300 ～ 8,600/ μL）、RBC（赤血球数：基準値 380 万～ 480 万 / μL）、血小板数（基準値 15 万～ 33 万 / μL）、網赤血球が低値を示し、汎血球減少（全ての血液成分が減少した状態）を認めます。また、MCV（平均赤血球容積）、MCH（平均赤血球ヘモグロビン量）、MCHC（平均赤血球ヘモグロビン濃度）がいずれも正常であることから、正球性正色素性貧血であると判断できます。両者に当てはまるのは再生不良性貧血です。

115 貧血に関する記述である。最も適当なのはどれか。1 つ選べ。

(1) 鉄欠乏性貧血では、出血傾向がみられる。

(2) 悪性貧血では、内因子の作用が増強している。

(3) 再生不良性貧血では、白血球数が増加する。

(4) 溶血性貧血では、黄疸がみられる。

(5) 腎性貧血では、血中エリスロポエチン値が上昇する。

免疫、アレルギー

免疫と生体防御

116 免疫と生体防御に関する記述である。最も適当なのはどれか。1 つ選べ。

(1) 溶血性貧血は、Ⅲ型アレルギーの機序で起こる。

(2) ツベルクリン反応は、Ⅱ型アレルギーの機序で起こる。

(3) 形質細胞は、液性免疫を担う。

(4) IgA は、免疫グロブリンの中で最も血中濃度が高い。

(5) IgG は、5 量体である。

---

115 答 (4)　　(1) ×　(2) ×　(3) ×　(4) ○　(5) ×

(1) 鉄欠乏性貧血では⇒再生不良性貧血では　☞再生不良性貧血では、骨髄において正常血液細胞（赤血球、白血球、血小板）の産生が低下することで、貧血症状、易感染性、出血傾向などがみられます。

(2) 増強している⇒減弱している　☞内因子は、胃から分泌されるビタミン B12 の吸収に必要な物質です。内因子の分泌低下により、ビタミン B12 が欠乏することで起こる巨赤芽球性貧血を、悪性貧血といいます。

(3) 増加する⇒減少する　☞再生不良性貧血は、骨髄において正常血液細胞（白血球、赤血球、血小板）の産生が低下することで起こります。

(4) ☞赤血球が破壊され、赤血球中のヘモグロビンが変化したものが間接ビリルビンであり、これが肝臓で処理されると、直接ビリルビンになります。溶血性貧血では、赤血球の破壊亢進により、肝臓における間接ビリルビンの処理が追いつかないため、間接ビリルビン優位の高ビリルビン血症がみられ、黄疸をきたします。

(5) 上昇する⇒低下する　☞腎性貧血は、腎機能障害により、赤血球の産生を促すエリスロポエチンの産生が低下し、赤血球の産生が低下することで起こります。

116 答 (3)　　(1) ×　(2) ×　(3) ○　(4) ×　(5) ×

(1) Ⅲ型アレルギーの⇒Ⅱ型アレルギーの

(2) Ⅱ型アレルギーの⇒Ⅳ型アレルギーの

(3) ☞液性免疫は、B 細胞が分化した形質細胞が産生する抗体により、抗原を攻撃します。

(4) IgA は⇒ IgG は

(5) IgG は⇒ IgM は

117 免疫・生体防御に関する記述である。最も適当なのはどれか。1 つ選べ。

(1) 唾液は、分泌型 IgA を含む。
(2) B 細胞は、胸腺で成熟する。
(3) T 細胞は、免疫グロブリンを産生する。
(4) アナフィラキシーショックは、IgG が関与する。
(5) ワクチン接種による免疫は、受動免疫である。

118 免疫に関する記述である。最も適当なのはどれか。1 つ選べ。

(1) 消化管粘膜には、非特異的防御機構が認められる。
(2) IgG による免疫は、非特異的防御機構である。
(3) IgA は、I 型アレルギーに関与する。
(4) IgM は、胎盤を通過する。
(5) 血漿中に最も多く存在する抗体は、IgE である。

119 免疫及びアレルギーに関する記述である。最も適当なのはどれか。1 つ選べ。

(1) 抗体は、マクロファージにより産生される。
(2) 分泌型 IgA は、消化管の免疫を担う。
(3) 自己免疫性溶血性貧血は、I 型アレルギーの機序で起こる。
(4) ツベルクリン反応は、III 型アレルギーの機序で起こる。
(5) アナフィラキシーショックは、IV 型アレルギーにより発症する。

---

117 答（1）　　(1) ○　(2) ×　(3) ×　(4) ×　(5) ×

(2) B 細胞は⇒T 細胞は　☞B 細胞は幹細胞が骨髄でそのまま分化・成熟します。T 細胞は幹細胞からできた前駆細胞が血流を介して胸腺に移行し、分化・成熟します。
(3) T 細胞は⇒B 細胞（形質細胞）は
(4) IgG が⇒IgE が
(5) 受動免疫である⇒能動免疫である　☞受動免疫は、すでにつくられた抗体を生体に取り入れることで獲得する免疫です。能動免疫は、自然免疫やワクチン接種などにより生体自身が抗体を作り出して獲得する免疫です。

118 答（1）　　(1) ○　(2) ×　(3) ×　(4) ×　(5) ×

(1) ☞非特異的防御機構とは、異物の種類に関わらず反応する防御機能であり、マクロファージなどが関わります。
(2) 非特異的防御機構である⇒特異的防御機構である　☞特異的防御機構とは、ある特定の異物にのみ反応する防御機能であり、B 細胞などが関わります。IgG は抗体（免疫グロブリン）の一種であり、B 細胞が分化した形質細胞が産生します。
(3) IgA は⇒IgE は
(4) IgM は⇒IgG は
(5) IgE である⇒IgG である

119 答（2）　　(1) ×　(2) ○　(3) ×　(4) ×　(5) ×

(1) マクロファージにより⇒B 細胞（形質細胞）により
(3) I 型アレルギーの⇒II 型アレルギーの
(4) III 型アレルギーの⇒IV 型アレルギーの
(5) IV 型アレルギーにより⇒I 型アレルギーにより

120 免疫グロブリンに関する記述である。最も適当なのはどれか。1 つ選べ。

(1) IgA は、胎盤を通過する。

(2) IgD は、免疫グロブリンの中で分子量が最も大きい。

(3) IgE は、Ⅰ型アレルギー反応に関わる。

(4) IgG は、肥満細胞で産生される。

(5) IgM は、自然免疫に関わる。

121 食物アレルギーに関する記述である。最も適当なのはどれか。1 つ選べ。

(1) Ⅱ型アレルギーによって発症する。

(2) 乳糖不耐症は、食物アレルギーである。

(3) 口腔アレルギー症候群は、食物アレルギーの特殊型である。

(4) 食物経口負荷試験は、自宅で行う。

(5) アナフィラキシーショックでは、抗ヒスタミン薬の投与が第一選択である。

---

120 答 **(3)**　　(1) ×　(2) ×　(3) ○　(4) ×　(5) ×

(1) IgA は⇒ IgG は

(2) IgD は⇒ IgM は

(3) ☞Ⅰ型アレルギー反応は、抗原に対し生産された IgE により引き起こされる反応です。抗原が肥満（マスト）細胞や好塩基球の表面に結合した IgE 受容体を架橋すると、ヒスタミンの放出が起こり、アレルギー反応が起こります。

(4) 肥満細胞で⇒ B 細胞（形質細胞）で

(5) 自然免疫に⇒獲得免疫に　☞免疫には自然免疫と獲得免疫があります。自然免疫は、マクロファージや好中球などの細胞が、病原体を貪食することで攻撃します。一方、獲得免疫は、T 細胞、B 細胞などの細胞が、侵入してきた病原体を記憶し、再び同じ病原体に感染したときには、すばやくその病原体に対応した抗体をつくり攻撃します。

121 答 **(3)**　　(1) ×　(2) ×　(3) ○　(4) ×　(5) ×

(1) Ⅱ型アレルギーによって⇒Ⅰ型アレルギーによって

(2) ⇒食物アレルギーではない　☞乳糖不耐症は、乳糖（ラクトース）を分解する酵素（ラクターゼ）の不足が原因で起こる疾患であり、食物アレルギーではありません。

(3) ☞口腔アレルギー症候群は原因食物が口腔粘膜に接触することで、その周辺にかゆみや浮腫などのアレルギー反応が引き起こされるもので、食物アレルギーの特殊型です。

(4) 自宅で⇒医療機関で　☞食物経口負荷試験とは、原因と考えられる食物を食べて、症状が現れるかを確認する検査であり、救急体制の整った医療機関で、医師の監視のもとに行います。

(5) 抗ヒスタミン薬の⇒エピペン®の　☞アナフィラキシーショックとは、アレルゲンの侵入により、複数臓器・全身性にアレルギー症状が引き起こされ、生命の危機を与え得る過敏反応をいいます。アナフィラキシーショック時には、アドレナリン（エピペン®）の投与が第一選択となります。

2020 年国試 41：重要度★★★　　　　　　　　　　　　　　　チェック ☐☐☐☐☐

122 免疫・アレルギー疾患に関する記述である。最も適当なのはどれか。1 つ選べ。

(1) 強皮症では、胃食道逆流症がみられる。
(2) 全身性エリテマトーデス（SLE）は、男性に多い。
(3) 関節リウマチでは、蝶形紅斑がみられる。
(4) シェーグレン症候群では、涙液分泌の増加がみられる。
(5) 食物依存性運動誘発アナフィラキシーは、IgA 依存性である。

2021 年国試 41：重要度★★★　　　　　　　　　　　　　　　チェック ☐☐☐☐☐

123 自己免疫疾患とその特徴的な症候の組合せである。最も適当なのはどれか。1 つ選べ。

(1) 強皮症 ———————————— 食道蠕動の亢進
(2) シェーグレン症候群 ———————— 涙液分泌の増加
(3) バセドウ病 ————————————— 徐脈
(4) 橋本病 ——————————————— 皮膚の湿潤
(5) 全身性エリテマトーデス ————— 蝶形紅斑

2022 年国試 41：重要度★★★　　　　　　　　　　　　　　　チェック ☐☐☐☐☐

124 自己免疫疾患に関する記述である。最も適当なのはどれか。1 つ選べ。

(1) 全身性エリテマトーデスは、男性に多い。
(2) 全身性エリテマトーデスは、日光浴で寛解する。
(3) 1 型糖尿病では、インスリン分泌が亢進する。
(4) 強皮症では、レイノー現象がみられる。
(5) シェーグレン症候群では、唾液分泌が増加する。

---

122 答 (1)　　(1) ◯　(2) ×　(3) ×　(4) ×　(5) ×

(1) ☞強皮症では、食道の粘膜下層と平滑筋層に線維化が起こり、蠕動運動が低下するため、胃食道逆流症がみられます。
(2) 男性に⇒女性に
(3) 関節リウマチでは⇒全身性エリテマトーデスでは
(4) 増加が⇒減少が　☞シェーグレン症候群は、涙腺 / 唾液腺の炎症により、涙 / 唾液の分泌量が減少するため、ドライアイ / ドライマウスといった乾燥症状がみられます。
(5) IgA 依存性である⇒ IgE 依存性である

123 答 (5)　　(1) ×　(2) ×　(3) ×　(4) ×　(5) ◯

(1) 食道蠕動の亢進⇒食道蠕動の低下　☞強皮症では、食道の粘膜下層と平滑筋層に線維化が起こり、蠕動運動が低下して嚥下障害が起こります。
(2) 涙液分泌の増加⇒涙液分泌の減少　☞シェーグレン症候群は、涙腺 / 唾液腺の炎症により、涙 / 唾液の分泌量が減少するため、ドライアイ / ドライマウスといった乾燥症状がみられます。
(3) 徐脈⇒頻脈　☞バセドウ病では甲状腺機能が亢進し、甲状腺ホルモンの過剰分泌が起こります。代謝が亢進するため、頻脈がみられます。
(4) 皮膚の湿潤⇒皮膚の乾燥　☞橋本病では甲状腺機能が低下し、甲状腺ホルモンの分泌低下が起こります。代謝が低下するため、皮膚の乾燥がみられます。

124 答 (4)　　(1) ×　(2) ×　(3) ×　(4) ◯　(5) ×

(1) 男性に⇒女性に
(2) 寛解する⇒増悪する　☞全身性エリテマトーデスは、全身性炎症性病変を特徴とする疾患です。皮膚・粘膜症状などがみられ、日光曝露で増悪します。
(3) 亢進する⇒低下する
(4) ☞レイノー現象とは、手足の末梢血管が収縮し、血液の流れが悪くなり、手や足の指の皮膚の色が蒼白、暗紫になる現象です。
(5) 増加する⇒減少する　☞シェーグレン症候群は、涙腺 / 唾液腺の炎症により、涙 / 唾液の分泌量が減少するため、ドライアイ / ドライマウスといった乾燥症状がみられます。

125　免疫・アレルギー疾患に関する記述である。最も適当なのはどれか。1 つ選べ。

(1)　乳児の食物アレルギーの原因は、そばが最も多い。

(2)　全身性エリテマトーデスは、男性に多い。

(3)　関節リウマチでは、蝶形紅斑がみられる。

(4)　強皮症では、レイノー現象がみられる。

(5)　シェーグレン症候群では、唾液分泌が増加する。

感染症

感染症の成因・病態・診断・治療の概要

126　感染症に関する記述である。最も適当なのはどれか。1 つ選べ。

(1)　わが国の肝細胞がんの原因として、B 型肝炎ウイルスが最も多い。

(2)　黄色ブドウ球菌は、グラム陰性球菌である。

(3)　結核は、新興感染症である。

(4)　レジオネラ感染症の原因は、生の鶏肉の摂取である。

(5)　カンジダ症は、消化管に起こる。

---

125 答（4）　（1）×　（2）×　（3）×　（4）○　（5）×

(1)　そばが⇒鶏卵が

(2)　男性に⇒女性に

(3)　関節リウマチでは⇒全身性エリテマトーデスでは

(4)　☞レイノー現象とは、手足の末梢血管が収縮し、血液の流れが悪くなり、手や足の指の皮膚の色が蒼白、暗紫になる現象です。

(5)　増加する⇒減少する　☞シェーグレン症候群は、涙腺 / 唾液腺の炎症により、涙 / 唾液の分泌量が減少するため、ドライアイ / ドライマウスといった乾燥症状がみられます。

126 答（5）　（1）×　（2）×　（3）×　（4）×　（5）○

(1)　B 型肝炎ウイルスが⇒C 型肝炎ウイルスが

(2)　グラム陰性球菌である⇒グラム陽性球菌である

(3)　新興感染症である⇒再興感染症である　☞新興感染症は、新しく発見された病原微生物による感染症であり、重症急性呼吸器症候群（SARS）、鳥インフルエンザなどがあります。再興感染症は、抑圧されていたものが再び増加してきている感染症であり、結核などがあります。

(4)　⇒主にレジオネラ属菌に汚染されたエアロゾル（細かい霧やしぶき）の吸入である　☞代表的なエアロゾル感染源としては、冷却塔水、加湿器や循環式浴槽などがあります。

(5)　☞カンジダ属の真菌は、口腔、消化管、腟に生息しています。

127 感染症に関する記述である。最も適当なのはどれか。1 つ選べ。

(1) ニューモシスチス肺炎は、ウイルス感染症である。

(2) ツツガムシ病は、日和見感染症である。

(3) 再興感染症は、同一患者に繰り返し発症する感染症である。

(4) 不顕性感染は、原因となる病原体が不明の感染症である。

(5) 垂直感染は、母体から児へ伝播する感染様式である。

128 感染症に関する記述である。最も適当なのはどれか。1 つ選べ。

(1) 日和見感染とは、感染しても発症しないことである。

(2) 潜伏期とは、発症してから治癒するまでの期間である。

(3) ポリメラーゼ連鎖反応（PCR）法は、病原体由来の DNA を検出する。

(4) 垂直感染とは、病原体が輸血によって伝播する感染様式である。

(5) 耐性菌とは、薬物に対して感受性をもつ細菌である。

129 感染症に関する記述である。最も適当なのはどれか。1 つ選べ。

(1) 宿主は、感染症の原因となる微生物である。

(2) 潜伏期は、症状が改善した後でも病原体が残存している期間である。

(3) 不顕性感染とは、感染しても症状が現れない感染をいう。

(4) 結核は、新興感染症である。

(5) 再興感染症とは、同一患者に繰り返し発症する感染症をいう。

---

127 答 (5)　(1) ×　(2) ×　(3) ×　(4) ×　(5) ○

(1)　ウイルス感染症である⇒真菌感染症である　☞ニューモシスチス・イロベチイが原因となります。

(2)　日和見感染症である⇒日和見感染症ではない　☞日和見感染症とは、病原性の低い微生物に感染することをいいます。日和見感染症を引き起こす病原体としては、メチシリン耐性黄色ブドウ球菌、多剤耐性緑膿菌、トキソプラズマなどがあります。

(3)　⇒抑圧されていたものが再び増加してきている感染症である

(4)　⇒病原体の感染を受けたにもかかわらず、感染症状を発症していない状態である

128 答 (3)　(1) ×　(2) ×　(3) ○　(4) ×　(5) ×

(1)　⇒病原性の低い微生物に感染することである

(2)　⇒感染してから発症するまでの期間である

(3)　☞ポリメラーゼ連鎖反応（PCR）法は、目的とする特定の DNA 領域を、DNA ポリメラーゼなどを用いて増幅させ、解析や遺伝子操作をしやすくする方法です。

(4)　⇒母体から児へ伝播する感染様式である

(5)　感受性を⇒耐性を

129 答 (3)　(1) ×　(2) ×　(3) ○　(4) ×　(5) ×

(1)　⇒感染を受ける生物である　☞感染は、病原体（感染源）、感染経路、宿主の 3 つの要因が揃うことで感染します。

(2)　⇒感染してから発症するまでの期間である

(4)　新興感染症である⇒再興感染症である　☞新興感染症は、新しく発見された病原微生物による感染症であり、重症急性呼吸器症候群（SARS）、鳥インフルエンザなどがあります。再興感染症は、抑圧されていたものが再び増加してきている感染症であり、結核などがあります。

(5)　⇒抑圧されていたものが再び増加してきている感染症をいう

130 感染症に関する記述である。最も適当なのはどれか。1 つ選べ。

(1) 不顕性感染は、病原性の低い病原体による感染をいう。

(2) E 型肝炎は、イノシシ肉の生食で起こる。

(3) デング熱は、新興感染症である。

(4) オウム病の病原体は、リケッチアである。

(5) 梅毒の病原体は、クラミジアである。

130 答 (2)　　(1) ×　(2) ○　(3) ×　(4) ×　(5) ×

(1) 不顕性感染は⇒日和見感染は　☞不顕性感染とは、感染しても症状が現れない感染をいいます。

(2) ☞E 型肝炎は、E 型肝炎ウイルスに汚染された食肉や水などの飲食により感染する経口感染症です。

(3) 新興感染症である⇒再興感染症である　☞新興感染症は、新しく発見された病原微生物による感染症であり、重症急性呼吸器症候群（SARS）、鳥インフルエンザなどがあります。再興感染症は、抑圧されていたものが再び増加してきている感染症であり、結核、デング熱などがあります。

(4) リケッチアである⇒オウム病クラミジアである

(5) クラミジアである⇒梅毒トレポネーマである

3. 食べ物と健康

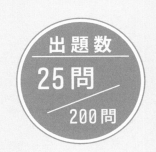

出題数
25問
200問

食べ物と健康

人と食べ物

食文化と生活

2023 年国試 43：重要度★★★　　　　　　　　　　　　　　　　　　　チェック □□□□□

1　人間と食品に関する記述である。最も適当なのはどれか。1 つ選べ。

(1)　人間は、食物連鎖の二次消費者に位置している。

(2)　個人の食嗜好は、幼児期から高齢期に至るまで変化しない。

(3)　わが国の生産額ベースの総合食料自給率は、2000 年以降約 60 〜 70％で推移している。

(4)　フードマイレージは、地産地消が進むと大きくなる。

(5)　食品ロスは、生産された食料のうち不可食部の廃棄を示している。

食料と環境問題

2020 年国試 43：重要度★★★　　　　　　　　　　　　　　　　　　　チェック □□□□□

2　食料と環境に関する記述である。最も適当なのはどれか。1 つ選べ。

(1)　食物連鎖の過程で、生物濃縮される栄養素がある。

(2)　食品ロスの増加は、環境負荷を軽減させる。

(3)　地産地消の推進によって、フードマイレージが増加する。

(4)　食料の輸入拡大によって、トレーサビリティが向上する。

(5)　フードバンク活動とは、自然災害に備えて食品を備蓄することである。

1　答 (3)　　(1) ×　(2) ×　(3) ○　(4) ×　(5) ×

(1)　二次消費者に⇒高次消費者に　☞生態系でのエネルギーの流れや物質循環に着目すると、生物は生産者・消費者・分解者に分類できます。植物は、無機物から有機物を産生するので生産者、動物は生産者の産生した有機物を摂取して生活しているので消費者となります。消費者は、植物食動物のように植物を栄養とする一次消費者、肉食動物のように自分よりも小さい動物を栄養とする二次消費者、さらに二次消費者を栄養とする高次消費者に分けられます。高次消費者が、食物連鎖において頂点となり、人間は高次消費者に位置しています。

(2)　変化しない⇒変化する

(4)　大きくなる⇒小さくなる　☞フードマイレージ（食料総輸送距離）とは、生産地から食卓までの輸送距離に食料の輸送量を乗じて算出した値であり、この値が小さいものを環境負荷が少ないと評価します。地産地消の推進により、輸送距離や輸送時間が短くなるため、フードマイレージが小さくなります。

(5)　不可食部の⇒可食部の　☞食品廃棄物には、①不可食部の廃棄：調理・製造過程で生じる残渣で食用に供することができないもの、②可食部の廃棄：本来食べられるにもかかわらず捨てられるもの（売れ残りや食べ残し等）があります。このうち食品ロスとは、②を指します。

2　答 (1)　　(1) ○　(2) ×　(3) ×　(4) ×　(5) ×

(1)　☞生物濃縮は、環境よりも高い濃度で生体内に外界の物質を蓄積する現象をいい、ドコサヘキサエン酸などがその例です。

(2)　軽減させる⇒増大させる

(3)　増加する⇒減少する　☞フードマイレージ（食料総輸送距離）とは、生産地から食卓までの輸送距離に食料の輸送量を乗じて算出した値であり、この値が小さいものを環境負荷が少ないと評価します。地産地消の推進により、輸送距離や輸送時間が短くなるため、フードマイレージが減少します。

(4)　向上する⇒低下する　☞トレーサビリティとは、食品の生産・加工・流通の過程を追跡するシステムをいいます。食料の輸入拡大によって、食料の追跡が困難になるため、トレーサビリティが低下します。

(5)　⇒食品企業の製造工程で発生する規格外品などを引き取り、福祉施設等へ無料で提供することである

3　食料と環境に関する記述である。最も適当なのはどれか。1 つ選べ。

(1)　フードマイレージには、海外から自国までの移動距離は含まれない。

(2)　地産地消により、フードマイレージは増加する。

(3)　わが国のフードマイレージは、米国に比べて低い。

(4)　食品ロスとは、本来食べられるにもかかわらず捨てられる食品のことをいう。

(5)　わが国の家庭における食品ロス率は、15％を超える。

食品の分類、成分及び物性

植物性食品の分類と成分

4　粉類とその原料の組合せである。正しいのはどれか。1 つ選べ。

(1)　上新粉 ————————————————— もち米

(2)　白玉粉 ————————————————— うるち米

(3)　道明寺粉 ————————————————— 大豆

(4)　はったい粉 ————————————————— 大麦

(5)　きな粉 ————————————————— 小麦

5　穀類の加工品に関する記述である。最も適当なのはどれか。1 つ選べ。

(1)　ビーフンは、うるち米を主原料として製造される。

(2)　生麩は、とうもろこしでんぷんを主原料として製造される。

(3)　ポップコーンは、とうもろこしの甘味種を主原料として製造される。

(4)　オートミールは、大麦をローラーで押しつぶして製造される。

(5)　ライ麦パンは、グルテンを利用して製造される。

3　**答 (4)**　(1) ×　(2) ×　(3) ×　(4) ○　(5) ×

(1)　含まれない⇒含まれる　☞フードマイレージ（食料総輸送距離）とは、生産地から食卓までの輸送距離に食料の輸送量を乗じて算出した値であり、海外から自国までの移動距離も含まれます。

(2)　増加する⇒減少する　☞地産地消の推進により、輸送距離や輸送時間が短くなるため、フードマイレージが減少します。

(3)　低い⇒高い　☞日本は食料自給率が低く、外国からの輸入に頼っています。そのため、食料自給率の高い米国に比べ、フードマイレージが高くなります。

(4)　☞食品廃棄物には、①調理・製造過程で生じる残渣で食用に供することができないもの、②本来食べられるにもかかわらず捨てられるもの（売れ残りや食べ残し等）があります。このうち食品ロスとは、②を指します。

(5)　超える⇒超えない

4　**答 (4)**　(1) ×　(2) ×　(3) ×　(4) ○　(5) ×

(1)　もち米⇒うるち米

(2)　うるち米⇒もち米

(3)　大豆⇒もち米

(5)　小麦⇒大豆

5　**答 (1)**　(1) ○　(2) ×　(3) ×　(4) ×　(5) ×

(2)　とうもろこしでんぷんを⇒小麦たんぱく質（グルテン）を

(3)　甘味種を⇒爆裂種を　☞とうもろこしは、粒種によって軟粒種、硬粒種、甘味種、爆裂種などに分類され、食用としては、甘味種のスイートコーンが代表的です。爆裂種は加熱すると爆発し、胚乳が大きくはじけます。これはポップコーンとして利用されています。

(4)　オートミールは⇒押し麦は

(5)　利用して⇒利用せず

6 砂糖および甘味類に関する記述である。最も適当なのはどれか。1 つ選べ。

(1) 黒砂糖は、分蜜糖である。

(2) 車糖は、ざらめ糖より結晶粒子が大きい。

(3) 異性化糖は、セルラーゼによって得られる。

(4) キシリトールは、キシロースを還元して得られる。

(5) サッカリンは、甘草に含まれる。

7 豆類とその加工品に関する記述である。最も適当なのはどれか。1 つ選べ。

(1) 大豆は、小豆よりでんぷん含量が多い。

(2) グリーンピースは、緑豆の未熟種子である。

(3) つぶしあんは、煮た小豆をつぶして皮を除いたものである。

(4) 豆腐は、にがりから生成する酸で凝固させたものである。

(5) 凍り豆腐は、豆腐を凍結後に低温で乾燥させたものである。

8 大豆および大豆加工品に関する記述である。最も適当なのはどれか。1 つ選べ。

(1) 大豆の吸水速度は、小豆よりも遅い。

(2) 大豆たんぱく質の第一制限アミノ酸は、リシンである。

(3) 大豆油に含まれる主な脂肪酸は、リノール酸である。

(4) 大豆のレクチンは、乳化剤として利用されている。

(5) 濃縮大豆たんぱく質のたんぱく質含量は、分離大豆たんぱく質より多い。

6　答 **(4)**　　(1) ×　(2) ×　(3) ×　(4) ○　(5) ×

(1)　分蜜糖である⇒含蜜糖である　☞砂糖は、含蜜糖と分蜜糖に分類されます。含蜜糖は不純物を取り除いた後、スクロースと糖蜜を分離せず結晶化させたもの、分蜜糖は含蜜糖と同様に不純物を取り除いた後、スクロースを結晶化させて糖蜜を分離したものとなります。含蜜糖には黒砂糖が、分蜜糖はその他の砂糖（グラニュー糖、上白糖など）が該当します。

(2)　大きい⇒小さい　☞分蜜糖は、結晶が 0.2 ～ 3mm でスクロース含量がほぼ 100%のざらめ糖、結晶がざらめ糖より微細な車糖、スクロースをさらに加工した加工糖、精製したスクロースを再結晶化させず液状のまま利用する液糖に分類されます。

(3)　セルラーゼによって⇒グルコースイソメラーゼによって

(5)　サッカリンは⇒グリチルリチン酸は

7　答 **(5)**　　(1) ×　(2) ×　(3) ×　(4) ×　(5) ○

(1)　多い⇒少ない

(2)　緑豆の⇒えんどう豆の

(3)　つぶしあんは⇒こしあんは

(4)　にがりから⇒グルコノデルタラクトンから　☞豆腐は、豆乳ににがりやグルコノデルタラクトンなどの凝固剤を添加して凝固させた食品です。凝固は、にがり（塩化マグネシウム）などから出される金属イオンで凝固させる方法と、グルコノデルタラクトンから生じる酸で凝固させる方法があります。

8　答 **(3)**　　(1) ×　(2) ×　(3) ○　(4) ×　(5) ×

(1)　大豆 ⇔ 小豆　☞小豆は硬い種皮で覆われているため、吸水速度が遅くなります。

(2)　⇒制限アミノ酸はない　☞大豆のアミノ酸価は 100 であり、制限アミノ酸はありません。

(4)　レクチンは⇒レシチンは　☞生の大豆には、レクチンという糖に結合するたんぱく質が含まれており、毒性をもちます。そのため、大豆は加熱調理が必要になります。リン脂質であるレシチンは、親水性と親油性の両方の性質（両親媒性）を示すため、乳化剤として利用されています。

(5)　多い⇒少ない　☞大豆たんぱく質とは、大豆油製造のために油分を抽出した後の脱脂大豆（たんぱく質含量 50 ～ 60%）から、たんぱく質を抽出したものであり、食品加工に幅広く利用されています。脱脂大豆から主に糖質を除去したものが濃縮大豆たんぱく質（たんぱく質含量 60 ～ 80%）、脱脂大豆からたんぱく質を分離したものが分離大豆たんぱく質（たんぱく質含量 90%以上）となります。

9　野菜類に関する記述である。最も適当なのはどれか。1 つ選べ。

(1)　だいこんの根部は、葉部よりも 100g 当たりのビタミン C 量が多い。

(2)　根深ねぎは、葉ねぎよりも 100g 当たりの β－カロテン量が多い。

(3)　れんこんは、はすの肥大した塊根を食用としたものである。

(4)　たけのこ水煮における白濁沈殿は、リシンの析出による。

(5)　ホワイトアスパラガスは、遮光して栽培したものである。

10　野菜類の成分に関する記述である。最も適当なのはどれか。1 つ選べ。

(1)　ほうれんそうのシュウ酸は、腸管でのカルシウムの吸収を促進する。

(2)　にんじんの β－カロテンは、光照射によって色調が変化する。

(3)　なすのナスニンは、金属イオンに対するキレート作用で退色する。

(4)　だいこんのイソチオシアネート類は、リポキシゲナーゼの作用で生成する。

(5)　きゅうりのノナジエナールは、ミロシナーゼの作用で生成する。

11　果実類に関する記述である。最も適当なのはどれか。1 つ選べ。

(1)　りんごの切断面は、リポキシゲナーゼによって褐変する。

(2)　バナナは、ジベレリン処理によって追熟が促進する。

(3)　西洋なしは、非クライマクテリック型の果実である。

(4)　日本なしは、果肉に石細胞を含む。

(5)　いちじくは、アクチニジンを含む。

9　答 (5)　(1)× (2)× (3)× (4)× (5)○

(1)　根部 ⇔ 葉部
(2)　根深ねぎ ⇔ 葉ねぎ
(3)　塊根を⇒塊茎を
(4)　リシンの⇒チロシンの

10　答 (2)　(1)× (2)○ (3)× (4)× (5)×

(1)　促進する⇒抑制する
(2)　☞β－カロテンなどのカロテノイド色素は、光に対して不安定です。
(3)　退色する⇒安定化する　☞ナスニンなどのアントシアニン系色素は、金属イオン（鉄やアルミニウムなど）と結合するとキレートを形成し、色が安定します。なすの漬物に鉄くぎやミョウバンを加えると、鮮明な青色を呈するのは、この性質を利用しています。
(4)　リポキシゲナーゼの⇒ミロシナーゼの　☞だいこんの辛味は、ミロシナーゼの作用で生成したイソチオシアネート類によるものです。
(5)　ミロシナーゼの⇒リポキシゲナーゼの　☞きゅうりの香気は、リポキシゲナーゼの作用で生成したノナジエナールによるものです。

11　答 (4)　(1)× (2)× (3)× (4)○ (5)×

(1)　リポキシゲナーゼによって⇒ポリフェノールオキシダーゼによって　☞リポキシゲナーゼは、不飽和脂肪酸の酸化を促進する酵素です。
(2)　ジベレリン処理によって⇒エチレン処理によって　☞ジベレリン処理によって、種なしブドウが生産されます。
(3)　非クライマクテリック型の⇒クライマクテリック型の　☞クライマクテリック型果実とは、収穫後、水分や栄養分の供給がなくても、貯蔵中に呼吸量が一時的に高まる果実をいい、西洋なし、りんご、ももなどが該当します。
(5)　アクチニジンを⇒フィシンを　☞アクチニジンは、キウイフルーツに含まれるたんぱく質分解酵素です。

12 果実類に関する記述である。最も適当なのはどれか。1つ選べ。

(1) バナナは、追熟に伴いでんぷんが増加する。
(2) 日本なしの石細胞は、リグニンを多く含む。
(3) りんごの主な多糖類は、アガロペクチンである。
(4) 赤肉種のメロンの主な色素は、アントシアニンである。
(5) アボカドは、不飽和脂肪酸より飽和脂肪酸を多く含む。

13 藻類に関する記述である。最も適当なのはどれか。1つ選べ。

(1) わかめは、緑藻類である。
(2) あまのりの青色色素は、フィコシアニンである。
(3) てんぐさを熱水で抽出すると、ゼラチンが得られる。
(4) こんぶの主なうま味成分は、グアニル酸である。
(5) 干しこんぶ表面の白い粉の主成分は、フルクトースである。

動物性食品の分類と成分

14 畜肉に関する記述である。最も適当なのはどれか。1つ選べ。

(1) 主要な赤色色素は、アスタキサンチンである。
(2) 脂肪は、常温（20 〜 25℃）で固体である。
(3) 死後硬直が始まると、筋肉の pH は上昇する。
(4) 筋たんぱく質の構成割合は、筋形質（筋漿）たんぱく質が最も多い。
(5) 筋基質（肉基質）たんぱく質の割合は、魚肉に比べ低い。

---

12 答 **(2)**　　(1) ✕　(2) ○　(3) ✕　(4) ✕　(5) ✕

(1) 増加する⇒減少する　☞バナナの炭水化物は、未熟果のときはほとんどがでんぷんですが、追熟過程ででんぷんが分解され、完熟果では 1 〜 2％程度まで減少します。
(2) ☞日本なしの特有の食感は、ペントサンやリグニンで構成される石細胞によります。
(3) アガロペクチンである⇒ペクチンである　☞アガロペクチンは、寒天に含まれる多糖類です。
(4) アントシアニンである⇒ β - カロテンである
(5) 不飽和脂肪酸 ⇔ 飽和脂肪酸

13 答 **(2)**　　(1) ✕　(2) ○　(3) ✕　(4) ✕　(5) ✕

(1) 緑藻類である⇒褐藻類である　☞緑藻類にはあおさのりなどがあります。
(3) ゼラチンが⇒寒天が
(4) グアニル酸である⇒グルタミン酸である　☞グアニル酸は、干ししいたけのうま味成分です。
(5) フルクトースである⇒マンニトールである

14 答 **(2)**　　(1) ✕　(2) ○　(3) ✕　(4) ✕　(5) ✕

(1) アスタキサンチンである⇒ミオグロビンである
(2) ☞畜肉の脂肪は融点（固体が液体になり始める温度）が高いため、常温で固体となります。
(3) 上昇する⇒低下する　☞と殺後の動物の筋肉では、一定期間嫌気的代謝が継続するため、乳酸が生成し pH が低下します。
(4) 筋形質（筋漿）たんぱく質が⇒筋原線維たんぱく質が
(5) 低い⇒高い　☞肉の硬さに関与する筋基質たんぱく質は、魚肉に比べ畜肉で高くなります。

15 食肉（生）の部位に関する記述である。最も適当なのはどれか。1 つ選べ。

(1) 鶏肉において、「むね」は「ささ身」より脂質の割合が低い。

(2) 鶏肉において、「もも」は「むね」より脂質の割合が高い。

(3) 豚肉において、「ばら」は「ヒレ」より脂質の割合が低い。

(4) 牛肉において、「ヒレ」は「肩ロース」より脂質の割合が高い。

(5) 牛肉において、「サーロイン」は「ヒレ」より脂質の割合が低い。

16 魚介類に関する記述である。最も適当なのはどれか。1 つ選べ。

(1) まぐろの普通肉は、その血合肉よりミオグロビン含量が多い。

(2) 春獲りのかつおは、秋獲りのかつおより脂質含量が多い。

(3) かきは、ひらめよりグリコーゲン含量が多い。

(4) とびうおのうま味成分は、主にグアニル酸である。

(5) 海水魚のトリメチルアミン量は、鮮度低下に伴って減少する。

17 魚介類に関する記述である。最も適当なのはどれか。1 つ選べ。

(1) はまちの若年魚は、ぶりである。

(2) 春獲りのかつおは、戻りがつおと呼ばれる。

(3) 辛子めんたいこは、まだらの卵巣の塩蔵品である。

(4) キャビアは、にしんの卵巣の塩蔵品である。

(5) からすみは、ぼらの卵巣の塩蔵品である。

15　答 (2)　　(1) ✕　(2) ○　(3) ✕　(4) ✕　(5) ✕

(1) 低い⇒高い

(3) 低い⇒高い

(4) 高い⇒低い

(5) 低い⇒高い

16　答 (3)　　(1) ✕　(2) ✕　(3) ○　(4) ✕　(5) ✕

(1) 普通肉 ⇔ 血合肉　☞血合肉は、多量のミオグロビンを含むため、赤褐色を呈します。

(2) 春獲り ⇔ 秋獲り　☞「春獲り（初かつお）」は日本の沿岸を通るときに捕獲されたものが初夏に出回るもの、「秋獲り（戻りかつお）」は秋に南に戻るときに捕獲されるものをいいます。脂質含量は「秋獲り（戻りかつお）」の方が多くなります。

(3) ☞一般に魚介類は炭水化物含有量が少ないですが、魚介類の中では貝類に比較的多く含まれています。魚介類に含まれる炭水化物の大部分はグリコーゲンです。

(4) グアニル酸である⇒イノシン酸である

(5) 減少する⇒増加する　☞トリメチルアミンは、海水魚の魚臭成分であり、鮮度低下に伴って増加します。

17　答 (5)　　(1) ✕　(2) ✕　(3) ✕　(4) ✕　(5) ○

(1) はまち ⇔ ぶり　☞ぶりは出世魚であり、稚魚から成魚になるにつれて呼び名が変わります。

(2) 春獲りの⇒秋獲りの　☞「春獲り（初かつお）」は日本の沿岸を通るときに捕獲されたものが初夏に出回るもの、「秋獲り（戻りかつお）」は秋に南に戻るときに捕獲されるものをいいます。

(3) まだらの⇒すけとうだらの

(4) にしんの⇒ちょうざめの

18 主にまぐろや青魚から摂取される n‑3 系脂肪酸である。この脂肪酸の構造式として、最も適当なのはどれか。1 つ選べ。

(1)

(2)

(3)

(4)

(5)

---

18 答（3）   **(1)** ×   **(2)** ×   **(3)** ○   **(4)** ×   **(5)** ×

(1) ☞炭素鎖に二重結合を持たないため飽和脂肪酸であると推定できます。パルミチン酸の構造式です。

(2) ☞α‑リノレン酸の構造式です。α‑リノレン酸は炭素数 18、二重結合を 3 つ持ちます。

(3) ☞ドコサヘキサエン酸は、炭素数 22、二重結合を 6 つ持ちます。

(4) ☞n‑3 系脂肪酸は、二重結合がメチル基（‑CH3）側から数えて 3 番目の炭素にあることを示します。(4) はメチル基（‑CH3）側から数えて 6 番目の炭素に二重結合をもつため、n‑6 系脂肪酸であると推定できます。リノール酸の構造式です。

(5) ☞二重結合を 1 つ持つため一価不飽和脂肪酸であると推定できます。オレイン酸の構造式です。

19 牛乳に関する記述である。最も適当なのはどれか。1 つ選べ。

(1) 炭水化物の大部分は、マルトースである。
(2) β－ラクトグロブリンは、乳清に含まれている。
(3) カゼインは、pH6.6 に調整すると凝集沈殿する。
(4) 脂質中のトリグリセリドの割合は、約 15％である。
(5) 市販の牛乳は、生乳に水を添加して製造する。

20 牛乳の成分に関する記述である。最も適当なのはどれか。1 つ選べ。

(1) 乳糖は、全糖質の約 5％を占める。
(2) 脂肪酸組成では、不飽和脂肪酸より飽和脂肪酸が多い。
(3) カゼインホスホペプチドは、カルシウムの吸収を阻害する。
(4) 乳清たんぱく質は、全たんぱく質の約 80％を占める。
(5) β－ラクトグロブリンは、人乳にも含まれる。

21 鶏卵に関する記述である。最も適当なのはどれか。1 つ選べ。

(1) 卵殻の主成分は、たんぱく質である。
(2) 卵白は、脂質を約 30％含む。
(3) 卵白のたんぱく質では、リゾチームの割合が最も高い。
(4) 卵黄のリン脂質では、レシチンの割合が最も高い。
(5) 卵黄の水分含量は、卵白に比べて多い。

3

食べ物と健康

---

19 答 (2)　　(1) ×　(2) ○　(3) ×　(4) ×　(5) ×

(1) マルトースである⇒ラクトースである
(2) ☞牛乳たんぱく質のうち、約 80％はカゼインが占め、残り約 20％は乳清（ホエー）たんぱく質が占めます。乳清（ホエー）たんぱく質には、ラクトグロブリンやラクトアルブミンなどが含まれています。
(3) pH6.6 に⇒ pH4.6（酸性）に　☞たんぱく質（アミノ酸）は水に溶けると、正または負に荷電します。荷電状態は、溶液の pH によって変化し、正と負の電荷の数が等しくなる pH を等電点といいます。等電点では溶解度が最小となり、たんぱく質が凝集・沈殿しやすくなります。等電点は各たんぱく質により異なり、カゼインの場合は pH4.6（酸性）となります。
(4) 約 15％である⇒約 98％である
(5) ⇒生乳のみを均質化・殺菌して製造する

20 答 (2)　　(1) ×　(2) ○　(3) ×　(4) ×　(5) ×

(1) 約 5％を⇒約 99％を
(3) 阻害する⇒促進する
(4) 約 80％を⇒約 20％を　☞牛乳たんぱく質のうち、約 80％はカゼインが占め、残り約 20％はラクトグロブリンやラクトアルブミンなどの乳清（ホエー）たんぱく質が占めます。
(5) 含まれる⇒含まれない

21 答 (4)　　(1) ×　(2) ×　(3) ×　(4) ○　(5) ×

(1) たんぱく質である⇒炭酸カルシウムである
(2) ⇒脂質をほとんど含まない
(3) リゾチームの⇒オボアルブミンの
(5) 多い⇒少ない

解答と解説

22 鶏卵に関する記述である。最も適当なのはどれか。1つ選べ。

(1) オボトランスフェリンは、起泡性に優れる。

(2) アビジンは、ナイアシンと強く結合する。

(3) ホスビチンは、たんぱく質分解酵素である。

(4) 脂溶性ビタミンは、卵黄より卵白に多く含まれる。

(5) 卵白は古くなると、pH が低下する。

23 鶏卵に関する記述である。最も適当なのはどれか。1つ選べ。

(1) ハウユニットは、濃厚卵白の高さを直径で除して算出する。

(2) 完全に凝固する温度は、卵白より卵黄の方が高い。

(3) 卵黄は、ビタミン C を多く含む。

(4) 卵黄のたんぱく質の大部分は、脂質と結合したリポたんぱく質である。

(5) リゾチームは、鉄結合性のたんぱく質である。

油脂類、調味料及び香辛料類、嗜好飲料類の分類と成分

24 油脂類に関する記述である。最も適当なのはどれか。1つ選べ。

(1) 豚脂の融点は、牛脂より高い。

(2) やし油の飽和脂肪酸の割合は、なたね油より高い。

(3) ファットスプレッドの油脂含量は、マーガリンより多い。

(4) サラダ油の製造では、キュアリング処理を行う。

(5) 硬化油の製造では、不飽和脂肪酸の割合を高める処理を行う。

---

22 答（1）　（1）○　（2）×　（3）×　（4）×　（5）×

(2) ナイアシンと⇒ビオチンと　☞生卵白中のアビジンは、ビオチンと不可逆的に結合するため、ビオチンの吸収を阻害します。

(3) ⇒リンを含む水溶性たんぱく質である

(4) 卵黄 ⇔ 卵白

(5) 低下する⇒上昇する　☞卵が古くなると、卵殻中の二酸化炭素（酸性物質）が気孔を通じて外に放出されるため、卵白の pH が上昇します。

23 答（4）　（1）×　（2）×　（3）×　（4）○　（5）×

(1) ハウユニットは⇒卵白係数は　☞ハウユニットは、殻付き卵重量と割卵した卵白の高さから、卵の鮮度を求めます。

(2) 卵白 ⇔ 卵黄　☞完全に凝固する温度は、卵黄が約 70℃以上、卵白が約 80℃以上であり、卵白の方が高くなります。

(3) 多く含む⇒含まない　☞ビタミン C は、卵黄、卵白ともに含まれていません。

(4) ☞卵黄のたんぱく質の大部分は、LDL（低密度リポたんぱく質）です。

(5) リゾチームは⇒オボトランスフェリンは

24 答（2）　（1）×　（2）○　（3）×　（4）×　（5）×

(1) 豚脂 ⇔ 牛脂　☞牛脂は、豚脂に比べ飽和脂肪酸を多く含みます。融点が高く、口の中の温度では融けないため、舌ざわりが悪いです。

(3) 多い⇒少ない　☞マーガリン類のうち、油脂含有率が 80％未満のものをファットスプレッドと呼び、80％以上のものをマーガリンと呼びます。

(4) キュアリング処理を⇒ウインタリング処理を　☞ウインタリング（脱ろう）処理は、低温で生じる結晶を除去する過程をいいます。

(5) 不飽和脂肪酸の⇒飽和脂肪酸の　☞硬化油は、油脂中の不飽和脂肪酸の二重結合に水素を付加することで飽和脂肪酸の割合を増やし、融点を上げて製造された固体または半固体状の油脂です。

25 調味料に関する記述である。最も適当なのはどれか。1つ選べ。

(1) グラニュー糖の甘味度は、温度が低くなるほど高くなる。

(2) 減塩しょうゆの食塩濃度は、約 16％である。

(3) 醸造酢は、酢酸を水で希釈して調味したものである。

(4) みその麹歩合は、大豆量から麹量を差し引いた値である。

(5) 5'-グアニル酸ナトリウムは、核酸系のうま味物質である。

26 嗜好飲料に関する記述である。最も適当なのはどれか。1つ選べ。

(1) 紅茶は、不発酵茶である。

(2) 煎茶の製造における加熱処理は、主に釜炒りである。

(3) 茶のうま味成分は、カフェインによる。

(4) コーヒーの褐色は、主にアミノカルボニル反応による。

(5) ココアの製造では、カカオ豆に水を加えて磨砕する。

3

食べ物と健康

---

25 答 **(5)**　　**(1)** ×　**(2)** ×　**(3)** ×　**(4)** ×　**(5)** ○

(1) ⇒温度による甘味度の変化はない　☞グラニュー糖の主成分は、スクロースであり、温度による甘味度の変化はほとんどありません。温度により甘味度が変化する糖質としては、フルクトースがあります。

(2) 約 16％である⇒ 9％以下である　☞減塩しょうゆは、こいくちしょうゆ（食塩濃度約 14.5％）からイオン交換法により食塩を減らすことによって製造されます。

(3) 醸造酢は⇒合成酢は　☞醸造酢は、穀物や果実に酵母を加えてアルコールを生成させた後、酢酸菌で発酵させて製造されます。

(4) ⇒麹量を大豆量で除した値である　☞麹歩合とは、原料である大豆量に対する、麹量（米または麦）の占める割合を示します。

(5) ☞核酸系のうま味物質には、5'-グアニル酸ナトリウムや 5'-イノシン酸ナトリウムがあります。

26 答 **(4)**　　**(1)** ×　**(2)** ×　**(3)** ×　**(4)** ○　**(5)** ×

(1) 不発酵茶である⇒発酵茶である

(2) 煎茶の⇒釜炒り茶の　☞煎茶の製造における加熱処理は、蒸熱（蒸す）です。

(3) カフェインによる⇒テアニンによる　☞カフェインは、茶の苦味成分です。

(5) 水を加えて⇒水は加えずに　☞ココアは、カカオ豆を発酵・焙煎・磨砕し製造されます。

解答と解説

食品の物性

27 食品の物性に関する記述である。最も適当なのはどれか。1 つ選べ。

(1) 大豆油は、非ニュートン流体である。

(2) コンデンスミルクは、擬塑性流動を示す。

(3) メレンゲは、チキソトロピーを示す。

(4) 水ようかんは、キセロゲルである。

(5) マヨネーズは、油中水滴（W/O）型エマルションである。

食品の機能

一次機能

28 可食部 100g 当たりの標準的な栄養成分含有量に関する記述である。最も適当なのはどれか。1 つ選べ。

(1) 薄力粉のたんぱく質含有量は、強力粉より多い。

(2) 乾燥小豆の脂質含有量は、乾燥大豆より多い。

(3) ラードの飽和脂肪酸含有量は、なたね油より多い。

(4) 生しいたけのビタミン D 含有量は、乾しいたけより多い。

(5) 柿のビタミン B12 含有量は、牡蠣より多い。

---

27 答 (2)　　(1) ×　(2) ○　(3) ×　(4) ×　(5) ×

(1) 非ニュートン流体である⇒ニュートン流体である　☞非ニュートン流体は、加えた力と流動性や形状の変化が比例関係にならないものをいい、マヨネーズやバターが該当します。ニュートン流体とは、加えた力と流動性や形状の変化が比例関係になるものをいい、大豆油が該当します。

(2) ☞擬塑性流動とは、加える力が大きくなるのに伴い、粘性が低下するものをいい、コンデンスミルクが該当します。

(3) メレンゲは⇒ケチャップなどは　☞チキソトロピーとは、撹拌などにより力を加えると、流動性が増加する性質をもつものをいい、ケチャップが該当します。

(4) キセロゲルである⇒ヒドロゲルである　☞キセロゲルは、ゲル中の水分が減少して、空隙のある網目構造をもったゲルをいい、凍り豆腐が該当します。ヒドロゲルは、分散媒が水のゲルをいい、水ようかんが該当します。

(5) 油中水滴（W/O）型エマルションである⇒水中油滴（O/W）型エマルションである

28 答 (3)　　(1) ×　(2) ×　(3) ○　(4) ×　(5) ×

(1) 薄力粉 ⇔ 強力粉　☞小麦の粒の硬さはたんぱく質含有量に比例し、たんぱく質含有量の多い硬質小麦（強力粉）はパン類に、たんぱく質含有量の少ない軟質小麦（薄力粉）は菓子類に、その中間の中間質小麦（中力粉）はめん類の製造に利用されています。

(2) 乾燥小豆 ⇔ 乾燥大豆　☞大豆はエネルギーを主に脂質として貯蔵しているのに対し、大豆以外の豆類はエネルギーを主に糖質（でんぷん）として貯蔵しています。そのため、大豆は搾油を目的とした油脂原料としても利用されています。

(4) 生しいたけ ⇔ 乾しいたけ　☞しいたけに含まれるプロビタミンDは、紫外線照射によりビタミンDに変化することから、天日干しして製造される乾しいたけは、ビタミン D 含有量が多くなります。

(5) 柿 ⇔ 牡蠣　☞ビタミン B12 は、主に動物性の食品に多く含まれています。

29 食品成分とその分析方法の組合せである。最も適当なのはどれか。1つ選べ。

(1) たんぱく質 ──────────── ケルダール法
(2) 脂質 ──────────── プロスキー法
(3) 脂肪酸 ──────────── カールフィッシャー法
(4) 炭水化物 ──────────── 原子吸光光度法
(5) ナトリウム ──────────── ガスクロマトグラフ法

30 食品に含まれるたんぱく質に関する記述である。最も適当なのはどれか。1つ選べ。

(1) 大豆に含まれる主なたんぱく質は、カゼインである。
(2) 米に含まれる主なたんぱく質は、グルテニンである。
(3) コラーゲンは、冷水によく溶ける。
(4) グリシニンは、等電点において溶解度が最大となる。
(5) オボアルブミンは、変性すると消化されやすくなる。

31 糖・甘味類と構成糖の組合せである。正しいのはどれか。1つ選べ。

(1) マルトース ──────────── グルコースとフルクトース
(2) ラクトース ──────────── グルコースとガラクトース
(3) スクロース ──────────── グルコースとグルコース
(4) トレハロース ──────────── フルクトースとフルクトース
(5) ソルビトール ──────────── ガラクトースとガラクトース

---

29 答（1） **(1)** ○ **(2)** × **(3)** × **(4)** × **(5)** ×

(2) 脂質⇒食物繊維
(3) 脂肪酸⇒水分
(4) 炭水化物⇒ナトリウムなど
(5) ナトリウム⇒アルコールなど

30 答（5） **(1)** × **(2)** × **(3)** × **(4)** × **(5)** ○

(1) カゼインである⇒グリシニンである ☞カゼインは、牛乳に含まれる主なたんぱく質です。
(2) グルテニンである⇒オリゼニンである ☞グルテニンは、小麦に含まれる主なたんぱく質です。
(3) 冷水に⇒熱水に
(4) 最大となる⇒最小となる ☞たんぱく質（アミノ酸）は水に溶けると、正または負に荷電します。荷電状態は、溶液の pH によって変化し、正と負の電荷の数が等しくなる pH を等電点といいます。等電点では溶解度が最小となり、たんぱく質が凝集・沈殿しやすくなります。

31 答（2） **(1)** × **(2)** ○ **(3)** × **(4)** × **(5)** ×

(1) グルコースとフルクトース⇒グルコースとグルコース
(3) グルコースとグルコース⇒グルコースとフルクトース
(4) フルクトースとフルクトース⇒グルコースとグルコース
(5) ガラクトースとガラクトース⇒グルコース

32　牛乳に含まれる主な炭水化物の構造式として、最も適当なのはどれか。1つ選べ。

(1)

(2)

(3)

(4)

(5)

32　答 **(3)**　　**(1)** ×　**(2)** ×　**(3)** ○　**(4)** ×　**(5)** ×

(1)　☞アスパルテームの構造式です。
(2)　☞グルコースの構造式です。
(3)　☞牛乳に含まれる主な炭水化物は、二糖類であるラクトース（乳糖）です。
(4)　☞ラフィノースの構造式です。
(5)　☞グリチルリチン酸の構造式です。

33 食品の脂質に関する記述である。最も適当なのはどれか。1 つ選べ。

(1) 大豆油のけん化価は、やし油より高い。

(2) パーム油のヨウ素価は、いわし油より高い。

(3) オレイン酸に含まれる炭素原子の数は、16 である。

(4) 必須脂肪酸の炭化水素鎖の二重結合は、シス型である。

(5) ドコサヘキサエン酸は、炭化水素鎖に二重結合を 8 つ含む。

34 食品 100g 当たりのビタミン含有量に関する記述である。最も適当なのはどれか。1 つ選べ。

(1) 精白米のビタミン B1 含有量は、玄米より多い。

(2) 糸引き納豆のビタミン K 含有量は、ゆで大豆より多い。

(3) 鶏卵白のビオチン含有量は、鶏卵黄より多い。

(4) 乾燥大豆のビタミン E 含有量は、大豆油より多い。

(5) 鶏むね肉のビタミン A 含有量は、鶏肝臓より多い。

35 食品中のビタミンに関する記述である。最も適当なのはどれか。1 つ選べ。

(1) β－クリプトキサンチンは、プロビタミン A である。

(2) ビタミン B2 は、光に対して安定である。

(3) アスコルビン酸は、他の食品成分の酸化を促進する。

(4) γ－トコフェロールは、最もビタミン E 活性が高い。

(5) エルゴステロールに紫外線が当たることで、ビタミン K が生成される。

---

33 答 (4)　(1) ✕　(2) ✕　(3) ✕　(4) ○　(5) ✕

(1) 大豆油 ⇔ やし油　☞けん化価は、構成脂肪酸の平均分子量を示す数値であり、分子量が小さい脂肪酸（短鎖・中鎖脂肪酸）を含む油ではけん化価は高くなります。やし油は、中鎖脂肪酸を多く含むため、けん化価が高くなります。

(2) パーム油 ⇔ いわし油　☞ヨウ素価は、構成脂肪酸の不飽和度（二重結合の数）を示す数値であり、多価不飽和脂肪酸を多く含む油ではヨウ素価は高くなります。魚油のいわし油は、多価不飽和脂肪酸を多く含むため、ヨウ素価が高くなります。

(3) 16 である⇒ 18 である

(5) 8 つ⇒ 6 つ

34 答 (2)　(1) ✕　(2) ○　(3) ✕　(4) ✕　(5) ✕

(1) 精白米 ⇔ 玄米　☞ビタミン B1 は、米の糠層と胚芽に含まれているため、搗精前の玄米はビタミン B1 を多く含有します。

(2) ☞納豆菌（微生物）がビタミン K を産生するため、糸引き納豆はビタミン K を多く含有します。

(3) 鶏卵白 ⇔ 鶏卵黄　☞ビオチンは、卵黄に多く含有します。

(4) 乾燥大豆 ⇔ 大豆油　☞大豆油は、大豆から採油される油脂であり、ビタミン E を多く含有します。

(5) 鶏むね肉 ⇔ 鶏肝臓　☞レバー（肝臓）は、ビタミン A を多く含有します。

35 答 (1)　(1) ○　(2) ✕　(3) ✕　(4) ✕　(5) ✕

(1) ☞プロビタミン A とは、生体内でビタミン A に変換されるものをいい α－カロテン、β－カロテン、β－クリプトキサンチンなどがあります。

(2) 安定である⇒不安定である

(3) 酸化を⇒還元を

(4) γ－トコフェロールは⇒ α－トコフェロールは

(5) ビタミン K が⇒ビタミン D が

36 食品に含まれるビタミン及びプロビタミンに関する記述である。最も適当なのはどれか。1つ選べ。

(1) エルゴステロールは、紫外線によりコレカルシフェロールに変換される。

(2) L−デヒドロアスコルビン酸は、抗酸化作用をもつ。

(3) シアノコバラミンは、分子内に銅を含む。

(4) β−カロテンは、水溶性の色素である。

(5) リボフラビンは、紫外線に対して不安定である。

37 食品中の水に関する記述である。最も適当なのはどれか。1つ選べ。

(1) 純水の水分活性は、100 である。

(2) 結合水は、食品成分と共有結合を形成している。

(3) 塩蔵では、結合水の量を減らすことで保存性を高める。

(4) 中間水分食品は、生鮮食品と比較して非酵素的褐変が抑制される。

(5) 水分活性が極めて低い場合には、脂質の酸化が促進される。

36　答 (5)　　(1) ×　(2) ×　(3) ×　(4) ×　(5) ○

(1) コレカルシフェロールに⇒エルゴカルシフェロールに　☞植物起源のプロビタミン D2（エルゴステロール）は、紫外線により、ビタミン D2（エルゴカルシフェロール）に変換されます。動物起源のプロビタミン D3（7−デヒドロコレステロール）は、紫外線により、ビタミン D3（コレカルシフェロール）に変換されます。

(2) L−デヒドロアスコルビン酸は⇒L−アスコルビン酸は　☞L−アスコルビン酸（還元型ビタミン C）は酸化されると（抗酸化作用を示すと）、L−デヒドロアスコルビン酸（酸化型ビタミン C）に変化します。

(3) 銅を⇒コバルトを　☞シアノコバラミン（ビタミン B12）は、分子内にコバルトをもちます。

(4) 水溶性の⇒脂溶性の　☞プロビタミン A である β−カロテンは、脂溶性の色素です。

(5) ☞リボフラビン（ビタミン B2）は、光に対して不安定です。

37　答 (5)　　(1) ×　(2) ×　(3) ×　(4) ×　(5) ○

(1) 100 である⇒1.00 である

(2) 共有結合を⇒水素結合を

(3) 結合水の⇒自由水の

(4) 抑制される⇒促進される　☞アミノカルボニル反応などの非酵素的褐変は、中間水分食品が示す水分活性範囲で反応性が高くなります。

(5) ☞一般に水分活性の低下により化学的反応は起こりにくくなります。ただし、脂質の酸化は、水分活性が極めて低くなると、反応が起こりやすくなります。

38　食品に含まれる色素に関する記述である。最も適当なのはどれか。1 つ選べ。

(1)　β‐クリプトキサンチンは、アルカリ性で青色を呈する。

(2)　フコキサンチンは、プロビタミン A である。

(3)　クロロフィルは、酸性条件下で加熱するとクロロフィリンになる。

(4)　テアフラビンは、酵素による酸化反応で生成される。

(5)　ニトロソミオグロビンは、加熱するとメトミオクロモーゲンになる。

3

食べ物と健康

38　答（4）　（1）×　（2）×　（3）×　（4）○　（5）×

(1)　β‐クリプトキサンチンは⇒アントシアニンは　☞アントシアニン色素は、pH によって色が変わり、一般に酸性で赤色、アルカリ性で青色を呈します。

(2)　フコキサンチンは⇒β‐カロテンなどは　☞体内でビタミン A に変換されるプロビタミン A には、α‐カロテン、β‐カロテン、β‐クリプトキサンチンなどがあります。

(3)　酸性条件下で⇒アルカリ性条件下で

(4)　☞紅茶の色素成分であるテアフラビンは、酸化酵素によりカテキン類が酸化されることで生成します。

(5)　メトミオクロモーゲンになる⇒ニトロソミオクロモーゲンになる　☞ハムやベーコンの色素成分であるニトロソミオグロビンは、加熱により、桃赤色のニトロソミオクロモーゲンになります。

解答と解説

111

39 食品と主な色素成分の組合せである。最も適当なのはどれか。1 つ選べ。

(1) 紅鮭 ――――――

(2) トマト ――――――

(3) なす ――――――

(4) にんじん ――――――

(5) ブルーベリー ――――――

40 食品とその呈味成分に関する記述である。最も適当なのはどれか。1 つ選べ。

(1) 柿の渋味成分は、オイゲノールである。
(2) たこのうま味成分は、ベタインである。
(3) ヨーグルトの酸味成分は、酒石酸である。
(4) コーヒーの苦味成分は、ナリンギンである。
(5) とうがらしの辛味成分は、チャビシンである。

---

39 答（4） **(1)** × **(2)** × **(3)** × **(4)** ○ **(5)** ×

(1) 紅鮭⇒ブルーベリー ☞ブルーベリーの主な色素成分は、アントシアニンです。
(2) トマト⇒なす ☞なすの主な色素成分は、ナスニンです。
(3) なす⇒紅鮭 ☞紅鮭の主な色素成分は、アスタキサンチンです。
(4) ☞にんじんの主な色素成分は、β - カロテンです。
(5) ブルーベリー⇒トマト ☞トマトの主な色素成分は、リコペンです。

40 答（2） **(1)** × **(2)** ○ **(3)** × **(4)** × **(5)** ×

(1) オイゲノールである⇒タンニンである ☞オイゲノールは、バジルの香味成分です。
(3) 酒石酸である⇒乳酸である ☞酒石酸は、ぶどうの酸味成分です。
(4) ナリンギンである⇒カフェインである ☞ナリンギンは、グレープフルーツの苦味成分です。
(5) チャビシンである⇒カプサイシンである ☞チャビシンは、こしょうの辛味成分です。

41　食品と主な香気・におい成分の組合せである。最も適当なのはどれか。1 つ選べ。

(1)　もも ———————————— ヌートカトン

(2)　淡水魚 ———————————— 桂皮酸メチル

(3)　発酵バター ———————————— レンチオニン

(4)　干ししいたけ ———————————— γ – ウンデカラクトン

(5)　にんにく ———————————— ジアリルジスルフィド

| 三次機能 |

42　食品の三次機能により期待される作用に関する記述である。最も適当なのはどれか。1 つ選べ。

(1)　食品の胃内滞留時間の短縮により、食後血糖値の上昇を緩やかにする。

(2)　α – グルコシダーゼの阻害により、インスリンの分泌を促進する。

(3)　アンジオテンシン変換酵素の阻害により、アレルギー症状を緩和する。

(4)　カルシウムの可溶化により、カルシウムの体内への吸収を促進する。

(5)　エストロゲン様作用により、う歯の発生を抑制する。

43　食品成分とその三次機能の組合せである。最も適当なのはどれか。1 つ選べ。

(1)　リン酸化オリゴ糖カルシウム ———————— 血中コレステロールを減らす。

(2)　難消化性オリゴ糖 ———————————— 歯を丈夫で健康にする。

(3)　大豆イソフラボン ———————————— おなかの調子を整える。

(4)　植物ステロール ———————————— 骨の健康を保つ。

(5)　茶カテキン ———————————— 体脂肪を減らす。

41　答 **(5)**　　**(1)** ✕　**(2)** ✕　**(3)** ✕　**(4)** ✕　**(5)** ○

(1)　ヌートカトン⇒γ – ウンデカラクトン　☞ヌートカトンは、グレープフルーツの香気成分です。

(2)　桂皮酸メチル⇒ピペリジン　☞桂皮酸メチルは、まつたけの香気成分です。

(3)　レンチオニン⇒ジアセチル

(4)　γ – ウンデカラクトン⇒レンチオニン

42　答 **(4)**　　**(1)** ✕　**(2)** ✕　**(3)** ✕　**(4)** ○　**(5)** ✕

(1)　短縮により⇒延長により　☞難消化性デキストリンなどが知られています。

(2)　⇒食後血糖値の上昇を緩やかにする　☞グァバ葉ポリフェノールなどが知られています。

(3)　⇒血圧の上昇を抑制する　☞ラクトトリペプチドなどが知られています。

(4)　☞カゼインホスホペプチドなどが知られています。

(5)　⇒骨吸収を抑制する　☞大豆イソフラボンなどが知られています。

43　答 **(5)**　　**(1)** ✕　**(2)** ✕　**(3)** ✕　**(4)** ✕　**(5)** ○

(1)　血中コレステロールを減らす。⇒歯を丈夫で健康にする。

(2)　歯を丈夫で健康にする。⇒おなかの調子を整える。

(3)　おなかの調子を整える。⇒骨の健康を保つ。

(4)　骨の健康を保つ。⇒血中コレステロールを減らす。

食品衛生と法規

44　食品衛生法に関する記述である。正しいのはどれか。1 つ選べ。

(1)　食品衛生とは、食品、医薬部外品、器具および容器包装を対象とする飲食に関する衛生をいう。

(2)　天然香料とは、動植物から得られた物またはその混合物で、食品の着香の目的で使用される添加物をいう。

(3)　農林水産大臣は、販売の用に供する食品の製造や保存の方法につき基準を定めることができる。

(4)　乳製品の製造または加工を行う営業者は、その施設ごとに食品衛生監視員を置かなければならない。

(5)　食中毒患者を診断した医師は、直ちに最寄りの検疫所長にその旨を届け出なければならない。

45　食品安全委員会に関する記述である。最も適当なのはどれか。1 つ選べ。

(1)　農林水産省に設置されている。

(2)　食品衛生法により設置されている。

(3)　食品に含まれる有害物質のリスク管理を行う。

(4)　食品添加物の一日摂取許容量（ADI）を設定する。

(5)　リスクコミュニケーションには参加しない。

食品の変質

46　食品の変質に関する記述である。最も適当なのはどれか。1 つ選べ。

(1)　ヒスタミンは、ヒアルロン酸の分解によって生成する。

(2)　水分活性の低下は、微生物による腐敗を促進する。

(3)　過酸化物価は、油脂から発生する二酸化炭素量を評価する。

(4)　ビタミンEの添加は、油脂の自動酸化を抑制する。

(5)　油脂中の遊離脂肪酸は、プロテアーゼによって生成する。

44　答 **(2)**　　**(1)** ×　**(2)** ○　**(3)** ×　**(4)** ×　**(5)** ×

(1)　⇒食品、添加物、器具および容器包装を対象とする飲食に関する衛生をいう

(3)　農林水産大臣は⇒内閣総理大臣（消費者庁）は

(4)　食品衛生監視員を⇒食品衛生管理者を

(5)　検疫所長に⇒保健所長に

45　答 **(4)**　　**(1)** ×　**(2)** ×　**(3)** ×　**(4)** ○　**(5)** ×

(1)　農林水産省に⇒内閣府に

(2)　食品衛生法により⇒食品安全基本法により

(3)　リスク管理を⇒リスク評価を　☞リスク評価とは、食品中に含まれる危害要因を食べることによって、どのくらいの確率で、どの程度健康への悪影響が起きるかを科学的に評価することであり、食品安全委員会がその役割を担います。リスク評価の結果を踏まえ、厚生労働省、農林水産省、消費者庁などがリスク管理を行います。

(5)　参加しない⇒参加する　☞リスクコミュニケーションとは、食品の安全性について、消費者をはじめとした関係者との間で情報の共有や意見交換を行うことであり、食品安全委員会も参加します。

46　答 **(4)**　　**(1)** ×　**(2)** ×　**(3)** ×　**(4)** ○　**(5)** ×

(1)　ヒアルロン酸の⇒ヒスチジンの　☞ヒスタミンは、ヒスチジンが脱炭酸化されることで生成します。

(2)　促進する⇒抑制する

(3)　二酸化炭素量を⇒過酸化脂質量を　☞過酸化物価は、油脂の自動酸化により生成した過酸化脂質量を測定したものであり、酸化が進行している油脂ほど、過酸化物価は大きくなります。

(5)　プロテアーゼによって⇒リパーゼによって

47　食品成分の変質に関する記述である。最も適当なのはどれか。1 つ選べ。

(1)　ヒスタミンは、ヒスチジンの重合反応によって生成される。

(2)　飽和脂肪酸は、多価不飽和脂肪酸よりも自動酸化が進行しやすい。

(3)　硫化水素は、でんぷんの変質で発生する。

(4)　過酸化物価は、油脂の酸化における初期の指標となる。

(5)　K 値は、生鮮食品中におけるアミノ酸の分解の指標となる。

48　食品の変質に関する記述である。最も適当なのはどれか。1 つ選べ。

(1)　細菌による食品の腐敗は、水分活性の低下により促進される。

(2)　揮発性塩基窒素は、たんぱく質の変質が進行すると減少する。

(3)　K 値は、ATP 関連物質中におけるイノシンの割合が増加すると低下する。

(4)　酸価は、油脂中の遊離脂肪酸量が増加すると低下する。

(5)　過酸化物価は、油脂の自動酸化の初期に上昇する。

49　食品の変質に関する記述である。最も適当なのはどれか。1 つ選べ。

(1)　油脂の酸敗は、光により抑制される。

(2)　過酸化物価は、油脂の酸敗で生じるアルデヒド量の指標である。

(3)　りんごの切断面の褐変は、ポリフェノールオキシダーゼの触媒作用が関与している。

(4)　ヒスタミンは、ヒスチジンの脱アミノ反応により生成する。

(5)　わが国では、γ 線照射による殺菌が認められている。

47　答 **(4)**　　(1) ×　(2) ×　(3) ×　(4) ○　(5) ×

(1)　重合反応によって⇒脱炭酸反応によって

(2)　飽和脂肪酸 ⇔ 多価不飽和脂肪酸

(3)　でんぷんの⇒たんぱく質の

(4)　☞過酸化物価は、油脂の自動酸化の初期に生成する過酸化物の量を示し、初期酸化の程度を示す指標となります。

(5)　アミノ酸の⇒ ATP の　☞ K 値は、魚肉の鮮度判定の指標に用います。魚の死後、筋肉中に含まれる ATP は、ATP → ADP → AMP →イノシン酸（IMP）→イノシン（HxR）→ヒポキサンチン（Hx）に分解されます。鮮度低下に伴い HxR、Hx が増えるため、K 値（ATP 分解生成物総量に対する HxR ＋ Hx 量）は上昇します。

48　答 **(5)**　　(1) ×　(2) ×　(3) ×　(4) ×　(5) ○

(1)　促進される⇒抑制される　☞水分活性は、食品の保存性の良否や微生物の増殖、化学的反応などに直接関与する自由水の割合を示す指標です。水分活性の低下により、細菌の増殖が抑制されるため、食品の腐敗は抑制されます。

(2)　減少する⇒増加する　☞魚肉や食肉のたんぱく質が変質すると、アンモニアやアミン類などの揮発性塩基窒素が生成されます。

(3)　低下する⇒上昇する　☞ K 値は、魚肉の鮮度判定の指標に用います。魚の死後、筋肉中に含まれる ATP は、ATP → ADP → AMP →イノシン酸（IMP）→イノシン（HxR）→ヒポキサンチン（Hx）に分解されます。鮮度低下に伴い HxR、Hx が増加すると、K 値（ATP 関連化合物に対する HxR ＋ Hx の割合）は上昇します。

(4)　低下する⇒上昇する

(5)　☞過酸化物価は、油脂の自動酸化の初期に生成する過酸化物の量を示し、初期酸化の指標となります。

49　答 **(3)**　　(1) ×　(2) ×　(3) ○　(4) ×　(5) ×

(1)　抑制される⇒促進される　☞油脂の酸敗は、酸素、熱、光、金属イオンなどによって促進されます。

(2)　アルデヒド量の⇒過酸化脂質量の　☞過酸化物価は、油脂の自動酸化により生成した過酸化脂質量を測定したものであり、酸敗が進行している油脂ほど、過酸化物価は大きくなります。

(3)　☞りんごの切断面が褐変するのは、りんごに含まれるクロロゲン酸が、ポリフェノールオキシダーゼにより酸化されるためです。

(4)　脱アミノ反応により⇒脱炭酸反応により

(5)　認められている⇒認められていない　☞わが国において、放射線の照射は、じゃがいもの発芽防止の目的のみで許可されています。

2020 年国試 55：重要度★★★　　　　　　　　　チェック ☐☐☐☐☐

50　食中毒の原因となる細菌およびウイルスに関する記述である。最も適当なのはどれか。1 つ選べ。

(1)　リステリア菌は、プロセスチーズから感染しやすい。

(2)　サルモネラ菌は、偏性嫌気性の細菌である。

(3)　黄色ブドウ球菌は、7.5％食塩水中で増殖できる。

(4)　ボツリヌス菌の毒素は、100℃、30 分の加熱で失活しない。

(5)　ノロウイルスは、カキの中腸腺で増殖する。

2021 年国試 53：重要度★★★　　　　　　　　　チェック ☐☐☐☐☐

51　細菌性食中毒に関する記述である。最も適当なのはどれか。1 つ選べ。

(1)　サルモネラ菌は、神経性の毒素を産生する。

(2)　黄色ぶどう球菌による食中毒の潜伏期間は、2 〜 7 日間である。

(3)　ウェルシュ菌による食中毒の主症状は、血便である。

(4)　カンピロバクター感染症は、ギラン・バレー症候群の原因となる。

(5)　腸管出血性大腸菌は、100℃ 3 分間の煮沸では殺菌できない。

2022 年国試 53：重要度★★★　　　　　　　　　チェック ☐☐☐☐☐

52　細菌性およびウイルス性食中毒に関する記述である。最も適当なのはどれか。1 つ選べ。

(1)　カンピロバクターは、鶏の消化管内には生息していない。

(2)　エルシニア・エンテロコリチカは、5℃で増殖できない。

(3)　黄色ブドウ球菌の毒素は、煮沸で容易に不活化される。

(4)　ノロウイルスは、60℃ 30 分間の加熱で容易に不活化される。

(5)　E 型肝炎ウイルスは、野生のシカの肉を生食することで感染する。

50　答 **(3)**　　(1) ×　(2) ×　(3) ○　(4) ×　(5) ×

(1)　プロセスチーズから⇒ナチュラルチーズから　☞リステリア菌は、4℃以下の低温や、食塩の存在下であっても増殖できるため、冷蔵庫に長期間保存され、加熱せずにそのまま食べられる食品（ナチュラルチーズや生ハムなど）が食中毒の原因となります。

(2)　偏性嫌気性の⇒通性嫌気性の

(4)　失活しない⇒失活する

(5)　カキの中腸腺で⇒ヒトの腸管内で　☞ノロウイルスは、二枚貝の中腸腺で蓄積・濃縮され、それをヒトが摂取することで感染します。ウイルスは、食品中では増殖せず、ヒトの腸管内で増殖します。

51　答 **(4)**　　(1) ×　(2) ×　(3) ×　(4) ○　(5) ×

(1)　産生する⇒産生しない　☞神経性の毒素を産生するのは、ボツリヌス菌です。

(2)　2 〜 7 日間である⇒ 1 〜 5 時間である

(3)　血便である⇒腹痛と下痢である

(4)　☞ギラン・バレー症候群は、主に筋肉を動かす運動神経が障害され、手足の麻痺が起こります。カンピロバクター感染症が原因となり、ギラン・バレー症候群を発症することがあります。

(5)　できない⇒できる　☞腸管出血性大腸菌は、75℃ 1 分間以上の加熱で死滅します。

52　答 **(5)**　　(1) ×　(2) ×　(3) ×　(4) ×　(5) ○

(1)　生息していない⇒生息している

(2)　増殖できない⇒増殖できる

(3)　不活化される⇒不活化されない　☞黄色ブドウ球菌の毒素（エンテロトキシン）は、耐熱性が高く、通常の加熱調理によって不活化することはできません。

(4)　不活化される⇒不活化されない

53 細菌性食中毒に関する記述である。最も適当なのはどれか。1 つ選べ。

(1) カンピロバクター食中毒の潜伏期間は、1 〜 5 時間程度である。

(2) サルモネラ食中毒の原因食品は、主に発酵食品である。

(3) ウェルシュ菌は、好気的条件で増殖しやすい。

(4) セレウス菌の嘔吐毒であるセレウリドは、耐熱性である。

(5) 乳児ボツリヌス症の原因食品は、主に粉乳である。

54 細菌性食中毒に関する記述である。最も適当なのはどれか。1 つ選べ。

(1) 黄色ブドウ球菌は、ベロ毒素を産生する。

(2) ボツリヌス菌は、偏性嫌気性菌である。

(3) カンピロバクターによる食中毒は、主に煮込み料理で発生する。

(4) 腸管出血性大腸菌による食中毒の潜伏期間は、3 〜 8 時間程度である。

(5) わが国におけるセレウス菌による食中毒は、主に下痢型である。

55 ボツリヌス菌とそれによる食中毒に関する記述である。最も適当なのはどれか。1 つ選べ。

(1) 通性嫌気性の細菌である。

(2) 高圧蒸気による 120℃ 20 分間の加熱で死滅しない。

(3) 主な感染源は、生鮮魚介類である。

(4) 潜伏期間は、一般に 10 日程度である。

(5) 毒素は、末梢神経を麻痺させる。

---

53 答 (4)   (1) ×   (2) ×   (3) ×   (4) ○   (5) ×

(1) 1 〜 5 時間程度である⇒ 1 〜 7 日程度である

(2) 発酵食品である⇒鶏卵である

(3) 好気的条件で⇒嫌気的条件で ☞ウェルシュ菌は偏性嫌気性菌であり、嫌気的条件で増殖します。

(5) 粉乳である⇒はちみつである

54 答 (2)   (1) ×   (2) ○   (3) ×   (4) ×   (5) ×

(1) ベロ毒素を⇒エンテロトキシンを ☞ベロ毒素は、腸管出血性大腸菌が産生する毒素です。

(2) ☞ボツリヌス菌は、生育に酸素を必要としない偏性嫌気性菌です。

(3) 煮込み料理で⇒生または加熱不十分な鶏肉で

(4) 3 〜 8 時間程度である⇒ 4 〜 8 日程度である

(5) 下痢型である⇒嘔吐型である

55 答 (5)   (1) ×   (2) ×   (3) ×   (4) ×   (5) ○

(1) 通性嫌気性の⇒偏性嫌気性の ☞ボツリヌス菌は、酸素があると増殖できない偏性嫌気性の細菌です。

(2) 死滅しない⇒死滅する

(3) 生鮮魚介類である⇒いずし、缶詰・瓶詰食品、真空包装された食品などである

(4) 10 日程度である⇒ 8 〜 36 時間である

56 ノロウイルスとそれによる食中毒に関する記述である。最も適当なのはどれか。1 つ選べ。

(1) 数十から数百個のウイルス量で感染する。

(2) 食中毒が多く発生する時期は、夏季である。

(3) ヒトからヒトへ感染しない。

(4) 食中毒の予防には、75℃ 1 分間の加熱が推奨されている。

(5) 主に二枚貝の貝柱に濃縮される。

57 ノロウイルスとそれによる食中毒に関する記述である。最も適当なのはどれか。1 つ選べ。

(1) エンベロープ型ウイルスである。

(2) 二枚貝の中腸腺で増殖する。

(3) 不活化には、75℃で 2 分間の加熱が有効である。

(4) 不活化には、次亜塩素酸ナトリウムによる消毒が有効である。

(5) 食中毒の潜伏期間は、4 〜 7 日程度である。

58 自然毒食中毒と、その原因となる毒素の組合せである。正しいのはどれか。1 つ選べ。

(1) 下痢性貝毒による食中毒 ———————— テトロドトキシン

(2) シガテラ毒による食中毒 ———————— リナマリン

(3) スイセンによる食中毒 ———————— イボテン酸

(4) イヌサフランによる食中毒 ———————— ソラニン

(5) ツキヨタケによる食中毒 ———————— イルジン S

56　答（1）　　(1) ○　(2) ×　(3) ×　(4) ×　(5) ×

(2) 夏季である⇒冬季である

(3) 感染しない⇒感染する

(4) 75℃ 1 分間の⇒ 85 〜 90℃ 90 秒間以上の

(5) 貝柱に⇒中腸腺に

57　答（4）　　(1) ×　(2) ×　(3) ×　(4) ○　(5) ×

(1) ⇒ノンエンベロープ型ウイルスである　☞エンベロープとは、ウイルスの外側を覆う脂質の二重膜の構造をいいます。エンベロープをもつウイルスは、熱や化学物質（アルコールなど）に対する抵抗性が低く、この膜を破壊することで、ウイルスを不活性化できます。一方、エンベロープをもたないウイルス（ノロウイルスなど）は、熱や化学物質（アルコールなど）に対する抵抗性が高く、ウイルスを不活性化しにくいという特徴があります。

(2) 二枚貝の中腸腺で⇒ヒトの腸管内で　☞ノロウイルスは、二枚貝の中腸腺に蓄積・濃縮され、それをヒトが摂取することで感染します。ウイルスは、食品中では増殖せず、ヒトの腸管内で増殖します。

(3) 75℃で 2 分間の⇒ 85 〜 90℃で 90 秒間以上の

(5) 4 〜 7 日程度である⇒ 24 〜 48 時間程度である

58　答（5）　　(1) ×　(2) ×　(3) ×　(4) ×　(5) ○

(1) テトロドトキシン⇒オカダ酸　☞テトロドトキシンは、フグ毒による食中毒の原因となります。

(2) リナマリン⇒シガトキシン　☞リナマリンは、キャッサバによる食中毒の原因となります。

(3) イボテン酸⇒リコリン　☞イボテン酸は、テングタケによる食中毒の原因となります。

(4) ソラニン⇒コルヒチン　☞ソラニンは、ジャガイモによる食中毒の原因となります。

59 自然毒食中毒と、その原因となる毒素の組合せである。最も適当なのはどれか。1 つ選べ。

(1) フグによる食中毒 ———————— パリトキシン

(2) ムール貝による食中毒 ———— サキシトキシン

(3) トリカブトによる食中毒 ———— リナマリン

(4) スイセンによる食中毒 ———— ソラニン

(5) ツキヨタケによる食中毒 ——— アコニチン

食品による感染症・寄生虫症

60 経口感染症、人畜共通感染症および寄生虫症に関する記述である。誤っているのはどれか。1 つ選べ。

(1) コレラの主症状は、激しい下痢である。

(2) リステリア症は、人畜共通感染症である。

(3) トキソプラズマは、猫の糞便から感染する。

(4) 有鉤条虫は、主にサケ・マスの生食から感染する。

(5) サルコシスティスは、− 20℃ 48 時間以上の凍結で死滅する。

61 寄生虫とその感染源の組合せである。最も適当なのはどれか。1 つ選べ。

(1) アニサキス ———————————— コイ

(2) クドア ———————————————— ヒラメ

(3) サルコシスティス ———————— マス

(4) トキソプラズマ ————————— ホタルイカ

(5) 有鉤条虫 ————————————— アユ

59　答 (2)　　(1) ×　(2) ○　(3) ×　(4) ×　(5) ×

(1) パリトキシン⇒テトロドトキシン　☞パリトキシンは、ブダイなどによる食中毒の原因となる毒素です。

(3) リナマリン⇒アコニチン　☞リナマリンは、キャッサバなどによる食中毒の原因となる毒素です。

(4) ソラニン⇒リコリン　☞ソラニンは、じゃがいもによる食中毒の原因となる毒素です。

(5) アコニチン⇒イルジン S

60　答 (4)　　(1) ○　(2) ○　(3) ○　(4) ×　(5) ○

(2) ☞人畜共通感染症は、ヒトと動物に共通して感染する疾患をいいます。

(4) サケ・マスの生食から⇒加熱不十分の豚肉から

61　答 (2)　　(1) ×　(2) ○　(3) ×　(4) ×　(5) ×

(1) コイ⇒サバなど

(3) マス⇒馬肉など

(4) ホタルイカ⇒豚肉など

(5) アユ⇒豚肉など

62 アニサキスとそれによる食中毒に関する記述である。最も適当なのはどれか。1 つ選べ。

(1) 主な感染源は、生のかきである。
(2) 食材を食酢で処理することで、容易に死滅する。
(3) 食材を 5℃で冷蔵することで、容易に死滅する。
(4) 幼虫移行症である。
(5) 最終宿主は、ヒトである。

63 食中毒の原因となる寄生虫と、その原因食品の組合せである。最も適当なのはどれか。1 つ選べ。

(1) アニサキス ―――――――――――――――― 鯉
(2) サルコシスティス・フェアリー ――――― 馬肉
(3) 無鉤条虫 ――――――――――――――――― 豚肉
(4) クドア・セプテンプンクタータ ――――― さわがに
(5) 肝吸虫 ―――――――――――――――――― ほたるいか

食品中の有害物質

64 食品に含まれる物質に関する記述である。誤っているのはどれか。1 つ選べ。

(1) アフラトキシン M 群は、牛乳から検出されるカビ毒である。
(2) フモニシンは、トウモロコシから検出されるカビ毒である。
(3) アクリルアミドは、アミノカルボニル反応によって生じる。
(4) ヘテロサイクリックアミンは、アミロペクチンの加熱によって生じる。
(5) 牛肉は、トランス脂肪酸を含有する。

---

62 答（4）　(1) ×　(2) ×　(3) ×　(4) ○　(5) ×

(1) かきである⇒サバなどである
(2) 容易に死滅する⇒死滅しない　☞酸には抵抗性があり、一般的な料理で使う程度の食酢での処理では死滅しません。
(3) 容易に死滅する⇒死滅しない　☞− 20℃以下、24 時間以上の冷凍では、感染性は失われます。
(4) ☞アニサキスの幼虫に感染した海産魚やイカなどの生食により感染します。
(5) ヒトである⇒クジラやイルカなどの海洋哺乳類である

63 答（2）　(1) ×　(2) ○　(3) ×　(4) ×　(5) ×

(1) 鯉（こい）⇒鯖（さば）など
(3) 豚肉⇒牛肉
(4) さわがに⇒ひらめ
(5) ほたるいか⇒鯉（こい）などの淡水魚

64 答（4）　(1) ○　(2) ○　(3) ○　(4) ×　(5) ○

(3) ☞アクリルアミドは、食品の原材料に含まれているアミノ酸の一種であるアスパラギンと、グルコースやフルクトースなどの還元糖が、高温加熱によりアミノカルボニル反応を起こす過程で生成します。
(4) アミロペクチンの⇒たんぱく質の　☞ヘテロサイクリックアミンは、肉や魚などのたんぱく質を多く含む食品を高温で加熱した場合に生成します。
(5) ☞反芻動物（牛や山羊など）の肉や乳には、トランス脂肪酸が含まれています。

65 食品中の有害物質に関する記述である。最も適当なのはどれか。1 つ選べ。

(1) アフラトキシンを生産するカビ類は、主に亜寒帯に生息している。

(2) デオキシニバレノールは、主に貝類に蓄積される。

(3) 放射性物質であるヨウ素 131 は、主に骨に沈着する。

(4) キンメダイは、メチル水銀を蓄積するため、妊婦に対する注意が示されている。

(5) ベンゾ [a] ピレンは、生野菜に多く含まれている。

66 食品中の有害物質に関する記述である。最も適当なのはどれか。1 つ選べ。

(1) デオキシニバレノールは、りんごを汚染するかび毒である。

(2) ベンゾ [a] ピレンは、ヘテロサイクリックアミンの 1 つである。

(3) アクリルアミドは、アスパラギンと還元糖の反応によって生成する。

(4) $N-$ニトロソアミンは、アミノ酸とクレアチンの反応によって生成する。

(5) ダイオキシンは、水溶性が高いため生物濃縮されにくい。

67 放射性物質に関する記述である。最も適当なのはどれか。1 つ選べ。

(1) 食品摂取を介しての被曝は、外部被曝といわれる。

(2) わが国における食品中の放射性物質の基準値は、プルトニウムが対象である。

(3) ヨウ素 131 の物理学的半減期は、約 8 日である。

(4) ストロンチウム 90 は、筋肉に集積しやすい。

(5) わが国ではじゃがいもの発芽防止に、ベータ線の照射が用いられている。

---

65 答 **(4)** **(1)** × **(2)** × **(3)** × **(4)** ○ **(5)** ×

(1) 亜寒帯に⇒亜熱帯に

(2) 貝類に⇒穀類（小麦など）に

(3) 骨に⇒甲状腺に

(5) 生野菜に⇒乾燥・加熱した肉・魚介類に

66 答 **(3)** **(1)** × **(2)** × **(3)** ○ **(4)** × **(5)** ×

(1) りんごを⇒小麦を

(2) ヘテロサイクリックアミンの⇒多環芳香族炭化水素（PAHs）の ☞ヘテロサイクリックアミンは、食品中のアミノ酸とクレアチンが反応することで生成され、肉や魚の焼けこげなどで検出されます。多環芳香族炭化水素（2 つ以上のベンゼン環をもつ化合物）は、化石燃料などの燃焼時に生成され、大気汚染物質として知られています。多環芳香族炭化水素の中でも強い発がん性を示すベンゾ [a] ピレンは、自動車の排ガスやたばこ煙中だけでなく、焼肉や焼魚などで検出されます。

(3) ☞アクリルアミドは、食品中のアミノ酸の一種であるアスパラギンと、グルコースやフルクトースなどの還元糖が、アミノカルボニル反応を起こす過程で生成され、でんぷんなどの炭水化物を多く含む食品を高温で加熱した食品（ポテトチップスなど）で検出されます。

(4) アミノ酸とクレアチンの⇒アミン類と亜硝酸の ☞$N-$ニトロソアミンは、食品中のアミン類と亜硝酸が反応することで生成され、食肉・魚肉製品で検出されます。

(5) ⇒脂溶性が高く難分解性であるため、生物濃縮されやすい ☞生物濃縮は、環境よりも高い濃度で生体内に外界の物質を蓄積する現象をいいます。

67 答 **(3)** **(1)** × **(2)** × **(3)** ○ **(4)** × **(5)** ×

(1) 外部被曝と⇒内部被曝と ☞体外から放射線を受けることを外部被曝、飲食等によって体内に取り込まれた放射性物質から放射線を受けることを内部被曝といいます。

(2) プルトニウムが⇒放射性セシウムが ☞食品からの放射性物質の影響は放射性セシウムが大部分を占めるため、他の放射性物質の影響を考慮したうえで、放射性セシウムを対象に基準値が設定されています。

(4) 筋肉に⇒骨に ☞ストロンチウム 90 は骨に沈着し、骨髄の造血機能障害を引き起こします。

(5) ベータ線の⇒ガンマ線の

68　食品添加物に関する記述である。最も適当なのはどれか。1 つ選べ。

(1)　生涯を通じて週に 1 日摂取しても健康に影響が出ない量を、一日摂取許容量（ADI）という。

(2)　無毒性量は、ヒトに対する毒性試験の結果をもとに設定される。

(3)　指定添加物は、天然由来の添加物を含まない。

(4)　サッカリンナトリウムは、甘味づけの目的で添加される。

(5)　エリソルビン酸は、細菌の増殖抑制の目的で添加される。

69　食品添加物に関する記述である。最も適当なのはどれか。1 つ選べ。

(1)　一日摂取許容量（ADI）は、厚生労働省が設定する。

(2)　無毒性量（NOAEL）は、ヒトに対する毒性試験の結果に基づいて設定される。

(3)　輸入した柑橘類をばら売りする場合、添加された防かび剤の表示は省略できる。

(4)　調味を目的に添加されたアミノ酸類は、一括名での表示が可能である。

(5)　着色料である赤色 2 号は、既存添加物に分類される。

70　わが国における食品添加物の使用に関する記述である。正しいのはどれか。1 つ選べ。

(1)　ソルビン酸カリウムは、殺菌料として使用される。

(2)　食用赤色 2 号は、鮮魚介類の着色に使用される。

(3)　亜硫酸ナトリウムは、漂白剤として使用される。

(4)　亜硝酸イオンの最大残存量の基準は、食肉製品より魚卵の方が高い。

(5)　アスパルテームは、「L－アスパラギン酸化合物」と表示する。

68　答（4）　　(1) ×　(2) ×　(3) ×　(4) ○　(5) ×

(1)　週に 1 日⇒毎日

(2)　ヒトに⇒動物に

(3)　含まない⇒含む

(5)　細菌の増殖抑制の⇒酸化防止の

69　答（4）　　(1) ×　(2) ×　(3) ×　(4) ○　(5) ×

(1)　厚生労働省が⇒食品安全委員会が　☞ADI は、ヒトが食品添加物を毎日一生涯摂取し続けても、健康への悪影響がない体重 1kg 当たりの量をいい、食品安全委員会が設定します。

(2)　ヒトに⇒動物に

(3)　省略できる⇒省略できない　☞容器包装に入れず、ばら売りなどで販売される食品については、添加物を含む旨の表示義務はありません。しかし、防かび剤を使用した場合は、表示が指導されます。

(4)　☞「調味料（アミノ酸）」と、一括名での表示が可能です。

(5)　既存添加物に⇒指定添加物に

70　答（3）　　(1) ×　(2) ×　(3) ○　(4) ×　(5) ×

(1)　殺菌料として⇒保存料として

(2)　使用される⇒使用できない

(4)　高い⇒低い

(5)　「L－アスパラギン酸化合物」と⇒「L－フェニルアラニン化合物」と　☞フェニルケトン尿症患者は、フェニルアラニンを分解できないため、その摂取量を制限する必要があります。アスパルテームは、アスパラギン酸とフェニルアラニンからできた甘味料です。そのため、アスパルテームを使用した場合、食品表示に「L－フェニルアラニン化合物」を含む旨を併記するよう定められています。

71　食品添加物に関する記述である。最も適当なのはどれか。1つ選べ。

(1)　アスパルテームは、分子内にアラニンを含んでいる。
(2)　ソルビン酸には、強い殺菌作用がある。
(3)　亜硝酸イオンは、ミオグロビンの発色に関与している。
(4)　コチニール色素の主色素は、アントシアニンである。
(5)　ナイシンは、酸化防止剤として用いられる。

72　食品添加物とその用途の組合せである。最も適当なのはどれか。1つ選べ。

(1)　グルコノデルタラクトン ──────── 豆腐用凝固剤
(2)　ソルビン酸カリウム ──────── 酸化防止剤
(3)　ステビア抽出物 ──────── 栄養強化剤
(4)　ナイシン ──────── 甘味料
(5)　イマザリル ──────── 保存料

食品の表示と規格基準

食品の表示方法

73　食品表示基準に基づく一般用加工食品の表示に関する記述である。正しいのはどれか。1つ選べ。

(1)　原材料名は、50 音順に表示しなくてはならない。
(2)　期限表示として、製造日を表示しなくてはならない。
(3)　灰分の含有量を表示しなくてはならない。
(4)　食物繊維の含有量を表示する場合は、糖類の含有量を同時に表示しなくてはならない。
(5)　落花生を原材料に含む場合は、含有する旨を表示しなくてはならない。

71　答 **(3)**　　(1) ×　(2) ×　(3) ○　(4) ×　(5) ×

(1)　アラニンを⇒アスパラギン酸とフェニルアラニンを
(2)　⇒細菌の増殖抑制作用がある　☞ソルビン酸は保存料として使用されます。
(4)　アントシアニンである⇒カルミン酸である　☞コチニール色素は、サボテン等に寄生するエンジムシから抽出される赤色の色素で、カルミン酸が主成分となります。
(5)　酸化防止剤として⇒保存料として

72　答 **(1)**　　(1) ○　(2) ×　(3) ×　(4) ×　(5) ×

(2)　酸化防止剤⇒保存料
(3)　栄養強化剤⇒甘味料
(4)　甘味料⇒保存料
(5)　保存料⇒防かび剤

73　答 **(5)**　　(1) ×　(2) ×　(3) ×　(4) ×　(5) ○

(1)　⇒使用した原材料に占める重量の割合の高いものから順に表示しなくてはならない
(2)　⇒消費期限または賞味期限を表示しなくてはならない
(3)　⇒表示する必要はない　☞熱量、たんぱく質、脂質、炭水化物、ナトリウム（食塩相当量で表示）に表示義務があります。
(4)　糖類の⇒糖質の　☞糖質または食物繊維いずれかを表示しようとする場合は、糖質および食物繊維の量の両方を表示しなければなりません。
(5)　☞アレルギー表示が義務づけられている特定原材料は、卵、乳、小麦、そば、落花生、えび、かに、くるみの 8 品目です。（くるみは、2025 年 4 月から義務化されます）

74　食品表示基準に基づく一般用加工食品の表示に関する記述である。<u>誤っている</u>のはどれか。1つ選べ。

(1)　品質の劣化が極めて少ないものは、消費期限または賞味期限の表示を省略することができる。

(2)　飽和脂肪酸の量の表示は、推奨されている。

(3)　100g 当たりのナトリウム量が5mg 未満の食品には、食塩を含まない旨の強調表示ができる。

(4)　栄養機能食品では、原材料の栄養成分量から得られた計算値を、機能成分の栄養成分表示に用いることができる。

(5)　卵を原材料に含む場合は、アレルゲンの表示が義務づけられている。

75　食品表示基準に基づく一般用加工食品の表示に関する記述である。<u>誤っている</u>のはどれか。1つ選べ。

(1)　消費期限は、未開封で、定められた方法により保存した場合において有効である。

(2)　使用した食品添加物は、原材料と明確に区別して表示する。

(3)　加工助剤は、食品添加物の表示が免除される。

(4)　原材料として食塩を使用していない場合も、食塩相当量の表示が必要である。

(5)　原材料として砂糖を使用していない場合は、糖類の含有量にかかわらずノンシュガーと表示することができる。

74　答 **(4)**　　(1) ○　(2) ○　(3) ○　(4) ×　(5) ○

(1)　☞砂糖、食塩、うまみ調味料、酒類などの品質の劣化が極めて少ないものは、期限表示を省略することができます。

(2)　☞表示が推奨されている栄養成分は、飽和脂肪酸と食物繊維です。

(4)　できる⇒できない　☞機能表示を行う栄養成分量は、定められた方法で得られた値で表示します。合理的な推定により得られた一定の値（例：原材料の栄養成分量から得られた計算値）での表示は認められません。

(5)　☞アレルギー表示が義務づけられている特定原材料は、卵、乳、小麦、そば、落花生、えび、かに、くるみの8品目です。（くるみは、2025 年4月から義務化されます）

75　答 **(5)**　　(1) ○　(2) ○　(3) ○　(4) ○　(5) ×

(2)　☞食品添加物は、「原材料名」と「添加物」をそれぞれ事項名を設けて表示するか、原材料名欄にスラッシュや改行などを用いて、原材料と添加物を明確に区分して表示する必要があります。

(3)　☞食品添加物を用いた場合は、原則表示義務があります。ただし、栄養強化の目的で使用される添加物、加工助剤、キャリーオーバーに該当する添加物などは、表示が免除されます。

(4)　☞熱量、たんぱく質、脂質、炭水化物、ナトリウム（食塩相当量で表示）には表示義務があります。

(5)　できる⇒できない　☞「ノンシュガー」のような表示は、糖類に係る含まない旨の表示の基準が適用されます。したがって、原材料として砂糖を使用していない場合であっても、当該基準以上の糖類が含まれる場合は、ノンシュガーと表示することはできません。

76 食品表示基準に基づく一般用加工食品の表示に関する記述である。最も適当なのはどれか。1 つ選べ。

(1) 品質が急速に劣化しやすい食品には、賞味期限を表示しなければならない。

(2) 食物繊維量は、表示が推奨されている。

(3) 食塩相当量の表示値は、グルタミン酸ナトリウムに由来するナトリウムを含まない。

(4) 大麦を原材料に含む場合は、アレルゲンとしての表示が義務づけられている。

(5) 分別生産流通管理された遺伝子組換え農作物を主な原材料とする場合は、遺伝子組換え食品に関する表示を省略することができる。

77 食品表示基準に基づく一般用加工食品の表示に関する記述である。最も適当なのはどれか。1 つ選べ。

(1) 100g 当たりの熱量が 25kcal の場合は、「0」と表示することができる。

(2) たんぱく質は、「低い旨」の強調表示に関する基準値がある。

(3) 飽和脂肪酸の量の表示は、推奨されている。

(4) 食品添加物は、使用量が少ない順に表示しなくてはならない。

(5) 大豆を原材料に含む場合は、アレルゲンとしての表示が義務づけられている。

76 答 **(2)**　　(1) ×　(2) ○　(3) ×　(4) ×　(5) ×

(1) 賞味期限を⇒消費期限を　☞賞味期限は品質の劣化が緩やかな食品に、消費期限は品質が急速に劣化しやすい食品に表示されます。

(2) ☞食品表示基準に基づき、栄養成分表示が推奨されている栄養成分は、飽和脂肪酸、食物繊維です。

(3) 含まない⇒含む　☞食塩とは塩化ナトリウム（NaCl）を指しますが、食品中に含まれるナトリウムは NaCl 由来のものだけではありません。グルタミン酸ナトリウム、イノシン酸ナトリウムなどもあります。食品表示においては、NaCl 以外を由来とするナトリウムについても、食塩相当量に換算して記載されています。

(4) 義務づけられている⇒義務づけられていない　☞アレルギー表示が義務づけられている特定原材料は、卵、乳、小麦、そば、落花生、えび、かに、くるみの 8 品目です。（くるみは、2025 年 4 月から義務化されます）

(5) できる⇒できない　☞遺伝子組換え農作物を原材料とした場合は「遺伝子組換え」の表示義務があります。

77 答 **(3)**　　(1) ×　(2) ×　(3) ○　(4) ×　(5) ×

(1) できる⇒できない　☞含まない（無、ゼロ、ノン等）と強調表示ができるのは、100g 当たり熱量 5kcal 未満、脂質 0.5g 未満、飽和脂肪酸 0.1g 未満、コレステロール 5mg 未満、糖類 0.5g 未満、ナトリウム 5mg 未満の場合です。

(2) ある⇒ない　☞適切な摂取ができる旨（含まない旨、低い旨、低減された旨）の表示ができるのは、熱量、脂質、飽和脂肪酸、コレステロール、糖類、ナトリウムです。

(3) ☞表示が推奨されている栄養成分は、飽和脂肪酸と食物繊維です。

(4) 少ない順に⇒多い順に

(5) 義務づけられている⇒推奨されている　☞アレルギー表示が義務づけられている特定原材料は、卵、乳、小麦、そば、落花生、えび、かに、くるみの 8 品目です。（くるみは、2025 年 4 月から義務化されます）

78 あるトマトジュースの表示である（図）。図の a ～ c に該当する数値の組合せとして、最も適当なのはどれか。1 つ選べ。

	a	b	c
(1)	40	7	0
(2)	40	7	0.2
(3)	40	11	0
(4)	48	7	0.2
(5)	48	11	0

●品名：トマトジュース(濃縮トマト還元)

●原材料名：トマト(輸入又は国産)

●内容量：200 ml

　以下省略

栄養成分表示(1 本/200 ml 当たり)

エネルギー	a	kcal
たんぱく質	2	g
脂質	0	g
炭水化物	9	g
-糖質	b	g
-食物繊維	2	g
ナトリウム	70	mg
（食塩相当量	c	g ）

●食塩は使用しておりません。

図　トマトジュースの表示

---

78 答 **(2)**　(1) ×　(2) ○　(3) ×　(4) ×　(5) ×

(2) ☞エネルギー産生栄養素は、①たんぱく質、②脂質、③炭水化物です。①たんぱく質からのエネルギー量は 8kcal（2g × 4kcal/g）です。②脂質からのエネルギー量は 0kcal（0g × 9kcal/g）です。③炭水化物は、ヒトの消化酵素によって消化できる「糖質」と、消化できない「食物繊維」からなり、それぞれでエネルギー量が異なります。図より炭水化物 9g、食物繊維 2g とあることから、糖質（b）は 7g（9g − 2g）となります。したがって、炭水化物からのエネルギー量は、糖質 28kcal（7g × 4kcal/g）と食物繊維 4kcal（2g × 2kcal/g）を合計した 32kcal です。つまり、トマトジュースのエネルギー量（a）は 40kcal（8kcal ＋ 0kcal ＋ 32kcal）となります。次に、食塩相当量（c）は「ナトリウム（mg）× 2.54 ÷ 1,000」で算出され、0.2g（70mg × 2.54 ÷ 1,000 ≒ 0.2g）となります。

2022 年国試 55：重要度★★☆　　　　　　　　　　　　　　　チェック ☐☐☐☐☐

79 わが国における食品の規格基準に関する記述である。最も適当なのはどれか。1 つ選べ。

(1) トランス脂肪酸は、バターから検出されてはならない。

(2) パツリンは、りんご果汁から検出されてはならない。

(3) シアン化合物は、生あんから検出されてはならない。

(4) ヒ素は、ひじきから検出されてはならない。

(5) カドミウムは、米から検出されてはならない。

2021 年国試 59：重要度★★★　　　　　　　　　　　　　　　　チェック ☐☐☐☐☐

80 特別用途食品および保健機能食品に関する記述である。最も適当なのはどれか。1 つ選べ。

(1) 特別用途食品（総合栄養食品）は、健康な成人を対象としている。

(2) 特定保健用食品（規格基準型）では、申請者が関与成分の疾病リスク低減効果を医学的・栄養学的に示さなければならない。

(3) 栄養機能食品では、申請者が消費者庁長官に届け出た表現により栄養成分の機能を表示できる。

(4) 機能性表示食品では、申請者は最終製品に関する研究レビュー（システマティックレビュー）で機能性の評価を行うことができる。

(5) 機能性表示食品は、特別用途食品の 1 つである。

3

食べ物と健康

---

79 答 (3) **(1)** × **(2)** × **(3)** ○ **(4)** × **(5)** ×

(1) 検出されてはならない⇒検出されてもよい　☞反芻動物（牛や山羊など）の肉や乳には、トランス脂肪酸が含まれています。

(2) 検出されてはならない⇒検出されてもよい　☞りんごジュース等について、パツリンの最大基準値として 0.050ppm が定められています。

(4) 検出されてはならない⇒検出されてもよい　☞食品を通じたヒ素の摂取については特段の措置が必要な程度とは考えられていないことから、基準値は定められていません。

(5) 検出されてはならない⇒検出されてもよい　☞米について、カドミウムの最大基準値として 0.4ppm が定められています。

80 答 (4) **(1)** × **(2)** × **(3)** × **(4)** ○ **(5)** ×

(1) 健康な成人を⇒疾患等により通常の食事で十分な栄養を摂ることが困難な者を

(2) 示さなければならない⇒示す必要はない　☞特定保健用食品としての許可実績が十分であるなど科学的根拠が蓄積されている関与成分については、定められた規格基準への適合性のみの審査で許可されます。

(3) できる⇒できない　☞栄養機能食品では、基準で定められた当該栄養成分の機能を表示できます。

(4) ☞表示しようとする機能性の科学的根拠を説明するものとして、①最終製品を用いた臨床試験、②最終製品または機能性関与成分に関する研究レビューのいずれかを届け出ます。

(5) 特別用途食品の⇒保健機能食品の

81　特別用途食品および保健機能食品に関する記述である。最も適当なのはどれか。1 つ選べ。

(1)　特別用途食品としての表示には、国の許可は不要である。
(2)　栄養機能食品としての表示には、国の許可が必要である。
(3)　機能性表示食品としての表示には、国の許可が必要である。
(4)　機能性表示食品には、「食生活は、主食、主菜、副菜を基本に、食事のバランスを。」と表示しなくてはならない。
(5)　特定保健用食品の審査では、関与成分に関する研究レビュー（システマティックレビュー）で機能性を評価する。

82　特別用途食品および保健機能食品に関する記述である。最も適当なのはどれか。1 つ選べ。

(1)　特定保健用食品以外の特別用途食品には、許可証票（マーク）は定められていない。
(2)　特別用途食品（総合栄養食品）には、「食生活は、主食、主菜、副菜を基本に、食事のバランスを。」と表示しなくてはならない。
(3)　特定保健用食品（条件付き）は、規格基準を満たすことを条件として個別審査を経ることなく許可される。
(4)　機能性表示食品には、妊産婦を対象に開発された食品がある。
(5)　機能性表示食品は、安全性や機能性の根拠に関する情報を消費者庁のウェブサイトで確認することができる。

83　特別用途食品および保健機能食品に関する記述である。最も適当なのはどれか。1 つ選べ。

(1)　特別用途食品（とろみ調整用食品）は、特別用途食品の類型である病者用食品の 1 つである。
(2)　栄養機能食品は、特別用途食品の 1 つである。
(3)　特定保健用食品（規格基準型）は、規格基準を満たせば国の許可は不要である。
(4)　機能性表示食品は、安全性や機能性の根拠に関する情報を厚生労働省に届け出る必要がある。
(5)　機能性表示食品の対象には、生鮮食品が含まれる。

81　答（4）　　(1)×　(2)×　(3)×　(4)○　(5)×

(1)　不要である⇒必要である
(2)　必要である⇒不要である
(3)　必要である⇒不要である　☞機能性表示食品としての表示には、国の許可は不要ですが、届出をする必要があります。
(5)　特定保健用食品の審査では⇒機能性表示食品では

82　答（5）　　(1)×　(2)×　(3)×　(4)×　(5)○

(1)　定められていない⇒定められている　☞特定保健用食品を含め特別用途食品には許可証票（マーク）が定められています。
(2)　特別用途食品（総合栄養食品）には⇒保健機能食品（特定保健用食品、栄養機能食品、機能性表示食品）には
(3)　特定保健用食品（条件付き）は⇒特定保健用食品（規格基準型）は　☞特定保健用食品（条件付き）は、特定保健用食品の審査で要求している有効性の科学的根拠のレベルには届かないものの、一定の有効性が確認される食品を、限定的な科学的根拠である旨の表示をすることを条件として許可された特定保健用食品です。
(4)　ある⇒ない　☞機能性表示食品は、疾病に罹患していない者（未成年者、妊産婦（妊娠を計画している者を含む）および授乳婦を除く）を対象にした食品です。

83　答（5）　　(1)×　(2)×　(3)×　(4)×　(5)○

(1)　病者用食品の⇒えん下困難者用食品の
(2)　特別用途食品の⇒保健機能食品の
(3)　不要である⇒必要である　☞特定保健用食品（規格基準型）は、定められた規格基準への適合性のみを審査され、規格基準を満たせば国からの許可が得られます。
(4)　厚生労働省に⇒消費者庁に
(5)　☞機能性表示食品は、生鮮食品を含め、すべての食品（一部除く）が対象となります。

84 特定保健用食品の関与成分と保健の用途の組合せである。**誤っている**のはどれか。1つ選べ。

(1) サーデンペプチド ———————————— 血圧が高めの方に適した食品
(2) キトサン ———————————————— カルシウムの吸収を促進する食品
(3) ガラクトオリゴ糖 ———————————— お腹の調子を整える食品
(4) 茶カテキン ————————————————— 体脂肪が気になる方に適した食品
(5) リン酸化オリゴ糖カルシウム ————— 歯の健康維持に役立つ食品

85 特定保健用食品の関与成分と保健の用途に関する表示の組合せである。**誤っている**のはどれか。1つ選べ。

(1) サーデンペプチド ———————————— ミネラルの吸収を助ける食品
(2) γ−アミノ酪酸（GABA） ————————— 血圧が高めの方に適した食品
(3) 難消化性デキストリン ———————— 血糖値が気になる方に適した食品
(4) 低分子化アルギン酸ナトリウム ——— おなかの調子を整える食品
(5) キトサン ———————————————— コレステロールが高めの方に適した食品

86 栄養機能食品として表示が認められている栄養成分と栄養機能表示の組合せである。**正しい**のはどれか。1つ選べ。

(1) n−3系脂肪酸 ———————————「動脈硬化や認知症の改善を助ける栄養素です」
(2) カルシウム ————————————「将来の骨粗鬆症の危険度を減らす栄養素です」
(3) 鉄 ———————————————————「赤血球を作るのに必要な栄養素です」
(4) ビタミンE ———————————————「心疾患や脳卒中の予防を助ける栄養素です」
(5) ビタミンC ———————————————「風邪の予防が期待される栄養素です」

87 栄養機能食品として表示が認められている栄養成分と栄養機能表示の組合せである。**誤っている**のはどれか。1つ選べ。

(1) カリウム ————————————————「正常な血圧を保つのに必要な栄養素です」
(2) 鉄 ———————————————————「赤血球を作るのに必要な栄養素です」
(3) ビタミンB1 ————————————————「炭水化物からのエネルギー産生と皮膚や粘膜の健康維持を助ける栄養素です」
(4) ビタミンD ————————————————「骨粗鬆症になるリスクの低減を助ける栄養素です」
(5) ビタミンK ————————————————「正常な血液凝固能を維持する栄養素です」

---

84 答 **(2)**　　(1) ○　(2) ×　(3) ○　(4) ○　(5) ○

(2) カルシウムの吸収を促進する食品⇒コレステロールの吸収を抑制する食品

85 答 **(1)**　　(1) ×　(2) ○　(3) ○　(4) ○　(5) ○

(1) ⇒血圧が高めの方に適した食品

86 答 **(3)**　　(1) ×　(2) ×　(3) ○　(4) ×　(5) ×

(1) ⇒「皮膚の健康維持を助ける栄養素です」
(2) ⇒「骨や歯の形成に必要な栄養素です」
(4) ⇒「抗酸化作用により、体内の脂質を酸化から守り、細胞の健康維持を助ける栄養素です」
(5) ⇒「皮膚や粘膜の健康維持を助けるとともに、抗酸化作用を持つ栄養素です」

87 答 **(4)**　　(1) ○　(2) ○　(3) ○　(4) ×　(5) ○

(4) ⇒「ビタミンDは、腸管でのカルシウムの吸収を促進し、骨の形成を助ける栄養素です」

食品の生産・加工・保存・流通と栄養

食品加工と栄養、加工食品とその利用

88 **食品の加工に関する記述である。最も適当なのはどれか。1 つ選べ。**

- (1) 納豆の製造では、酢酸菌を発酵に利用する。
- (2) こんにゃくの製造では、グルコマンナンのゲル化作用を利用する。
- (3) かまぼこの製造では、魚肉に塩化マグネシウムを加えてすり潰す。
- (4) 豆腐の製造では、豆乳に水酸化カルシウムを加えて凝固させる。
- (5) 干し柿の製造では、タンニンの水溶化により渋味を除去する。

89 **食品加工に利用される酵素とその働きに関する記述である。最も適当なのはどれか。1 つ選べ。**

- (1) α‐アミラーゼは、マルトースをグルコースに分解する。
- (2) インベルターゼは、スクロースをグルコースとフルクトースに分解する。
- (3) ラクターゼは、でんぷんをグルコースに分解する。
- (4) リパーゼは、RNA をイノシン酸に分解する。
- (5) ヘスペリジナーゼは、カゼインをアミノ酸に分解する。

---

88 **答 (2)** **(1)** × **(2)** ○ **(3)** × **(4)** × **(5)** ×

- (1) 酢酸菌を⇒納豆菌を
- (2) ☞こんにゃくの製造では、水酸化カルシウムを加えてグルコマンナンをゲル化させます。
- (3) 塩化マグネシウムを⇒塩化ナトリウムを　☞かまぼこの製造では、魚肉に塩化ナトリウム（食塩）を加えて、足（弾力）の形成を促します。
- (4) 水酸化カルシウムを⇒塩化マグネシウムを　☞豆腐の製造では、豆乳に塩化マグネシウム（にがり）や硫酸カルシウム（すまし粉）などを加えて凝固させます。
- (5) 水溶化により⇒不溶化により　☞干し柿に用いられる渋柿の渋味成分は水溶性のタンニンであり、これが不溶化することで渋味が感じられなくなります。

89 **答 (2)** **(1)** × **(2)** ○ **(3)** × **(4)** × **(5)** ×

- (1) ⇒でんぷんをマルトースなどに分解する
- (2) ☞インベルターゼは、転化糖の製造に用いられます。
- (3) ⇒ラクトースをグルコースとガラクトースに分解する
- (4) ⇒トリグリセリドを分解する
- (5) ⇒ヘスペリジンを分解する　☞ヘスペリジナーゼは、みかん缶詰の白濁原因物質の除去に用いられます。

90 食品加工に利用される酵素とその利用に関する組合せである。最も適当なのはどれか。1 つ選べ。

(1) パパイン ――――――――――みかん缶詰製造における白濁原因物質の除去

(2) キモシン ――――――――――味噌製造における大豆たんぱく質の分解

(3) ペクチナーゼ ―――――――――転化糖製造におけるショ糖の分解

(4) トランスグルタミナーゼ ――――かまぼこ製造におけるゲル形成の向上

(5) グルコースイソメラーゼ ――――柑橘果汁製造における苦味の除去

91 食品加工に利用される酵素とその基質の組合せである。最も適当なのはどれか。1 つ選べ。

(1) カタラーゼ ―――――――――　β – グルカン

(2) ペクチナーゼ ――――――――　イヌリン

(3) キモシン ――――――――――　カゼイン

(4) グルコースイソメラーゼ ―――　スクロース

(5) トランスグルタミナーゼ ―――　ナリンギン

3

食べ物と健康

90 答 **(4)**　　**(1)** ×　**(2)** ×　**(3)** ×　**(4)** ○　**(5)** ×

(1) パパイン⇒ヘスペリジナーゼ　☞みかん缶詰製造時、ヘスペリジナーゼにより、白濁の原因物質であるヘスペリジンが分解されます。パパインは、食肉の軟化に利用されます。

(2) キモシン⇒プロテアーゼ　☞味噌製造時、麹かびの産生するプロテアーゼにより、大豆たんぱく質が分解され、旨味成分（アミノ酸）が生成します。キモシンは、チーズの製造に利用されます。

(3) ペクチナーゼ⇒インベルターゼ　☞転化糖製造時、インベルターゼにより、ショ糖（スクロース）がグルコースとフルクトースに分解されます。ペクチナーゼは、果汁の清澄化に利用されています。

(4) ☞トランスグルタミナーゼは、たんぱく質同士をつなぎ合わせる架橋反応を触媒します。これによりたんぱく質同士が接着するため、ゲル形成が向上します。

(5) グルコースイソメラーゼ⇒ナリンギナーゼ　☞柑橘果汁製造時、ナリンギナーゼにより、苦味成分であるナリンギンが分解されます。グルコースイソメラーゼは、異性化糖の製造に利用されています。

91 答 **(3)**　　**(1)** ×　**(2)** ×　**(3)** ○　**(4)** ×　**(5)** ×

(1) β – グルカン⇒過酸化水素　☞カタラーゼは、過酸化水素を分解する酵素であり、牛乳の殺菌に用いた過酸化水素の除去に利用されています。

(2) イヌリン⇒ペクチン　☞ペクチナーゼは、果汁の濁りの原因であるペクチンを分解する酵素であり、果汁の清澄化に利用されています。

(3) ☞キモシンは、牛乳たんぱく質である κ – カゼインを分解する酵素であり、チーズの製造に利用されています。

(4) スクロース⇒グルコース　☞グルコースイソメラーゼは、グルコースをフルクトースに異性化する酵素であり、異性化糖の製造に利用されています。

(5) ナリンギン⇒たんぱく質　☞トランスグルタミナーゼは、たんぱく質同士をつなぎ合わせる架橋反応を触媒する酵素であり、これによりたんぱく質同士が接着し、ゲル形成が向上します。かまぼこや成型肉の製造に利用されています。

解答と解説

92　食品の加工法に関する記述である。最も適当なのはどれか。1つ選べ。

(1)　精密ろ過は、主に高分子化合物の濃縮に用いられる。

(2)　ヘキサン抽出は、水溶性成分の抽出に用いられる。

(3)　超臨界抽出は、コーヒーの脱カフェインに用いられる。

(4)　エクストルーダー加工は、液状食品の粉末化に用いられる。

(5)　超高圧処理は、はるさめの製造に用いられる。

93　穀類の加工品に関する記述である。最も適当なのはどれか。1つ選べ。

(1)　アルファ化米は、炊飯した米を冷却後、乾燥させたものである。

(2)　無洗米は、精白後に残る米表面のぬかを取り除いたものである。

(3)　薄力粉のたんぱく質含量は、12 ～ 13％である。

(4)　発酵パンは、ベーキングパウダーにより生地を膨らませる。

(5)　コーンスターチは、とうもろこしを挽き割りにしたものである。

92　答 (3)　　(1) ×　(2) ×　(3) ○　(4) ×　(5) ×

(1)　精密ろ過は⇒限外ろ過は　☞精密ろ過は、0.1 ～ 10 μ m のろ過膜を用いてろ過する方法で、主に液体中に含まれるコロイド粒子、微生物などを分離・精製する際に用いられます。生ビール、ワイン製造時に酵母などを取り除く際に利用されています。限外ろ過は、1 ～ 20nm の（精密ろ過よりも小さい）ろ過膜を用いてろ過する方法で、高分子量物質と低分子量物質を分離し、高分子量物質を濃縮する際に用いられます。果汁の清澄化のため、ペクチンを取り除く際などに利用されています。

(2)　水溶性成分の⇒脂溶性成分の　☞油脂は原料から抽出法や圧搾法で分離後、精製して食用とします。大豆などの比較的油脂の少ない食品については、抽出法が用いられ、ヘキサンなどの有機溶媒を利用して油分を抽出します。これらのことから分かるように、ヘキサン抽出は脂溶性成分の抽出に利用されています。

(3)　☞超臨界抽出は、目的とする成分（例：カフェイン）が含まれる対象物（例：コーヒー）に、超臨界流体（液体と気体の中間の性質を示すもの）を加え、溶解度の差を利用して抽出操作を行う方法です。コーヒーの脱カフェインに利用されています。

(4)　液状食品の粉末化に⇒粉末状食品の成形に　☞エクストルーダー加工は、粉末状食品を成形加工する方法であり、スナック菓子の製造などに利用されています。

(5)　はるさめの⇒ジャムなどの　☞超高圧処理は、高い圧力をかけることで食品加工を行う方法であり、加熱処理を行うことなく、でんぷんの糊化やゲル化、たんぱく質の変性、食品中への糖や塩分の浸透、食品の殺菌などを行うことができます。ジャムや肉・魚介類などの加工に利用されています。

93　答 (2)　　(1) ×　(2) ○　(3) ×　(4) ×　(5) ×

(1)　⇒炊飯した米を熱風乾燥させたものである

(3)　12 ～ 13％である⇒ 6 ～ 9％である

(4)　ベーキングパウダーにより⇒イーストにより

(5)　コーンスターチは⇒コーングリッツは　☞コーンスターチは、とうもろこしを原料とするでんぷんであり、菓子やビールなどに利用されます。コーングリッツは、とうもろこしの胚乳部を挽き割りにしたものであり、コーンスナックやシリアルなどに利用されます。

94 食品とその加工方法に関する記述である。最も適当なのはどれか。1 つ選べ。

(1) うどんの製造に、かん水を使用する。
(2) パンは、麹かびを利用して膨化させ製造する。
(3) こんにゃくの製造に、水酸化カルシウムを使用する。
(4) きなこは、豆乳を加熱して表面にできた膜を乾燥後に粉砕して製造する。
(5) コーングリッツは、とうもろこしを湿式粉砕して製造する。

95 加工食品で利用されている多糖類とその原料に関する組合せである。最も適当なのはどれか。1 つ選べ。

(1) アガロース ──────────── あまのり
(2) アルギン酸 ──────────── 昆布
(3) ペクチン ───────────── てんぐさ
(4) カラギーナン ─────────── りんご
(5) グルコマンナン ────────── きく芋

96 畜肉の加工および加工品に関する記述である。最も適当なのはどれか。1 つ選べ。

(1) ドメスティックソーセージは、ドライソーセージに比べて保存性が高い。
(2) ベーコンは、主に鶏肉を塩漬し、くん煙したものである。
(3) ボンレスハムは、細切れの畜肉につなぎ材料等を混合し、圧力をかけたものである。
(4) コンビーフは、牛肉を塩漬し、煮熟後にほぐし、調味して容器に詰めたものである。
(5) ビーフジャーキーは、細切れの牛肉を塩漬し、調味してケーシングに詰めたものである。

---

94 答 (3)　　(1) ×　(2) ×　(3) ○　(4) ×　(5) ×

(1) うどんの⇒中華めんの　☞中華めん製造時、小麦粉にかん水（アルカリ塩水溶液）を添加し、めん帯を形成します。
(2) 麹かびを⇒パン酵母を
(3) ☞こんにゃく製造時、水酸化カルシウムにより、グルコマンナンがゲル化します。
(4) ⇒大豆を焙煎し粉砕して製造する　☞豆乳を加熱して表面にできた膜は、湯葉です。
(5) 湿式粉砕して⇒乾式粉砕して　☞コーングリッツは、とうもろこしの胚乳部を乾燥状態で挽き割りにしたものであり、コーンスナックやシリアルなどに利用されます。

95 答 (2)　　(1) ×　(2) ○　(3) ×　(4) ×　(5) ×

(1) あまのり⇒てんぐさ　☞アガロースは、てんぐさから抽出される多糖類であり、ところてんや寒天の原料となります。
(3) てんぐさ⇒りんご　☞ペクチンは、果実類等から抽出される多糖類です。
(4) りんご⇒あまのり　☞カラギーナンは、紅藻類から抽出される多糖類です。
(5) きく芋⇒こんにゃくいも

96 答 (4)　　(1) ×　(2) ×　(3) ×　(4) ○　(5) ×

(1) 高い⇒低い　☞ドメスティックソーセージ（ウインナーソーセージ、フランクフルトソーセージ等）は水分含量が多いため保存性が低く、ドライソーセージ（サラミソーセージ等）は水分含量が少なく、水分活性も低いため保存性が高くなります。
(2) 鶏肉を⇒豚肉を
(3) ボンレスハムは⇒プレスハムは　☞ボンレスハムは単一の肉塊から製造するのに対し、プレスハムは細切れの肉塊を寄せ集めて製造します。
(5) ケーシングに詰めたもの⇒薄く圧延して乾燥させたもの

97 発酵食品とその製造に関わる微生物の組合せである。最も適当なのはどれか。1つ選べ。

- (1) ワイン ─────────── 枯草菌
- (2) ビール ─────────── 麦角菌
- (3) 食酢 ─────────── 乳酸菌
- (4) 糸引き納豆 ─────────── 酵母
- (5) 味噌 ─────────── こうじかび

98 食品とその製造に関与する微生物の組合せである。最も適当なのはどれか。1つ選べ。

- (1) ビール ─────────── 麹かび
- (2) 漬物 ─────────── 乳酸菌
- (3) ヨーグルト ─────────── 枯草菌
- (4) 清酒 ─────────── 青かび
- (5) 糸引き納豆 ─────────── 酵母

食品流通・保存と栄養

99 食品の保存に関する記述である。最も適当なのはどれか。1つ選べ。

- (1) ブランチング処理により、酵素は活性化する。
- (2) 最大氷結晶生成帯を短時間で通過させると、品質の低下は抑制される。
- (3) 塩蔵では、食品の浸透圧は低下する。
- (4) CA 貯蔵では、二酸化炭素を大気より低濃度にする。
- (5) 酸を用いた保存では、無機酸が用いられる。

---

97 答（5） **(1)** × **(2)** × **(3)** × **(4)** × **(5)** ○

- (1) 枯草菌⇒酵母
- (2) 麦角菌⇒酵母
- (3) 乳酸菌⇒酢酸菌
- (4) 酵母⇒枯草菌（納豆菌）　☞納豆菌は、枯草菌の一種です。

98 答（2） **(1)** × **(2)** ○ **(3)** × **(4)** × **(5)** ×

- (1) 麹かび⇒酵母
- (3) 枯草菌⇒乳酸菌
- (4) 青かび⇒麹かびと酵母
- (5) 酵母⇒枯草菌（納豆菌）　☞納豆菌は、枯草菌の一種です。

99 答（2） **(1)** × **(2)** ○ **(3)** × **(4)** × **(5)** ×

- (1) 活性化する⇒不活性化する　☞ブランチング処理とは、蒸気・熱湯によって酵素を不活性化することです。
- (2) ☞氷結晶が最も大きくなる－1～－5℃の温度帯を最大氷結晶生成帯といいます。食品中の氷結晶が成長すると組織が損傷され、ドリップの原因となります。最大氷結晶生成帯の通過時間が短い急速凍結を行うことで、品質の低下は抑制されます。
- (3) 低下する⇒上昇する　☞食品に食塩を添加することで、食品の浸透圧を高め、水分活性を低下させます。
- (4) 低濃度に⇒高濃度に　☞CA 貯蔵は、庫内の酸素を減らし、二酸化炭素を増やし、かつ低温で保存する方法です。野菜や果実を CA 貯蔵で保存すると、呼吸速度が低下し、鮮度の保持期間が延長します。
- (5) 無機酸が⇒有機酸が　☞食品に酢酸や乳酸などの有機酸を添加し、pH を低下させることで、微生物の増殖を抑制します。

100　食品の保存に関する記述である。最も適当なのはどれか。1 つ選べ。

(1)　冷凍におけるグレーズは、食品の酸化を防ぐ効果がある。

(2)　冷蔵における低温障害は、主に畜肉で発生する。

(3)　水産物の缶詰では、主に低温殺菌が用いられている。

(4)　ガス置換による保存・貯蔵では、空気を酸素に置換する。

(5)　わが国において、放射線の照射は、殺菌のために許可されている。

101　食品の保存に関する記述である。最も適当なのはどれか。1 つ選べ。

(1)　グレーズ処理は、pH を低下させる保存法である。

(2)　青果物の品温を 20℃から 10℃に下げると、呼吸量は 1/2 〜 1/3 に抑制される。

(3)　CA 貯蔵では、二酸化炭素濃度を 15 〜 20％に上昇させる。

(4)　熱燻法は、冷燻法に比べて保存性が高い。

(5)　食肉の缶詰の殺菌には、主に低温殺菌が用いられる。

3

食べ物と健康

100　答（1）　　(1) ○　(2) ×　(3) ×　(4) ×　(5) ×

(1)　☞魚介類は、冷凍保存中に乾燥、酸化、変色などの冷凍やけを起こしやすいため、食品表面を氷衣（グレーズ）で覆う方法がとられます。

(2)　畜肉で⇒野菜や果実で

(3)　低温殺菌が⇒高温殺菌が

(4)　酸素に⇒二酸化炭素や窒素に　　☞保存容器中の酸素を二酸化炭素や窒素などの不活性ガスに置換することで、酸化反応や好気性微生物による品質低下を抑制することができます。

(5)　許可されている⇒許可されていない　　☞わが国において、放射線の照射は、じゃがいもの発芽防止の目的のみで許可されています。

101　答（2）　　(1) ×　(2) ○　(3) ×　(4) ×　(5) ×

(1)　⇒食品表面を氷衣（グレーズ）で覆う保存法である　　☞魚介類は、冷凍保存中に乾燥、酸化、変色などの冷凍やけを起こしやすいため、食品表面を氷衣（グレーズ）で覆う保存法がとられます。

(3)　15 〜 20％に⇒ 2 〜 8％に　　☞CA 貯蔵は、庫内の酸素濃度を低下・二酸化炭素濃度を上昇させ、かつ低温で保存する方法です。野菜や果実を CA 貯蔵で保存すると、呼吸速度が低下し、鮮度の保持期間が延長します。

(4)　高い⇒低い　　☞熱燻煙は香り付けが主目的であり、保存性に劣ります。

(5)　低温殺菌が⇒高温殺菌が

解答と解説

102 食品の保存法と保存性を高めるための加工法に関する記述である。最も適当なのはどれか。1つ選べ。

(1) 冷凍食品では、冷却時に－1～－5℃の温度帯を緩慢に通過させて－20℃にすることで品質が良好に保持される。

(2) パーシャルフリージングでは、一般的にたんぱく質の変性が急速に進む。

(3) ショ糖を用いる糖蔵では、浸透圧が低下する。

(4) 冷燻法による燻製食品は、熱燻法で製造された製品に比べて保存性が劣る。

(5) 容器包装に密封した常温流通食品のうち、pH が 4.6 を超え、かつ、水分活性が 0.94 を超えるものは、120℃ 4 分間以上の加熱により殺菌する。

103 食品の保存性を高める方法に関する記述である。最も適当なのはどれか。1つ選べ。

(1) 紫外線照射は、食品の中心部まで殺菌することができる。

(2) 牛乳の高温短時間殺菌は、120～150℃で 2～4 秒間行われる。

(3) CA 貯蔵では、酸素濃度を 20％程度に維持する。

(4) パーシャルフリージングは、－10～－15℃の範囲で行われる。

(5) フリーズドライでは、食品中の水分は氷から水蒸気となる。

---

102 答 (5)　　(1) ×　(2) ×　(3) ×　(4) ×　(5) ○

(1) 緩慢に⇒急速に　☞氷結晶が最も大きくなる－1～－5℃の温度帯を最大氷結晶生成帯といいます。食品中の氷結晶が成長すると組織が損傷され、ドリップの原因となります。最大氷結晶生成帯の通過時間が短い急速凍結を行うことで、品質の低下は抑制されます。

(2) 急速に⇒緩慢に　☞パーシャルフリージングの保存温度は－3℃付近であり、完全に凍結する冷凍に比べて、たんぱく質の変性は起こりにくくなります。

(3) 低下する⇒上昇する

(4) 冷燻法 ⇔ 熱燻法　☞熱燻法は香り付けが主目的であり、保存性に劣ります。

(5) ☞真空パック詰食品など容器包装内部が嫌気性となる食品の場合、ボツリヌス菌が増殖します。食中毒を予防するため、120℃ 4 分間以上の加熱殺菌を行います。

103 答 (5)　　(1) ×　(2) ×　(3) ×　(4) ×　(5) ○

(1) 中心部まで⇒表面を　☞紫外線は透過性がないため、食品表面の殺菌に有効です。

(2) 高温短時間殺菌は⇒超高温殺菌は　☞高温短時間殺菌は、72℃以上で 15 秒以上行われます。

(3) 20％程度に⇒2～8％程度に　☞CA 貯蔵は、庫内の酸素濃度を低下・二酸化炭素濃度を上昇させ、かつ低温で保存する方法です。野菜や果実を CA 貯蔵で保存すると、呼吸速度が低下し、鮮度の保持期間が延長します。

(4) －10～－15℃の⇒－2～－5℃の　☞パーシャルフリージングの保存温度は－2～－5℃であり、完全に凍結する冷凍に比べて、たんぱく質の変性が起こりにくくなります。

(5) ☞フリーズドライは、食品を急速凍結させて、水分を細かい氷結晶（固体）にした後、減圧下で水蒸気（気体）にして乾燥させる方法です。インスタントみそ汁などの製造に利用されています。

104 食品の容器・包装に関する記述である。最も適当なのはどれか。1 つ選べ。

(1) ガラスは、プラスチックに比べて化学的安定性が低い。
(2) 生分解プラスチックは、微生物によって分解されない。
(3) ラミネート包材は、単一の素材から作られる。
(4) 無菌充填包装では、包装後の加熱殺菌は不要である。
(5) 真空包装は、嫌気性微生物の生育を阻止する。

105 容器包装に関する記述である。最も適当なのはどれか。1 つ選べ。

(1) アルミニウムは、ラミネート材料として利用されている。
(2) セロハンは、防湿性が高い。
(3) ガラスは、ガス遮断性が低い。
(4) 無菌包装では、包装後に殺菌処理を行う。
(5) ガス置換包装では、容器内の空気を酸素に置換する。

104 答 (4)　(1) ×　(2) ×　(3) ×　(4) ○　(5) ×
(1) 低い⇒高い
(2) 分解されない⇒分解される　☞生分解プラスチックは、微生物の働きによって最終的に水と二酸化炭素にまで分解されることから、廃棄物処理問題の解決につながると期待されています。
(3) 単一の⇒複数の
(5) 嫌気性微生物の⇒好気性微生物の

105 答 (1)　(1) ○　(2) ×　(3) ×　(4) ×　(5) ×
(1) ☞ラミネートとは、性質の異なるフィルムを張り合わせる加工法です。アルミニウムをラミネート材料として利用することで、遮光性や断熱性が高まります。
(2) 高い⇒低い　☞セロハンは植物の細胞壁の主成分であるセルロースから作られ、普通セロハンは防湿性に劣ります。
(3) 低い⇒高い
(4) 包装後に⇒包装前に
(5) 酸素に⇒二酸化炭素や窒素に

食事設計の基礎

2024 年国試 63：重要度★★☆　　　　　　　　　　　　　　　チェック □□□□□

106　食べ物の官能評価に関する記述である。最も適当なのはどれか。1 つ選べ。

(1)　嗜好型官能評価では、客観的に試料の差や品質を判断させる。

(2)　3 点識別法は、3 種類の試料を 2 個ずつ組み合わせて提示し、特性の強さを判断させる方法である。

(3)　シェッフェの一対比較法は、2 種類の試料の一方を 2 個、他方を 1 個組み合わせて提示し、異なる 1 個を選ばせる方法である。

(4)　SD（セマンティック・ディファレンシャル）法は、相反する形容詞対を用いて試料の特性を評価させる方法である。

(5)　順位法は、試料の特性の強さや好ましさを数値尺度で評価させる方法である。

調理の基本

2024 年国試 64：重要度★★☆　　　　　　　　　　　　　　　チェック □□□□□

107　加熱調理器具に関する記述である。最も適当なのはどれか。1 つ選べ。

(1)　アルミニウム鍋は、耐熱ガラス鍋より保温性が高い。

(2)　ステンレス鍋は、鉄鍋より熱が伝わりやすい。

(3)　土鍋は、電気コンロで使用できる。

(4)　アルマイト鍋は、電子レンジで使用できる。

(5)　鉄ほうろう鍋は、電磁調理器では使用できない。

---

106 答（4）　　(1) ×　(2) ×　(3) ×　(4) ○　(5) ×

(1)　嗜好型官能評価では⇒分析型官能評価では　☞官能評価には、主観的な評価である嗜好型官能評価と、客観的な評価である分析型官能評価があります。嗜好型官能評価では試料に対する人の嗜好性や受容性を評価し、分析型官能評価では試料間の特性の識別や、品質の鑑別を行います。

(2)　3 点識別法は⇒シェッフェの一対比較法は　☞シェッフェの一対比較法は、3 種類以上の試料（A、B、C…）を比較する場合、2 個ずつ組み合わせて提示します。これをすべての組み合わせについて実施し、ある特定の強弱を評価させる方法です。例えば、「A は B に比べて好ましいか否かを－ 3 ～＋ 3 で回答」、「A は C に比べて好ましいか否かを－ 3 ～＋ 3 で回答」、「B は C に比べて好ましいか否かを－ 3 ～＋ 3 で回答」というように評価していきます。

(3)　シェッフェの一対比較法は⇒3 点識別法は　☞3 点識別法は、異なる 2 種類の試料（A、B）を識別させるのに、「A/A/B」あるいは「A/B/B」を 1 組にして提示し、3 つの試料のうち異なるものを 1 つ選択させる方法です。

(4)　☞SD 法は、試料に対する印象を、「良い」「悪い」といった対になる形容詞を両極にとった評価尺度を用いて評価させる方法です。

(5)　順位法は⇒採点法は　☞順位法は、試料に対する嗜好や官能特性（味の濃さ、香りの強さ等）を順位づけする方法です。採点法は、－ 3 ～＋ 3 などの数値尺度を用いて、試料の特性の強さや好ましさを評価させる方法です。

107 答（3）　　(1) ×　(2) ×　(3) ○　(4) ×　(5) ×

(1)　アルミニウム鍋 ⇔ 耐熱ガラス鍋　☞耐熱ガラスは、保温性に優れます。

(2)　ステンレス鍋 ⇔ 鉄鍋　☞熱伝導率は、ステンレスより鉄の方が高いため、熱が伝わりやすくなります。

(4)　使用できる⇒使用できない　☞アルマイト鍋は、アルミニウムにアルマイト加工（表面に皮膜をつけて腐食を防ぐように処理）が施された鍋です。金属製品は電子レンジで使用することはできません。

(5)　使用できない⇒使用できる　☞ほうろうには金属が使用されているため、電磁調理器で使用することができます。

108 調理器具・機器に関する記述である。最も適当なのはどれか。1 つ選べ。

(1) 三徳包丁は、代表的な和包丁である。

(2) 両刃の包丁は、片刃のものより、かつらむきに適している。

(3) 平底の鍋は、丸底のものより電磁調理器に適している。

(4) 蒸し器内の水蒸気の温度は、120℃以上である。

(5) 家庭用冷凍庫の庫内は、− 5℃前後になるように設定されている。

109 鶏卵を用いた調理・加工に関する記述の組合せである。最も適当なのはどれか。1 つ選べ。

(1) 半熟卵 ―――――― 水に卵を入れて火にかけ、沸騰してから 12 分間加熱する。

(2) 落とし卵 ―――――― 卵白の凝固を促進するために、沸騰水に塩と酢を添加する。

(3) 卵豆腐 ―――――― すだちを防ぐために、卵液を 100℃まで急速に加熱する。

(4) メレンゲ ―――――― 泡立てやすくするために、最初に砂糖を卵白に加える。

(5) マヨネーズ ――――― エマルションの転相を防ぐために、一度に全ての油を卵黄に加える。

110 飲み物の調理に関する記述である。最も適当なのはどれか。1 つ選べ。

(1) アイスティーのクリームダウンを防ぐために、急速に冷却する。

(2) 緑茶のタンニンをより多く抽出するために、茶葉に冷水を注ぐ。

(3) コーヒーのカフェイン量を減らすために、サイフォン式で抽出する。

(4) 赤じそジュースの赤色を鮮やかにするために、重曹を添加する。

(5) ホットミルクの皮膜形成を防ぐために、撹拌せず加熱する。

---

108 答 (3)　　(1) ×　(2) ×　(3) ○　(4) ×　(5) ×

(1) 和包丁である⇒洋包丁である　☞洋包丁は両刃であり、三徳包丁、牛刀などがあります。和包丁は片刃であり、出刃包丁などがあります。

(2) 両刃 ⇔ 片刃

(4) 120℃以上である⇒ 100℃以下である

(5) − 5℃前後に⇒− 18℃以下に

109 答 (2)　　(1) ×　(2) ○　(3) ×　(4) ×　(5) ×

(1) 12 分間⇒ 6 分間

(3) ⇒ 85 〜 90℃でゆっくり加熱する

(4) 最初に⇒何回かに分けて

(5) 一度に全ての⇒何回かに分けて

110 答 (1)　　(1) ○　(2) ×　(3) ×　(4) ×　(5) ×

(1) ☞クリームダウンとは、紅茶を冷却した時にみられる混濁現象をいいます。クリームダウンはゆっくりと冷える時に起こりやすいため、これを防止するためには、急速に冷却します。

(2) ⇒緑茶のテアニンをより多く抽出するために、茶葉に 70 〜 80℃のお湯を注ぐ　☞旨味成分であるテアニンは、50℃以上の温度で抽出されます。なお、高温で抽出すると、渋味成分であるタンニンが抽出されるため、渋味を抑えて旨味成分を引き出すためには 70 〜 80℃で抽出します。

(3) ⇒焙煎を深くする

(4) 重曹を⇒レモン汁を　☞赤じその色素成分であるアントシアニンは、酸性で鮮やかな赤色を呈します。

(5) 撹拌せず⇒撹拌しながら

111 嗜好性を高めるための調理に関する記述である。最も適当なのはどれか。1つ選べ。

(1) 煮魚では、魚臭を抑えるために、魚を低温の煮汁とともに加熱して沸騰させる。

(2) でんぷん糊液では、とろみを増すために、でんぷんをあらかじめデキストリン化する。

(3) フルクトースを多く含む果物では、甘味を増すために冷やす。

(4) みそ汁では、うま味を増すために、みそを入れてから長時間加熱する。

(5) きんとんでは、色よく仕上げるために、さつまいもの皮を薄くむく。

112 酢による食品の色の変化に関する記述である。最も適当なのはどれか。1つ選べ。

(1) ほうれんそうは、緑色から黄褐色になる。

(2) 赤たまねぎは、赤紫色から青色になる。

(3) れんこんは、白色から黄色になる。

(4) にんじんは、橙赤色から黄色になる。

(5) 牛肉は、暗赤色から鮮赤色になる。

113 食塩の調理特性に関する記述である。誤っているのはどれか。1つ選べ。

(1) 切ったりんごを食塩水につけて、褐変を防止する。

(2) 小麦粉生地に添加して、粘弾性を低下させる。

(3) 野菜にふりかけて、脱水させる。

(4) ひき肉に添加して、こねた時の粘着性を増加させる。

(5) 魚にふりかけて、臭い成分を除去する。

---

111 答 **(3)**　　(1) ×　(2) ×　(3) ○　(4) ×　(5) ×

(1) ⇒沸騰した煮汁に魚を入れて加熱する

(2) ⇒でんぷん濃度を上げる

(3) ☞フルクトースはα型とβ型があり、β型の方が甘味度が高くなります。温度が下がるとβ型が増加するため、フルクトースを多く含む果物は冷やして食べた方が甘味を強く感じます。

(4) 長時間⇒短時間

(5) 薄く⇒厚く

112 答 **(1)**　　(1) ○　(2) ×　(3) ×　(4) ×　(5) ×

(2) 青色に⇒赤色に

(3) 白色 ⇔ 黄色

(4) ⇒変化しない

(5) ⇒変化しない　☞肉に酢を加えることで、肉質が軟らかくなります。

113 答 **(2)**　　(1) ○　(2) ×　(3) ○　(4) ○　(5) ○

(2) 低下させる⇒増加させる

114 食品の硬さを調整するための調理に関する記述である。最も適当なのはどれか。1 つ選べ。

(1) じゃがいもは、軟らかくするために 65℃に保ちながらゆでる。

(2) さつまいもは、軟らかくするためにミョウバン入りの水でゆでる。

(3) れんこんは、歯ごたえを良くするために重曹入りの水でゆでる。

(4) だいこんの千切りは、歯ごたえを良くするために塩水に浸す。

(5) 鯉は、歯ごたえを良くするために、そぎ切りにして氷水に漬ける。

115 調理による食品の色の変化に関する記述である。最も適当なのはどれか。1 つ選べ。

(1) ほうれんそうは、短時間ゆでると黄褐色になる。

(2) カリフラワーは、重曹とともにゆでると白色になる。

(3) マッシュルームの切り口は、長時間放置すると黄色になる。

(4) 乾燥のりは、火であぶると赤色が濃くなる。

(5) さばの普通筋は、酢じめすると白色になる。

3

食べ物と健康

114 答 (5)　　(1) ×　(2) ×　(3) ×　(4) ×　(5) ○

(1) ⇒煮崩れ防止のために牛乳や味噌入りの水でゆでる　☞じゃがいものペクチンは、牛乳や味噌に含まれるカルシウムと結合すると不溶化し、じゃがいもが硬くなります（煮崩れ防止になります）。

(2) 軟らかくするために⇒煮崩れ防止のために　☞さつまいものペクチンは、ミョウバンに含まれるアルミニウムと結合すると不溶化し、さつまいもが硬くなります（煮崩れ防止になります）。

(3) 重曹入りの⇒酢入りの　☞れんこんのペクチンは、酢を入れることで分解が抑制されるため、れんこんが硬くなります（歯ごたえが良くなります）。

(4) 塩水に⇒水に　☞水に野菜を漬けると、切り口から水が浸透して細胞が膨らみ、歯ごたえが良くなります。

(5) ☞そぎ切りした身を冷水や氷水で洗って縮ませた刺身を「あらい」といい、川魚などのくせのある魚や白身魚に用いられます。

115 答 (5)　　(1) ×　(2) ×　(3) ×　(4) ×　(5) ○

(1) 短時間⇒長時間　☞ほうれんそうに含まれるクロロフィル（緑色）は、長時間の加熱によりフェオフィチン（黄褐色）に変化し退色します。

(2) 重曹とともに⇒酢とともに　☞カリフラワーに含まれるフラボノイド系色素は、酢を加えて酸性にしてゆでると、白色が保たれます。

(3) 黄色になる⇒黒色になる　☞マッシュルームを切ったまま放置すると、ポリフェノールオキシダーゼの作用により、黒色になります。

(4) 赤色が⇒青緑色が　☞乾燥のりを火であぶると、フィコエリスリン（赤色）が熱で分解され、熱に安定なクロロフィル（緑色）やフィコシアニン（青色）の色が現れるため、青緑色の焼き色となります。

(5) ☞たんぱく質の酸変性により、白色になります。

解答と解説

116 魚介類の調理に関する記述である。最も適当なのはどれか。1 つ選べ。

(1) 生のひらめの肉質は、生のかつおに比べて軟らかい。

(2) 筋形質たんぱく質の少ない魚は、煮ると身がしまって硬くなる。

(3) 霜ふりは、魚に 10％程度の食塩を振りかけることをいう。

(4) 煮こごりは、筋原線維たんぱく質がゲル化したものである。

(5) 魚肉に 2 〜 3％の食塩を加えてすり潰すと、粘りの強いすり身ができる。

117 ゲル化素材を用いたデザートゼリーの調製と物性に関する記述である。最も適当なのはどれか。
1 つ選べ。

(1) 粉寒天は、冷水に振り入れて溶解させる。

(2) 寒天ゲルは、砂糖を添加すると軟らかく仕上がる。

(3) ゼラチンゲルは、牛乳を添加すると硬く仕上がる。

(4) ゼラチンゲルは、生のオレンジ果汁を添加すると硬く仕上がる。

(5) κ – カラギーナンゲルは、室温で融解して容易に崩れる。

調理操作と栄養

118 食品の安全性を高めるための調理に関する記述である。最も適当なのはどれか。1 つ選べ。

(1) じゃがいもは、ソラニンを無毒化するために、十分に加熱する。

(2) フライドポテトは、アクリルアミドの生成を抑制するために、揚げる温度を高くする。

(3) ジャムは、防腐効果を高めるために、砂糖濃度を低くする。

(4) あさりは、砂出しのために、水道水に浸す。

(5) 海水魚は、食中毒予防のために、水道水で洗浄する。

---

116 答 **(5)**　　(1) ×　(2) ×　(3) ×　(4) ×　(5) ○

(1) 軟らかい⇒硬い　☞魚の刺身では、魚肉の肉質に適した切り方をします。肉質が軟らかい赤身魚（かつお）は厚めに、肉質の硬い白身魚（ひらめ）はそぎ切りまたは薄く切ります。

(2) 少ない⇒多い　☞筋形質（筋漿）たんぱく質は、ミオグロビンやヘモグロビンなどをいいます。筋形質たんぱく質の多い魚（ミオグロビン含量の多い赤身魚）は、煮ると身がしまって硬くなります。

(3) 霜ふりは⇒塩じめは　☞霜ふりは、魚に熱湯をかけることをいい、臭みを取り除くために行われます。

(4) 筋原線維たんぱく質が⇒肉基質（筋基質）たんぱく質が　☞肉基質（筋基質）たんぱく質は、コラーゲンやエラスチンなどをいいます。コラーゲンは加熱すると可溶化し、ゼラチンとなります。煮魚を放置してできる煮こごりは、ゼラチンが冷えてゲル化したものです。

(5) ☞魚肉に 2 〜 3％の食塩を加えてすり潰すと、魚肉中の筋原線維たんぱく質（アクチン、ミオシンなど）が溶出して、粘りの強いすり身ができます。

117 答 **(3)**　　(1) ×　(2) ×　(3) ○　(4) ×　(5) ×

(1) ⇒加熱溶解させる　☞寒天の溶解温度は 90℃以上です。

(2) 軟らかく⇒硬く　☞砂糖濃度が高いほど、ゲル硬度は高くなります。

(3) ☞牛乳を加える量が多くなると、牛乳中の塩類の影響を受けて、ゲル硬度が高くなります。

(4) 硬く⇒軟らかく　☞酸性の果汁（オレンジ果汁など）を添加すると、ゼラチンが分解されやすくなるため、ゲル硬度が低くなります。

(5) ⇒室温では崩れない　☞κ–カラギーナンゲルの融点は 60 〜 65℃であり、室温では融解しません。

118 答 **(5)**　　(1) ×　(2) ×　(3) ×　(4) ×　(5) ○

(1) ⇒ソラニンを除去するために、芽や緑色部分を除去する

(2) ☞アクリルアミドは、じゃがいもなどの炭水化物を多く含む食品を高温で加熱した場合に生成します。

(3) 低くする⇒高くする

(4) 水道水に⇒食塩水に

119　味の相互作用に関する記述である。最も適当なのはどれか。1 つ選べ。

(1)　だし汁のうま味は、少量の食塩を加えると弱まる。

(2)　ぜんざいの甘味は、少量の食塩を加えると弱まる。

(3)　昆布とかつお節の混合だしは、単独よりもうま味が弱い。

(4)　甘味を繰り返し感じ続けると、甘味を強く感じるようになる。

(5)　塩辛い食品を食べた後では、水に甘味を感じる。

120　食品の栄養成分と調理に関する記述である。誤っているのはどれか。1 つ選べ。

(1)　野菜のカロテンは、油炒めにより消化管からの吸収が良くなる。

(2)　こまつなのカリウムは、ゆでることにより多くはゆで汁に溶出する。

(3)　さつまいものでんぷんは、65℃付近で加熱を続けると高分子化する。

(4)　牛乳のアミノ酸は、小麦粉生地の焼き過程で糖と結合する。

(5)　魚肉のたんぱく質は、食塩を加えてこねた後に加熱するとゲル化する。

献立作成

121　代表的な料理の献立の構成に関する記述である。最も適当なのはどれか。1 つ選べ。

(1)　会席料理では、最初に飯と汁が供される。

(2)　精進料理では、煮干しだしの汁が供される。

(3)　西洋料理の正餐では、最初に魚料理（ポワソン）が供される。

(4)　ビュッフェでは、主食、主菜、副菜が順番に供される。

(5)　中国料理では、菜と点心が供される。

---

119 答 (5)　(1) ×　(2) ×　(3) ×　(4) ×　(5) ○

(1)　弱まる⇒強まる　☞対比効果による味の相互作用です。対比効果は、2 種類の呈味物質が同時に存在すると、一方の呈味刺激が他方を増強する現象です。

(2)　弱まる⇒強まる　☞対比効果による味の相互作用です。

(3)　弱い⇒強い　☞相乗効果による味の相互作用です。相乗効果は、異なる旨味成分が共存すると、それぞれ単独の味の和より味が強くなる現象です。

(4)　強く⇒弱く　☞順応効果による味の相互作用です。順応効果は、ある濃度の呈味物質を長時間味わっていると閾値が上昇する現象です。

(5)　☞変調効果による味の相互作用です。変調効果は、前に食べた味の影響で後の味が変化する現象です。

120 答 (3)　(1) ○　(2) ○　(3) ×　(4) ○　(5) ○

(1)　☞脂溶性であるカロテンの吸収には胆汁酸が必要です。脂質を一緒に摂取すると、胆汁酸の分泌が促され、カロテンの吸収が促進されます。

(2)　☞水溶性であるカリウムは、ゆでたり水にさらしたりすることで、水に溶出します。

(3)　高分子化する⇒低分子化する　☞さつまいもには β – アミラーゼが含まれているため、ゆっくり加熱すると β – アミラーゼによってでんぷんが分解され（低分子化し）、甘味が強まります。

(4)　☞アミノ化合物（アミノ酸など）とカルボニル化合物（還元糖など）間の反応により、褐変物質であるメラノイジンが生じる反応をアミノカルボニル反応と呼びます。パンやクッキーの焼き色はアミノカルボニル反応によります。

(5)　☞魚肉に食塩を加えてすり潰すことにより、魚肉中の筋原線維たんぱく質（アクチン、ミオシン）が溶出して粘稠なゾルとなり、これを加熱すると弾力性に富んだゲルとなります。

121 答 (5)　(1) ×　(2) ×　(3) ×　(4) ×　(5) ○

(1)　最初に⇒最後に

(2)　煮干しだしの⇒こんぶやしいたけ等からのだしの　☞精進料理とは、動物性食品を使用しない料理をいいます。

(3)　魚料理（ポワソン）が⇒前菜が

(4)　⇒テーブルに並べられた料理を各自が取り分ける

122 伝統的な料理の配膳に関する記述である。最も適当なのはどれか。1 つ選べ。

(1) 日本料理の日常食では、喫食者から見て、飯を右側、汁物を左側に置く。

(2) 日本料理の日常食では、喫食者から見て、主菜を飯の奥に置く。

(3) 西洋料理では、喫食者から見て、肉用ナイフを皿の手前に置く。

(4) 西洋料理では、喫食者から見て、スープスプーンを皿の右側に置く。

(5) 中国料理の宴席では、料理はあらかじめ小皿に盛り付けて各個人に供する。

日本食品標準成分表の理解

◆**123** 日本食品標準成分表 2015 年版（七訂）に新たに収載されたものである。正しいのはどれか。1 つ選べ。

(1) アミノ酸組成によるたんぱく質の値

(2) トリアシルグリセロール当量の値

(3) 利用可能炭水化物（単糖当量）の値

(4) 調理による重量変化率

(5) 「kcal」および「kJ」の 2 種類の単位によるエネルギー値

---

122 答（4）　　(1) ×　(2) ×　(3) ×　(4) ○　(5) ×

(1) ⇒飯を左側、汁物を右側に置く

(2) ⇒主菜を汁物の、副菜を飯の奥に置く

(3) 手前に⇒右側に

(5) ⇒大皿に盛った料理を取り分けて食べる

123 答（3）　　(1) ×　(2) ×　(3) ○　(4) ×　(5) ×　**「日本食品標準成分表 2020 年版（八訂）」**が用いられています。

(3) ☞利用可能炭水化物は、炭水化物のうち、ヒトの消化酵素で消化できるものをいいます。

3　食べ物と健康

解答と解説

124　表は、日本食品標準成分表 2020 年版（八訂）からの抜粋である。「ゆで」による重量変化率が 150％のモロヘイヤについて、調理前の可食部重量が 50g のとき、ゆでた後のビタミン C 量（mg）として、最も適当なのはどれか。1 つ選べ。

(1)　6
(2)　8
(3)　17
(4)　33
(5)　49

表　ビタミンC含有量（可食部100g当たり）

	ビタミンC
	mg
モロヘイヤ	
茎葉、生	65
茎葉、ゆで	11

125　うどん 100g 当たりに含まれる食塩相当量および調理による重量変化率を示した（表）。生うどん 150g をゆでたとき、ゆでうどんに含まれる食塩相当量（g）として、最も適当なのはどれか。1 つ選べ。

(1)　4.5
(2)　3.8
(3)　2.2
(4)　0.8
(5)　0.5

表　うどん100g当たりに含まれる食塩相当量および調理による重量変化率[1]

		食塩相当量(g)	重量変化率(%)
うどん	生	2.5	—
うどん	ゆで	0.3	180[2]

※ 1 日本食品標準成分表2020 年版（八訂）からの抜粋
※ 2 調理方法（概要）：10 倍量の湯を用いてゆで→湯切り

124 答 **(2)**　　**(1)** ×　**(2)** ○　**(3)** ×　**(4)** ×　**(5)** ×

(2)　☞重量変化率（％）＝調理後の可食部重量÷調理前の可食部重量× 100【150％＝ Xg ÷ 50g × 100】で算出されるため、調理後の可食部重量 X は 75g となります。調理後（ゆでた後）の可食部 75g のビタミン C 含有量は、11mg ×（75g ÷ 100g）＝ 8.25mg ≒ 8mg となります。

125 答 **(4)**　　**(1)** ×　**(2)** ×　**(3)** ×　**(4)** ○　**(5)** ×

(4)　☞重量変化率（％）＝調理後の重量÷調理前の重量× 100【180％＝ Xg ÷ 150g × 100】で算出されるため、調理後（ゆでた後）のうどん重量 X は 270g となります。うどん（ゆで）270g の食塩相当量は、0.3g ×（270g ÷ 100g）＝ 0.81g ≒ 0.8g となります。

4. 基礎栄養学

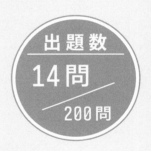

出題数
14問
200問

栄養の概念

栄養と健康・疾患

2023 年国試 68：重要度★★★　　　　　　　　　　　　　　チェック □□□□□

1 栄養学の歴史上の人物と、関連する事柄の組合せである。最も適当なのはどれか。1つ選べ。

(1) ルブネル（Rubner M）——————— 呼吸が燃焼と同じ現象であることを証明
(2) クレブス（Krebs HA）——————— たんぱく質の窒素定量法を開発
(3) ケルダール（Kjeldahl J）——————— 食事誘発性熱産生（DIT）を提唱
(4) アトウォーター（Atwater WO）——— 消化吸収率を考慮した栄養素の生理的熱量を提唱
(5) ラボアジェ（Lavoisier AL）——————— クエン酸回路を発見

2022 年国試 68：重要度★★★　　　　　　　　　　　　　　チェック □□□□□

2 栄養素とその過剰摂取による健康障害の組合せである。最も適当なのはどれか。1つ選べ。

(1) ビタミンE ——————— 頭蓋内圧亢進
(2) ビタミンB1 ——————— 血液凝固障害
(3) ビタミンB2 ——————— 胎児奇形
(4) カルシウム ——————— 尿路結石
(5) マグネシウム ——————— 高血圧症

遺伝形質と栄養の相互作用

2021 年国試 68：重要度★★★　　　　　　　　　　　　　　チェック □□□□□

3 遺伝形質に関する記述である。最も適当なのはどれか。1つ選べ。

(1) 遺伝子多型は、遺伝子変異の発生頻度が集団の1%未満である。
(2) 遺伝子多型は、食習慣の影響を受けて生じる。
(3) 遺伝子多型の出現頻度は、人種による差異がない。
(4) β_3 アドレナリン受容体遺伝子の変異は、肥満のリスクを高める。
(5) 倹約（節約）遺伝子は、積極的にエネルギーを消費するように変異した遺伝子である。

1　答 (4)　　(1) ×　(2) ×　(3) ×　(4) ○　(5) ×

(1) ルブネル（Rubner M）⇒ラボアジェ（Lavoisier AL）
(2) クレブス（Krebs HA）⇒ケルダール（Kjeldahl J）
(3) ケルダール（Kjeldahl J）⇒ルブネル（Rubner M）
(5) ラボアジェ（Lavoisier AL）⇒クレブス（Krebs HA）

2　答 (4)　　(1) ×　(2) ×　(3) ×　(4) ○　(5) ×

(1) ビタミンE ⇒ビタミンA
(2) ☞ビタミンKの欠乏により起こります。
(3) ビタミンB2 ⇒ビタミンA
(5) マグネシウム⇒ナトリウム

3　答 (4)　　(1) ×　(2) ×　(3) ×　(4) ○　(5) ×

(1) 1%未満である⇒1%以上である　☞遺伝子多型とは、遺伝子産物（たんぱく質）の機能を著しく損なうものでない変異のうち、血縁関係のない集団で1%以上の頻度で存在する遺伝子変異をいいます。
(2) ⇒DNAに置換・欠失・挿入などが起こることで生じる
(3) ない⇒ある
(4) ☞β_3 アドレナリン受容体は、交感神経刺激による熱産生の亢進に関与しています。この β_3 アドレナリン受容体に遺伝子変異が生じると、エネルギー消費量が減少し、内臓脂肪が蓄積しやすくなります。倹約（節約）遺伝子の1つとして知られています。
(5) ⇒エネルギーを節約して、効率よく利用するように変異した遺伝子である

4 遺伝子多型に関する記述である。<u>誤っている</u>のはどれか。1 つ選べ。

(1) 一塩基多型は SNPs と呼ばれる。

(2) 後天的要因により生じる。

(3) 出現頻度には人種差がある。

(4) 生活習慣病の発症要因となる。

(5) ヒトの集団の 1％以上にみられる。

食物の摂取

空腹感・満腹感と食欲

5 食欲の調節に関する記述である。最も適当なのはどれか。1 つ選べ。

(1) 摂食中枢は、大脳皮質に存在する。

(2) 血中遊離脂肪酸の増加は、満腹中枢を刺激する。

(3) 血糖値の上昇は、摂食中枢を刺激する。

(4) レプチンの分泌量は、体脂肪量の影響を受ける。

(5) グレリンは、食欲を抑制する。

6 食欲を促進する要因である。最も適当なのはどれか。1 つ選べ。

(1) 満腹中枢の興奮

(2) 血中グルコース濃度の上昇

(3) 血中遊離脂肪酸濃度の上昇

(4) レプチン分泌量の増加

(5) 胃壁の伸展

4 基礎栄養学

4　答 **(2)**　　(1) ○　(2) ×　(3) ○　(4) ○　(5) ○

(1) ☞遺伝子多型は、先天的要因により、DNA に置換・欠失・挿入などが起こることで生じ、遺伝子産物（たんぱく質）の機能を著しく損なうものでない変異のうち、血縁関係のない集団で 1％以上の頻度で存在する遺伝子変異をいいます。代表的な遺伝子多型は、1 塩基の置換による一塩基多型（SNPs）です。

(2) 後天的要因により⇒先天的要因により

(4) ☞生活習慣病は、複数の遺伝子多型が関わる遺伝要因と、食生活などの環境要因が重なることで発症します。

5　答 **(4)**　　(1) ×　(2) ×　(3) ×　(4) ○　(5) ×

(1) 大脳皮質に⇒間脳視床下部に

(2) 満腹中枢を⇒摂食中枢を

(3) 摂食中枢を⇒満腹中枢を

(4) ☞レプチンは、脂肪細胞から分泌されます。肥満により脂肪細胞が増大することで、レプチンの分泌量は増加します。

(5) 抑制する⇒促進する

6　答 **(3)**　　(1) ×　(2) ×　(3) ○　(4) ×　(5) ×

(1) 満腹中枢の⇒摂食中枢の

(2)(4) ☞食後には、血中グルコース濃度の上昇、レプチン分泌量の増加、胃壁の伸展などにより、食欲が抑制されます。

(3) ☞空腹時には、血中グルコース濃度の低下、血中遊離脂肪酸濃度の上昇などにより、食欲が促進されます。

(5) ☞食後、胃の内容物の量が増えることで胃壁が伸展し、食欲が抑制されます。

解答と解説

7 レプチンに関する記述である。最も適当なのはどれか。1 つ選べ。

(1) 主に線維芽細胞から分泌される。
(2) 肥満者では、血中濃度が低下している。
(3) エネルギー消費を抑制する。
(4) 摂食を促進する。
(5) 体脂肪率が上昇すると、レプチン抵抗性が増大する。

食事のリズムとタイミング

8 食欲と日内リズムに関する記述である。最も適当なのはどれか。1 つ選べ。

(1) 食経験は、食欲の形成に影響しない。
(2) 血中遊離脂肪酸濃度の上昇は、食欲を抑制する。
(3) レプチンは、摂食を促進する。
(4) 食事のサイクルは、日内リズムに影響しない。
(5) 視床下部の視交叉上核は、日内リズムを調節する。

栄養素の消化・吸収と体内動態

消化の過程

9 消化酵素に関する記述である。最も適当なのはどれか。1 つ選べ。

(1) α－アミラーゼは、チモーゲンとして分泌される。
(2) トリプシンは、エキソ型酵素である。
(3) 膵リパーゼの働きは、胆汁酸によって抑制される。
(4) ペプシンの至適 pH は、弱アルカリ性である。
(5) スクラーゼは、膜消化に関わる。

---

7 答（5） (1) × (2) × (3) × (4) × (5) ○

(1) 線維芽細胞から⇒脂肪細胞から ☞線維芽細胞は、コラーゲンやエラスチンを産生する細胞です。
(2) 低下している⇒上昇している ☞脂肪細胞から分泌されるレプチンは、肥満に伴いその分泌量が増加します。
(3) 抑制する⇒亢進する
(4) 促進する⇒抑制する
(5) ☞肥満に伴いレプチン抵抗性が増大するため、レプチンの効きが悪くなります。

8 答（5） (1) × (2) × (3) × (4) × (5) ○

(1) 影響しない⇒影響する
(2) 抑制する⇒亢進する
(3) 促進する⇒抑制する
(4) 影響しない⇒影響する

9 答（5） (1) × (2) × (3) × (4) × (5) ○

(1) α－アミラーゼは⇒ペプシノーゲンなどは ☞チモーゲンとは、酵素の前駆体であり、酵素活性をもちません。チモーゲンとして分泌されるものとして、たんぱく質の消化酵素であるペプシノーゲンやトリプシノーゲンなどがあります。
(2) エキソ型酵素である⇒エンド型酵素である ☞酵素の分解様式には、エンド型とエキソ型の 2 つがあり、エンド型は内部から、エキソ型は外部（端）から分解します。トリプシンは、エンド型酵素です。
(3) 抑制される⇒促進される
(4) 弱アルカリ性である⇒酸性である ☞ペプシンは、酸性条件下（胃）で酵素活性が最大となります。
(5) ☞膜消化とは、小腸上皮細胞の管腔側の膜で行われる終末消化をいい、オリゴペプチドや少糖類をアミノ酸や単糖などに分解します。

2021 年国試 70：重要度★★★　　　　　　　　　　　　　　　チェック □□□□□

10 管腔内消化の調節に関する記述である。最も適当なのはどれか。1 つ選べ。

(1) 胃相とは、食物が胃に入る前に起こる胃液分泌の変化をいう。
(2) 消化管運動は、交感神経系により促進される。
(3) ガストリンは、ペプシノーゲンの分泌を抑制する。
(4) コレシストキニンは、膵リパーゼの分泌を促進する。
(5) セクレチンは、胃酸の分泌を促進する。

栄養素等の吸収

2023 年国試 69：重要度★★★　　　　　　　　　　　　　　　チェック □□□□□

11 栄養素の吸収・移送の仕組みに関する組合せである。最も適当なのはどれか。1 つ選べ。

	栄養素	微絨毛膜での吸収方式	主な移送経路
(1)	グルコース	促進拡散	リンパ管
(2)	長鎖脂肪酸	促進拡散	門脈
(3)	コレステロール	単純拡散	門脈
(4)	アミノ酸	能動輸送	門脈
(5)	ビタミン B12	能動輸送	リンパ管

4

基礎栄養学

---

10 答 (4) 　**(1) ×　(2) ×　(3) ×　(4) ○　(5) ×**

(1) 前に⇒後に　☞胃液の分泌調節は、①脳相、②胃相、③腸相の 3 つに分類されます。①脳相は、食物を見たり・摂食したりすることで、副交感神経（迷走神経）が刺激され、胃液（胃酸やペプシノーゲン）分泌が促進されることをいいます。②胃相は、食物が胃に入り、ガストリン分泌が促され、胃液分泌が促進されることをいいます。③腸相は、胃の内容物が十二指腸に流入するとセクレチンが分泌され、胃液分泌が抑制されることをいいます。
(2) 促進される⇒抑制される　☞消化管運動は、交感神経系により抑制され、副交感神経系により促進されます。
(3) 抑制する⇒促進する　☞ガストリンは、ペプシノーゲンや胃酸の分泌を促進し、胃の運動を促進します。
(4) ☞コレシストキニンは、膵臓からの消化酵素（α-アミラーゼ、リパーゼ等）の分泌を促進します。
(5) 促進する⇒抑制する　☞セクレチンは、ガストリンの分泌を抑制することで胃酸の分泌を抑制し、膵液中の重炭酸イオン（HCO_3^-）の分泌を促進することで、十二指腸内を弱アルカリ性にします。

11 答 (4) 　**(1) ×　(2) ×　(3) ×　(4) ○　(5) ×**

(1) ☞グルコースは、「能動輸送」により微絨毛膜に吸収され、「門脈」経由で移送されます。
(2) ☞長鎖脂肪酸は、「単純拡散」により微絨毛膜に吸収され、「リンパ管」経由で移送されます。
(3) ☞コレステロールは、「単純拡散」により微絨毛膜に吸収され、「リンパ管」経由で移送されます。
(5) ☞ビタミン B12 は、内因子と結合した後、「能動輸送」により微絨毛膜に吸収され、「門脈」経由で移送されます。

解答と解説

12 栄養素の吸収と体内動態に関する記述である。最も適当なのはどれか。1 つ選べ。

(1) フルクトースの吸収には、エネルギーを必要とする。
(2) 中鎖脂肪酸の吸収には、胆汁酸を必要としない。
(3) アミノ酸の吸収は、ナトリウムイオンによって抑制される。
(4) ビタミン A は、アルブミンと結合し吸収される。
(5) 鉄の吸収は、体内の鉄貯蔵量に影響されない。

生物学的利用度

13 消化吸収率に関する記述である。誤っているのはどれか。1 つ選べ。

(1) 消化吸収率とは、摂取した栄養素が吸収された割合を示す。
(2) 消化吸収率は、調理の影響を受ける。
(3) 消化吸収率は、同時に摂取する食品成分の影響を受ける。
(4) 見かけの消化吸収率は、摂取量から糞中内因性排泄量を差し引いて求める。
(5) 真の消化吸収率は、見かけの消化吸収率より高い。

14 たんぱく質の真の消化吸収率を求めるために出納試験を行い、以下の結果を得た。摂取窒素量 10.0g/ 日、糞便中窒素量 2.5g/ 日、尿中窒素量 2.0g/ 日、無たんぱく質食摂取時の糞便中窒素量（糞便中内因性窒素量）1.0g/ 日。たんぱく質の真の消化吸収率（%）として、最も適当なのはどれか。1 つ選べ。

(1) 55
(2) 65
(3) 75
(4) 85
(5) 95

12 答（2）　（1）×　（2）○　（3）×　（4）×　（5）×

(1) 必要とする⇒必要としない　☞フルクトースは、受動輸送（細胞内外の濃度勾配に従って輸送される機構）によって吸収されるため、吸収にエネルギーを必要としません。
(2) ☞中鎖脂肪酸は水に溶けやすいため、胆汁酸によるミセル形成なしで吸収されます。
(3) 抑制される⇒促進される　☞アミノ酸は、Na^+ と共に吸収されます。
(4) ⇒ミセルを形成して吸収される　☞長鎖脂肪酸、モノグリセリド、コレステロール、脂溶性ビタミンといった脂溶性栄養素は、胆汁酸のミセルに取り込まれ吸収されます。
(5) 影響されない⇒影響される　☞体内の鉄貯蔵量が少ない鉄欠乏状態では、鉄の吸収は促進されます。

13 答（4）　（1）○　（2）○　（3）○　（4）×　（5）○

(2)(3) ☞消化吸収率は、食品の調理・加工法、共存物質、身体状況など、様々な要因によって変動します。
(4) 見かけの消化吸収率は⇒真の消化吸収率は　☞真の消化吸収率は、腸内細菌、消化管の脱落上皮、消化液残渣など、食物に由来しない消化管成分の損失（内因性排泄量）を考慮しています。

14 答（4）　（1）×　（2）×　（3）×　（4）○　（5）×

(4) ☞真の消化吸収率は、腸内細菌、消化管の脱落上皮、消化液残渣など、食物に由来しない消化管成分の損失（内因性損失量）を考慮した消化吸収率であり、{摂取窒素量－（糞便中窒素量－糞便中内因性窒素量）} ÷摂取窒素量× 100 で算出されます。したがって、{10.0g －（2.5g － 1.0g）} ÷ 10.0g × 100 ＝ 85％となります。

15 吸収窒素量を求めることとした。摂取窒素量 10.0g/ 日、糞便中窒素量 2.4g/ 日、尿中窒素量 1.0g/ 日、無たんぱく質食摂取時の糞便中窒素量 0.4g/ 日、無たんぱく質食摂取時の尿中窒素量 0.2g/ 日。この場合の吸収窒素量（g/ 日）として、最も適当なのはどれか。1 つ選べ。

(1)　6.0
(2)　7.2
(3)　8.0
(4)　8.8
(5)　9.2

炭水化物の栄養

糖質の体内代謝

16 糖質の代謝に関する記述である。最も適当なのはどれか。1 つ選べ。

(1)　糖質の摂取量増加は、ビタミン B6 の必要量を増加させる。
(2)　グルコースは、脂肪酸に変換されない。
(3)　グルコースは、可欠アミノ酸に変換されない。
(4)　ペントースリン酸回路は、リボース 5– リン酸を生成する。
(5)　赤血球には、解糖系が存在しない。

15　答 (3)　(1) ×　(2) ×　(3) ○　(4) ×　(5) ×

(3)　☞10.0g の窒素を摂取したとき、糞便中に 2.4g の窒素が排泄されます。このうち、無たんぱく質摂取時であっても、糞便中に 0.4g の窒素が排泄されていることから、この 0.4g の窒素は食事とは関係なく排泄されます。したがって、吸収窒素量は 10.0g －（2.4g － 0.4g）＝ 8.0g となります。

16　答 (4)　(1) ×　(2) ×　(3) ×　(4) ○　(5) ×

(1)　ビタミン B6 の⇒ビタミン B1 の　☞ビタミン B1 は、糖質代謝に関与するため、糖質の摂取量が増加すると、ビタミン B1 の必要量が増加します。
(2)　変換されない⇒変換される　☞グルコースの余剰分は、脂肪酸に変換されます。
(3)　変換されない⇒変換される　☞可欠アミノ酸は、グルコースや不可欠アミノ酸から体内で合成されます。
(4)　☞ペントースリン酸回路は、NADPH（脂肪酸やコレステロール合成に利用）とリボース 5– リン酸（ヌクレオチドや核酸合成に利用）の供給経路です。
(5)　存在しない⇒存在する　☞成熟赤血球はミトコンドリアをもたないため、ミトコンドリア内で進行するクエン酸回路や電子伝達系の反応は起こりません。成熟赤血球におけるエネルギー供給は、解糖系に依存します。

4

基礎栄養学

解答と解説

17 糖質の代謝に関する記述である。最も適当なのはどれか。1つ選べ。

(1) 解糖系は、酸素の供給を必要とする。
(2) 赤血球における ATP の産生は、クエン酸回路で行われる。
(3) グルクロン酸経路（ウロン酸経路）は、ATP を産生する。
(4) ペントースリン酸回路は、脂質合成が盛んな組織で活発に働く。
(5) 糖質の摂取は、血中遊離脂肪酸値を上昇させる。

18 糖質代謝に関する記述である。最も適当なのはどれか。1つ選べ。

(1) 空腹時は、筋肉への血中グルコースの取り込みが亢進する。
(2) 空腹時は、肝臓でのグリコーゲン分解が抑制される。
(3) 空腹時は、グリセロールからのグルコース合成が亢進する。
(4) 食後は、乳酸からのグルコース合成が亢進する。
(5) 食後は、GLP‐1（グルカゴン様ペプチド‐1）の分泌が抑制される。

17 答（4）　(1) ×　(2) ×　(3) ×　(4) ○　(5) ×

(1) 必要とする⇒必要としない　☞解糖系は酸素を必要とせず、嫌気的な条件でエネルギーを産生できます。
(2) クエン酸回路で⇒解糖系で　☞成熟赤血球はミトコンドリアをもたないため、ミトコンドリア内で進行するクエン酸回路や電子伝達系の反応は起こりません。成熟赤血球におけるエネルギー供給は、解糖系に依存します。
(3) ATP を⇒グルクロン酸を　☞グルクロン酸経路は、解毒反応の1つであるグルクロン酸抱合に必要な UDP グルクロン酸を産生する経路です。
(4) ☞ペントースリン酸回路は、脂肪酸やコレステロール合成に必要な NADPH を生成するため、脂質合成が盛んな組織で活発に働きます。
(5) 上昇させる⇒低下させる　☞糖質の摂取により（食後）、エネルギー源としての脂肪酸の利用が抑制されるため、血中遊離脂肪酸値は低下します。

18 答（3）　(1) ×　(2) ×　(3) ○　(4) ×　(5) ×

(1) 空腹時は⇒食後は　☞食後、小腸から血中に吸収されたグルコースは、インスリンの働きにより、細胞内に取り込まれます。
(2) 抑制される⇒亢進する　☞血糖値が低下する空腹時には、肝臓でのグリコーゲン分解が亢進し、血糖値を上昇（正常化）させます。
(3) ☞血糖値が低下する空腹時には、グリセロールなどからのグルコース合成（糖新生）が亢進し、血糖値を上昇（正常化）させます。なお、トリグリセリドの分解で生じるグリセロールと脂肪酸のうち、グリセロールは糖新生に利用されますが、脂肪酸は糖新生には利用されません。
(4) 食後は⇒空腹時は　☞血糖値が低下する空腹時には、乳酸などからのグルコース合成（糖新生）が亢進し、血糖値を上昇（正常化）させます。
(5) 抑制される⇒亢進する　☞インスリン分泌を促すインクレチンの一種である GLP‐1 は、食後に分泌が亢進します。

19 食後の糖質代謝に関する記述である。最も適当なのはどれか。1 つ選べ。

(1) 脂肪組織へのグルコースの取り込みが亢進する。

(2) 肝臓グリコーゲンの分解が亢進する。

(3) グルコース・アラニン回路によるグルコースの合成が亢進する。

(4) 脂肪酸からのグルコース合成が亢進する。

(5) グルカゴンの分泌が亢進する。

血糖とその調節

20 血糖とその調節に関する記述である。最も適当なのはどれか。1 つ選べ。

(1) 筋肉グリコーゲンは、血糖維持に利用される。

(2) インスリンは、筋肉への血中グルコースの取り込みを抑制する。

(3) 健常者の血糖値は、食後約 3 時間で最高値となる。

(4) 糖新生は、筋肉で行われる。

(5) アドレナリンは、肝臓グリコーゲンの分解を促進する。

21 血糖の調節に関する記述である。最も適当なのはどれか。1 つ選べ。

(1) 食後には、グルカゴンは、筋肉へのグルコースの取り込みを促進する。

(2) 食後には、インスリンは、肝臓のグリコーゲン分解を促進する。

(3) 食後には、単位重量当たりのグリコーゲン貯蔵量は、肝臓よりも筋肉で多い。

(4) 空腹時には、トリグリセリドの分解で生じたグリセロールは、糖新生に利用される。

(5) 急激な無酸素運動時のグルコース生成は、主にグルコース・アラニン回路による。

19　答 (1)　　(1) ○　(2) ×　(3) ×　(4) ×　(5) ×

(1) ☞食後、小腸から血中に吸収されたグルコースは、インスリンの働きにより、細胞内に取り込まれます。

(2) 亢進する⇒抑制される　☞食後、肝臓グリコーゲンの合成が亢進し、分解は抑制されます。

(3) 亢進する⇒抑制される　☞食後、グルコース・アラニン回路による糖新生は抑制されます。

(4) 脂肪酸 ⇔ グルコース　☞食後、余剰分のグルコースからの脂肪酸合成が亢進します。

(5) 亢進する⇒抑制される　☞血糖値が上昇する食後は、インスリン分泌が亢進し、グルカゴン分泌が抑制されます。

20　答 (5)　　(1) ×　(2) ×　(3) ×　(4) ×　(5) ○

(1) 利用される⇒利用されない　☞筋肉にはグルコース-6-ホスファターゼがなく、グルコースを生成することができないため、筋肉グリコーゲンは血糖維持には利用されません。

(2) 抑制する⇒促進する　☞食後、小腸から血中に吸収されたグルコースは、インスリンの働きにより、細胞内に取り込まれます。

(3) 約 3 時間で⇒約 1 時間で

(4) 筋肉で⇒肝臓や腎臓で

21　答 (4)　　(1) ×　(2) ×　(3) ×　(4) ○　(5) ×

(1) グルカゴンは⇒インスリンは　☞食後、小腸から血中に吸収されたグルコースは、インスリンの働きにより、細胞内に取り込まれます。

(2) 食後には、インスリンは⇒空腹時には、グルカゴンは　☞血糖値が低下する空腹時には、グルカゴンの働きにより、肝臓のグリコーゲン分解が促進し、血糖値が上昇（正常化）します。

(3) 肝臓 ⇔ 筋肉　☞グリコーゲンの貯蔵総量で比較すると、筋肉の方が多くなります。一方、単位重量当たりで比較すると、肝臓の方がグリコーゲン貯蔵量は多くなります。

(4) ☞血糖値が低下する空腹時には、グリセロールなどからのグルコース合成（糖新生）が亢進し、血糖値を上昇（正常化）させます。なお、トリグリセリドの分解で生じるグリセロールと脂肪酸のうち、グリセロールは糖新生に利用されますが、脂肪酸は糖新生には利用されません。

(5) グルコース・アラニン回路による⇒コリ回路による

22 糖質と他の栄養素との関係に関する記述である。最も適当なのはどれか。1 つ選べ。

- (1) 空腹時には、グリセロールはグルコースの合成に利用される。
- (2) 空腹時には、ロイシンは糖新生の材料となる。
- (3) 空腹時には、パルミチン酸はグルコースの合成に利用される。
- (4) 糖質の十分な摂取は、たんぱく質の分解を促進する。
- (5) 糖質摂取量の増加は、ビタミン B1 の必要量を減少させる。

難消化性炭水化物

23 難消化性の炭水化物の生理作用に関する記述である。最も適当なのはどれか。1 つ選べ。

- (1) キシリトールは、う蝕（虫歯）を予防する。
- (2) フラクトオリゴ糖は、食後の血糖値上昇を促進する。
- (3) グアーガム酵素分解物は、腸内の pH を上昇させる。
- (4) ポリデキストロースは、腸内有用菌の増殖を抑制する。
- (5) ラクツロースを過剰に摂取すると、便秘を引き起こす。

---

22 答（1）   **(1)** ○ **(2)** × **(3)** × **(4)** × **(5)** ×

(1) ☞血糖値が低下する空腹時には、グリセロールなどからのグルコース合成（糖新生）が亢進し、血糖値を上昇（正常化）させます。なお、トリグリセリドの分解で生じるグリセロールと脂肪酸のうち、グリセロールは糖新生に利用されますが、脂肪酸は糖新生には利用されません。

(2) なる⇒ならない ☞ロイシンは、糖原性アミノ酸ではないため、糖新生の材料とはなりません。

(3) 利用される⇒利用されない ☞脂肪酸であるパルミチン酸は、糖新生には利用されません。

(4) 促進する⇒抑制する ☞糖質を十分に摂取すると、インスリンの分泌が促進されます。インスリンは、細胞へのアミノ酸の取り込みを促し、たんぱく質の合成の促進と、たんぱく質の分解の抑制を引き起こします。

(5) 減少させる⇒増加させる ☞ビタミン B1 は、糖質代謝に関与するため、糖質の摂取量が増加すると、ビタミン B1 の必要量が増加します。

23 答（1）   **(1)** ○ **(2)** × **(3)** × **(4)** × **(5)** ×

(2) 促進する⇒抑制する ☞フラクトオリゴ糖は、ヒトの消化酵素によって単糖に分解することができないため、これを摂取しても血糖値は上昇しません。

(3) 上昇させる⇒低下させる ☞グアーガム酵素分解物は水溶性食物繊維の一種です。水溶性食物繊維が腸内細菌により発酵されると、短鎖脂肪酸が生成されます。短鎖脂肪酸が増え、腸内が酸性に傾くと（pH が低下すると）、有用菌は増え、有害菌は減少します。

(4) 抑制する⇒促進する

(5) 便秘を⇒下痢を

脂質の栄養

脂質の体内代謝

24 空腹時の脂質代謝に関する記述である。最も適当なのはどれか。1 つ選べ。

(1) 脂肪組織では、リポたんぱく質リパーゼの活性が上昇する。

(2) 脂肪組織では、トリグリセリドの分解が抑制される。

(3) 肝臓では、脂肪酸の合成が促進される。

(4) 肝臓では、エネルギー源としてケトン体を利用する。

(5) 筋肉では、エネルギー源として脂肪酸を利用する。

25 脂質の代謝に関する記述である。最も適当なのはどれか。1 つ選べ。

(1) ホルモン感受性リパーゼの活性は、インスリンにより亢進する。

(2) 脂肪細胞内のトリグリセリドは、主にリポたんぱく質リパーゼにより分解される。

(3) 食後は、肝臓でケトン体の産生が促進する。

(4) カイロミクロンは、小腸上皮細胞で合成される。

(5) VLDL のトリグリセリド含有率は、カイロミクロンより高い。

26 脂質代謝に関する記述である。最も適当なのはどれか。1 つ選べ。

(1) 空腹時は、ホルモン感受性リパーゼ活性が上昇する。

(2) 空腹時は、肝臓での脂肪酸合成が亢進する。

(3) 食後は、肝臓でのケトン体産生が亢進する。

(4) 食後は、血中のキロミクロンが減少する。

(5) 食後は、リポたんぱく質リパーゼ活性が低下する。

---

24 答 (5)　　(1) ×　(2) ×　(3) ×　(4) ×　(5) ○

(1) リポたんぱく質リパーゼの⇒ホルモン感受性リパーゼの　☞空腹時、脂肪組織のトリグリセリドを分解するホルモン感受性リパーゼの活性が上昇します。

(2) 抑制される⇒促進される　☞空腹時、脂肪組織に蓄えられていたトリグリセリドの分解が促進されます。

(3) 合成が⇒分解が　☞空腹時、エネルギー源としての脂肪酸の利用が促進されます。

(4) 肝臓では⇒肝臓以外の組織では　☞ケトン体は、肝臓で産生され、肝臓以外の組織、特に脳や心筋などでエネルギー源として利用されます。

25 答 (4)　　(1) ×　(2) ×　(3) ×　(4) ○　(5) ×

(1) 亢進する⇒抑制される　☞インスリンは、脂肪組織内のトリグリセリドを分解するホルモン感受性リパーゼの活性を抑制します。

(2) リポたんぱく質リパーゼにより⇒ホルモン感受性リパーゼにより　☞リポたんぱく質リパーゼは、血液中のリポたんぱく質（カイロミクロン、VLDL）内のトリグリセリドを分解します。

(3) 食後は⇒空腹時は　☞空腹時、エネルギー源としての脂肪酸の利用が高まり、ケトン体の産生が促進します。

(5) 高い⇒低い

26 答 (1)　　(1) ○　(2) ×　(3) ×　(4) ×　(5) ×

(1) ☞空腹時、ホルモン感受性リパーゼが活性化され、脂肪組織のトリグリセリドが分解されます。

(2) 空腹時は⇒食後は　☞血糖値が上昇する食後には、余剰分のグルコースからの脂肪酸合成が亢進します。

(3) 食後は⇒空腹時は　☞空腹時、エネルギー源としての脂肪酸の利用が高まり、ケトン体産生が促進します。

(4) 減少する⇒増加する　☞食後、小腸で吸収、再合成されたトリグリセリドは、キロミクロンに取り込まれ、脂肪組織に運搬されます。

(5) 低下する⇒上昇する　☞食後、リポたんぱく質リパーゼが活性化され、血液中のリポたんぱく質（キロミクロン、VLDL）内のトリグリセリドが分解されます。

27　絶食時の脂質代謝に関する記述である。最も適当なのはどれか。1 つ選べ。

(1)　血中のキロミクロンが増加する。

(2)　脂肪組織では、ホルモン感受性リパーゼ活性が低下する。

(3)　血中の遊離脂肪酸が減少する。

(4)　筋肉では、エネルギー源としての脂肪酸の利用が抑制される。

(5)　血中のケトン体が増加する。

28　脂質代謝に関する記述である。最も適当なのはどれか。1 つ選べ。

(1)　食後は、血中 VLDL 濃度が低下する。

(2)　食後は、リポたんぱく質リパーゼが活性化する。

(3)　食後は、ホルモン感受性リパーゼが活性化する。

(4)　空腹時は、血中遊離脂肪酸濃度が低下する。

(5)　空腹時は、肝臓でケトン体合成が抑制される。

コレステロール代謝の調節

29　コレステロールに関する記述である。最も適当なのはどれか。1 つ選べ。

(1)　エストロゲンは、血中 LDL コレステロール値を上昇させる。

(2)　コレステロールの合成は、フィードバック阻害を受けない。

(3)　HDL は、レシチンコレステロールアシルトランスフェラーゼ (LCAT) の作用によりコレステロールを取り込む。

(4)　コレステロールは、ペプチドホルモンの前駆体である。

(5)　胆汁酸は、胆嚢で産生される。

27　答 (5)　　(1) ×　(2) ×　(3) ×　(4) ×　(5) ○

(1)　増加する⇒減少する　☞キロミクロンは、小腸から吸収した食事由来の脂質を輸送するリポたんぱく質です。絶食時には、血中のキロミクロンが減少します。

(2)　低下する⇒上昇する　☞絶食時、脂肪組織のトリグリセリドを分解するホルモン感受性リパーゼ活性が上昇します。

(3)　減少する⇒増加する　☞絶食時、脂肪組織のトリグリセリドが分解され、血中に遊離脂肪酸が放出されます。

(4)　抑制される⇒促進される

(5)　☞絶食時、エネルギー源としての脂肪酸の利用が高まり、ケトン体合成が促進されます。

28　答 (2)　　(1) ×　(2) ○　(3) ×　(4) ×　(5) ×

(1)　低下する⇒上昇する　☞食後、余ったグルコースなどから合成されたトリグリセリドは、肝臓から VLDL の形で放出されます。

(2)　☞食後、リポたんぱく質リパーゼが活性化され、血液中のリポたんぱく質（キロミクロン、VLDL）内のトリグリセリドが分解されます。

(3)　食後は⇒空腹時は　☞空腹時、脂肪組織のトリグリセリドを分解するホルモン感受性リパーゼが活性化されます。

(4)　低下する⇒上昇する　☞空腹時、脂肪組織のトリグリセリドが分解され、血中に遊離脂肪酸が放出されます。

(5)　抑制される⇒促進される　☞空腹時、エネルギー源としての脂肪酸の利用が高まり、肝臓におけるケトン体合成が促進されます。

29　答 (3)　　(1) ×　(2) ×　(3) ○　(4) ×　(5) ×

(1)　上昇させる⇒低下させる

(2)　受けない⇒受ける　☞コレステロールの合成は、コレステロールによるフィードバック調節を受けています。体内のコレステロールが増えると、フィードバック阻害により、コレステロールの合成は抑制されます。

(3)　☞LCAT は、末梢組織から引き抜かれたコレステロールをエステル化し、HDL 内部に蓄積していく働きがあります。

(4)　ペプチドホルモンの⇒ステロイドホルモンの

(5)　胆嚢で⇒肝臓で

30 コレステロール代謝に関する記述である。最も適当なのはどれか。1 つ選べ。

(1) コレステロールは、エネルギー源として利用される。

(2) コレステロールは、細胞膜の構成成分である。

(3) コレステロールは、ペプチドホルモンの材料となる。

(4) コレステロールは、ビタミン D から合成される。

(5) 細胞内コレステロール量の減少は、HMG–CoA 還元酵素活性を抑制する。

31 胆汁酸の代謝に関する記述である。最も適当なのはどれか。1 つ選べ。

(1) 胆汁酸は、コレステロールから合成される。

(2) 胆汁酸は、胆嚢で合成される。

(3) 腸管内に分泌された胆汁酸は、主に十二指腸で再吸収される。

(4) 腸内細菌の作用を受けて生成された胆汁酸を、一次胆汁酸という。

(5) コール酸は、二次胆汁酸に分類される。

摂取する脂質の量と質の評価

32 脂質の栄養に関する記述である。最も適当なのはどれか。1 つ選べ。

(1) 脂肪酸の利用が高まると、ビタミン B1 の必要量が増加する。

(2) パルミチン酸は、必須脂肪酸である。

(3) エイコサペンタエン酸（EPA）は、リノール酸から合成される。

(4) エイコサノイドは、アラキドン酸から合成される。

(5) α – リノレン酸は、n – 6 系脂肪酸である。

---

30 答 (2)　　(1) ×　(2) ○　(3) ×　(4) ×　(5) ×

(1) 利用される⇒利用されない

(3) ペプチドホルモンの⇒ステロイドホルモンの

(4) コレステロール ⇔ ビタミン D

(5) 抑制する⇒促進する　☞コレステロール合成は、細胞内コレステロール量によるフィードバック調節を受けています。細胞内コレステロール量が減少すると、HMG–CoA 還元酵素活性が促進され、コレステロール合成が促進されます。一方、細胞内コレステロール量が増加すると、HMG–CoA 還元酵素活性が抑制され、コレステロール合成が抑制されます。

31 答 (1)　　(1) ○　(2) ×　(3) ×　(4) ×　(5) ×

(1) ☞胆汁酸は、肝臓においてコレステロールから合成されます。

(2) 胆嚢で⇒肝臓で

(3) 十二指腸で⇒回腸で　☞肝臓から分泌された一次胆汁酸の大部分は、回腸から再吸収されて肝臓に戻り再利用されます。これを腸肝循環といいます。

(4) 一次胆汁酸という⇒二次胆汁酸という　☞肝臓で合成された一次胆汁酸は、胆汁成分として小腸に分泌されます。その後、一部の一次胆汁酸は、腸内細菌の作用を受け、二次胆汁酸へと代謝されます。

(5) 二次胆汁酸に⇒一次胆汁酸に　☞一次胆汁酸にはコール酸やケノデオキシコール酸が、二次胆汁酸にはデオキシコール酸やリトコール酸があります。

32 答 (4)　　(1) ×　(2) ×　(3) ×　(4) ○　(5) ×

(1) ビタミン B1 の⇒ビタミン B2 の　☞ビタミン B2 は、脂質代謝に関与するため、脂肪酸の利用が高まると、ビタミン B2 の必要量が増加します。

(2) 必須脂肪酸である⇒非必須脂肪酸である　☞体内で生合成できない必須脂肪酸は、リノール酸とα–リノレン酸です。

(3) リノール酸から⇒α–リノレン酸から

(4) ☞エイコサノイドは、アラキドン酸、ジホモγ–リノレン酸、エイコサペンタエン酸など、炭素数 20 の多価不飽和脂肪酸から合成される生理活性物質です。

(5) n–6 系脂肪酸である⇒n–3 系脂肪酸である

33 脂肪酸に関する記述である。最も適当なのはどれか。1 つ選べ。

(1) パルミチン酸は、必須脂肪酸である。

(2) オレイン酸は、多価不飽和脂肪酸である。

(3) アラキドン酸は、リノール酸から生成される。

(4) エイコサペンタエン酸は、n − 6 系不飽和脂肪酸である。

(5) ドコサヘキサエン酸は、エイコサノイドの前駆体である。

たんぱく質の栄養

たんぱく質・アミノ酸の体内代謝

34 たんぱく質とアミノ酸の代謝に関する記述である。最も適当なのはどれか。1 つ選べ。

(1) 過剰なたんぱく質の摂取は、アミノ酸の異化を抑制する。

(2) ロイシンは、体たんぱく質の合成を抑制する。

(3) インスリンは、体たんぱく質の合成を抑制する。

(4) 絶食時には、体たんぱく質の合成が抑制される。

(5) アルブミンは、トランスサイレチンより代謝回転速度が速い。

33 答 (3)　(1) ×　(2) ×　(3) ○　(4) ×　(5) ×

(1) 必須脂肪酸である⇒非必須脂肪酸である　☞体内で生合成できない必須脂肪酸は、リノール酸とα-リノレン酸です。

(2) 多価不飽和脂肪酸である⇒一価不飽和脂肪酸である

(4) n − 6 系不飽和脂肪酸である⇒n − 3 系不飽和脂肪酸である

(5) ドコサヘキサエン酸は⇒アラキドン酸、ジホモγ-リノレン酸、エイコサペンタエン酸は　☞エイコサノイドは、アラキドン酸、ジホモγ-リノレン酸、エイコサペンタエン酸など、炭素数 20 の多価不飽和脂肪酸から合成される生理活性物質です。

34 答 (4)　(1) ×　(2) ×　(3) ×　(4) ○　(5) ×

(1) 抑制する⇒促進する　☞たんぱく質を過剰に摂取すると、過剰分は異化され、グリコーゲンや脂質に変換されます。

(2) 抑制する⇒促進する　☞ロイシンは、体たんぱく質の合成を促進し、分解を抑制する作用をもつため、筋肉づくりに有効なアミノ酸となります。

(3) 抑制する⇒促進する　☞食後、インスリンの働きにより、アミノ酸の細胞内への取り込みが促進し、体たんぱく質の合成が促進します。

(4) ☞絶食時、体たんぱく質の合成は抑制され、分解が促進されます。

(5) 速い⇒遅い　☞トランスサイレチンはラピッドターンオーバープロテイン（RTP）の一種で、代謝回転速度が速いたんぱく質であり、短期間の栄養状態を反映します。

35 たんぱく質とアミノ酸の代謝に関する記述である。最も適当なのはどれか。1 つ選べ。

(1) 空腹時は、体たんぱく質合成が亢進する。

(2) 食後は、血中アミノ酸濃度が低下する。

(3) たんぱく質の摂取量が増加すると、ビタミン B6 の要求量が減少する。

(4) たんぱく質の過剰摂取は、アミノ酸の異化を亢進する。

(5) 糖質を十分に摂取すると、たんぱく質の要求量が増加する。

36 たんぱく質・アミノ酸の体内代謝に関する記述である。最も適当なのはどれか。1 つ選べ。

(1) たんぱく質の摂取が不足すると、筋たんぱく質量が増加する。

(2) たんぱく質の摂取が不足すると、急速代謝回転たんぱく質の血中濃度が上昇する。

(3) たんぱく質の摂取が不足すると、ビタミン B6 の必要量が増加する。

(4) たんぱく質の過剰摂取時は、尿中への排泄窒素量が増加する。

(5) たんぱく質の過剰摂取時は、窒素出納が負になる。

4

基礎栄養学

---

35 答 (4)   (1) ×   (2) ×   (3) ×   (4) ○   (5) ×

(1) 空腹時は⇒食後は ☞食後、インスリンの働きにより、アミノ酸の細胞内への取り込みが促進し、体たんぱく質の合成が促進します。

(2) 低下する⇒上昇する ☞摂取したたんぱく質は、腸管内で消化され、アミノ酸等となって吸収されます。その結果、血中アミノ酸濃度が上昇します。

(3) 減少する⇒増加する ☞ビタミン B6 は、アミノ基転移反応の補酵素として働くため、たんぱく質の摂取量が増えると、ビタミン B6 の要求量は増加します。

(4) ☞たんぱく質を過剰に摂取すると、過剰分は異化され、グリコーゲンや脂質に変換されます。

(5) 増加する⇒減少する ☞糖質が不足すると、たんぱく質がエネルギー源として消費されるため、たんぱく質の要求量が増加します。反対に、糖質を十分に摂取すると、エネルギー源としての消費が無くなるため、たんぱく質の要求量は減少します。

36 答 (4)   (1) ×   (2) ×   (3) ×   (4) ○   (5) ×

(1) 増加する⇒減少する

(2) 上昇する⇒低下する ☞たんぱく質の摂取が不足すると、体たんぱく質の合成が抑制されるため、急速代謝回転たんぱく質（RTP）の血中濃度が低下します。

(3) 不足すると⇒増加すると ☞ビタミン B6 は、アミノ基転移反応の補酵素として働くため、たんぱく質の摂取が増加すると、ビタミン B6 の必要量が増加します。

(4) ☞たんぱく質を過剰に摂取すると、過剰分は異化されます。たんぱく質の異化により、尿中への排泄窒素量が増加します。

(5) 負になる⇒正または平衡になる ☞窒素出納は窒素の摂取量と排泄量の収支を示すものであり、たんぱく質の代謝動態を示します。摂取量が排泄量よりも多くなれば体たんぱく質として蓄積されるため、窒素出納が正になります。一方、排泄量が摂取量よりも多くなれば体たんぱく質が異化されるため、窒素出納が負になります。なお、健康な成人（非妊娠期）がたんぱく質を過剰に摂取しても、過剰分は異化されるため、窒素出納は平衡となります。

解答と解説

37 たんぱく質・アミノ酸の代謝に関する記述である。最も適当なのはどれか。1つ選べ。

(1) 食後は、組織へのアミノ酸の取り込みが抑制される。

(2) 空腹時は、エネルギー源としての利用が促進される。

(3) 空腹時は、体たんぱく質の合成が促進される。

(4) BCAA は、骨格筋で代謝されない。

(5) RTP（rapid turnover protein）は、アルブミンに比べ血中半減期が長い。

摂取するたんぱく質の量と質の評価

38 食品たんぱく質の評価に関する記述である。最も適当なのはどれか。1つ選べ。

(1) アミノ酸評点パターンは、食品中の不可欠アミノ酸量を示す。

(2) 生物価は、食品たんぱく質の化学的評価法の一つである。

(3) 制限アミノ酸がない食品のアミノ酸価は、100 である。

(4) 無たんぱく質食の摂取時には、尿中に窒素は排泄されない。

(5) 摂取窒素量が排泄窒素量を上回ると、窒素出納は負になる。

37 答 **(2)** **(1)** × **(2)** ○ **(3)** × **(4)** × **(5)** ×

(1) 抑制される⇒促進される ☞食後、インスリンにより組織へのアミノ酸の取り込みが促進され、体たんぱく質の合成が促進されます。

(3) 促進される⇒抑制される ☞空腹時、体たんぱく質の合成は抑制され、分解が促進されます。

(4) 代謝されない⇒代謝される ☞BCAA（分枝アミノ酸）は、主に骨格筋で代謝されます。

(5) 長い⇒短い ☞RTP（トランスサイレチン、トランスフェリン、レチノール結合たんぱく質）は、血中半減期が短いため、動的栄養アセスメントの指標として用いられます。

38 答 **(3)** **(1)** × **(2)** × **(3)** ○ **(4)** × **(5)** ×

(1) ⇒理想的な不可欠アミノ酸量を示す

(2) 化学的評価法の⇒生物学的評価法の ☞化学的評価法は、アミノ酸組成を化学的に分析して、その栄養価を評価する方法であり、アミノ酸価があります。生物学的評価法は、食品たんぱく質を摂取して、その栄養価を評価する方法であり、正味たんぱく質利用率や生物価があります。

(4) 排泄されない⇒排泄される ☞無たんぱく質食の摂取時であっても、体たんぱく質の異化により窒素が生成され、尿中へ排泄されます。

(5) 負になる⇒正になる

39 摂取するたんぱく質の量と質に関する記述である。最も適当なのはどれか。1 つ選べ。

(1) 飢餓時には、窒素出納が正になる。

(2) 過剰なたんぱく質の摂取は、アミノ酸の異化を亢進する。

(3) たんぱく質効率（PER）は、生物価に消化吸収率を加味する。

(4) アミノ酸価は、摂取エネルギー量に影響される。

(5) 可欠アミノ酸は、体たんぱく質合成に利用されない。

40 食品たんぱく質の評価に関する記述である。最も適当なのはどれか。1 つ選べ。

(1) アミノ酸価は、食品たんぱく質の生物学的評価法の 1 つである。

(2) たんぱく質効率（PER）は、窒素出納を指標として求める。

(3) 生物価は、体重変化を指標として求める。

(4) 正味たんぱく質利用率（NPU）は、生物価に消化吸収率を乗じて求める。

(5) 無たんぱく質食の摂取時は、尿中への窒素排泄がみられない。

---

39 答 (2)   **(1)** ×   **(2)** ○   **(3)** ×   **(4)** ×   **(5)** ×

(1) 正になる⇒負になる ☞窒素出納は窒素の摂取量と排泄量の収支を示すものであり、たんぱく質の代謝動態を示します。摂取量が排泄量よりも多くなれば体たんぱく質として蓄積されるため、窒素出納が正になります。一方、排泄量が摂取量よりも多くなれば体たんぱく質が異化されているため、窒素出納が負になります。

(2) ☞たんぱく質を過剰に摂取すると、過剰分は異化され、グリコーゲンや脂質に変換されます。

(3) たんぱく質効率（PER）は⇒正味たんぱく質利用率は ☞正味たんぱく質利用率は、摂取したたんぱく質のうち、どれだけ体内に保留されたかを示します。生物価に消化吸収率を加味した、たんぱく質の利用率判定法となります。

(4) 影響される⇒影響されない ☞アミノ酸価は、食品に含まれるたんぱく質（不可欠アミノ酸）量が、ヒトが必要とする量に対して十分に含まれているか否かを評価する方法であり、摂取エネルギー量には影響されません。

(5) 利用されない⇒利用される

40 答 (4)   **(1)** ×   **(2)** ×   **(3)** ×   **(4)** ○   **(5)** ×

(1) 生物学的評価法の⇒化学的評価法の ☞生物学的評価法は、食品たんぱく質を摂取して、その栄養価を評価する方法であり、正味たんぱく質利用率や生物価があります。化学的評価法は、アミノ酸組成を化学的に分析して、その栄養価を評価する方法であり、アミノ酸価があります。

(2) 窒素出納を⇒摂取たんぱく質量と体重増加量を ☞たんぱく質効率は、優れたたんぱく質ほど少量で効率よく動物を成長させるという考えに基づき、動物実験において求められた摂取たんぱく質量と体重増加量から算出されます。

(3) 体重変化を⇒吸収窒素に対する体内保留窒素の割合を

(4) ☞正味たんぱく質利用率は、摂取窒素に対する体内保留窒素の割合で示され、生物価に消化吸収率を乗じて求められます。

(5) みられない⇒みられる ☞無たんぱく質食摂取時であっても、体たんぱく質の異化により窒素が生成され、尿中へ排泄されます。

ビタミンの栄養

ビタミンの栄養学的特徴と機能

41 脂溶性ビタミンに関する記述である。最も適当なのはどれか。1 つ選べ。

(1) ビタミン A は、消化管からのカルシウム吸収を促進する。

(2) カロテノイドは、抗酸化作用をもつ。

(3) ビタミン D は、血液凝固に関与している。

(4) ビタミン E は、核内受容体に結合する。

(5) ビタミン K は、視覚機能に関与している。

42 脂溶性ビタミンに関する記述である。最も適当なのはどれか。1 つ選べ。

(1) 吸収された脂溶性ビタミンは、門脈に流れる。

(2) ビタミン A は、遺伝子発現を調節する。

(3) ビタミン D は、腸内細菌により合成される。

(4) ビタミン E は、膜脂質の酸化を促進する。

(5) ビタミン K は、血液凝固を抑制する。

43 脂溶性ビタミンに関する記述である。最も適当なのはどれか。1 つ選べ。

(1) ビタミン A は、血液凝固因子の活性化に必要である。

(2) ビタミン D は、小腸で活性型に変換される。

(3) 活性型ビタミン D は、カルシウムの小腸での吸収を抑制する。

(4) ビタミン E は、過酸化脂質の生成を促進する。

(5) ビタミン K は、骨形成に必要である。

41　答 (2)　　(1) ×　(2) ○　(3) ×　(4) ×　(5) ×

(1) ビタミン A は⇒ビタミン D は

(3) ビタミン D は⇒ビタミン K は

(4) ビタミン E は⇒ビタミン A やビタミン D は

(5) ビタミン K は⇒ビタミン A は

42　答 (2)　　(1) ×　(2) ○　(3) ×　(4) ×　(5) ×

(1) 門脈に⇒リンパ管に

(3) ビタミン D は⇒ビタミン K は　☞腸内細菌によって合成されるビタミンは数多くありますが、脂溶性ビタミンではビタミン K が合成されます。

(4) 促進する⇒抑制する

(5) 抑制する⇒促進する

43　答 (5)　　(1) ×　(2) ×　(3) ×　(4) ×　(5) ○

(1) ビタミン A は⇒ビタミン K は

(2) 小腸で⇒肝臓と腎臓で

(3) 抑制する⇒促進する

(4) 促進する⇒抑制する

44　ビタミン E に関する記述である。最も適当なのはどれか。1 つ選べ。

(1)　生体内で 7- デヒドロコレステロールから合成される。

(2)　膜脂質の酸化を抑制する。

(3)　ビタミン C により、ビタミン E ラジカルに変換される。

(4)　欠乏すると、悪性貧血を引き起こす。

(5)　摂取量が必要量を超えると、速やかに尿中へ排泄される。

45　水溶性ビタミンに関する記述である。最も適当なのはどれか。1 つ選べ。

(1)　ビタミン B_2 は、内因子と結合して吸収される。

(2)　ナイアシンは、メチオニンから合成される。

(3)　葉酸は、分子中にコバルトを含む。

(4)　ビオチンは、コエンザイム A（CoA）の構成成分である。

(5)　ビタミン C は、ビタミン E ラジカルをビタミン E に変換する。

46　水溶性ビタミンに関する記述である。最も適当なのはどれか。1 つ選べ。

(1)　ビタミン B_1 は、ピルビン酸をアセチル CoA に変換する反応の補酵素である。

(2)　ビタミン B_6 必要量は、たんぱく質摂取量の影響を受けない。

(3)　ナイアシンは、グルタミン酸から合成される。

(4)　ビタミン B_{12} は、主に空腸で吸収される。

(5)　ビタミン C は、還元型ビタミン E を酸化型に変換する。

44　答（2）　　(1) ×　(2) ○　(3) ×　(4) ×　(5) ×

(1)　合成される⇒合成されない　☞生体内で 7- デヒドロコレステロールから合成されるのは、ビタミン D です。

(2)　☞ビタミン E は、生体膜を構成する不飽和脂肪酸あるいは他の成分を酸化障害から防御しています。

(3)　⇒ビタミン E ラジカルは、ビタミン C により、ビタミン E に変換される　☞ビタミン E は、活性酸素を除去した後、ビタミン E ラジカルに変化し抗酸化機能を失います。これを再生させるのがビタミン C です。

(4)　悪性貧血を⇒溶血性貧血を　☞ビタミン E は膜脂質の酸化を防いでいます。欠乏すると、赤血球細胞膜が破壊され、溶血性貧血をきたします。欠乏により悪性貧血を引き起こすのは、ビタミン B_{12} です。

(5)　⇒摂取量が必要量を超えても排泄されない　☞ビタミン E は脂溶性ビタミンであるため、摂取量が必要量を超えても排泄されずに体内に蓄積され、過剰症を引き起こします。

45　答（5）　　(1) ×　(2) ×　(3) ×　(4) ×　(5) ○

(1)　ビタミン B_2 は⇒ビタミン B_{12} は　☞ビタミン B_{12} は内因子と結合し、回腸から吸収されます。

(2)　メチオニンから⇒トリプトファンから　☞ナイアシンは、不可欠アミノ酸のトリプトファンから合成されます。

(3)　葉酸は⇒ビタミン B_{12} は

(4)　ビオチンは⇒パントテン酸は

(5)　☞ビタミン E は、活性酸素を除去した後、ビタミン E ラジカルに変化し抗酸化機能を失います。これを再生させるのがビタミン C です。

46　答（1）　　(1) ○　(2) ×　(3) ×　(4) ×　(5) ×

(1)　☞ビタミン B_1 は、ピルビン酸をアセチル CoA に変換するピルビン酸脱水素酵素の補酵素として働きます。

(2)　受けない⇒受ける　☞ビタミン B_6 は、アミノ基転移反応の補酵素として働くため、たんぱく質の摂取量が増えると、ビタミン B_6 の必要量は増加します。

(3)　グルタミン酸から⇒トリプトファンから　☞ナイアシンは、不可欠アミノ酸のトリプトファンから合成されます。

(4)　空腸で⇒回腸で　☞ビタミン B_{12} は内因子と結合し、回腸から吸収されます。

(5)　還元型 ⇔ 酸化型　☞ビタミン E（還元型）は、活性酸素を除去した後、ビタミン E ラジカル（酸化型）に変化し抗酸化機能を失います。これを再生させるのがビタミン C です。

47 水溶性ビタミンに関する記述である。最も適当なのはどれか。1 つ選べ。

(1) ビタミン B₁ の要求量は、たんぱく質摂取量に比例する。

(2) ビタミン B₂ の補酵素型は、ピリドキサールリン酸である。

(3) ビタミン B₁₂ は、分子内にモリブデンを含有する。

(4) 葉酸は、核酸合成に必要である。

(5) ビオチンの吸収は、アビジンにより促進される。

48 水溶性ビタミンと、それが関与する生体内代謝の組合せである。最も適当なのはどれか。1 つ選べ。

(1) ビタミン B₁ ───────────── アミノ基転移反応

(2) ビタミン B₂ ───────────── 一炭素単位代謝

(3) ナイアシン ───────────── 炭酸固定反応

(4) パントテン酸 ───────────── 血液凝固因子合成

(5) ビタミン C ───────────── コラーゲン合成

49 ビタミン B 群に関する記述である。最も適当なのはどれか。1 つ選べ。

(1) ビタミン B₁ は、フラビン酵素の補酵素として働く。

(2) ビタミン B₆ は、たんぱく質摂取量の増加に伴い必要量が減少する。

(3) ビタミン B₁₂ は、内因子と結合すると吸収が抑制される。

(4) 葉酸は、DNA の合成に必要である。

(5) パントテン酸は、生体内でトリプトファンから合成される。

---

47 答 (4)　　(1) ×　(2) ×　(3) ×　(4) ○　(5) ×

(1) ビタミン B₁ の⇒ビタミン B₆ の　☞ビタミン B₆ は、アミノ基転移反応の補酵素として働くため、たんぱく質摂取量が増えると、ビタミン B₆ の要求量も増加します。

(2) ビタミン B₂ の⇒ビタミン B₆ の

(3) モリブデンを⇒コバルトを

(5) 促進される⇒抑制される　☞生卵白中のアビジンは、ビオチンと不可逆的に結合するため、ビオチンの吸収を阻害します。

48 答 (5)　　(1) ×　(2) ×　(3) ×　(4) ×　(5) ○

(1) ビタミン B₁ ⇒ビタミン B₆

(2) ビタミン B₂ ⇒葉酸　☞一炭素単位とは、メチル基（–CH3）といった炭素を 1 つ含む残基の総称であり、これらの代謝を一炭素単位代謝といいます。葉酸は一炭素単位代謝に補酵素として関与しており、メチオニン合成やヌクレオチド合成もこれに該当します。

(3) ナイアシン⇒ビオチン　☞炭酸固定反応とは、二酸化炭素を有機物に変換して生体内に取り込む反応をいいます。ビオチンは、ピルビン酸カルボキシラーゼ（糖新生に関与する酵素）の補酵素として、ピルビン酸と二酸化炭素からオキサロ酢酸（有機物）を生成する反応に関与しています。

(4) ☞血液凝固因子合成に関与するビタミンは、脂溶性ビタミンであるビタミン K です。

49 答 (4)　　(1) ×　(2) ×　(3) ×　(4) ○　(5) ×

(1) ビタミン B₁ は⇒ビタミン B₂ は　☞ビタミン B₂（リボフラビン）は、FMN や FAD といったフラビン補酵素として働きます。

(2) 減少する⇒増加する　☞ビタミン B₆ は、アミノ基転移反応の補酵素として働くため、たんぱく質摂取量が増えると、ビタミン B₆ の必要量は増加します。

(3) 抑制される⇒促進される　☞ビタミン B₁₂ は内因子と結合し、回腸から吸収されます。

(5) パントテン酸は⇒ナイアシンは

4 基礎栄養学

解答と解説

2023 年国試 77：重要度★★★　　　　　　　　　　　　　チェック □□□□□

50 ビタミンの消化・吸収および代謝に関する記述である。最も適当なのはどれか。1 つ選べ。

(1) ビタミン A は、脂質と一緒に摂取すると吸収率が低下する。

(2) ビタミン K は、腸内細菌により合成される。

(3) ビタミン B_1 は、組織飽和量に達すると尿中排泄量が減少する。

(4) 吸収されたビタミン B_2 は、キロミクロンに取り込まれる。

(5) ビタミン B_6 の吸収には、内因子が必要である。

ミネラルの栄養

ミネラルの栄養学的特徴と機能

2020 年国試 78：重要度★★★　　　　　　　　　　　　　チェック □□□□□

51 ミネラルに関する記述である。最も適当なのはどれか。1 つ選べ。

(1) 骨の主成分は、シュウ酸カルシウムである。

(2) 血中カルシウム濃度が上昇すると、骨吸収が促進する。

(3) 骨中マグネシウム量は、体内マグネシウム量の約 10 ％である。

(4) モリブデンが欠乏すると、克山病が発症する。

(5) フッ素のう歯予防効果は、歯の表面の耐酸性を高めることによる。

2022 年国試 79：重要度★★★　　　　　　　　　　　　　チェック □□□□□

52 微量ミネラルに関する記述である。最も適当なのはどれか。1 つ選べ。

(1) 鉄は、グルタチオンペルオキシダーゼの構成成分である。

(2) 亜鉛は、甲状腺ホルモンの構成成分である。

(3) 銅は、スーパーオキシドジスムターゼ（SOD）の構成成分である。

(4) セレンは、シトクロムの構成成分である。

(5) クロムは、ミオグロビンの構成成分である。

---

50 答 (2)　　(1) ×　(2) ○　(3) ×　(4) ×　(5) ×

(1) 低下する⇒上昇する　☞脂溶性であるビタミン A の吸収には胆汁酸が必要です。脂質を一緒に摂取すると、胆汁酸の分泌が促され、ビタミン A の吸収率が上昇します。

(2) ☞腸内細菌によって合成されるビタミンは数多くありますが、脂溶性ビタミンではビタミン K が合成されます。

(3) 減少する⇒増加する　☞ビタミン B_1 は、飽和量を満たすまではほとんど尿中に排泄されず、飽和量を超えると尿中排泄量が増加します。

(4) ビタミン B_2 は⇒脂溶性ビタミンは

(5) ビタミン B_6 の⇒ビタミン B_{12} の　☞ビタミン B_{12} は、胃の壁細胞から分泌される内因子（キャッスル内因子）と複合体を形成し、主に回腸から吸収されます。

51 答 (5)　　(1) ×　(2) ×　(3) ×　(4) ×　(5) ○

(1) シュウ酸カルシウムである⇒リン酸カルシウムである

(2) 促進する⇒抑制する　☞血中カルシウム濃度が上昇すると、骨吸収が抑制され、血中カルシウム濃度を正常化します。

(3) 約 10 ％である⇒約 50 ～ 60 ％である

(4) モリブデンが⇒セレンが

52 答 (3)　　(1) ×　(2) ×　(3) ○　(4) ×　(5) ×

(1) 鉄は⇒セレンは

(2) 亜鉛は⇒ヨウ素は

(4) セレンは⇒鉄は　☞シトクロムは電子伝達系に関与するたんぱく質であり、鉄が構成成分となります。

(5) クロムは⇒鉄は

53 微量ミネラルとその欠乏症に関する組合せである。最も適当なのはどれか。1 つ選べ。

(1)　鉄　————————　ヘモクロマトーシス
(2)　亜鉛　———————　味覚障害
(3)　銅　————————　ウィルソン病
(4)　セレン　——————　夜盲症
(5)　モリブデン　————　克山病

ミネラルの吸収と体内利用

54 カルシウムとリンに関する記述である。最も適当なのはどれか。1 つ選べ。

(1)　体内カルシウムの約 10％は、血液中に存在する。
(2)　血中カルシウム濃度の低下は、骨吸収を抑制する。
(3)　カルシウムの小腸での吸収は、リンにより促進される。
(4)　リンは、体内に最も多く存在するミネラルである。
(5)　リンは、核酸の構成成分である。

55 血中カルシウム濃度の低下時にみられる生体応答に関する記述である。最も適当なのはどれか。1 つ選べ。

(1)　カルシウムの腸管吸収率が下がる。
(2)　活性型ビタミン D の産生が抑制される。
(3)　骨吸収が促進される。
(4)　尿細管でのカルシウムの再吸収が抑制される。
(5)　カルシトニンの分泌が促進される。

53　答 **(2)**　　(1) ×　(2) ○　(3) ×　(4) ×　(5) ×

(1)　☞ヘモクロマトーシスは、臓器に鉄が過剰に蓄積する疾患です。
(3)　☞ウィルソン病は、臓器に銅が過剰に蓄積する疾患です。
(4)　セレン⇒ビタミン A
(5)　モリブデン⇒セレン

54　答 **(5)**　　(1) ×　(2) ×　(3) ×　(4) ×　(5) ○

(1)　約 10％は⇒約 0.1％は
(2)　抑制する⇒促進する　☞血中カルシウム濃度が低下すると、骨吸収が促進され、血中カルシウム濃度を正常化します。
(3)　促進される⇒抑制される
(4)　リンは⇒カルシウムは
(5)　☞核酸（DNA や RNA）の構成単位であるヌクレオチドは、塩基、五炭糖、リン酸からなります。

55　答 **(3)**　　(1) ×　(2) ×　(3) ○　(4) ×　(5) ×

(1)　下がる⇒上がる　☞血中カルシウム濃度を上昇（正常化）させるため、副甲状腺ホルモン（PTH）の分泌が促進されます。PTH はビタミン D と協力して、腸からのカルシウム吸収を促進し、骨を壊して血液にカルシウムを動員し（骨吸収促進）、尿細管でのカルシウムの再吸収を促進（排泄抑制）することで、血中カルシウム濃度を上昇（正常化）させます。
(2)　抑制される⇒促進される
(4)　抑制される⇒促進される
(5)　カルシトニンの⇒副甲状腺ホルモン（PTH）の

56 鉄に関する記述である。最も適当なのはどれか。1 つ選べ。

(1) 鉄は、汗に含まれる。
(2) 鉄の吸収率は、ヘム鉄よりも非ヘム鉄の方が高い。
(3) 非ヘム鉄は、3 価鉄として吸収される。
(4) 貯蔵鉄は、トランスフェリンと結合している。
(5) ヘモクロマトーシスは、鉄の欠乏症である。

57 鉄代謝と栄養に関する記述である。最も適当なのはどれか。1 つ選べ。

(1) ヘム鉄は、植物性食品に含まれる。
(2) 非ヘム鉄は、二価鉄に還元されて吸収される。
(3) 体内総鉄量に占める機能鉄の割合は、貯蔵鉄より低い。
(4) 鉄は、主にトランスフェリンと結合して貯蔵される。
(5) 鉄欠乏では、血中ヘモグロビン値が血中フェリチン値より先に低下する。

---

56 答（1）　　(1) ○　(2) ×　(3) ×　(4) ×　(5) ×

(2) ヘム鉄 ⇔ 非ヘム鉄　☞食品中の鉄は、動物性食品に含まれるヘム鉄と、植物性食品に含まれる非ヘム鉄に分類されます。吸収率は、非ヘム鉄よりもヘム鉄の方が高くなります。
(3) 3 価鉄として⇒2 価鉄として　☞非ヘム鉄には、2 価鉄と 3 価鉄があり、腸管からは 2 価鉄で吸収されます。3 価鉄は胃酸（塩酸）やビタミン C の働きにより、2 価鉄へと変換され吸収されます。
(4) トランスフェリンと⇒アポフェリチンと　☞貯蔵鉄は、鉄とアポフェリチンが結合したフェリチンの形で存在しています。トランスフェリンは、血液中の鉄と結合します。
(5) 欠乏症である⇒過剰症である

57 答（2）　　(1) ×　(2) ○　(3) ×　(4) ×　(5) ×

(1) 植物性食品に⇒動物性食品に　☞食品中の鉄は、動物性食品に含まれるヘム鉄と、植物性食品に含まれる非ヘム鉄に分類されます。
(2) ☞非ヘム鉄には、二価鉄と三価鉄があり、腸管からは二価鉄で吸収されます。三価鉄は、胃酸によって可溶化され、ビタミン C の作用で二価鉄に還元された後に吸収されます。
(3) 低い⇒高い　☞体内の鉄は、酸素運搬機能や酵素機能を果たす「機能鉄」、鉄の貯蔵や輸送に使用される「貯蔵鉄」に分類され、大部分は機能鉄として存在します。
(4) トランスフェリンと⇒アポフェリチンと　☞貯蔵鉄は、鉄とアポフェリチンが結合したフェリチンの形で存在しています。トランスフェリンは、血液中の鉄と結合します。
(5) 血中ヘモグロビン値 ⇔ 血中フェリチン値　☞鉄欠乏状態が続くと、まずは貯蔵鉄（フェリチン）が減少し、最終的にヘモグロビンが減少します。

水・電解質の栄養的意義

水の出納

58 体水分に関する記述である。最も適当なのはどれか。1 つ選べ。

(1) 成人の体重当たりの体水分量は、女性に比べ男性の方が少ない。

(2) 低張性脱水では、血圧が低下する。

(3) 浮腫では、細胞間液（間質液）量が変化しない。

(4) 血漿アルブミン濃度が低下すると、膠質浸透圧が上昇する。

(5) バソプレシンは、尿細管での水の再吸収を抑制する。

59 体水分に関する記述である。最も適当なのはどれか。1 つ選べ。

(1) 体重 1kg 当たりの水分量は、体脂肪率が高い者の方が低い者より多い。

(2) 成人の体水分の分布は、細胞内液よりも細胞外液の方が多い。

(3) 栄養素 1g 当たりの代謝水は、脂質が最も多い。

(4) 不可避尿量は、飲水量に影響される。

(5) 水分必要量は、不可避尿量と等しい。

---

58 答 **(2)**　　(1) ×　(2) ○　(3) ×　(4) ×　(5) ×

(1) 女性 ⇔ 男性　☞脂肪組織は水分含量が少ないため、脂肪組織が多いほど、体水分量は少なくなります。一般的に女性は、男性に比べ脂肪の含有量が多いため、体水分量が少なくなります。

(2) ☞塩分欠乏により起こる低張性脱水は、水分とナトリウムの損失があるときに、水分のみを補給した場合などにみられます。水分のみを補給することで、細胞外液の浸透圧が低下し、細胞外液から細胞内液へ水分が移動します。細胞外液の一種である血漿量が減少するため、血圧が低下します。

(3) 変化しない⇒増加する

(4) 上昇する⇒低下する　☞血漿膠質浸透圧とは、血漿のたんぱく質によりつくられる浸透圧です。血漿たんぱく質の主要成分であるアルブミン濃度が低下すると、膠質浸透圧が低下します。

(5) 抑制する⇒促進する

59 答 **(3)**　　(1) ×　(2) ×　(3) ○　(4) ×　(5) ×

(1) 多い⇒少ない　☞脂肪組織は水分含量が少ないため、脂肪組織が多いほど（体脂肪率が高いほど）、体水分量は少なくなります。

(2) 多い⇒少ない

(3) ☞代謝水は、栄養素が体内で代謝される際に生じる水をいいます。糖質、脂質およびたんぱく質 1g 当たりの代謝水は、それぞれ 0.6g、1.07g および 0.41g となり、脂質が最も多くなります。

(4) 影響される⇒影響されない　☞不可避尿量は、体内で産生される老廃物を排泄するために必要な尿であり、飲水量の影響を受けません。

(5) ⇒不可避尿量以上である　☞水分必要量は、尿量や不感蒸泄量、その他の排泄量を加味して決定します。

60　水と電解質に関する記述である。最も適当なのはどれか。1 つ選べ。

(1)　代謝水は、栄養素の代謝により失われる水である。
(2)　不感蒸泄は、発汗により失われる水である。
(3)　不可避水分摂取量は、不可避尿量と等しい。
(4)　低張性脱水では、細胞外液から細胞内液へ水が移動する。
(5)　細胞内液では、カリウムイオン濃度よりナトリウムイオン濃度が高い。

61　低張性脱水に関する記述である。最も適当なのはどれか。1 つ選べ。

(1)　血漿ナトリウムイオン濃度が上昇する。
(2)　血漿浸透圧が上昇する。
(3)　血圧が低下する。
(4)　細胞内液量が減少する。
(5)　尿量が増加する。

4

基礎栄養学

60　答 (4)　　(1) ×　(2) ×　(3) ×　(4) ○　(5) ×

(1)　失われる⇒供給される　☞代謝水は、栄養素が体内で代謝される際に生じる水をいい、水分出納における供給源となります。
(2)　⇒汗とは別に自然に皮膚から蒸発していく水分や、呼気から出ていく水である
(3)　⇒不可避尿量以上である　☞不可避水分摂取量は、不可避尿量以外にも、不感蒸泄量や便に含まれる水の量も加味しなければなりません。
(4)　☞低張性脱水は、水とナトリウムの損失があるときに、水のみを補給した場合にみられます。水のみを補給することで、細胞外液の浸透圧が低下し、細胞外液から細胞内液へ水が移動します。
(5)　カリウムイオン濃度 ⇔ ナトリウムイオン濃度　☞体液は、細胞内液と細胞外液（血漿と間質液）に分けられます。細胞内液で最も多い陽イオンはカリウム、細胞外液（血漿と間質液）で最も多い陽イオンはナトリウムです。

61　答 (3)　　(1) ×　(2) ×　(3) ○　(4) ×　(5) ×

(1)　上昇する⇒低下する　☞低張性脱水（塩分欠乏型脱水）は、水とナトリウムの損失があるときに、水のみを補給した場合にみられます。水のみを補給することで、血漿ナトリウムイオン濃度が低下します。
(2)　上昇する⇒低下する　☞血漿ナトリウムイオン濃度の低下により、血漿浸透圧が低下します。
(3)　☞血漿（細胞外液）浸透圧が低下するため、血漿（細胞外液）から細胞内液へ水が移動します。血漿量が減少することで、血圧が低下します。
(4)　減少する⇒増加する　☞血漿（細胞外液）浸透圧が低下するため、血漿（細胞外液）から細胞内液へ水が移動します。
(5)　増加する⇒正常である　☞水の再吸収を促進することで尿量を減らすバソプレシンは、血漿浸透圧の上昇により、分泌が促進されます。低張性脱水では、血漿浸透圧が低下しているため、これらの反応が起こらず、尿量は比較的維持されています。

解答と解説

2020 年国試 80：重要度★★★　チェック ☐☐☐☐☐

62　電解質に関する記述である。最も適当なのはどれか。1 つ選べ。

(1)　カリウムイオン濃度は、細胞内液より細胞外液の方が高い。
(2)　不感蒸泄では、電解質の喪失が起こる。
(3)　低張性脱水では、ナトリウムを含まない水を補給する。
(4)　重炭酸イオンは、血液の酸塩基平衡の調節に関わる。
(5)　血中ナトリウムイオン濃度が上昇すると、血漿浸透圧が低下する。

2022 年国試 80：重要度★★★　チェック ☐☐☐☐☐

63　電解質に関する記述である。最も適当なのはどれか。1 つ選べ。

(1)　電解質の分布は、細胞外液と細胞内液で同じである。
(2)　血液の pH は、炭酸・重炭酸緩衝系によって調節されている。
(3)　血液の pH は、6.35 〜 6.45 の範囲に調節されている。
(4)　アルカローシスは、血液が正常範囲から酸性に傾く状態である。
(5)　血中ナトリウム濃度の上昇は、血漿浸透圧を低下させる。

エネルギー代謝

エネルギー代謝の概念

2021 年国試 80：重要度★★★　チェック ☐☐☐☐☐

64　エネルギー消費量に関する記述である。最も適当なのはどれか。1 つ選べ。

(1)　基礎代謝量は、体脂肪率に比例する。
(2)　安静時代謝量は、基礎代謝量より高い。
(3)　メッツ（METs）は、1 日のエネルギー消費量を基礎代謝量の倍数で表したものである。
(4)　身体活動レベル（PAL）は、身体活動の種類（歩く、走る等）ごとのエネルギー消費量を示す指標である。
(5)　食事誘発性熱産生（DIT）は、1 日のエネルギー消費量に含まれない。

62　答 (4)　**(1)** ×　**(2)** ×　**(3)** ×　**(4)** ○　**(5)** ×

(1)　細胞内液 ⇔ 細胞外液
(2)　起こる⇒起こらない　☞不感蒸泄とは、汗とは別に自然に皮膚から蒸発していく水分や、呼気から出ていく水分であり、水のみが失われます。
(3)　含まない水を⇒含む水を　☞塩分欠乏により起こる低張性脱水では、電解質を含む水を補給する必要があります。
(5)　低下する⇒上昇する

63　答 (2)　**(1)** ×　**(2)** ○　**(3)** ×　**(4)** ×　**(5)** ×

(1)　同じである⇒異なる　☞例えば、細胞外液はナトリウムイオンが多く、細胞内液はカリウムイオンが多いなどのように電解質の分布は異なります。
(3)　6.35 〜 6.45 の⇒ 7.35 〜 7.45 の
(4)　酸性に⇒アルカリ性に　☞血液が正常範囲から酸性に傾く状態はアシドーシスです。
(5)　低下させる⇒上昇させる

64　答 (2)　**(1)** ×　**(2)** ○　**(3)** ×　**(4)** ×　**(5)** ×

(1)　体脂肪率に⇒除脂肪体重に
(2)　☞安静時代謝量は、仰臥位や座位で、静かに休息している状態で消費されるエネルギー量です。基礎代謝よりも、骨格筋の緊張が高く、消化吸収の影響もあるため、安静時代謝量は、基礎代謝量よりも高くなります。
(3)　⇒各種身体活動時のエネルギー消費量を安静時代謝量の倍数で表したものである
(4)　身体活動レベル（PAL）は⇒動作強度（Af）は　☞身体活動レベル（PAL）は、日常生活の平均的な活動の強度を示します。
(5)　含まれない⇒含まれる　☞食事誘発性熱産生とは、食物摂取によりエネルギー代謝が亢進する現象をいい、1 日のエネルギー消費に含まれます。

65 エネルギー代謝に関する記述である。最も適当なのはどれか。1 つ選べ。

(1) 1 日当たりのエネルギー消費量は、基礎代謝より食事誘発性熱産生（DIT）によるものが多い。

(2) 食事誘発性熱産生（DIT）量は、糖質で 100kcal を摂取した時より、たんぱく質で 100kcal を摂取した時の方が多い。

(3) 食事誘発性熱産生（DIT）により発生したエネルギーは、筋肉の運動に利用される。

(4) 安静時における単位重量当たりのエネルギー消費量は、骨格筋より脂肪組織が多い。

(5) 単位重量当たりに産生される熱エネルギー量は、褐色脂肪組織より白色脂肪組織が多い。

66 20 歳、体重 50kg の女性が、3.0 メッツの運動を 1 時間行った。その 1 時間の総エネルギー消費量（kcal）の計算式である。正しいのはどれか。1 つ選べ。
身体活動レベル（PAL）は 1.75、基礎代謝基準値は 22.1（kcal/kg 体重 / 日）、安静時代謝量は基礎代謝量の 1.2 倍とする。

(1) $22.1 \times 50 \times 3.0 \times 1/24$

(2) $22.1 \times 1.2 \times 3.0 \times 1/24$

(3) $22.1 \times 50 \times 1.2 \times 3.0 \times 1/24$

(4) $22.1 \times 1.75 \times 3.0 \times 1/24$

(5) $22.1 \times 50 \times 1.75 \times 3.0 \times 1/24$

4

基礎栄養学

---

65 答 **(2)** **(1)** × **(2)** ○ **(3)** × **(4)** × **(5)** ×

(1) 多い⇒少ない

(2) ☞食事誘発性熱産生とは、食物摂取によりエネルギー代謝が亢進する現象をいい、たんぱく質を単独で摂取した場合が最も高くなります。

(3) 利用される⇒利用されない ☞食事誘発性熱産生で発生したエネルギーは、体温保持に利用されます。

(4) 多い⇒少ない

(5) 褐色脂肪組織 ⇔ 白色脂肪組織 ☞褐色脂肪組織は主に鎖骨付近に分布し、熱を産生する働きを担っています。白色脂肪組織は皮下や内臓に分布し、体内の余分なエネルギーを脂肪として蓄積しています。産生される熱エネルギー量は、褐色脂肪組織で多くなります。

66 答 **(3)** **(1)** × **(2)** × **(3)** ○ **(4)** × **(5)** ×

(3) ☞メッツを利用した総エネルギー消費量（kcal）は、①安静時代謝量×②メッツ×③運動時間で算出されます。
①安静時代謝量は、基礎代謝量（基礎代謝基準値×体重）の 1.2 倍であるため、22.1 × 50 × 1.2（kcal/ 日）となります。
②メッツは 3.0 です。
③①で算出した安静時代謝量は 1 日（24 時間）当たりのものです。実際の運動時間は、24 時間のうちの 1 時間であるため、運動時間は 1/24 となります。
したがって、総エネルギー消費量＝ 22.1 × 50 × 1.2 × 3.0 × 1/24 で計算できます。

解答と解説

67 基礎代謝量に関する記述である。最も適当なのはどれか。1 つ選べ。

(1) 同じ体重の場合、体脂肪量が多いほど高くなる。

(2) 体表面積が大きいほど低くなる。

(3) 体重当たりの基礎代謝量は、加齢とともに高くなる。

(4) 発熱に伴い低くなる。

(5) 低栄養状態で低くなる。

68 20 歳、男性。身長 160cm、体重 60kg、BMI 23.4kg/m²。基礎代謝量 0.9kcal/kg/ 時、安静時代謝量 1.0kcal/kg/ 時。30 分間の運動によるエネルギー消費量を測定したところ、150kcal であった。この時のメッツ（METs）として、最も適当なのはどれか。1 つ選べ。

(1) 2.5

(2) 2.8

(3) 5.0

(4) 5.6

(5) 6.4

エネルギー代謝の測定法

69 エネルギー代謝とその測定法に関する記述である。最も適当なのはどれか。1 つ選べ。

(1) 物理的燃焼値と生理的燃焼値の差は、たんぱく質より糖質が大きい。

(2) 呼吸商は、消費された酸素量を排出された二酸化炭素量で除して求める。

(3) 糖質のみが燃焼した時の呼吸商は、0.7 である。

(4) 間接法は、身体から放散される熱量を測定する方法である。

(5) 二重標識水法は、安定同位体を用いる方法である。

---

67 答（5）　（1）×　（2）×　（3）×　（4）×　（5）○

(1) 高くなる⇒低くなる　☞活動性が低い体脂肪量が多いほど、基礎代謝量は低くなります。

(2) 低くなる⇒高くなる　☞体温は体表面から放散されるため、体表面積が大きいほど、体温維持に必要な基礎代謝量は高くなります。

(3) 高くなる⇒低くなる　☞加齢に伴い、活動性の高い除脂肪量が減少するため、基礎代謝量は低くなります。

(4) 低くなる⇒高くなる

(5) ☞低栄養状態では、エネルギー消費が抑制されるため、基礎代謝量は低くなります。

68 答（3）　（1）×　（2）×　（3）○　（4）×　（5）×

(3) ☞メッツは、身体活動時のエネルギー消費量が安静時代謝量の何倍であるかを示す指標です。このメッツを用いてエネルギー消費量を求める計算式が「①エネルギー消費量＝②安静時代謝量×③メッツ×④運動時間」になります。したがって、「① 150kcal ＝②（1.0kcal × 60kg）×③メッツ×④ 0.5 時間（30 分）」の式を変形し、③メッツ＝ 5.0 を求めます。

69 答（5）　（1）×　（2）×　（3）×　（4）×　（5）○

(1) たんぱく質 ⇔ 糖質　☞エネルギー産生栄養素の中でたんぱく質が物理的燃焼値と生理的燃焼値の差が最も大きくなります。これは、たんぱく質が体内で代謝される際、エネルギーをもつ尿素、尿酸などが燃焼されず、尿中に排泄されるためです。

(2) ⇒排出された二酸化炭素量を消費された酸素量で除して求める

(3) 0.7 である⇒ 1.0 である　☞脂質のみが燃焼したときの呼吸商は 0.7 となります。

(4) 間接法は⇒直接法は　☞間接法では、一定時間内に消費した酸素量と発生した二酸化炭素量、尿中に排泄された窒素量から、体内で燃焼した糖質、脂質、たんぱく質量を計算し、エネルギー消費量を求めます。

(5) ☞二重標識水法は、酸素と水素の安定同位体の減少速度からエネルギー消費量を求めます。

70　非たんぱく質呼吸商を求めるために呼気分析を行い、以下の結果を得た。酸素消費量 A（L：リットル）、二酸化炭素排出量 B（L）、たんぱく質の燃焼による酸素消費量 C（L）、たんぱく質の燃焼による二酸化炭素排出量 D（L）。非たんぱく質呼吸商を求めるための計算式として、最も適当なのはどれか。1 つ選べ。

(1)　B/A

(2)　(B − D) / (A − C)

(3)　(B + D) / (A + C)

(4)　(A − C) / (B − D)

(5)　(A + C) / (B + D)

70　答 **(2)**　　**(1)** ×　**(2)** ○　**(3)** ×　**(4)** ×　**(5)** ×

(2)　☞非たんぱく質呼吸商は、糖質と脂質の燃焼によって排出された二酸化炭素量と、消費された酸素量の比をいいます。したがって、（二酸化炭素排出量 B −たんぱく質の燃焼による二酸化炭素排出量 D）÷（酸素消費量 A −たんぱく質の燃焼による酸素消費量 C）の計算式によって算出されます。

5. 応用栄養学

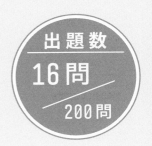

出題数
16問
200問

栄養ケア・マネジメント

栄養ケア・マネジメントの概念

1　栄養ケア・マネジメントに関する記述である。最も適当なのはどれか。1 つ選べ。

(1)　栄養スクリーニングは、PDCA サイクルの C（check）にあたる。

(2)　栄養アセスメントでは、血液検査データを用いない。

(3)　栄養ケア計画の目標設定には、優先順位をつけない。

(4)　モニタリングでは、栄養に関するリスクを有する者を抽出する。

(5)　栄養ケア計画の見直しには、経過評価を参照する。

2　栄養ケア・マネジメントの基本的構造である（図）。a 〜 c に入る用語の組合せとして、最も適当なのはどれか。1 つ選べ。

	a	b	c
(1)	モニタリング	実施・チェック	評価
(2)	モニタリング	評価	実施・チェック
(3)	評価	実施・チェック	モニタリング
(4)	実施・チェック	評価	モニタリング
(5)	実施・チェック	モニタリング	評価

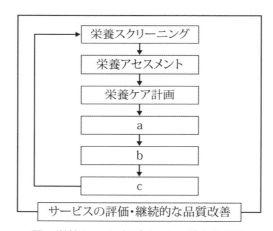

図　栄養ケア・マネジメントの基本的構造

2023 年国試 83：重要度★★★　　　　　チェック □□□□□

3 栄養スクリーニングに関する記述である。<u>誤っている</u>のはどれか。1 つ選べ。

(1) 低コストの方法を用いる。
(2) 侵襲性が低い方法を用いる。
(3) 敏感度が高い方法を用いる。
(4) SGA では、採血が必要である。
(5) 簡易栄養状態評価表（MNA®）は、体重変化を含む。

2020 年国試 82：重要度★★★　　　　　チェック □□□□□

4 栄養アセスメントに用いる、半減期が約 20 日の血液成分である。最も適当なのはどれか。1 つ選べ。

(1) レチノール結合たんぱく質
(2) トランスサイレチン
(3) トランスフェリン
(4) アルブミン
(5) ヘモグロビン

2022 年国試 83：重要度★★★　　　　　チェック □□□□□

5 栄養アセスメントに用いる指標のうち、半減期が約 3 日の血液成分である。最も適当なのはどれか。1 つ選べ。

(1) レチノール結合たんぱく質
(2) トランスサイレチン
(3) トランスフェリン
(4) アルブミン
(5) ヘモグロビン

3　答 **(4)**　　(1) ○　(2) ○　(3) ○　(4) ×　(5) ○

(1) ☞栄養スクリーニングは、目的ごとに栄養ケア・マネジメントの対象者を抽出することであり、効率の良い評価方法が求められます。そのため、敏感度が高い（見落としがない）こと、実施が容易であること、低コストであること、対象者に対し非侵襲性であることなどの要件を満たした評価ツールを用います。
(2) ☞栄養スクリーニングは、身体への影響の少ない侵襲性の低い方法であるべきです。
(3) ☞敏感度は、疾病のある者（栄養不良の者）のうち、スクリーニングで陽性であった者の割合をいいます。疾病のある者（栄養不良の者）が、スクリーニングで見落とされることがないよう、敏感度の高い方法であるべきです。
(4) 必要である⇒不要である　☞SGA（主観的包括的評価）は、患者の主観的な観点から情報を聴取して、栄養状態を評価する方法です。病歴（体重、食事摂取状況、消化器症状、身体機能、基礎疾患など）や身体状況（皮下脂肪、筋肉量、くるぶし部浮腫、仙骨部浮腫、腹水など）により評価します。
(5) ☞簡易栄養状態評価表は、65 歳以上の高齢者の栄養状態を評価する方法です。体重・身長と、簡単な質問により評価します。

4　答 **(4)**　　(1) ×　(2) ×　(3) ×　(4) ○　(5) ×

(1) ☞半減期は約 0.5 日です。
(2) ☞半減期は約 3 日です。
(3) ☞半減期は約 7 日です。
(5) ☞半減期は約 1 ～ 2 ヵ月です。

5　答 **(2)**　　(1) ×　(2) ○　(3) ×　(4) ×　(5) ×

(1) ☞レチノール結合たんぱく質の半減期は約 0.5 日です。
(3) ☞トランスフェリンの半減期は約 7 日です。
(4) ☞アルブミンの半減期は約 3 週間です。
(5) ☞ヘモグロビンの半減期は約 1 ～ 2 か月です。

6　栄養アセスメントに関する記述である。最も適当なのはどれか。1 つ選べ。

(1)　食事記録法による食事調査では、肥満度が高い者ほど過大申告しやすい。

(2)　内臓脂肪面積は、肩甲骨下部皮下脂肪厚で評価する。

(3)　上腕筋面積は、体重と上腕三頭筋皮下脂肪厚で算出する。

(4)　尿中クレアチニン排泄量は、筋肉量を反映する。

(5)　窒素出納が負の時は、体たんぱく質量が増加している。

7　栄養アセスメントに関する記述である。最も適当なのはどれか。1 つ選べ。

(1)　ウエスト周囲長の測定は、皮下脂肪蓄積量の推定に用いる。

(2)　生体指標は、食事摂取状況を反映しない。

(3)　尿中クレアチニン排泄量は、全身の筋肉量と相関する。

(4)　高張性脱水では、血漿浸透圧が低下している。

(5)　窒素出納が負の時は、体たんぱく質量が増加している。

6　答 **(4)**　　(1) ×　(2) ×　(3) ×　(4) ○　(5) ×

(1)　過大申告しやすい⇒過小申告しやすい

(2)　肩甲骨下部皮下脂肪厚で⇒ウエスト周囲長で

(3)　体重と⇒上腕周囲長と　☞上腕筋面積は、（上腕周囲長 cm − 3.14 ×上腕三頭筋皮下脂肪厚 cm）^{2} ÷（4 × 3.14）で算出します。

(4)　☞クレアチニンは、筋肉に含まれているたんぱく質の老廃物であるため、尿中クレアチニン排泄量は全身の筋肉量と相関します。

(5)　増加している⇒減少している　☞窒素出納は窒素の摂取量と排泄量の収支を示すものであり、たんぱく質の代謝動態を示します。窒素出納が正の時は体たんぱく質量の増加を、窒素出納が負の時は体たんぱく質量の減少を意味します。

7　答 **(3)**　　(1) ×　(2) ×　(3) ○　(4) ×　(5) ×

(1)　皮下脂肪蓄積量の⇒内臓脂肪蓄積量の

(2)　反映しない⇒反映する

(3)　☞クレアチニンは、筋肉に含まれているたんぱく質の老廃物であるため、尿中クレアチニン排泄量は全身の筋肉量と相関します。

(4)　低下している⇒上昇している　☞高張性脱水（水分欠乏型脱水）は、細胞外液の水分が欠乏し、体液が濃縮されるため、血漿浸透圧が上昇します。

(5)　増加している⇒減少している　☞窒素出納は窒素の摂取量と排泄量の収支を示すものであり、たんぱく質の代謝動態を示します。窒素出納が正の時は体たんぱく質量の増加を、窒素出納が負の時は体たんぱく質量の減少を意味します。

8　栄養アセスメントに関する記述である。最も適当なのはどれか。1 つ選べ。

(1)　生体電気インピーダンス（BIA）法は、脂肪組織が除脂肪組織より電気を通しやすいことを利用している。

(2)　上腕三頭筋皮下脂肪厚は、対象者の利き腕で計測する。

(3)　尿中 3-メチルヒスチジン排泄量は、骨格筋量の評価指標として用いられる。

(4)　レチノール結合たんぱく質は、アルブミンに比べ長期間の栄養状態を反映する。

(5)　上腕周囲長は、糖質代謝の評価指標として用いられる。

9　糖質の代謝状態のアセスメントに用いる尿検査項目である。最も適当なのはどれか。1 つ選べ。

(1)　尿ビリルビン

(2)　尿潜血

(3)　尿ウロビリノーゲン

(4)　尿ケトン体

(5)　尿比重

食事摂取基準

策定の基本的事項と留意事項

◆10　日本人の食事摂取基準（2015 年版）における策定の基本的事項に関する記述である。正しいのはどれか。1 つ選べ。

(1)　対象者に、生活習慣病のリスクを有する者は含まれない。

(2)　対象とする摂取源に、ドリンク剤は含まれない。

(3)　示された数値の信頼度は、栄養素間で差はない。

(4)　望ましい摂取量は、個人間で差はない。

(5)　エネルギー収支バランスの指標に、成人では BMI （kg/m^2）を用いる。

8　答 (3)　(1) ×　(2) ×　(3) ○　(4) ×　(5) ×

(1)　通しやすいことを⇒通しにくいことを　☞生体電気インピーダンス法は、体内に電流を流し、電気抵抗（インピーダンス）を計測し体組成を推定する方法です。脂肪組織は電気抵抗が高く、ほとんど電気を通しません。一方で除脂肪組織は電気抵抗が低く、電気を通します。この組織による電気抵抗の差を利用して、体脂肪などの体組成を推定します。

(2)　利き腕で⇒利き腕と反対側の腕で

(3)　☞3-メチルヒスチジンは、骨格筋（筋たんぱく質）の代謝産物です。骨格筋の異化（分解）により遊離した 3-メチルヒスチジンは、体たんぱく質に利用されることなく、尿中に排泄されるため、尿中 3-メチルヒスチジン排泄量は、骨格筋量や異化の程度を反映します。

(4)　長期間の⇒短期間の　☞RTP （トランスサイレチン、トランスフェリン、レチノール結合たんぱく質）は、血中半減期が短いため、動的栄養アセスメントの指標として用いられます。

(5)　糖質代謝の⇒たんぱく質代謝の

9　答 (4)　(1) ×　(2) ×　(3) ×　(4) ○　(5) ×

(4)　☞血糖コントロール不良の糖尿病や飢餓・絶食時には、エネルギー源としての糖質の利用が低下し、脂肪酸の利用が高まります。その結果、ケトン体合成が促進され、尿中ケトン体が陽性となります。

10　答 (5)　(1) ×　(2) ×　(3) ×　(4) ×　(5) ○　「食事摂取基準（2020 年版）」でも同様です。

(1)　含まれない⇒含まれる

(2)　含まれない⇒含まれる

(3)　差はない⇒差がある　☞同一の指標であっても、その根拠により、示された数値の信頼度は異なります。

(4)　差はない⇒差がある

11　日本人の食事摂取基準（2020 年版）の基本的事項に関する記述である。最も適当なのはどれか。1 つ選べ。

(1)　糖類の EAR が設定されている。

(2)　EAR の算定の根拠として用いられた数値は、全ての年齢区分で観察されたものである。

(3)　フレイル予防が、策定に考慮されている。

(4)　高齢者の年齢区分は、70 歳以上とした。

(5)　短期間の食事の基準を示すものである。

12　日本人の食事摂取基準（2020 年版）における栄養素の指標に関する記述である。<u>誤っているの</u>はどれか。1 つ選べ。

(1)　RDA は、個人での摂取不足の評価に用いる。

(2)　摂取量が AI を下回っていても、当該栄養素が不足しているかを判断できない。

(3)　UL には、サプリメント由来の栄養素を含まない。

(4)　DG の設定で対象とした生活習慣病に、CKD が含まれる。

(5)　DG の算定に、エビデンスレベルが付された。

13　日本人の食事摂取基準（2020 年版）の栄養素の指標に関する記述である。最も適当なのはどれか。1 つ選べ。

(1)　EAR は、AI を基に算定する。

(2)　RDA は、動物実験の結果を根拠に算定する。

(3)　AI は、症例報告を根拠に算定する。

(4)　UL は、サプリメント由来の栄養素を対象としない。

(5)　DG は、生活習慣病の発症予防を目的としている。

11　答 **(3)**　　**(1)** ×　**(2)** ×　**(3)** ○　**(4)** ×　**(5)** ×

(1)　設定されている⇒設定されていない

(2)　⇒ある限られた性および年齢の者において観察されたものである　☞食事摂取基準で示される指標（EAR 等）の算定根拠として用いられた数値は、ある限られた性および年齢の者で観察された情報を使っています。情報のない性および年齢区分の基準については、参照値からの外挿が行われています。

(4)　70 歳以上とした⇒ 65 歳以上とした　☞高齢者は 65 歳以上とし、65 〜 74 歳、75 歳以上の 2 つに区分されています。

(5)　短期間の⇒習慣的な

12　答 **(3)**　　**(1)** ○　**(2)** ○　**(3)** ×　**(4)** ○　**(5)** ○

(3)　含まない⇒含む　☞UL（耐容上限量）については、摂取源にいわゆる健康食品やサプリメント由来のエネルギーや栄養素が含まれます。

13　答 **(5)**　　**(1)** ×　**(2)** ×　**(3)** ×　**(4)** ×　**(5)** ○

(1)　⇒ RDA（推奨量）は、EAR（推定平均必要量）を基に算定する

(2)　動物実験の⇒ヒトを対象とした実験研究、疫学研究（介入研究を含む）の

(3)　AI（目安量）は⇒ UL（耐容上限量）は

(4)　対象としない⇒対象とする　☞策定に当たり、摂取源は原則、食事として経口摂取される通常の食品に含まれるエネルギーと栄養素を対象とします。ただし、UL については、いわゆる健康食品やサプリメント（通常の食品以外の食品）由来のエネルギーと栄養素も含むものとします。

14　30 歳、体重 50kg の女性。生活の大部分が座位で、静的な活動が中心である。基礎代謝基準値は、22kcal/kg 体重 / 日。この女性の推定エネルギー必要量（EER）である。最も適当なのはどれか。1 つ選べ。

   (1)　1,100kcal/ 日

   (2)　1,320kcal/ 日

   (3)　1,650kcal/ 日

   (4)　1,925kcal/ 日

   (5)　2,200kcal/ 日

15　25 歳、男性。身長 165cm、体重 60kg、BMI 22.0kg/m^2。移動や立位の多い仕事に従事している。基礎代謝基準値は、24kcal/kg 体重 / 日。この男性の 1 日当たりの推定エネルギー必要量（kcal）である。最も適当なのはどれか。1 つ選べ。

   (1)　1,440

   (2)　2,160

   (3)　2,520

   (4)　2,880

   (5)　3,600

5

応用栄養学

14　答 **(3)**　　**(1)** ×　**(2)** ×　**(3)** ○　**(4)** ×　**(5)** ×

(3)　☞成人（18 歳以上）では、推定エネルギー必要量（kcal/ 日）＝基礎代謝量（kcal/ 日）×身体活動レベルで算出します。基礎代謝量は、22kcal/kg 体重 / 日× 50kg ＝ 1,100kcal/ 日、身体活動レベルは、生活の大部分が座位で、静的な活動が中心であることから「Ⅰ（低い）：1.50」を用います。したがって、推定エネルギー必要量は、1,100kcal/ 日× 1.50 ＝ 1,650kcal/ 日となります。

15　答 **(4)**　　**(1)** ×　**(2)** ×　**(3)** ×　**(4)** ○　**(5)** ×

(4)　☞成人（18 歳以上）では、推定エネルギー必要量（kcal/ 日）＝基礎代謝量（kcal/ 日）×身体活動レベルで算出します。基礎代謝量は、24kcal/kg 体重 / 日× 60kg ＝ 1,440kcal/ 日、身体活動レベルは、移動や立位の多い仕事に従事していることから「Ⅲ（高い）：2.00」を用います。したがって、推定エネルギー必要量は、1,440kcal/ 日× 2.00 ＝ 2,880kcal/ 日となります。

解答と解説

16 日本人の食事摂取基準（2020 年版）における、12 〜 14 歳女子の成長に伴う組織増加分のエネルギーである（表）。表の a の値として、最も適当なのはどれか。1 つ選べ。

(1) 0.2
(2) 0.7
(3) 8.2
(4) 25
(5) 63

表　成長に伴う組織増加分のエネルギー（エネルギー蓄積量）

			組織増加分	
参照体重 （kg）	基礎代謝基準値 （kcal/kg 体重/日）	体重増加量 （kg/年）	エネルギー密度 （kcal/g）	エネルギー蓄積量 （kcal/日）
47.5	29.6	3.0	3.0	a

日本人の食事摂取基準（2020 年版）を一部改変

17 日本人の食事摂取基準（2020 年版）における栄養素の基準の設定に関する記述である。最も適当なのはどれか。1 つ選べ。

(1) たんぱく質の DG の下限は、全ての年齢区分で同じである。
(2) 総脂質の DG の上限の設定には、飽和脂肪酸の DG が考慮されている。
(3) ビタミン D の AI の設定には、紫外線曝露の影響が考慮されていない。
(4) ビタミン B₁ の EAR は、要因加算法で算定されている。
(5) 葉酸の EAR は、食事性葉酸（ポリグルタミン酸型）で設定されている。

---

16 答（4）　(1) ✕　(2) ✕　(3) ✕　(4) ○　(5) ✕

(4) ☞表より、3,000g/ 年（3.0kg/ 年）の体重増加量のためには、3,000g/ 年× 3.0kcal/g のエネルギー蓄積が必要であると読み取れます。したがって、1 日当たりのエネルギー蓄積量（a）は、3,000g/ 年× 3.0kcal/g ÷ 365 日（1 年）≒ 25kcal となります。

17 答（2）　(1) ✕　(2) ○　(3) ✕　(4) ✕　(5) ✕

(1) ⇒年齢により異なる　☞ 50 歳以上のたんぱく質 DG（目標量）の下限値は、50 歳未満に比べ、高くなります。
(2) ☞総脂質の DG の上限は、飽和脂肪酸の DG の上限（7% E）を超えないと期待される脂質摂取量の上限として設定されています。
(3) 考慮されていない⇒考慮されている
(4) ⇒尿中にビタミン B₁ の排泄量が増大し始める摂取量（体内飽和量）から算定されている
(5) 食事性葉酸（ポリグルタミン酸型）で⇒プテロイルモノグルタミン酸で

◆18 日本人の食事摂取基準（2015 年版）における、成人の推定平均必要量（EAR）の策定根拠に関する記述である。正しいのはどれか。1 つ選べ。

(1) ビタミン B1 は、尿中にビタミン B1 の排泄量が増大し始める摂取量から算定された。
(2) ナイアシンは、尿中にナイアシン代謝産物の排泄量が増大し始める摂取量から算定された。
(3) ビタミン C は、壊血病を予防できる摂取量から算定された。
(4) カルシウムは、骨粗鬆症を予防できる摂取量から算定された。
(5) 鉄は、出納試験で平衡状態を維持できる摂取量から算定された。

19 日本人の食事摂取基準（2020 年版）において、集団内の半数の者で体内量が飽和している摂取量をもって EAR としたビタミンである。最も適当なのはどれか。1 つ選べ。

(1) ビタミン A
(2) ビタミン B1
(3) ナイアシン
(4) ビタミン B12
(5) 葉酸

20 日本人の食事摂取基準（2020 年版）において、集団内の半数の者に不足または欠乏の症状が現れうる摂取量を EAR の算定根拠とした栄養素である。最も適当なのはどれか。1 つ選べ。

(1) たんぱく質
(2) ビタミン B2
(3) ナイアシン
(4) カルシウム
(5) 鉄

18 **答（1）** （1）○ （2）× （3）× （4）× （5）× 「食事摂取基準（2020 年版）」でも同様です。
(1) ☞体内量が飽和している摂取量（尿中にビタミン B1 の排泄量が増大し始める摂取量）から算定されました。
(2) ⇒不足または欠乏の症状（ペラグラ）が現れる摂取量から算定された
(3) ⇒心臓血管系の疾病予防効果並びに抗酸化作用効果から算定された
(4) ⇒体内量が維持される摂取量を、要因加算法を用いて算定された
(5) ⇒要因加算法を用いて算定された

19 **答（2）** （1）× （2）○ （3）× （4）× （5）×
(1)(3)(4)(5) ☞集団内の半数の者に不足または欠乏の症状が現れる摂取量をもって EAR が設定されました。

20 **答（3）** （1）× （2）× （3）○ （4）× （5）×
(1)(4) ☞集団内の半数の者で体内量が維持される摂取量を策定根拠としています。
(2) ☞集団内の半数の者で体内量が飽和している摂取量を策定根拠としています。
(3) ☞集団内の半数の者で不足または欠乏の症状（ペラグラ）が現れる摂取量を策定根拠としています。
(5) ☞基本的鉄損失や吸収率を考慮して算定されています。

♦21　日本人の食事摂取基準（2015 年版）と日本食品標準成分表 2015 年版（七訂）で、定義（対象とする化学物質の範囲）が異なる栄養素である。正しいのはどれか。1 つ選べ。

(1)　ビタミン A
(2)　ビタミン D
(3)　ビタミン E
(4)　ビタミン K
(5)　ビタミン C

22　日本人の食事摂取基準（2020 年版）における成人の食塩相当量の目標量に関する記述である。最も適当なのはどれか。1 つ選べ。

(1)　WHO が推奨している量とした。
(2)　日本高血圧学会が推奨している量とした。
(3)　国民健康・栄養調査における摂取量の中央値とした。
(4)　WHO が推奨している量と国民健康・栄養調査における摂取量の中央値との中間値とした。
(5)　健康日本 21（第二次）の目標値とした。

対象特性

23　日本人の食事摂取基準（2020 年版）における小児に関する記述である。最も適当なのはどれか。1 つ選べ。

(1)　1 ～ 2 歳児の参照体重は、国民健康・栄養調査の中央値である。
(2)　3 歳児の基礎代謝基準値は、1 歳児より大きい。
(3)　1 ～ 5 歳児の身体活動レベル（PAL）は、1 区分である。
(4)　小児（1 ～ 17 歳）の脂質の DG（％エネルギー）は、成人（18 歳以上）より高い。
(5)　3 ～ 5 歳児のビタミン A の UL には、性差はない。

21　答（3）　　(1) ×　(2) ×　(3) ○　(4) ×　(5) ×　　**「食事摂取基準（2020 年版）」および「日本食品標準成分表 2020 年版（八訂）」でも同様です。**

(3)　☞ビタミン E には、多数の同族体が知られており、α –、β –、γ –、δ – に区別されています。食事摂取基準の場合は、ビタミン E 同族体の大部分が α – トコフェロールであることを踏まえ、α – トコフェロールのみを指標にビタミン E の基準を策定しています。一方、食品成分表は、α –、β –、γ –、δ – トコフェロールが示されています。

22　答（4）　　(1) ×　(2) ×　(3) ×　(4) ○　(5) ×

(4)　☞WHO が推奨しているのは 5g/ 日未満ですが、実施可能性の観点から適切ではありません。そこで、実施可能性を考慮し、WHO の推奨する 5g/ 日と国民健康・栄養調査における摂取量の中央値との中間値を、目標量として設定しています。

23　答（3）　　(1) ×　(2) ×　(3) ○　(4) ×　(5) ×

(1)　⇒ 0 ～ 17 歳の参照身長・参照体重は、日本小児内分泌学会・日本成長学会合同標準値委員会による小児の体格評価に用いる身長、体重の標準値を基に、年齢区分に応じて、当該月齢および年齢階級の中央時点における中央値を引用した　☞ 18 歳以上は、国民健康・栄養調査における当該の性および年齢区分における身長・体重の中央値が用いられています。
(2)　大きい⇒小さい　☞基礎代謝基準値は、1 ～ 2 歳が最も大きくなります。
(4)　⇒成人と同一である　☞脂質の DG（目標量）は 1 歳以上共通であり、エネルギー比率 20 ～ 30％となります。
(5)　性差はない⇒性差がある

24　日本人の食事摂取基準（2020 年版）における高齢者に関する記述である。<u>誤っている</u>のはどれか。1 つ選べ。

- (1)　目標とする BMI の範囲の下限値は、64 歳以下の成人より高く設定されている。
- (2)　たんぱく質の DG 下限値は、64 歳以下の成人と同じ値に設定されている。
- (3)　ビタミン D の AI は、64 歳以下の成人と同じ値に設定されている。
- (4)　極端なナトリウム制限（減塩）は、多くの栄養素摂取量の低下を招く。
- (5)　筋たんぱく質の合成において、同化抵抗性が存在すると報告されている。

生活習慣病とエネルギー・栄養素との関連

25　日本人の食事摂取基準（2020 年版）において、生活習慣病の重症化予防を目的とした摂取量を設定した栄養素である。最も適当なのはどれか。1 つ選べ。

- (1)　たんぱく質
- (2)　飽和脂肪酸
- (3)　コレステロール
- (4)　食物繊維
- (5)　カリウム

5

応用栄養学

24　答 **(2)**　　**(1)** ○　**(2)** ×　**(3)** ○　**(4)** ○　**(5)** ○

- (1)　☞目標とする BMI の範囲の下限値は、【18 ～ 49 歳】18.5kg/m²、【50 ～ 64 歳】20.0kg/m²、【65 歳以上】21.5kg/m² となり、高齢者で高く設定されています。
- (2)　同じ値に⇒高く　☞たんぱく質の DG（目標量）の下限値は、【49 歳以下】13%、【50 ～ 64 歳】14%、【65 歳以上】15%となり、高齢者で高く設定されています。
- (3)　☞ビタミン D の AI（目安量）は、18 歳以上で同じ値（8.5 μg/ 日）に設定されています。
- (4)　☞高齢者では食欲低下があり、極端なナトリウム制限（減塩）はエネルギーやたんぱく質をはじめ、多くの栄養素の摂取量の低下を招き、フレイル等につながることも考えられます。したがって、高齢者におけるナトリウム制限（減塩）は、健康状態・病態・摂食量全体を見て、弾力的に運用すべきであるとされています。
- (5)　☞高齢者では、食後に誘導される骨格筋におけるたんぱく質合成（筋たんぱく質同化作用）が低下しており、同化抵抗性が存在すると報告されています。

25　答 **(3)**　　**(1)** ×　**(2)** ×　**(3)** ○　**(4)** ×　**(5)** ×

- (3)　☞コレステロールに DG（目標量）は設定されていませんが、脂質異常症の重症化予防の目的からは、200mg/ 日未満に留めることが望ましいとされています。

26 日本人の食事摂取基準（2020 年版）における生活習慣病と栄養素に関する記述である。最も適当なのはどれか。1 つ選べ。

(1) 脂質は、総エネルギー摂取量におけるたんぱく質および炭水化物の残余として、DG が設定されている。

(2) トランス脂肪酸は、冠動脈疾患の発症予防を目的として、DG が設定されている。

(3) ナトリウムは、高血圧及び CKD の重症化予防を目的として、食塩相当量の DG が 7g/ 日未満に設定されている。

(4) カリウムは、高血圧の発症予防を目的として、DG が設定されている。

(5) カルシウムは、フレイル予防を目的として、DG が設定されている。

成長、発達、加齢

成長、発達、加齢の概念

27 成長・発達に関する記述である。最も適当なのはどれか。1 つ選べ。

(1) 精神機能の変化の過程を、成長という。

(2) 身長が伸びる過程を、発達という。

(3) 臓器発育は、一定の速度で進む。

(4) 身長が急激に伸びる時期は、成人までに 2 回存在する。

(5) 体重 1kg 当たりの体水分量は、新生児期より学童期で多い。

---

26 答（4）   **(1)** ×   **(2)** ×   **(3)** ×   **(4)** ○   **(5)** ×

(1) 脂質 ⇔ 炭水化物 ☞エネルギー産生栄養素バランスを定めるには、たんぱく質の量を初めに定め、次に脂質の量を定め、その残余を炭水化物とします。

(2) ⇒生活習慣病の発症予防を目的とした DG（目標量）は設定されていない ☞DG は策定されていませんが、参考値として、トランス脂肪酸の摂取量は 1％エネルギー未満に留めることが望ましく、1％エネルギー未満でもできるだけ低く留めることが望ましいと記されています。

(3) 7g/ 日未満に⇒ 6g/ 日未満に

(4) ☞カリウムは、高血圧を中心とした生活習慣病の発症予防の観点から DG が設定されています。

(5) ⇒生活習慣病の発症予防を目的とした DG は設定されていない

27 答（4）   **(1)** ×   **(2)** ×   **(3)** ×   **(4)** ○   **(5)** ×

(1) 成長という⇒発達という ☞発達は、運動機能や精神機能を獲得する過程をいいます。

(2) 発達という⇒成長という ☞成長は、時間の経過とともに身長・体重等が増加する体格向上の過程をいいます。

(3) ⇒臓器により異なる

(4) ☞頭部、頸部を除く身体の大きさ（身長、体重など）、筋肉、骨格、血液などは、出生後急激に成長した後、緩やかな停滞を示し、再び 12 歳頃の思春期に急激な成長を示します。

(5) 新生児期 ⇔ 学童期

28　成長・発達に関する記述である。最も適当なのはどれか。1 つ選べ。

(1)　成長とは、各組織が機能的に成熟する過程をいう。

(2)　血中 IgG 濃度は、生後 3 〜 6 か月頃に最低値になる。

(3)　咀嚼機能は、1 歳までに完成する。

(4)　運動機能の発達では、微細運動が粗大運動に先行する。

(5)　頭囲と胸囲が同じになるのは、3 歳頃である。

29　成長による身体的変化に関する記述である。最も適当なのはどれか。1 つ選べ。

(1)　身長は、幼児期に発育急進期がある。

(2)　脳重量は、6 歳頃に成人の 90％以上になる。

(3)　肺重量は、12 歳頃に成人のレベルになる。

(4)　胸腺重量は、思春期以後に増大する。

(5)　子宮重量は、10 歳頃に成人のレベルになる。

30　加齢に伴う体水分量の変化とその調整に関する記述である。最も適当なのはどれか。1 つ選べ。

(1)　体重に対する細胞外液量の割合は、新生児が成人より高い。

(2)　体重に対する細胞内液量の割合は、高齢者が成人より高い。

(3)　体重 1kg 当たりの不感蒸泄量は、乳児が成人より少ない。

(4)　体重 1kg 当たりの水分必要量は、幼児が成人より少ない。

(5)　口渇感は、高齢者が成人より鋭敏である。

28　答（2）　　(1) ×　(2) ○　(3) ×　(4) ×　(5) ×

(1)　成長とは⇒発達とは　☞成長は、時間の経過とともに身長・体重等が増加する体格向上の過程をいいます。発達は、運動機能や精神機能を獲得する過程をいいます。

(2)　☞IgG は、出生時には胎盤を経由した母体由来の IgG により成人とほぼ同レベルですが、出生後、母体からの IgG の供給がなくなると、生後 3 〜 6 か月頃まで減少し続けます。再び成人レベルとなるのは 4 〜 6 歳頃となります。

(3)　1 歳までに⇒3 歳頃までに　☞咀嚼機能は、乳歯の生えそろう 3 歳頃までに完成されます。

(4)　微細運動 ⇔ 粗大運動　☞微細運動とは手先の細かな協調性を要する運動をいいます。粗大運動とは座る、歩くなどの身体全体をコントロールする運動をいいます。

(5)　3 歳頃である⇒1 歳頃である　☞1 歳頃に頭囲と胸囲がほぼ同じとなり、これ以降は栄養状態に問題がなければ、胸囲の方が頭囲より大きくなります。

29　答（2）　　(1) ×　(2) ○　(3) ×　(4) ×　(5) ×

(1)　幼児期に⇒乳児期と思春期に

(3)　12 歳頃に⇒思春期に

(4)　増大する⇒減少する　☞胸腺重量は、学童期後半から思春期前半に最大となり、思春期以降は減少します。

(5)　10 歳頃に⇒思春期に

30　答（1）　　(1) ○　(2) ×　(3) ×　(4) ×　(5) ×

(2)　高い⇒低い　☞高齢者では、実質細胞数の減少に伴い、細胞内液量が減少します。

(3)　少ない⇒多い

(4)　少ない⇒多い

(5)　鋭敏である⇒鈍感である

妊娠期、授乳期の栄養管理

妊娠期、授乳期の生理的特徴

31　妊娠期の生理的変化に関する記述である。最も適当なのはどれか。1 つ選べ。

- (1) インスリン抵抗性は、低下する。
- (2) 腸管のカルシウム吸収率は、低下する。
- (3) 血清アルブミン値は、低下する。
- (4) 循環血液量は、減少する。
- (5) 血清トリグリセリド値は、低下する。

32　妊娠期・授乳期の生理的変化に関する記述である。最も適当なのはどれか。1 つ選べ。

- (1) 血漿フィブリノーゲン値は、妊娠期には低下する。
- (2) 糸球体濾過量は、妊娠期には減少する。
- (3) 体たんぱく質の蓄積量は、妊娠期には低下する。
- (4) インスリン感受性は、妊娠期には上昇する。
- (5) 尿中カルシウム排泄量は、授乳期には減少する。

33　妊娠期の母体の変化に関する記述である。最も適当なのはどれか。1 つ選べ。

- (1) 血中ヘモグロビン値は、低下する。
- (2) 基礎代謝量は、低下する。
- (3) 腎血流量は、減少する。
- (4) インスリン感受性は、増大する。
- (5) 膀胱容量は、増大する。

31　答 (3)　　(1) ×　(2) ×　(3) ○　(4) ×　(5) ×

- (1) 低下する⇒増大する　☞胎児へのグルコース供給を円滑にするため、母体のインスリン抵抗性が高まります。
- (2) 低下する⇒上昇する　☞腸管のカルシウム吸収率が上昇し、カルシウムが胎児側へ蓄積されます。同時に、通常より多く取り込まれたカルシウムが尿中から排泄されるため、妊娠期には尿中カルシウム排泄量は増加します。
- (3) ☞たんぱく質（アルブミン）の需要が高まるため、血清アルブミン値は低下します。
- (4) 減少する⇒増加する　☞胎児に栄養を送るため、また、分娩に備えるために循環血液量は著しく増加します。
- (5) 低下する⇒上昇する

32　答 (5)　　(1) ×　(2) ×　(3) ×　(4) ×　(5) ○

- (1) 低下する⇒上昇する　☞フィブリノーゲンは血液凝固に関与します。妊娠期には、分娩時の出血に備え、血液凝固能は亢進します。
- (2) 減少する⇒増加する　☞胎児に栄養を送るため、また、分娩に備えるために循環血液量は著しく増加します。循環血液量の増加に伴い、腎臓を流れる血液量も増加するため、妊娠期には糸球体濾過量が増加します。
- (3) 低下する⇒上昇する
- (4) 上昇する⇒低下する　☞胎児へのグルコース供給を円滑にするため、母体のインスリン感受性は低下します。
- (5) ☞授乳期には、母乳中にカルシウムが移行するため、尿中カルシウム排泄量が減少します。

33　答 (1)　　(1) ○　(2) ×　(3) ×　(4) ×　(5) ×

- (2) 低下する⇒上昇する
- (3) 減少する⇒増加する　☞胎児に栄養を送るため、また、分娩に備えるために循環血液量は著しく増加します。循環血液量の増加に伴い、腎臓を流れる血液量も増加します。
- (4) 増大する⇒低下する　☞胎児へのグルコース供給を円滑にするため、母体のインスリン感受性は低下します。
- (5) 増大する⇒減少する　☞子宮の増大により膀胱を圧迫することで、膀胱容量が減少し、頻尿をきたしやすくなります。

34　授乳期の母体の生理的特徴に関する記述である。最も適当なのはどれか。1つ選べ。

(1) エネルギー必要量は、非妊娠時に比べ低下する。

(2) 血中プロゲステロン濃度は、妊娠期に比べ上昇する。

(3) プロラクチンは、分娩後の子宮収縮を促す。

(4) 吸啜刺激は、オキシトシン分泌を促進する。

(5) 尿中カルシウム排泄量は、非妊娠時に比べ増加する。

35　母乳と調乳に関する記述である。最も適当なのはどれか。1つ選べ。

(1) 人乳は、牛乳よりカゼイン含量が多い。

(2) 人乳は、牛乳より飽和脂肪酸含量が多い。

(3) 初乳は、成熟乳より分泌型 IgA を多く含む。

(4) エンテロバクター・サカザキ（坂崎菌）の死滅に必要な調乳温度は、50 ～ 60℃である。

(5) 家庭での 1 回分の調乳では、終末殺菌法を用いる。

36　単位重量当たりで、成乳（成熟乳）に比べ初乳に多く含まれる母乳成分である。誤っているのはどれか。1つ選べ。

(1) ラクトフェリン

(2) IgA

(3) リゾチーム

(4) ラクトース

(5) ビタミン A

34　答（4）　（1）×　（2）×　（3）×　（4）○　（5）×

(1) 低下する⇒上昇する

(2) 上昇する⇒低下する　☞分娩後、エストロゲンやプロゲステロンの減少に伴い、オキシトシンやプロラクチンの作用が促され、乳汁分泌が促進されます。

(3) プロラクチンは⇒オキシトシンは

(5) 増加する⇒減少する　☞授乳期には、母乳中にカルシウムが移行するため、尿中カルシウム排泄量が減少します。

35　答（3）　（1）×　（2）×　（3）○　（4）×　（5）×

(1) 多い⇒少ない

(2) 飽和脂肪酸含量が⇒不飽和脂肪酸含量が

(4) 50 ～ 60℃である⇒ 70 ～ 80℃である

(5) 終末殺菌法を⇒無菌操作法を　☞終末殺菌法は、集団での調乳方法であり、哺乳瓶に調合済みの乳汁を入れ、最後に哺乳瓶のまま殺菌を行う方法です。

36　答（4）　（1）○　（2）○　（3）○　（4）×　（5）○

(1)(2)(3)(5)　☞初乳は、生後 3 ～ 5 日目以内に分泌された乳汁をいい、成乳に比べ、たんぱく質や感染防御因子（ラクトフェリン、分泌型 IgA、リゾチーム）を多く含みます。

(4)　☞成乳は、生後 10 日以降に分泌された乳汁をいい、初乳に比べ、ラクトース（乳糖）と脂肪を多く含みます。

37　妊娠期の栄養に関する記述である。最も適当なのはどれか。1 つ選べ。

(1)　胎児の神経管閉鎖障害の発症リスクを低減させるために、妊娠前からビタミン C を付加的に摂取する。

(2)　妊娠悪阻は、ウェルニッケ脳症の原因になる。

(3)　β－カロテンの大量摂取は、胎児奇形をもたらす。

(4)　妊娠中の低体重は、産後の乳汁産生不足の原因にならない。

(5)　鉄の需要は、妊娠初期に比べ後期に低下する。

38　日本人の食事摂取基準（2020 年版）において、要因加算法によって求めた妊娠中期における鉄の EAR・RDA の付加量である（表）。このときに前提とした吸収率（%）として、最も適当なのはどれか。1 つ選べ。

(1)　3

(2)　15

(3)　34

(4)　40

(5)　84

表　要因加算法によって求めた妊娠中期における鉄の合計必要量・EAR（付加量）・RDA（付加量）

胎児中への鉄貯蔵量、臍帯・胎盤中への鉄貯蔵量、循環血液量の増加に伴う鉄需要量の合計（mg/期）	合計必要量※（mg/日）	EAR（付加量）（mg/日）	RDA（付加量）（mg/日）
250	2.68	6.7	8.0

日本人の食事摂取基準（2020年版）を一部改変

※ 合計必要量：妊娠中期の胎児中への鉄貯蔵量、臍帯・胎盤中への鉄貯蔵量、循環血液量の増加に伴う鉄需要量の合計を妊娠中期の日数（280日/3）で除して求めた。

37　答 **(2)**　　(1) ×　(2) ○　(3) ×　(4) ×　(5) ×

(1)　ビタミン C を⇒葉酸を

(2)　☞一部の妊婦ではつわりの程度がひどくなり、脱水症状や栄養障害などをきたすことがあり、このような病的な状態を悪阻といいます。ビタミン B1 が不足するとウェルニッケ脳症をきたします。

(3)　β－カロテンの⇒レチノールの　☞β－カロテンのビタミン A としての生体利用率は 1/12 であり、過剰摂取による健康障害は認められていません。

(4)　原因にならない⇒原因になる

(5)　低下する⇒上昇する

38　答 **(4)**　　(1) ×　(2) ×　(3) ×　(4) ○　(5) ×

(4)　☞妊娠中の付加量は、吸収率を加味したうえで「合計必要量：2.68mg/ 日」を確保しなければなりません。したがって、2.68mg/ 日＝ 6.7mg/ 日×吸収率 X →吸収率 X ＝ 0.4（40 ％）となります。なお、RDA は EAR を基に算定される指標であるため、EAR の付加量（6.7mg/ 日）を基に計算します。

39　妊娠期の栄養管理に関する記述である。最も適当なのはどれか。1 つ選べ。

(1)　非妊娠時の BMI が 18.5kg/m^2 未満の場合、妊娠中の体重増加量は 7 〜 10kg が推奨されている。

(2)　月経による鉄損失がなくなるため、鉄欠乏性貧血は起こりにくい。

(3)　尿たんぱく質の検査は、妊娠初期から行う。

(4)　キンメダイやメカジキは、積極的な摂取が推奨されている。

(5)　ビタミン A の付加量は、妊娠初期の方が妊娠後期より多い。

新生児期、乳児期の栄養管理

新生児期・乳児期の生理的特徴

40　新生児期・乳児期の生理的特徴に関する記述である。最も適当なのはどれか。1 つ選べ。

(1)　生理的体重減少は、生後数日で起こる。

(2)　生理的黄疸は、生後 1 か月頃に出現する。

(3)　第一乳臼歯が生えるのは、生後 5 か月頃である。

(4)　糸球体濾過量は、生後 6 か月頃に成人と同程度となる。

(5)　呼吸数は、生後 6 か月頃に成人と同程度となる。

39　答 **(3)**　　**(1)** ×　**(2)** ×　**(3)** ○　**(4)** ×　**(5)** ×

(1)　7 〜 10kg が⇒ 12 〜 15kg が　☞非妊娠時の体格（kg/m^2）が「低体重（やせ）：18.5 未満」の場合は 12 〜 15kg、「普通体重（18.5 以上 25.0 未満）」の場合は 10 〜 13kg、「肥満（1 度）：25.0 以上 30.0 未満」の場合は 7 〜 10kg、「肥満（2 度以上）：30.0 以上」の場合は個別対応（上限 5kg までが目安）とします。

(2)　⇒鉄の要求量が高まるため、鉄欠乏性貧血が起こりやすい　☞妊娠期は、月経が停止するため鉄損失は少ないですが、胎児の発育や母体の循環血液量の増加によって鉄の要求量が高まるため、鉄欠乏性貧血が起こりやすくなります。

(3)　☞尿たんぱく質の検査により、腎機能や妊娠高血圧症候群などを評価します。

(4)　⇒過剰摂取を控える　☞キンメダイやメカジキには水銀が含まれているため、過剰摂取を控えます。1 週間当たり 80g 程度の摂取であれば問題ありません。

(5)　妊娠初期 ⇔ 妊娠後期　☞ビタミン A の RDA（推奨量）の付加量は、妊娠初期＋ 0 μ gRAE/ 日、妊娠後期＋ 80μgRAE/ 日であり、妊娠後期で多くなります。

40　答 **(1)**　　**(1)** ○　**(2)** ×　**(3)** ×　**(4)** ×　**(5)** ×

(1)　☞生後 2 〜 3 日で 5 〜 10％の体重減少が生じ、生理的体重減少と呼びます。主な原因は、胎児期に割合が多い細胞外液が減少することにありますが、生後 1 〜 2 週間で出生時体重に回復します。

(2)　生後 1 か月頃に⇒生後 2 〜 3 日頃に　☞生後 2 〜 3 日に黄疸が出現し、生後 2 週間程度で消失します。主な原因は、成人型ヘモグロビンに比べ、胎児型ヘモグロビンの寿命が短く、ビリルビンの産生が過剰になることにあります。

(3)　生後 5 か月頃である⇒ 1 歳半頃である

(4)　生後 6 か月頃に⇒ 2 歳頃に

(5)　生後 6 か月頃に⇒思春期以降に

41　新生児期・乳児期の生理的特徴に関する記述である。最も適当なのはどれか。1 つ選べ。

(1)　新生児の唾液アミラーゼ活性は、成人より高い。

(2)　生後 3 か月頃の乳児では、細胞外液が細胞内液より多い。

(3)　溢乳は、下部食道括約筋の未熟が原因の 1 つである。

(4)　乳歯は、生後 3 か月頃に生え始める。

(5)　母乳栄養児は、人工栄養児よりビタミン K の欠乏になりにくい。

42　出生による胎児循環から新生児循環への変化に関する記述である。最も適当なのはどれか。1 つ選べ。

(1)　肺胞は、縮小する。

(2)　肺静脈は、萎縮する。

(3)　動脈管は、拡張する。

(4)　左心房内圧は、低下する。

(5)　卵円孔は、閉鎖する。

41　答 **(3)**　　(1) ×　(2) ×　(3) ○　(4) ×　(5) ×

(1)　高い⇒低い　☞唾液アミラーゼは、でんぷんを分解する酵素であり、乳児期に離乳食からでんぷんを摂取しはじめると、その活性が上昇します。

(2)　細胞外液 ⇔ 細胞内液

(3)　☞溢乳とは、哺乳時に口から乳をダラダラと出す状態をいいます。

(4)　生後 3 か月頃に⇒生後 6、7 か月頃に

(5)　なりにくい⇒なりやすい

42　答 **(5)**　　(1) ×　(2) ×　(3) ×　(4) ×　(5) ○

(1)　縮小する⇒拡大する　☞胎児は胎盤と臍帯を介してガス交換を行っており、肺はガス交換を行っていません。出生後、肺でのガス交換が開始されると、肺胞が拡大します。

(2)　萎縮する⇒拡張する　☞出生後、肺でのガス交換が開始されると、肺血流量が増加するため、肺静脈は拡張します。

(3)　拡張する⇒閉鎖する　☞胎児期にみられる動脈管は、肺動脈と大動脈を結ぶ短絡経路です。出生後、胎児期にみられた短絡経路（静脈管、動脈管、卵円孔）は閉鎖されます。

(4)　低下する⇒上昇する　☞左心房は、肺から血液を心臓に戻す肺静脈が入ります。出生後、肺でのガス交換が開始されると、肺血流量が増加するため、左心房内圧は上昇します。

(5)　☞胎児期には、心房中隔にある卵円孔を通じて、血液が右心房から左心房へ流入します。出生後、卵円孔は閉鎖し、そのあとが卵円窩として残ります。

43 新生児の生理的特徴に関する記述である。最も適当なのはどれか。1 つ選べ。

(1) 生理的体重減少では、細胞内液の減少が著しい。

(2) 外呼吸は、胸式呼吸が中心である。

(3) 寒冷環境下では、褐色脂肪細胞による熱産生が起こる。

(4) 排尿回数は、成人に比べて少ない。

(5) 探索反射は、口に入ってきた物を吸う動きである。

新生児期、乳児期の栄養ケア・マネジメント

44 離乳の進め方に関する記述である。最も適当なのはどれか。1 つ選べ。

(1) 探索反射が活発になってきたら、離乳食を開始する。

(2) 離乳食を開始したら、母乳をフォローアップミルクに置き換える。

(3) 離乳開始後 1 か月頃には、1 日 3 回食にする。

(4) 生後 7 〜 8 か月頃（離乳中期）には、舌でつぶせる固さの食事を与える。

(5) 離乳期には、手づかみ食べをさせない。

45 生後 7、8 か月を目安に開始する離乳食である。最も適当なのはどれか。1 つ選べ。

(1) 果汁などの液体

(2) なめらかにすりつぶした状態のもの

(3) 舌でつぶせる固さのもの

(4) 歯ぐきでつぶせる固さのもの

(5) 歯ぐきで噛める固さのもの

---

43 答 (3)　**(1) ✕　(2) ✕　(3) ○　(4) ✕　(5) ✕**

(1) 細胞内液の⇒細胞外液の　☞生後 2 〜 3 日で 5 〜 10％の体重減少が生じ、生理的体重減少と呼びます。主な原因は、胎児期に割合が多い細胞外液が減少することにありますが、生後 1 〜 2 週間で出生時体重に回復します。

(2) 胸式呼吸が⇒腹式呼吸が　☞乳児では肋骨が水平方向に走っているため腹式呼吸が中心ですが、肋骨の傾斜が斜めに走るようになると、胸式呼吸が加わります。

(3) ☞褐色脂肪細胞には脱共役たんぱく質が存在し、ATP 産生の代わりに熱を発生させます。新生児の体温維持に有用な役割を果たしています。

(4) 少ない⇒多い　☞新生児の腎機能は未熟であるため、排尿回数が多くなります。

(5) 探索反射は⇒吸啜反射は　☞哺乳反射は、探索反射（口の周辺を刺激すると、刺激の方向へ顔を向けて口を開く動き）、捕捉反射（口に物が触れると、捕えようとする動き）、吸啜反射（口に入ってきた物を吸う動き）等の反射をいいます。

44 答 (4)　**(1) ✕　(2) ✕　(3) ✕　(4) ○　(5) ✕**

(1) 活発になってきたら⇒減弱してきたら　☞探索反射は、哺乳反射の一種であり、口の周辺を刺激すると、刺激の方向へ顔を向けて口を開く反射です。探索反射を含め、哺乳反射の減弱が、離乳開始の目安となります。

(2) ⇒母乳は児の欲するままに与える　☞フォローアップミルクは、離乳食が順調に進まず、鉄不足のリスクが高い場合に使用します。

(3) 3 回食に⇒ 2 回食に

(5) ⇒積極的にさせる　☞手づかみ食べは、目と手と口の協調運動であり、摂食機能の発達の上で重要な役割を果たします。

45 答 (3)　**(1) ✕　(2) ✕　(3) ○　(4) ✕　(5) ✕**

(2) ☞生後 5、6 か月を目安に開始する離乳食です。

(4) ☞生後 9 〜 11 か月を目安に開始する離乳食です。

(5) ☞生後 12 〜 18 か月を目安に開始する離乳食です。

46 「授乳・離乳の支援ガイド」に基づいた離乳後期の離乳食の食べさせ方に関する記述である。最も適当なのはどれか。1 つ選べ。

(1) 母乳を中止し、離乳食のみとする。

(2) 1 日 2 回食に進めていく。

(3) 全卵は、食べさせて良い。

(4) はちみつは、食べさせて良い。

(5) 手づかみ食べは、させない。

幼児期、学童期、思春期の栄養管理

幼児期、学童期、思春期の発達と生理的特徴

47 成長期に関する記述である。最も適当なのはどれか。1 つ選べ。

(1) 幼児身体発育曲線で、3 歳児の身長を評価する場合は、仰臥位で測定した値を用いる。

(2) カウプ指数による肥満判定の基準は、1 〜 3 歳で同じである。

(3) カルシウムの 1 日当たりの体内蓄積量は、男女ともに 12 〜 14 歳で最も多い。

(4) 永久歯が生えそろうのは、7 〜 9 歳である。

(5) 基礎代謝基準値（kcal/kg 体重 / 日）は、思春期が幼児期より高い。

48 幼児期・学童期のやせと肥満に関する記述である。最も適当なのはどれか。1 つ選べ。

(1) 幼児期の肥満は、二次性肥満が多い。

(2) 幼児期の肥満では、厳しいエネルギー制限を行う。

(3) 小児メタボリックシンドロームの診断基準では、腹囲の基準が男女で異なる。

(4) 学童期では、肥満度− 20%以下を痩身傾向児と判定する。

(5) 学童期には、内臓脂肪の蓄積は見られない。

---

46 答（3） **(1)** × **(2)** × **(3)** ○ **(4)** × **(5)** ×

(1) ⇒母乳は児の欲するままに与える

(2) ⇒ 1 日 3 回食にする

(4) ⇒はちみつは食べさせてはならない　☞離乳後期（生後 9 〜 11 か月頃）は、はちみつを食べさせてはなりません。はちみつは、乳児ボツリヌス症を引き起こすリスクがあるため、1 歳を過ぎるまでは与えてはなりません。

(5) ⇒手づかみ食べをさせる　☞手づかみ食べは生後 9 か月頃から始まり、子どもの発育・発達にとって積極的にさせたい行動です。

47 答（3） **(1)** × **(2)** × **(3)** ○ **(4)** × **(5)** ×

(1) 仰臥位で⇒立位で

(2) 同じである⇒異なる　☞カウプ指数による肥満判定では、年齢差を考慮します。

(4) 7 〜 9 歳である⇒ 12 〜 14 歳である

(5) 思春期 ⇔ 幼児期　☞基礎代謝基準値は、1 〜 2 歳で最も高くなります。

48 答（4） **(1)** × **(2)** × **(3)** × **(4)** ○ **(5)** ×

(1) 二次性肥満が⇒原発性肥満（単純性肥満）が　☞二次性肥満とは原因となる基礎疾患があり、二次的に起こる肥満です。原発性肥満（単純性肥満）とは生活習慣や遺伝的素因などが原因で起こる肥満です。

(2) 行う⇒行わない　☞成長期であることを考慮し、厳しいエネルギー制限は行いません。

(3) 異なる⇒同一である　☞小児メタボリックシンドロームの診断に用いられる腹囲の基準は、小学生 75cm 以上、中学生 80cm 以上であり男女共通です。

(5) 見られない⇒見られる

49 5 歳児の身体的・生理的特徴に関する記述である。最も適当なのはどれか。1 つ選べ。

(1) 身長の成長速度は、乳児期と同程度である。

(2) 唾液の分泌量は、成人期と同程度である。

(3) 体重 1kg 当たりの水分必要量は、成人期と同程度である。

(4) 胃の容量は、成人期と同程度である。

(5) 最大尿濃縮能は、成人期と同程度である。

幼児期、学童期、思春期の栄養ケア・マネジメント

50 幼児期、学童期の栄養に関する記述である。最も適当なのはどれか。1 つ選べ。

(1) 1 歳半までに、咀嚼機能は完成する。

(2) 幼児期には、間食を好きなだけ摂取させる。

(3) 学童期の基礎代謝基準値（kcal/kg 体重 / 日）は、幼児期より低い。

(4) 学童期の肥満は、成人期の肥満と関連しない。

(5) 学童期のたんぱく質の目標量は、25 ～ 30％ E である。

51 幼児期・学童期における栄養に関する記述である。最も適当なのはどれか。1 つ選べ。

(1) 最近 10 年間の学校保健統計調査では、小学生の肥満傾向児の出現率は 2％未満である。

(2) 最近 10 年間の学校保健統計調査では、小学生のう歯の者の割合は増加している。

(3) カウプ指数による肥満判定基準は、男女で異なる。

(4) 日本人の食事摂取基準（2020 年版）では、10 ～ 11 歳の飽和脂肪酸の DG は、10％エネルギー以下である。

(5) 日本人の食事摂取基準（2020 年版）では、カルシウムの RDA は、6 ～ 7 歳で最も多い。

49　答（5）　（1）×　（2）×　（3）×　（4）×　（5）○

(1) ⇒乳児期よりも緩やかである　☞頭部、頸部を除く身体の大きさ（身長、体重など）、筋肉、骨格、血液などは、出生後急激に成長した後、緩やかな停滞を示し、再び 12 歳頃の思春期に急激な成長を示します。

(2) ⇒成人期よりも少ない　☞唾液分泌量は、【5 歳】400 ～ 500mL/ 日、【成人】1,000 ～ 1,500mL/ 日となります。

(3) ⇒成人期よりも多い　☞低年齢児ほど、消費される水分量が多いため、体重 1kg 当たりの水分必要量は多くなります。

(4) ⇒成人期よりも少ない　☞胃の容量は、【5 歳】700 ～ 850mL、【成人】3,000mL となります。

(5) ☞最大尿濃縮能は、幼児期後半に成人期と同程度になります。

50　答（3）　（1）×　（2）×　（3）○　（4）×　（5）×

(1) 1 歳半までに⇒3 歳頃までに　☞咀嚼機能は、乳歯の生えそろう 3 歳頃までに完成されます。

(2) ⇒給与エネルギー量の 10 ～ 20％程度の間食を摂取させる

(4) 関連しない⇒関連する　☞小児の肥満は、成人期の肥満に移行しやすくなります。

(5) 25 ～ 30％ E である⇒ 13 ～ 20％ E である

51　答（4）　（1）×　（2）×　（3）×　（4）○　（5）×

(1) 2％未満である⇒ 2％以上である

(2) 増加している⇒減少している

(3) 異なる⇒同一である

(5) 6 ～ 7 歳で⇒ 12 ～ 14 歳で

52 ある男子の身長と体重を年 1 回測定した。それらの記録と、標準体重の値である（表）。この男子が初めて肥満と判定された年齢として、最も適当なのはどれか。1 つ選べ。

(1) 8 歳

(2) 9 歳

(3) 10 歳

(4) 11 歳

(5) 12 歳

表　ある男子の身長・体重の測定値および標準体重

年齢(歳)	7	8	9	10	11	12
身長(cm)	122	129	135	140	145	153
体重(kg)	24	29	36	44	50	57
標準体重(kg)	24	28	31	35	38	44

成人期の栄養管理

成人期の生理的特徴

53 更年期女性の生理的変化に関する記述である。最も適当なのはどれか。1 つ選べ。

(1) 血中黄体形成ホルモン値は、低下する。

(2) 血中プロゲステロン値は、低下する。

(3) 血中エストロゲン値は、上昇する。

(4) 血中 LDL コレステロール値は、低下する。

(5) 骨密度は、上昇する。

---

52 答 **(3)**　　(1) ×　(2) ×　(3) ○　(4) ×　(5) ×

(3)　☞「肥満度（％）＝ ｛（現体重 kg －標準体重 kg）÷標準体重 kg｝ ×100」で評価します。学童期以降は、肥満度＋20％以上を「肥満」とします。各年齢の肥満度を計算すると、【7 歳】0％、【8 歳】約 4％、【9 歳】約 16％、【10 歳】約 26％、【11 歳】約 32％、【12 歳】約 30％となり、10 歳で初めて肥満と判定されています。

53 答 **(2)**　　(1) ×　(2) ○　(3) ×　(4) ×　(5) ×

(1)　低下する⇒上昇する　☞卵巣機能低下によりプロゲステロンが減少するため、上位ホルモンである黄体形成ホルモンの分泌は増加します。

(2)　☞卵巣機能低下によりプロゲステロンの分泌は減少します。

(3)　上昇する⇒低下する　☞卵巣機能低下によりエストロゲンの分泌は減少します。

(4)　低下する⇒上昇する　☞エストロゲンは、肝臓における LDL 受容体の数を増加させ、LDL コレステロールの取り込みを促進する働きがあります。エストロゲンの分泌が低下する更年期には、LDL 受容体数が減少し、LDL コレステロールの取り込みが抑制されるため、血中 LDL コレステロール値が上昇します。

(5)　上昇する⇒低下する　☞エストロゲンには、骨吸収を抑制する作用があります。エストロゲンの分泌が減少すると、骨吸収が促進されるため、骨粗鬆症（骨密度の低下）をきたしやすくなります。

54 更年期の女性の生理的変化に関する記述である。最も適当なのはどれか。1 つ選べ。

(1) インスリン感受性は、上昇する。

(2) 骨密度は、増加する。

(3) 血中 HDL コレステロール値は、上昇する。

(4) 血中エストロゲン値は、上昇する。

(5) 血中卵胞刺激ホルモン（FSH）値は、上昇する。

55 更年期の女性にみられる生理的変化に関する記述である。最も適当なのはどれか。1 つ選べ。

(1) 黄体形成ホルモン（LH）分泌量は、減少する。

(2) 卵胞刺激ホルモン（FSH）分泌は、亢進する。

(3) 一酸化窒素合成は、亢進する。

(4) 骨形成は、骨吸収を上回る。

(5) 血中 LDL コレステロール値は、低下する。

5

応用栄養学

---

54 答 **(5)**　　**(1)** ×　**(2)** ×　**(3)** ×　**(4)** ×　**(5)** ○

(1) 上昇する⇒低下する

(2) 増加する⇒減少する　☞エストロゲンには、骨吸収を抑制する作用があります。エストロゲンの分泌が減少すると、骨吸収が促進されるため、骨粗鬆症（骨密度の減少）をきたしやすくなります。

(3) 上昇する⇒低下する

(4) 上昇する⇒低下する　☞卵巣機能低下によりエストロゲンの分泌は減少します。

(5) ☞卵巣機能低下によりエストロゲンが減少するため、上位ホルモンである卵胞刺激ホルモンの分泌は増加します。

55 答 **(2)**　　**(1)** ×　**(2)** ○　**(3)** ×　**(4)** ×　**(5)** ×

(1) 減少する⇒亢進する　☞卵巣機能低下によりプロゲステロンが減少するため、上位ホルモンである黄体形成ホルモンの分泌は亢進します。

(2) ☞卵巣機能低下によりエストロゲンが減少するため、上位ホルモンである卵胞刺激ホルモンの分泌は亢進します。

(3) 亢進する⇒低下する　☞エストロゲンは、血管内皮細胞から放出される一酸化窒素の合成を亢進する作用があり、動脈硬化を抑制しています。しかし、エストロゲンが減少する更年期には、一酸化窒素合成が低下するため、動脈硬化が促進されます。

(4) 上回る⇒下回る　☞エストロゲンには、骨吸収を抑制する作用があります。エストロゲンの分泌が減少すると、骨吸収が促進されるため、骨粗鬆症をきたしやすくなります。

(5) 低下する⇒上昇する

56 更年期の生理的変化に関する記述である。減少または低下するものとして、最も適当なのはどれか。1 つ選べ。

(1) 性腺刺激ホルモン放出ホルモンの分泌量
(2) プロゲステロンの分泌量
(3) 卵胞刺激ホルモン（FSH）の分泌量
(4) 黄体形成ホルモン（LH）の分泌量
(5) 血中 LDL コレステロール値

57 更年期の女性の生理的変化に関する記述である。最も適当なのはどれか。1 つ選べ。

(1) インスリン感受性は、上昇する。
(2) プロゲステロンの分泌量は、増加する。
(3) 骨吸収は、抑制される。
(4) 血中 LDL コレステロール値は、低下する。
(5) 血中 HDL コレステロール値は、低下する。

成人期の栄養ケア・マネジメント

58 高血圧予防のために、健常者に対して積極的な摂取が推奨される栄養素である。誤っているのはどれか。1 つ選べ。

(1) 食物繊維
(2) カリウム
(3) カルシウム
(4) マグネシウム
(5) ヨウ素

---

56 答（2）　　(1) ×　(2) ○　(3) ×　(4) ×　(5) ×

(1) ☞卵巣機能低下によりエストロゲンやプロゲステロンが減少するため、性腺刺激ホルモン放出ホルモンの分泌量が増加し、性腺刺激ホルモンである卵胞刺激ホルモン（FSH）や黄体形成ホルモン（LH）の分泌を促します。
(2) ☞卵巣機能低下によりエストロゲンやプロゲステロンの分泌量は減少します。
(3)(4) ☞卵巣機能低下によりエストロゲンやプロゲステロンが減少するため、上位ホルモンである卵胞刺激ホルモン（FSH）や黄体形成ホルモン（LH）の分泌量は増加します。
(5) ☞エストロゲンは、肝臓における LDL 受容体の数を増加させ、LDL コレステロールの取り込みを促進する働きがあります。エストロゲンの分泌が低下する更年期には、LDL 受容体数が減少し、LDL コレステロールの取り込みが抑制されるため、血中 LDL コレステロール値が上昇します。

57 答（5）　　(1) ×　(2) ×　(3) ×　(4) ×　(5) ○

(1) 上昇する⇒低下する
(2) 増加する⇒減少する　☞卵巣機能低下によりエストロゲンやプロゲステロンの分泌量は減少します。
(3) 抑制される⇒促進される　☞エストロゲンには、骨吸収を抑制する作用があります。エストロゲンの分泌が減少すると、骨吸収が促進されます。
(4) 低下する⇒上昇する
(5) ☞エストロゲンは肝臓の脂質代謝に影響し、HDL コレステロールを上昇させ、LDL コレステロールを低下させる作用があります。エストロゲンの分泌が減少すると、HDL コレステロールの低下、LDL コレステロールの上昇が起こり、脂質異常症のリスクが高まります。

58 答（5）　　(1) ○　(2) ○　(3) ○　(4) ○　(5) ×

(1)(2)(3)(4) ☞血圧低下効果が期待できる食事として DASH 食があります。DASH 食とは、野菜、果物、低脂肪乳製品が豊富な食事パターンをいいます。現代の食事で不足しがちな成分であるカリウム、カルシウム、マグネシウム、食物繊維、良質なたんぱく質、n−3 系多価不飽和脂肪酸を多く含み、脂肪、コレステロール、飽和脂肪酸が少ない食事となります。

高齢期の生理的特徴

2020 年国試 94：重要度★★★ チェック □□□□□

59 高齢期の生理的変化に関する記述である。最も適当なのはどれか。1 つ選べ。

(1) 細胞内液量に対する細胞外液量の比は、高くなる。
(2) 肺活量は、増加する。
(3) 免疫機能は、亢進する。
(4) 筋たんぱく質代謝は、亢進する。
(5) 胃酸分泌量は、増加する。

2021 年国試 93：重要度★★★ チェック □□□□□

60 成人期と比較して高齢期で増加・亢進する項目である。最も適当なのはどれか。1 つ選べ。

(1) 肺残気率
(2) 腸管運動
(3) 除脂肪体重
(4) 細胞内液量
(5) ペプシン活性

2021 年国試 94：重要度★★★ チェック □□□□□

61 成人期と比較した高齢期の生理的特徴に関する記述である。最も適当なのはどれか。1 つ選べ。

(1) 塩味の閾値は、低下する。
(2) 食後の筋たんぱく質合成量は、低下する。
(3) 食品中のビタミン B12 吸収率は、上昇する。
(4) 腸管からのカルシウム吸収率は、上昇する。
(5) 腎血流量は、増加する。

59 答 (1) (1) ○ (2) × (3) × (4) × (5) ×
(1) ☞実質細胞数の減少に伴い細胞内液量が減少するため、細胞内液量に対する細胞外液量の比（細胞外液量÷細胞内液量）は高くなります。
(2) 増加する⇒減少する ☞肺活量は、最大限に空気を吸い込み、吐き出すことのできる空気量をいいます。加齢に伴い、呼吸機能が低下するため、肺活量は減少します。
(3) 亢進する⇒低下する
(4) 亢進する⇒低下する
(5) 増加する⇒減少する

60 答 (1) (1) ○ (2) × (3) × (4) × (5) ×
(1) ☞加齢に伴い、肺の収縮性が低下するため、肺残気率（肺に残っている空気量の割合）が増加します。
(2)(5) ☞腸管運動の低下、ペプシン活性の低下などに伴い、消化機能は低下します。
(3) ☞筋肉の萎縮などに伴い、除脂肪体重は減少します。
(4) ☞実質細胞数の減少に伴い、細胞内液量は減少します。

61 答 (2) (1) × (2) ○ (3) × (4) × (5) ×
(1) 低下する⇒上昇する ☞味覚閾値はヒトの感覚で認知できる最小の呈味物質濃度です。加齢に伴い味覚閾値は上昇し、味を感じにくくなります。
(3) 上昇する⇒低下する
(4) 上昇する⇒低下する
(5) 増加する⇒減少する

62　成人期と比較した高齢期の身体的・生理的変化に関する記述である。最も適当なのはどれか。1つ選べ。

- (1)　除脂肪量は、増加する。
- (2)　筋たんぱく質の同化作用は、減弱する。
- (3)　肺活量は、増加する。
- (4)　唾液分泌量は、増加する。
- (5)　インスリン抵抗性は、減弱する。

63　高齢期の生理的変化に関する記述である。最も適当なのはどれか。1つ選べ。

- (1)　血中アルブミン濃度は、上昇する。
- (2)　血中副甲状腺ホルモン（PTH）濃度は、上昇する。
- (3)　血中ホモシステイン濃度は、低下する。
- (4)　エリスロポエチンの分泌量は、増加する。
- (5)　獲得免疫系機能は、亢進する。

64　IADL（手段的日常生活動作）を評価するための項目である。最も適当なのはどれか。1つ選べ。

- (1)　食事
- (2)　更衣
- (3)　入浴
- (4)　買い物
- (5)　排泄

62　答 (2)　　(1) ×　(2) ○　(3) ×　(4) ×　(5) ×

- (1)　増加する⇒減少する　☞除脂肪量とは、体脂肪以外の活動性の高い組織（骨格筋、内臓器官など）の量をいい、加齢に伴い減少します。
- (2)　☞高齢者では、食後に誘導される骨格筋におけるたんぱく質合成（筋たんぱく質同化作用）が低下しており、同化抵抗性が存在します。
- (3)　増加する⇒減少する　☞肺活量は、最大限に空気を吸い込み、吐き出すことのできる空気量をいいます。加齢に伴い、呼吸機能が低下するため、肺活量は減少します。
- (4)　増加する⇒減少する　☞加齢に伴い、消化機能が低下するため、唾液分泌量は減少します。
- (5)　減弱する⇒増大する

63　答 (2)　　(1) ×　(2) ○　(3) ×　(4) ×　(5) ×

- (1)　上昇する⇒低下する　☞肝臓におけるアルブミン合成能が低下するため、血中アルブミン濃度は低下します。
- (2)　☞副甲状腺ホルモンは、血中カルシウム濃度を上昇させる作用をもちます。高齢期では、カルシウムの摂取量減少や腸管吸収能低下に対する代償反応として、副甲状腺ホルモンの分泌が増加します。
- (3)　低下する⇒上昇する　☞高齢者における血中ホモシステイン濃度の上昇には、多くの要因が関連していると考えられていますが、詳細は不明です。
- (4)　増加する⇒減少する　☞エリスロポエチンは赤血球の産生を促すホルモンであり、腎臓から分泌されます。腎機能が低下する高齢期では、エリスロポエチンの分泌量は減少します。
- (5)　亢進する⇒低下する　☞獲得免疫系機能は、T細胞、B細胞などのリンパ球が、病原体を記憶し、再び同じ病原体に感染したときには、すばやくその病原体に対応した抗体をつくり攻撃する免疫反応です。高齢期では、獲得免疫系機能は低下します。

64　答 (4)　　(1) ×　(2) ×　(3) ×　(4) ○　(5) ×

- (1)(2)(3)(5)　☞ADL（日常生活動作）を評価するための項目です。ADLとは、日常生活を送るために最低限必要な日常的な動作で、食事、更衣、入浴、排泄などの動作が該当します。
- (4)　☞IADL（手段的日常生活動作）とは、掃除、料理、買い物といった家事や、交通機関の利用などの複雑な動作が該当します。

2020 年国試 95：重要度★★★　　　　　　　　　　　チェック ☐☐☐☐☐

65 嚥下機能が低下している高齢者において、最も誤嚥しやすいものはどれか。1 つ選べ。

(1) 緑茶
(2) ミルクゼリー
(3) 魚のムース
(4) 野菜ペースト

2022 年国試 95：重要度★★★　　　　　　　　　　　チェック ☐☐☐☐☐

66 85 歳、女性。身長 148cm、体重 38kg、BMI 17.3kg/m²。食事は自立している。塩味を感じにくくなり、濃い味を好むようになった。この 3 か月は、食事中にむせることが増え、食欲が低下し、体重が 2kg 減少。歩行速度の低下もみられる。この女性の栄養アセスメントの結果である。最も適当なのはどれか。1 つ選べ。

(1) エネルギー量は、充足している。
(2) 除脂肪体重は、増加している。
(3) 筋力は、維持している。
(4) 嚥下機能は、低下している。
(5) 塩味の閾値は、低下している。

2023 年国試 94：重要度★★☆　　　　　　　　　　　チェック ☐☐☐☐☐

67 老年症候群にみられる症候と、その評価法の組合せである。最も適当なのはどれか。1 つ選べ。

(1) 嚥下機能障害 ——————— BI（Barthel Index）
(2) うつ ——————— DESIGN-R®
(3) 褥瘡 ——————— FIM
(4) 転倒 ——————— RSST
(5) 認知機能障害 ——————— MMSE

---

65 答 **(1)**　**(1)** ○　**(2)** ×　**(3)** ×　**(4)** ×

(1) ☞液体は流動性が高いため、誤嚥しやすくなります。

66 答 **(4)**　**(1)** ×　**(2)** ×　**(3)** ×　**(4)** ○　**(5)** ×

(1) 充足している⇒不足している
(2) 増加している⇒減少している
(3) 維持している⇒低下している
(5) 低下している⇒上昇している　☞味覚閾値は、味を感じるために必要な最低値をいい、閾値以上の刺激においては味を感じますが、閾値未満では味を感じません。加齢に伴い味覚閾値が上昇し、味を感じにくくなるため、濃い味を好むようになります。

67 答 **(5)**　**(1)** ×　**(2)** ×　**(3)** ×　**(4)** ×　**(5)** ○

(1) BI（Barthel Index）⇒ RSST（反復唾液嚥下テスト）　☞BI（バーセルインデックス）は、日常生活動作（ADL）の評価法です。
(2) DESIGN-R® ⇒ QIDS-J（簡易抑うつ症状尺度）
(3) FIM ⇒ DESIGN-R®（デザイン R）　☞FIM（機能的自立度評価法）は、日常生活動作（ADL）の評価法です。
(4) RSST ⇒ BBS（Berg Balance Scale：バーグバランススケール）
(5) ☞MMSE（Mini-Mental State Examination：ミニメンタルステート検査）は、認知症の検査に用いられます。

運動時の生理的特徴

68 運動に関する記述である。最も適当なのはどれか。1 つ選べ。

(1) 骨格筋は、不随意筋である。

(2) 遅筋のミトコンドリアは、速筋より少ない。

(3) インスリン抵抗性は、有酸素運動で改善する。

(4) 骨格筋の瞬発的な収縮の主なエネルギー源は、遊離脂肪酸である。

(5) 速筋は、遅筋より持久力に優れる。

69 身体活動時における骨格筋のエネルギー供給に関する記述である。最も適当なのはどれか。1 つ選べ。

(1) クレアチンリン酸の分解によるエネルギー供給は、酸素を必要とする。

(2) 筋グリコーゲンは、グルコースに変換されて、血中に放出される。

(3) 高強度（最大酸素摂取量の 85％以上）の運動では、糖質が主なエネルギー供給源になる。

(4) 脂質のみが燃焼した時の呼吸商は、1.0 である。

(5) 無酸素運動では、筋肉中の乳酸が減少する。

---

68 答 **(3)**　　**(1)** ×　**(2)** ×　**(3)** ○　**(4)** ×　**(5)** ×

(1) 不随意筋である⇒随意筋である

(2) 少ない⇒多い　☞ミオグロビンの少ない速筋（白筋）は瞬発的運動に、ミオグロビンの多い遅筋（赤筋）は持続的運動に適します。遅筋は、細胞内のミトコンドリアが多く、酸素を取り込む機能に優れています。

(4) 遊離脂肪酸である⇒クレアチンリン酸などである　☞短時間の瞬発的な運動時（無酸素運動時）には、筋肉に存在するATP、筋肉に貯蔵されるクレアチンリン酸を分解する「CP 系」、グルコースやグリコーゲンの嫌気的分解により乳酸を生成する「乳酸系」により、エネルギーが供給されます。

(5) 速筋 ⇔ 遅筋　☞ミオグロビンの多い遅筋（赤筋）は、持久力に優れます。

69 答 **(3)**　　**(1)** ×　**(2)** ×　**(3)** ○　**(4)** ×　**(5)** ×

(1) 必要とする⇒必要としない　☞短時間の運動時（無酸素運動時）には、筋肉に貯蔵されるATP（ごくわずかで直ぐに枯渇）、筋肉に貯蔵されるクレアチンリン酸を分解する「CP 系」、グルコースやグリコーゲンの嫌気的分解により乳酸を生成する「乳酸系」により、エネルギーが供給されます。

(2) 筋グリコーゲンは⇒肝グリコーゲンは　☞筋肉にはグルコース-6-ホスファターゼがないため、筋グリコーゲンをグルコースに変換することはできません。筋グリコーゲンはATP合成に利用され、筋肉におけるエネルギー源となります。

(3) ☞運動強度が高まるとともに、糖質によるエネルギー供給の寄与が大きくなります。

(4) 1.0 である⇒ 0.7 である　☞糖質のみが燃焼したときの呼吸商は 1.0 となります。

(5) 減少する⇒増加する　☞短時間の運動時（無酸素運動時）には、グルコースやグリコーゲンの嫌気的分解により乳酸が生成されます。

70 骨格筋の生理的特徴に関する記述である。最も適当なのはどれか。1つ選べ。

- (1) 遅筋は、速筋より無酸素運動に適している。
- (2) 遅筋は、速筋よりトリグリセリド含量が少ない。
- (3) 遅筋は、速筋よりグリコーゲン含量が多い。
- (4) 遅筋は、速筋よりミトコンドリアに富む。
- (5) 遅筋は、速筋より疲労しやすい。

運動の健康への影響

2022 年国試 96：重要度★★★　　　　　　　　　　　　チェック□□□□□

71 習慣的な持久的運動による生理的変化に関する記述である。最も適当なのはどれか。1つ選べ。

- (1) インスリン抵抗性は、増大する。
- (2) 血中 HDL コレステロール値は、低下する。
- (3) 安静時血圧は、上昇する。
- (4) 骨密度は、低下する。
- (5) 最大酸素摂取量は、増加する。

運動時における栄養ケア・マネジメント

2020 年国試 96：重要度★☆☆　　　　　　　　　　　　チェック□□□□□

◆**72** 健康づくりのための身体活動基準 2013 に関する記述である。正しいのはどれか。1つ選べ。

- (1) 対象者に、65 歳以上は含まれない。
- (2) 対象者に、血圧が保健指導レベルの者は含まれない。
- (3) 推奨する身体活動の具体的な量は、示されていない。
- (4) かなりきついと感じる強度の運動が、推奨されている。
- (5) 身体活動の増加で、認知症のリスクは低下する。

70 答 **(4)**　　(1) ×　(2) ×　(3) ×　(4) ○　(5) ×
- (1) 無酸素運動に⇒有酸素運動に　☞ミオグロビンの多い遅筋（赤筋）は、酸素を取り込む機能に優れ、有酸素運動（持久的運動）に適します。
- (2) 少ない⇒多い　☞ミオグロビンの多い遅筋は、酸素を取り込む機能に優れ、有酸素運動に適します。好気的にエネルギーを供給するため、トリグリセリド含量が多くなります。
- (3) 遅筋 ⇔ 速筋　☞速筋（白筋）は、解糖系酵素活性が高く、無酸素運動（瞬発的運動）に適します。嫌気的にエネルギーを供給するため、グリコーゲン含量が多くなります。
- (4) ☞遅筋は、ミトコンドリアに富み、毛細血管も発達しているため、酸素を取り込む機能に優れています。
- (5) 疲労しやすい⇒疲労しにくい　☞収縮力の弱い遅筋は、疲労しにくく、長い間収縮し続けることができます。

71 答 **(5)**　　(1) ×　(2) ×　(3) ×　(4) ×　(5) ○
- (1) 増大する⇒改善する
- (2) 低下する⇒上昇する
- (3) 上昇する⇒低下する
- (4) 低下する⇒上昇する
- (5) ☞最大酸素摂取量は、一定時間に体内へ取り込むことができる酸素量の最大値です。習慣的な持久的運動により心肺機能が高まると、最大酸素摂取量は増加します。

72 答 **(5)**　　(1) ×　(2) ×　(3) ×　(4) ×　(5) ○　**「健康づくりのための身体活動・運動ガイド 2023」でも同様です。**
- (1) 含まれない⇒含まれる
- (2) 含まれない⇒含まれる
- (3) 示されていない⇒示されている　★成人では、3 メッツ以上の強度の身体活動を1日 60 分以上することが推奨されています。
- (4) かなりきついと感じる強度の⇒適度な強度の

73 運動・スポーツと栄養管理に関する記述である。最も適当なのはどれか。1つ選べ。

(1) グリコーゲンローディングは、瞬発力を必要とする短時間の競技に適している。

(2) 運動後のたんぱく質と炭水化物の摂取は、筋損傷の回復に効果的である。

(3) 溶血性貧血の主な原因は、銅の摂取不足である。

(4) 瞬発力を必要とする短時間の競技直前には、高脂肪食を摂取する。

(5) 女性アスリートの3主徴は、葉酸の十分な摂取により予防できる。

環境と栄養管理

ストレス時における栄養ケア・マネジメント

74 ストレス時（抵抗期）の生体反応に関する記述である。最も適当なのはどれか。1つ選べ。

(1) エネルギー消費量は、低下する。

(2) たんぱく質の異化は、抑制される。

(3) 脂肪の合成は、亢進する。

(4) 糖新生は、抑制される。

(5) ビタミンCの需要は、増加する。

---

73 答 **(2)**　　(1) ×　(2) ○　(3) ×　(4) ×　(5) ×

(1) 瞬発力を必要とする短時間の⇒持久力を必要とする長時間の　☞グリコーゲン貯蔵量が多いほど、持久力の維持には有利になります。そこで、グリコーゲンローディング（改良法）では、試合1週間前〜3日前に練習量を減らし、試合前3日間の炭水化物の摂取エネルギー比率を70％Eとすることで、筋グリコーゲン量を確保する方法です。筋グリコーゲン量を増加させることで、持久力を向上させることができます。

(3) ⇒足裏への物理的衝撃である　☞運動により足裏への物理的衝撃が加わると、赤血球の破壊が亢進し、溶血性貧血をきたします。

(4) 高脂肪食を⇒高炭水化物食を　☞瞬発力を必要とする短時間の競技直前では、グリコーゲンローディングは行いませんが、試合の1〜2日前から脂質は控えめにし、高炭水化物食となるように配慮します。

(5) ⇒適切な量と質の食事摂取により予防できる　☞女性アスリートの3主徴とは、「エネルギー不足」、「無月経」、「骨粗鬆症」です。これらを予防するためには、適切な量と質の食事を摂取します。

74 答 **(5)**　　(1) ×　(2) ×　(3) ×　(4) ×　(5) ○

(1) 低下する⇒上昇する

(2) 抑制される⇒促進される

(3) 亢進する⇒抑制される

(4) 抑制される⇒促進される

(5) ☞ビタミンCは、ストレス時に分泌が亢進する副腎皮質ホルモンや副腎髄質ホルモンの合成材料として利用されるほか、脂質代謝、抗酸化作用にも関与します。したがって、ストレス時にはビタミンCの需要が増加します。

75 ストレス応答の抵抗期に関する記述である。最も適当なのはどれか。1 つ選べ。

(1) エネルギー代謝は、低下する。
(2) 窒素出納は、正に傾く。
(3) 糖新生は、亢進する。
(4) 脂肪分解量は、減少する。
(5) 尿中カルシウム排泄量は、減少する。

76 特殊環境下での生理的変化に関する記述である。最も適当なのはどれか。1 つ選べ。

(1) 高温環境下では、皮膚血管は収縮する。
(2) 低温環境下では、ビタミン B1 の必要量が減少する。
(3) 低温環境下では、血圧は低下する。
(4) 低圧環境下では、動脈血の酸素分圧は低下する。
(5) 無重力環境下では、尿中カルシウム排泄量が減少する。

77 特殊環境下での生理的変化に関する記述である。最も適当なのはどれか。1 つ選べ。

(1) 高温環境では、皮膚血管が収縮する。
(2) 低温環境では、基礎代謝量が低下する。
(3) 低温環境では、アドレナリン分泌が抑制される。
(4) 低圧環境では、肺胞内酸素分圧が低下する。
(5) 無重力環境では、循環血液量が増加する。

75 答 (3)　(1) ×　(2) ×　(3) ○　(4) ×　(5) ×

(1) 低下する⇒亢進する
(2) 正に⇒負に　☞ストレス時にはコルチゾールの分泌が促進されます。コルチゾールの作用により、体たんぱく質の分解が促進されるため、窒素出納は負に傾きます。
(3) ☞コルチゾールの作用により、糖新生が亢進します。
(4) 減少する⇒増加する　☞コルチゾールやアドレナリン・ノルアドレナリンの作用により、体脂肪の分解が促進されます。
(5) 減少する⇒増加する　☞コルチゾールの作用により、カルシウムの尿中排泄が促進されます。

76 答 (4)　(1) ×　(2) ×　(3) ×　(4) ○　(5) ×

(1) 収縮する⇒拡張する　☞皮膚血管の拡張により、放熱が促進します。
(2) 減少する⇒増加する　☞熱産生量の増加により、エネルギー代謝が亢進するため、ビタミン B1 の必要量が増加します。
(3) 低下する⇒上昇する　☞交感神経が興奮するため、血圧が上昇します。
(5) 減少する⇒増加する　☞骨への負荷が低下するため、骨組織からのカルシウムの脱灰が増加し、尿中カルシウム排泄量が増加します。

77 答 (4)　(1) ×　(2) ×　(3) ×　(4) ○　(5) ×

(1) 収縮する⇒拡張する　☞皮膚血管の拡張により、放熱が促進します。
(2) 低下する⇒増加する
(3) 抑制される⇒促進される
(4) ☞低酸素環境であるため、体内への酸素の取り込みが低下し、肺胞内酸素分圧が低下します。
(5) 増加する⇒減少する　☞重力によって下肢に分布していた体液が、無重力環境下では頭部方向に移動します。すると、重力環境下にいた時よりも体液量が多いと判断し、体水分を尿として排泄するため、循環血液量が減少します。

78 特殊環境における生体反応に関する記述である。最も適当なのはどれか。1 つ選べ。

(1) 低温環境では、熱産生が低下する。

(2) 高温環境では、アルドステロン分泌量が減少する。

(3) 低圧環境では、食欲が亢進する。

(4) 高圧環境では、肺胞内の酸素分圧が低下する。

(5) 無重力環境では、骨吸収が亢進する。

79 暑熱環境下における生理的変化に関する記述である。最も適当なのはどれか。1 つ選べ。

(1) 皮膚血流量は、減少する。

(2) 皮膚の血管は、収縮する。

(3) 基礎代謝量は、増加する。

(4) アルドステロン分泌量は、減少する。

(5) バソプレシン分泌量は、増加する。

80 災害発生後 24 時間以内に、被災者に対して優先的に対応すべき栄養上の問題である。最も適当なのはどれか。1 つ選べ。

(1) エネルギー摂取量の不足

(2) たんぱく質摂取量の不足

(3) 水溶性ビタミン摂取量の不足

(4) 脂溶性ビタミン摂取量の不足

(5) ミネラル摂取量の不足

---

78 答 **(5)**　　(1) ×　(2) ×　(3) ×　(4) ×　(5) ○

(1) 低下する⇒亢進する　☞体温維持のため、熱産生が亢進します。

(2) 減少する⇒増加する　☞不感蒸泄や発汗により、Na や水が失われるため、アルドステロン（Na の再吸収促進作用）やバソプレシン（水の再吸収促進作用）の分泌を高め、体内の Na や水の保持に働きます。

(3) 亢進する⇒低下する

(4) 高圧環境では⇒低圧環境では　☞低圧環境は低酸素環境であるため、体内への酸素の取り込みが低下し、肺胞内の酸素分圧が低下します。

(5) ☞骨への負荷が低下するため、骨吸収が亢進します。

79 答 **(5)**　　(1) ×　(2) ×　(3) ×　(4) ×　(5) ○

(1) 減少する⇒増加する　☞皮膚血流量の増加により放熱が促進されます。

(2) 収縮する⇒拡張する　☞皮膚血管の拡張により放熱が促進されます。

(3) 増加する⇒低下する　☞熱産生が抑制されるため、基礎代謝量は低下します。

(4) 減少する⇒増加する　☞ナトリウムの再吸収を促進するアルドステロン分泌量が増加し、水分の体内貯留が起こります。

(5) ☞水の再吸収を促進するバソプレシン分泌量が増加し、水分の体内貯留が起こります。

80 答 **(1)**　　(1) ○　(2) ×　(3) ×　(4) ×　(5) ×

(1) ☞災害発生直後（72 時間以内程度）は、限られた食料、資源であることから、エネルギーの確保を優先します。その後、支援物資の供給や避難所等の整備が整ってくるのに伴い、たんぱく質やビタミン、ミネラルをはじめとした栄養素の確保を行っていきます。

6. 栄養教育論

出題数
13問
200問

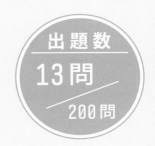

II 栄養教育論

栄養教育のための理論的基礎

行動科学の理論とモデル

2024 年国試 99：重要度★★★　　　　　　　　　　　　　チェック □□□□□

1　栄養教育では、人間の食行動に注目し、行動科学の理論やモデルを活用して、食行動がより良い方向に変容するように支援を行う。行動科学の理論やモデルを活用した支援として、最も適切なのはどれか。1 つ選べ。

(1)　管理栄養士自身が過去に経験した成功事例と同じ方法で、栄養教育を行う。

(2)　栄養素や食品に関する知識の習得を重要視して、栄養教育を行う。

(3)　対象のライフステージと準備性に適した行動変容技法を用いて、栄養教育を行う。

(4)　行動科学の理論やモデルについて、それらの構成概念を全て用いることを優先して、栄養教育を行う。

2024 年国試 100：重要度★★☆　　　　　　　　　　　　　チェック □□□□□

2　図は、減量のため間食を制限している K さんの行動を、連続的に表したものである。「オペラント条件づけ」の、刺激、反応（行動）、結果（次の刺激）に対応する、図中の A 〜 J の組合せである。最も適当なのはどれか。1 つ選べ。

	刺激	反応	結果
(1)	A ——	C ——	G
(2)	A ——	D ——	H
(3)	B ——	E ——	F
(4)	B ——	H ——	I
(5)	B ——	H ——	J

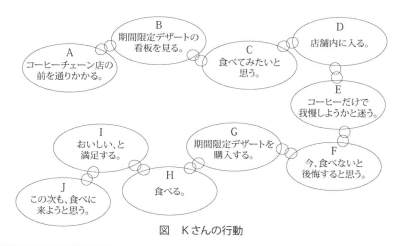

図　K さんの行動

1　**答 (3)**　(1) ×　(2) ×　(3) ○　(4) ×

(3)　☞行動科学の理論やモデルを活用した支援では、対象のライフステージ（年齢や生活状況）や行動変容の準備性（行動を変える意思の有無）などを考慮した栄養教育を行うことが最適であるといえます。

2　**答 (4)**　(1) ×　(2) ×　(3) ×　(4) ○　(5) ×

(4)　☞オペラント条件づけとは、自分の意志で行動を起こした（自発行動）後、刺激の変化によって、その行動の頻度が変化することをいいます。K さんは、「反応（行動）：H（間食を食べる）」を起こした後に、「結果：I（満足する）」が得られたため、「反応（行動）：H（間食を食べる）」が増えることが予測されます。なお、反応（行動）を起こすきっかけとなる刺激を弁別刺激といい、K さんの行動（間食を食べる）のきっかけとなった刺激は、「B：期間限定デザートの看板を見る」となります。

3　妊婦を対象とした栄養・食生活支援の取組と、生態学的モデルのレベルの組合せである。最も適当なのはどれか。1 つ選べ。

(1)　経済的に困窮している妊婦に、妊婦の友人がフードバンクへの登録を ────── 個人内レベル
　　　勧めた。

(2)　病院のスタッフ間で、体重増加不良の妊婦には栄養相談を勧めることを ────── 個人間レベル
　　　意思統一した。

(3)　母子健康手帳交付時に、市ではメールで栄養相談を受け付けていることを ─── 組織レベル
　　　伝えた。

(4)　病院の管理栄養士が、産科外来で配布するための妊娠中の食事ガイドを ────── 地域レベル
　　　作成した。

(5)　自治体の食育推進計画に、妊婦の栄養対策の実施と目標値を含めた。　────── 政策レベル

4　認知症の妻と、その介護者である夫の二人暮らし高齢世帯への支援や取組と、生態学的モデルのレベルの組合せである。最も適当なのはどれか。1 つ選べ。

(1)　認知症カフェを運営している同じ境遇の男性が、気軽に立ち寄るよう ────── 個人内レベル
　　　夫を誘った。

(2)　市の管理栄養士が、市の高齢者福祉プランに食料品買出し支援強化を ────── 個人間レベル
　　　含めることを提言した。

(3)　遠方に住む息子が、配食サービス事業者を調べて、利用してみることを ─── 組織レベル
　　　勧めた。

(4)　住民ボランティアグループが、市が養成する認知症サポーターとして ────── 地域レベル
　　　見守り活動を開始した。

(5)　夫が、災害時に備えた食品ストックのガイドブックを読み、買い物の ────── 政策レベル
　　　参考にした。

6

栄養教育論

3　答 **(5)**　　(1) ×　(2) ×　(3) ×　(4) ×　(5) ○

(1)　個人内レベル⇒個人間レベル　☞生態学的モデルでは、人の行動には、個人の要因のほか、個人間、組織、地域（コミュニティ）、政策や環境といった複数のレベルの要因が相互に関連していることを説明しています。

(2)　個人間レベル⇒組織レベル

(3)　組織レベル⇒地域レベル

(4)　地域レベル⇒組織レベル

4　答 **(4)**　　(1) ×　(2) ×　(3) ×　(4) ○　(5) ×

(1)　個人内レベル⇒組織レベル　☞生態学的モデルでは、人の行動には、個人の要因のほか、個人間、組織、地域（コミュニティ）、政策や環境といった複数のレベルの要因が相互に関連していることを説明しています。同じ境遇の者で助け合うことは、自助であるため組織レベルに該当します。

(2)　個人間レベル⇒政策レベル　☞市のプラン（計画）を決定することは、政策レベルに該当します。

(3)　組織レベル⇒個人間レベル　☞家族や友人による支援は、個人間レベルに該当します。

(4)　☞住民ボランティアグループでの活動は、地区組織での取組になるため、地域レベルに該当します。

(5)　政策レベル⇒個人内レベル　☞支援対象である夫（個人）の取組であるため、個人レベルに該当します。

解答と解説

5　新入社員研修において、急性アルコール中毒に関する教育を担当することになった。ヘルスビリーフモデルの「罹患性の認知」に基づいた支援である。最も適当なのはどれか。1 つ選べ。

(1)　急性アルコール中毒で辛い経験をした社員の例を話す。

(2)　アルコール・ハラスメントについて話し合いをさせる。

(3)　急性アルコール中毒で、救急搬送された際の医療費について教える。

(4)　アルコールパッチテストの結果を、個別に返却し説明する。

(5)　飲酒は適量までとすることのメリットについて考えさせる。

6　「牛乳は苦手だけど、明日から残さず飲もうと思います」と話す、小学生 A さんへの給食指導である。トランスセオレティカルモデルに基づいた指導として、最も適当なのはどれか。1 つ選べ。

(1)　牛乳に含まれる主な栄養素について説明する。

(2)　牛乳を残さず飲めるようになったら、家族がどう思うかを考えさせる。

(3)　牛乳を飲むと、体にどのような影響が出るかを考えさせる。

(4)　牛乳を残した日は、好きなゲームを我慢すると決めるように勧める。

(5)　牛乳を残さず飲むことを、担任の先生と約束するように勧める。

6

栄養教育論

5　答 **(4)**　　**(1)** ×　**(2)** ×　**(3)** ×　**(4)** ○　**(5)** ×

(1)　☞重大性の認知に該当します。ヘルスビリーフモデルは、「個人の認知」として疾病への罹患性、重大性の認知、「実行の可能性」として疾病予防行動への障害性、有益性の認知から構成されています。辛い経験を聞かせることで、急性アルコール中毒は大変であることを認知させます。

(2)　☞重大性の認知に該当します。アルコール・ハラスメントは、する方もされる方も大変であることを認知させます。

(3)　☞重大性の認知に該当します。救急搬送時の医療費を払うことになったら大変であることを認知させます。

(4)　☞アルコールパッチテストにより、アルコールへの耐性の強弱が判断できます。その結果、「急性アルコール中毒になるかもしれない」という気持ちが生じ、罹患性の認知につながります。

(5)　☞有益性の認知に該当します。適量飲酒のメリットを認知させます。

6　答 **(5)**　　**(1)** ×　**(2)** ×　**(3)** ×　**(4)** ×　**(5)** ○

(1)　☞情報提供などにより、行動変容への意識を高める「意識の高揚」に該当し、無関心期から関心期へ変容させる支援です。

(2)　☞行動変容することで自分の周囲へ及ぼす影響を考える「環境への再評価」に該当し、無関心期から関心期へ変容させる支援です。

(3)　☞行動変容後、自分にとってどのような影響があるか考える「自己の再評価」に該当し、関心期から準備期へ変容させる支援です。

(4)　☞行動変容を促したり、維持させるための強化（褒美や罰）を行う「強化マネジメント」に該当し、実行期から維持期へ変容させる支援です。

(5)　☞「明日から（牛乳を）残さず飲もうと思います」という発言から、準備期に該当すると判断します。準備期から実行期へ変容させるには、行動変容への自信をもち決意表明する「自己の解放」を用いることが適当であるといえます。

解答と解説

7　妊娠 8 週の妊婦。妊娠前から BMI 18.5kg/m² 未満であるが、妊娠中の適正な体重増加にほとんど関心がない。トランスセオレティカルモデルに基づいた支援として、最も適当なのはどれか。1 つ選べ。

(1)　少しずつ食べる量を増やす工夫について説明する。
(2)　母体のやせが胎児に及ぼす影響を考えてもらう。
(3)　体重を増やすと目標宣言をして、夫に協力を求めるように勧める。
(4)　毎日体重を測ってグラフ化することを勧める。
(5)　自分にとってのストレスと、その対処方法を考えてもらう。

8　K 保育園で、4 歳児に対する野菜摂取量の増加を目的とした食育を行った。計画的行動理論における行動のコントロール感を高める働きかけである。最も適当なのはどれか。1 つ選べ。

(1)　野菜をたくさん食べると、風邪をひきにくくなると説明する。
(2)　給食の時間に野菜を残さず食べるよう、声掛けをしてまわる。
(3)　野菜を食べることの大切さについて、家庭に食育だよりを配布する。
(4)　5 歳児クラスの野菜嫌いだった子が、野菜を食べられるようになった例を話す。
(5)　給食の野菜を全部食べたら、シールをもらえるというルールを作る。

9　社会的認知理論に基づいて、便秘で悩んでいる中学生に野菜摂取を促す支援を行った。結果期待を高めるための支援である。最も適当なのはどれか。1 つ選べ。

(1)　便秘が続くことにより生じる、身体への悪影響を説明する。
(2)　野菜摂取が便秘に及ぼす好影響を、図示して説明する。
(3)　食べた野菜の量と種類を、1 週間記録することを勧める。
(4)　家族に、野菜料理を増やすように頼むことを勧める。
(5)　便秘が解消できた人が、身近にいないかを尋ねる。

6

栄養教育論

7　　答 **(2)**　　(1) ×　(2) ○　(3) ×　(4) ×　(5) ×

(2)　☞「妊娠中の適正な体重増加にほとんど関心がない」ことから、無関心期に該当すると判断します。無関心期から関心期へ変容させるには、情報提供などにより、行動変容への意識を高める「意識の高揚」を用いることが適当であるといえます。

8　　答 **(4)**　　(1) ×　(2) ×　(3) ×　(4) ○　(5) ×

(1)　☞行動への態度を高める働きかけです。行動への態度とは、行動に対する気持ちをいいます。風邪をひきにくくなることは、野菜を食べるメリットを感じさせます。
(2)　☞主観的規範を高める働きかけです。主観的規範とは、社会的な対人関係からの期待をいいます。保育園の先生からの声掛けは、対人関係からの期待を感じさせます。
(3)　☞行動への態度を高める働きかけです。保護者に野菜を食べることの大切さを伝えることは、野菜を食べるメリットを感じさせます。
(4)　☞行動のコントロール感とは、行動することの容易さをいいます。同年代の子が野菜を食べられるようになった話は、野菜を食べることを容易に感じさせます。
(5)　☞行動への態度を高める働きかけです。シールをもらえることは、野菜を食べるメリットを感じさせます。

9　　答 **(2)**　　(1) ×　(2) ○　(3) ×　(4) ×　(5) ×

(2)　☞結果期待とは、その行動がもたらす結果を期待することをいいます。野菜摂取という行動が、便秘を解消するという結果を生むことを期待させる支援といえます。

解答と解説

10 高血圧対策として、社員の食塩摂取量の減少を目指した取組を行うことになった。社会的認知理論の構成概念と、それを活用した取組の組合せである。最も適当なのはどれか。1つ選べ。

(1) 結果期待 ———————— 社員食堂の定食を、全て減塩メニューに変更する。
(2) 観察学習 ———————— 減塩によるメリットを、社員食堂の卓上メモで周知する。
(3) 自己制御 ———————— 減塩によって高血圧が改善した社員の体験談を、社内ウェブサイトに掲載する。
(4) 自己効力感 ——————— 減塩醤油の試供品を配布し、家庭で使ってもらう。
(5) 観察学習 ———————— 血圧の記録表を、社員全員に配布する。

11 子どもが野菜を食べないことを心配して、市の保健センターに相談に来た保護者へのソーシャルサポートのうち、評価的サポートに該当するものである。最も適当なのはどれか。1つ選べ。

(1) 保健センターで開催されている食育講習会の参加手続きを手伝う。
(2) 新鮮な野菜を使った料理を提供している親子食事会の案内を手渡す。
(3) 地域の農家が新鮮な野菜を家庭に届けてくれる取組を紹介する。
(4) 「お子さんの食生活について、一生懸命考えておられる証拠ですよ」と声がけをする。
(5) 「毎日の食事づくりは、ストレスになりますね」と共感する。

6

栄養教育論

10　答 (4)　　(1) ×　(2) ×　(3) ×　(4) ○　(5) ×

(1)　結果期待⇒相互決定主義　☞相互決定主義は、「人の行動」、「個人的要因（認知）」、「環境」の3つが互いに影響し合っているという考え方です。社員食堂の定食を減塩メニューに変更することは、「環境」への介入により「人の行動」が促されます。
(2)　観察学習⇒結果期待　☞結果期待は、自分の行動がもたらす結果への期待です。減塩（行動）によるメリット（結果）を提示することで、行動変容が促されます。
(3)　自己制御⇒観察学習　☞観察学習は、他人の行動をみたり、話を聞いたりすることで、行動を学習していくことです。社員の成功体験に触れることで、行動変容が促されます。
(4)　☞自己効力感は、「自分はその行動をうまくやることができる」という自信のことです。減塩醤油の試供品を配布し、使ってもらうことで「簡単に減塩ができた」という成功体験が生じ、自己効力感を高めることができます。
(5)　観察学習⇒自己制御　☞自己制御は、自分の行動をコントロールすることです。血圧を記録することで、自分の行動を客観的に評価することができ、自己制御につながります。

11　答 (4)　　(1) ×　(2) ×　(3) ×　(4) ○　(5) ×

(1)　☞道具的サポートに該当します。道具的サポートでは、物やサービスなどを提供するサポートを行います。講習会参加への手続きを手伝うことはサービスといえます。
(2)　☞情報的サポートに該当します。情報的サポートでは、行動の実行に必要な情報を提供するサポートを行います。親子食事会の情報を提供しているといえます。
(3)　☞情報的サポートに該当します。野菜を家庭に届けてくれる取組の情報を提供しているといえます。
(4)　☞評価的サポートでは、自己評価に役立つサポートを行います。保護者の育児の姿勢を肯定的に評価しているといえます。
(5)　☞情動的サポートに該当します。情動的サポートでは、情緒面に働きかけるサポートを行います。共感を示すことは、保護者の気持ちに寄り添うサポートであるといえます。

解答と解説

12 特定保健指導で、野菜摂取量を増やすという行動目標を立てた単身赴任男性である。この男性に対し、家族が行うソーシャルサポートの内容とサポートの種類の組合せである。最も適当なのはどれか。1つ選べ。

(1) 冷凍のヘルシー弁当を手配する。———————————— 情報的サポート
(2) 男性向けの野菜料理の本を購入して渡す。———————— 情報的サポート
(3) 市販の惣菜をアレンジして野菜を増やす方法を教える。——— 評価的サポート
(4) 毎月、野菜を使った常備菜を作りに行く。———————— 情動的サポート
(5) 毎週、励ましのメールを送る。——————————————— 道具的サポート

13 食品会社に勤める管理栄養士が、新しい減塩調味料の販売促進方法を企画した。その企画内容と、イノベーション普及理論に基づく普及に必要な条件の組合せである。最も適当なのはどれか。1つ選べ。

(1) 既存の商品よりナトリウムの低減割合が高いことをラベルに記載する。——— 適合性
(2) 新商品を使った減塩教室を開催する。—————————————————— 試用可能性
(3) 減塩商品利用者のニーズから生まれた商品であることを宣伝する。————— 可観測性
(4) 1回使用量の調整ができる新容器を採用する。————————————— 比較優位性
(5) モニターを募集し、新商品の感想を SNS で発信してもらう。————————— 複雑性

6

栄養教育論

---

12 答 (2) **(1)** × **(2)** ○ **(3)** × **(4)** × **(5)** ×

(1) 情報的サポート⇒道具的サポート ☞道具的サポートでは、物やサービスなどを提供するサポートを行います。ヘルシー弁当の手配は、物を届けるサービスといえます。
(2) ☞情報的サポートでは、行動の実行に必要な情報を提供するサポートを行います。料理の本を渡すことは、本に記載された情報を提供しているといえます。
(3) 評価的サポート⇒情報的サポート ☞惣菜をアレンジする方法を教えることは、野菜を増やすための情報を提供しているといえます。
(4) 情動的サポート⇒道具的サポート ☞常備菜を作ることは、物を提供するサポートといえます。
(5) 道具的サポート⇒情動的サポート ☞情動的サポートでは、情緒面に働きかけるサポートを行います。励ましのメールは、対象者の気持ちに寄り添うサポートであるといえます。

13 答 (2) **(1)** × **(2)** ○ **(3)** × **(4)** × **(5)** ×

(1) 適合性⇒比較優位性 ☞比較優位性（相対的優位性）とは、他のものより優れていることを意味します。既存の商品より優れている点を記載しているため、比較優位性といえます。
(2) ☞試用可能性（試行可能性）とは、何かを本格的に実行する前に試すことを意味します。新商品への反応を減塩教室で試そうとしているため、試用可能性といえます。
(3) 可観測性⇒適合性 ☞適合性とは、対象者の価値観や求めるものに合っているかを意味します。利用者のニーズに合った商品であることを宣伝しているため、適合性といえます。
(4) 比較優位性⇒複雑性 ☞複雑性（わかりやすさ）とは、実行することが容易か（難しいか）を意味します。使用量の調整が容易な新容器を採用しているため、複雑性といえます。
(5) 複雑性⇒可観測性 ☞可観測性とは、他の人が見てわかるかを意味します。SNS で感想を発信することは、他の人に見せることであるため、可観測性といえます。

14　企業の管理栄養士が、中高年向けの新しい食事管理アプリを開発し、販売することになった。イノベーション普及理論の観察可能性（可観測性）に当たる内容として、最も適当なのはどれか。1つ選べ。

(1)　従来の食事管理アプリより、利用料金が安い。

(2)　食事管理アプリの試用体験会を実施する。

(3)　毎日の食事内容の入力が簡単である。

(4)　画面の文字が大きく、見やすい。

(5)　スマートフォンで利用でき、仲間に見せられる。

15　健康教室への参加者が、ある効能をうたった、いわゆる健康食品に関する情報をインターネットで調べた。これに続く参加者の行動とヘルスリテラシーのレベルの組合せである。最も適当なのはどれか。1つ選べ。

(1)　自分と同年代の人の体験談を読んで、――――――――――　機能的ヘルスリテラシー
自分にも当てはまるか、考えた。

(2)　健康教室の参加者と一緒に、情報の　――――――――――　機能的ヘルスリテラシー
信頼性について議論した。

(3)　説明文書をよく読んで、確実に理解　――――――――――　相互作用的（伝達的）ヘルスリテラシー
するようにした。

(4)　その食品に関して集めた情報を家族　――――――――――　批判的ヘルスリテラシー
に伝えた。

(5)　本当に効果があるのかを疑って、――――――――――　批判的ヘルスリテラシー
さらに情報を集めた。

14　答（5）　(1) ×　(2) ×　(3) ×　(4) ×　(5) ○

(1)　☞比較優位性（相対的優位性）に該当します。比較優位性とは、他のものより優れていることを意味します。従来のアプリより料金が安いことは、優れている点であるため、比較優位性といえます。

(2)　☞試用可能性（試行可能性）に該当します。試用可能性とは、何かを本格的に実行する前に試すことを意味します。試用体験会によりアプリを試すことができるため、試用可能性といえます。

(3)　☞複雑性（わかりやすさ）に該当します。複雑性とは、実行することが容易か（難しいか）を意味します。食事内容の入力が簡単なことは、実行の容易さにつながるため、複雑性といえます。

(4)　☞適合性に該当します。適合性とは、対象者の価値観や求めるものに合っているかを意味します。文字が大きく、見やすいことは、視力に不安のある中高年に適するため、適合性といえます。

(5)　☞観察可能性（可観測性）とは、他の人が見てわかるかを意味します。仲間に見せることは、観察可能性といえます。

15　答（5）　(1) ×　(2) ×　(3) ×　(4) ×　(5) ○

(1)　機能的ヘルスリテラシー⇒相互作用的（伝達的）ヘルスリテラシー　☞相互作用的（伝達的）ヘルスリテラシーとは、コミュニケーションのなかから得られる情報の意味を理解し、変化する環境のなかで新たな情報を応用する能力をいいます。

(2)　機能的ヘルスリテラシー⇒批判的ヘルスリテラシー　☞批判的ヘルスリテラシーとは、情報を批判的に分析し、自分や社会の状況をコントロールするために情報を活用する能力をいいます。

(3)　相互作用的（伝達的）ヘルスリテラシー⇒機能的ヘルスリテラシー　☞機能的ヘルスリテラシーとは、健康や疾病、医療情報を理解するのに最低限必要な能力をいいます。

(4)　批判的ヘルスリテラシー⇒相互作用的（伝達的）ヘルスリテラシー

2020 年国試 100：重要度★★★　　　　　　　　　　　　　　　　　　　　　チェック ☐☐☐☐☐

16　栄養カウンセリングを行う上で、管理栄養士に求められる態度と倫理に関する記述である。最も適当なのはどれか。1 つ選べ。

(1)　クライアントの外見で、行動への準備性を判断する。

(2)　クライアントの課題を解決するための答えを、最初に提示する。

(3)　クライアントの情報を匿名化すれば、SNS に投稿できる。

(4)　管理栄養士が、主導権を持つ。

(5)　管理栄養士が、自らの心身の健康管理に努める。

2022 年国試 101：重要度★★★　　　　　　　　　　　　　　　　　　　　　チェック ☐☐☐☐☐

17　肥満児童の母親が、仕事からの帰宅時間が遅く、子どもが母親を待っている間にお菓子を食べ過ぎてしまうと悩んでいる。栄養カウンセリングにおいて、ラポールを形成するための発言である。最も適切なのはどれか。1 つ選べ。

(1)　不在時に、お子さんがお菓子を食べ過ぎてしまうのは仕方のないことですよ。

(2)　不在時に、お子さんがお菓子を食べ過ぎてしまうのは心配ですね。

(3)　職場の上司に、帰宅時間を早めたいと相談してみてはいかがですか。

(4)　お菓子の買い置きをやめることはできませんか。

2023 年国試 101：重要度★★★　　　　　　　　　　　　　　　　　　　　　チェック ☐☐☐☐☐

18　「減量のために間食を控えたいと思っていますが、介護によるストレスのせいか、なかなかやめられません。でも、なんとか間食をやめたいんです。」と話す肥満の中年女性への栄養カウンセリングである。クライアントの訴えたい内容を受け止めて、受容的態度を示す管理栄養士の発言として、最も適切なのはどれか。1 つ選べ。

(1)　そんなに深刻にならなくても、大丈夫ですよ。

(2)　介護のストレスが、とても大変なんですね。

(3)　なんとか間食を控えて減量したいと、思っていらっしゃるのですね。

(4)　そういうことはありますよね。

6

栄養教育論

16　答 **(5)**　　**(1)** ×　**(2)** ×　**(3)** ×　**(4)** ×　**(5)** ○

(1)　☞外見から行動への準備性を判断することは、不適切です。

(2)　☞カウンセリングでは、クライアントが自ら問題点に気がつき、解決しようとすることが重視されます。

(3)　☞匿名化したとしても SNS にクライアントの情報を投稿することは、倫理的に不適切です。

(4)　☞カウンセリングの主導権は、クライアントが持つべきです。

17　答 **(2)**　　**(1)** ×　**(2)** ○　**(3)** ×　**(4)** ×

(2)　☞ラポール（信頼関係）を形成するには、共感的理解を示すことが最適であるといえます。共感的理解とは、相手と同じ立場に立ち、同じ価値観、人生観で感じようとすることをいいます。

18　答 **(3)**　　**(1)** ×　**(2)** ×　**(3)** ○　**(4)** ×

(3)　☞受容的態度とは、クライアントの感情や言葉を無条件に受け入れることをいいます。クライアントは、間食を控えたい旨をくり返し発言していることから、その言葉を受け入れた態度を示すことが最適であるといえます。

解答と解説

19 特定健康診査の結果、動機付け支援の対象となった勤労男性に対する初回面接である。面接を始めたところ、「会社に言われたから来た」と言い、口数は少ない。面接の進め方として、最も適切なのはどれか。1 つ選べ。

(1) 検査結果に基づいて、生活習慣改善の必要性を強く訴える。
(2) 開かれた質問を繰り返し、何とか話をしてもらう。
(3) 閉ざされた質問を取り入れて、発言を促す。
(4) 相手が話してくれるまで、笑顔で待ち続ける。

20 定期健診で血糖値が高いと指摘され、気にしている社員から、「甘い物を控えたいが、職場の給湯コーナーにいつも菓子が置かれていて、つい食べ過ぎてしまう。」と相談を受けた。認知行動療法を用いた効果的な支援として、最も適切なのはどれか。1 つ選べ。

(1) 給湯コーナーに菓子を置かないよう、部署で相談するように勧める。
(2) 菓子を食べた時は、どれくらいの量を食べたか記録をつけるように勧める。
(3) 菓子を食べ過ぎずに、我慢できた時のことを思い出してもらう。
(4) 菓子を控えることにより検査値が改善された時の、自分の気持ちを想像してもらう。

21 妊娠をきっかけに、食生活を改善しようと考えているが、飲酒だけはやめられない妊婦に対する、動機づけ面接におけるチェンジトークを促すための質問である。誤っているのはどれか。1 つ選べ。

(1) どうしてお酒をやめられないのですか。
(2) このまま飲酒を続けたら、どのようになると考えていますか。
(3) お酒を飲まずにいられた日もありますね。それはどのような日でしたか。
(4) お酒を飲まない生活には、どのようなメリットがあると思いますか。
(5) もしお酒をやめたら、ご家族はどのように思われるでしょうか。

---

19 答 (3)　**(1)** ×　**(2)** ×　**(3)** ○　**(4)** ×

(3) ☞男性の口数が少ないことから、簡単に回答できる閉ざされた質問を取り入れて発言を促し、情報を得ることを優先することが最適であるといえます。

20 答 (1)　**(1)** ○　**(2)** ×　**(3)** ×　**(4)** ×

(1) ☞認知行動療法は、ある状況に出くわした時に、対象者がもつ感情と行動が、その状況をどうとらえるか（認知）によって影響を受けることに着目した方法です。この社員は、職場の給湯コーナーに菓子があることが原因で、食べ過ぎると考えています。したがって、悪い刺激を除去することで、不適切な行動の頻度が減るように支援することが最適であるといえます。

21 答 (1)　**(1)** ×　**(2)** ○　**(3)** ○　**(4)** ○　**(5)** ○

(1) ☞チェンジトークとは、対象者の変化の兆しとなる話の内容を意味します。「どうしてお酒をやめられないのですか」という質問からは、現状（飲酒をやめられない）の把握に留まっており、チェンジトークを促すための質問として不適切です。

22 営業職の男性に対する栄養カウンセリングである。動機づけ面接のチェンジトークに該当する男性の発言として、最も適当なのはどれか。1 つ選べ。

(1) 仕事が忙しくて、食生活を改善できる気がしません。
(2) 仕事帰りに、居酒屋に寄ることが唯一の楽しみなんです。
(3) 仕事で、食事が不規則になるのは仕方ないですよね。
(4) 忙しい中でも、できることを考えてみると良いのですよね。
(5) 家族のためにも、今は仕事を頑張ろうと思っています。

行動変容技法と概念

23 肥満を改善するための支援内容と行動変容技法の組合せである。最も適当なのはどれか。1 つ選べ。

(1) 家の冷蔵庫に減量目標を貼るように勧める。 ——————— ソーシャルスキルトレーニング
(2) 食べる量を決めて、盛りつけるように勧める。 ——————— オペラント強化
(3) くじけそうになったら、まだやれると自分を励ます ———— 認知再構成
　　 ように勧める。
(4) 食後にお菓子を食べたくなったら、歯を磨くように ——— ストレスマネジメント
　　 勧める。
(5) 目標体重まで減量できた時の褒美を考えるように ————— 行動置換
　　 勧める。

6

栄養教育論

---

22 答 (4)　(1) ×　(2) ×　(3) ×　(4) ○　(5) ×

(4) ☞チェンジトークとは、対象者の変化の兆しとなる話の内容を意味します。「忙しいからできない」ではなく、「忙しくてもできることがある」という発言から、対象者に前向きな変化の兆しが生じていると推定できます。

23 答 (3)　(1) ×　(2) ×　(3) ○　(4) ×　(5) ×

(1) ソーシャルスキルトレーニング⇒目標宣言　☞目標宣言は、設定した目標を提示し、意思表示する方法です。
(2) オペラント強化⇒刺激統制　☞刺激統制とは、先行の刺激を変える（盛りつける量を減らす）ことで行動の頻度を調整（食べ過ぎないようにする）する方法です。
(3) ☞認知再構成とは、不適切、否定的な自己認識を改める方法です。くじけそうという認識をまだやれるという認識に改めています。
(4) ストレスマネジメント⇒反応妨害・拮抗　☞反応妨害・拮抗とは、欲求を我慢する、または両立しない行動に置き換える方法をいいます。お菓子を食べるという行動を、両立不可能な歯を磨くという行動に置き換えています。
(5) 行動置換⇒オペラント強化　☞オペラント強化は、行動が生じた直後の環境を変化させ、行動の頻度を調整する方法です。減量行動に対する褒美を考えさせることで、減量行動を起こりやすくしています。

解答と解説

24 地域在住高齢者を対象とした、ロコモティブシンドローム予防のための支援内容と行動変容技法の組合せである。最も適当なのはどれか。1 つ選べ。

(1) 毎日 30 分散歩すると目標を決めて、周囲の人に言うように ──────── セルフモニタリング
　　 勧める。

(2) 朝食後に、お茶の代わりに牛乳を飲むように勧める。──────── 行動契約

(3) 冷蔵庫に、豆腐や乳製品など、たんぱく質源の食品の ──────── 行動置換
　　 常備を勧める。

(4) カレンダーに食事摂取と運動のチェック欄を作るよう提案 ──────── 刺激統制
　　 する。

(5) 運動を始めると、自分にどのような影響があるかを考えて ──────── 意思決定バランス
　　 もらう。

25 飲酒量を減らすことを目的とした、中年男性への栄養教育である。支援内容と行動変容技法の組合せとして、最も適当なのはどれか。1 つ選べ。

(1) 会社の飲み会で、飲酒量が多い人の隣には ──────── ソーシャルスキルトレーニング
　　 座らないように提案する。

(2) お酒を飲みたくなったら、喉が渇いているだけだと ──────── 自己強化
　　 自分に言い聞かせることを提案する。

(3) お酒を飲みに行く以外に、同僚とのコミュニケー ──────── 結果期待
　　 ションを図る方法を考えてもらう。

(4) 週 1 回の休肝日にお酒を飲んだら、次の休肝日まで趣味の ── オペラント強化
　　 オンラインゲームをやらないことを提案する。

(5) お酒を飲まないデメリットと、お酒を飲むデメリット ──────── ストレスマネジメント
　　 を比べてもらう。

24 答 **(5)**　　(1) ×　(2) ×　(3) ×　(4) ×　(5) ○

(1) セルフモニタリング⇒目標宣言　☞目標宣言は、設定した目標を提示し、意思表示する方法です。
(2) 行動契約⇒行動置換　☞行動置換とは、欲求が生じた時に、別の行動に置き換える方法です。
(3) 行動置換⇒刺激統制　☞刺激統制とは、先行の刺激を変える（たんぱく質源の食品を見る機会を増やす）ことで行動の頻度を調整する（たんぱく質の摂取を増やす）方法です。
(4) 刺激統制⇒セルフモニタリング　☞セルフモニタリングとは、自分の行動を観察・記録・評価する方法をいいます。
(5) ☞意思決定バランスとは、行動変容に伴う恩恵（メリット）と負担（デメリット）のバランスをいいます。

25 答 **(4)**　　(1) ×　(2) ×　(3) ×　(4) ○　(5) ×

(1) ソーシャルスキルトレーニング⇒刺激統制　☞刺激統制とは、先行の刺激を変える（飲酒者に近づかない）ことで行動の頻度を調整する（飲酒量を減らす）方法です。
(2) 自己強化⇒認知再構成　☞認知再構成とは、不適切、否定的な自己認識を改める方法です。「お酒を飲みたい」という認識を「喉が渇いている」という認識に改めています。
(3) 結果期待⇒行動置換　☞行動置換とは、欲求が生じた時に、別の行動に置き換える方法です。同僚とのコミュニケーションのための行動である飲酒を別の行動に変えようとしています。
(4) ☞オペラント強化は、行動が生じた直後の環境を変化させ、行動の頻度を調整する方法です。飲酒行動に対する罰を与えることで、飲酒行動を起こりにくくしています。
(5) ストレスマネジメント⇒意思決定バランス　☞意思決定バランスとは、行動変容に伴う恩恵（メリット）と負担（デメリット）のバランスをいいます。

26 減量に苦戦している中年女性を対象とした、支援内容と行動変容技法の組合せである。最も適当なのはどれか。１つ選べ。

(1) 自宅のテーブルの上に置いてある菓子を、片付けるように勧める。 ── 行動置換
(2) 入浴後に、ビールの代わりに無糖の炭酸水を飲むことを勧める。 ─── 刺激統制
(3) 友人からの菓子のお裾分けを断る練習をするように勧める。 ───── 認知再構成
(4) 健康管理アプリで、毎日の体重を入力することを勧める。 ─────── セルフモニタリング
(5) 菓子を食べ過ぎた時は、そのような日もあると自分に ───────── ソーシャルスキル
　　言い聞かせるように勧める。 　　　　　　　　　　　　　　　　　　　トレーニング

27 健康のために、飲酒量を減らしたいと考える男性社員の行動のうち、行動変容技法の刺激統制に該当するものである。最も適当なのはどれか。１つ選べ。

(1) 飲酒量を減らすことで得られるメリットを思い出す。
(2) お酒を控えていることを職場の同僚に話す。
(3) 適度な飲酒量をスマートフォンの待受画面に表示しておく。
(4) 飲み会に誘われたときの断り方を考えておく。
(5) 飲みたくなったら、ノンアルコール飲料にして我慢する。

26　答（4）　　(1) ×　(2) ×　(3) ×　(4) ○　(5) ×

(1) 行動置換⇒刺激統制　☞刺激統制とは、先行の刺激を変えることで行動の頻度を調整する方法です。テーブルの上に菓子があるという悪い刺激を除去することで、間食を食べるという行動を減らしています。
(2) 刺激統制⇒行動置換　☞行動置換とは、欲求が生じた時に、別の行動に置き換える方法です。ビールを飲むを、無糖の炭酸水を飲むに置き換えています。
(3) 認知再構成⇒ソーシャルスキルトレーニング　☞ソーシャルスキルトレーニングとは、社会生活を送る上で人との関係を確立し、円滑な人間関係を維持する技能を得る方法です。菓子のお裾分けを断る練習をすることで、行動変容を実践しても人間関係を悪化させないようにしています。
(4) ☞セルフモニタリングとは、自分の行動を観察・記録・評価する方法をいいます。体重の記録を毎日つけることで、食べ過ぎを防いでいます。
(5) ソーシャルスキルトレーニング⇒認知再構成　☞認知再構成とは、不適切、否定的な自己認識を改める方法です。「食べ過ぎて失敗した」という否定的な認識を「1 度の失敗なら影響は少ない」という肯定的な認識に改めています。

27　答（3）　　(1) ×　(2) ×　(3) ○　(4) ×　(5) ×

(1) ☞意思決定バランスです。意思決定バランスとは、行動変容に伴う恩恵（メリット）と負担（デメリット）のバランスをいいます。
(2) ☞目標宣言です。目標宣言は、設定した目標を提示し、意思表示する方法です。
(3) ☞刺激統制とは、先行の刺激を変えることで行動の頻度を調整する方法です。適度な飲酒量を待受画面にする（刺激を与える）ことで、飲み過ぎるという行動を抑制しています。
(4) ☞ソーシャルスキルトレーニングです。ソーシャルスキルトレーニングは、社会生活を送る上で人との関係を確立し、円滑な人間関係を維持する技能を得る方法です。
(5) ☞反応妨害・拮抗です。反応妨害・拮抗とは、欲求を我慢する、または両立しない行動に置き換える方法をいいます。

28 菓子の摂取を減らすことが困難だと感じている女性社員に支援を行うことになった。行動変容技法の反応妨害・拮抗を活用した支援である。最も適当なのはどれか。1 つ選べ。

(1) 菓子を 1 か月間控えることができた時のご褒美を考えるように勧める。

(2) 同僚からの菓子の差し入れを断る練習をするように勧める。

(3) 夕食後に菓子を食べたくなったら、シャワーを浴びるように勧める。

(4) 菓子を買いたくなった時は、栄養成分表示を見るように勧める。

(5) 菓子を食べ過ぎたら、翌日はやめようと考えればよいと勧める。

29 食事療法に消極的だった糖尿病患者の男性が、糖尿病を患っていた父親の死をきっかけに、食事療法に真剣に取り組むようになった。半年後に HbA1c の改善がみられたときの本人の発言である。オペラント強化の社会的強化を示す発言として、最も適当なのはどれか。1 つ選べ。

(1) この半年頑張れたので、これからもやれると自信がつきました。

(2) ご褒美に、欲しかったゴルフ用品を買おうと思っています。

(3) これからは時々、適量の範囲で晩酌もしようと思います。

(4) 子どもたちにも、「よく頑張っているね。」と言われます。

(5) 昼食は、糖尿病の食事療法を行っている同僚と一緒に食べるようにします。

30 高血圧で減塩が必要だが、気にせず醤油をかけて食べる習慣がある中年男性に対する支援である。意思決定バランスの考え方を用いた支援として、最も適当なのはどれか。1 つ選べ。

(1) 家で使っている醤油を、減塩醤油に替えるように勧める。

(2) 食卓に、醤油を置かないように提案する。

(3) 「かけすぎ注意」と書いた紙を、醤油さしに貼ってもらう。

(4) これまでどおり醤油をかけて食べ続けると、家族がどのように思うかを考えてもらう。

(5) 1 日何回、料理に醤油をかけたかを記録してもらう。

---

28 答（3） **(1) ×** **(2) ×** **(3) ○** **(4) ×** **(5) ×**

(1) ☞オペラント強化に該当します。オペラント強化とは、行動が生じた直後の環境を変化させ、行動の頻度を調整する方法です。

(2) ☞ソーシャルスキルトレーニングに該当します。ソーシャルスキルトレーニングとは、社会生活を送る上で人との関係を確立し、円滑な人間関係を維持する技能を得る方法です。

(3) ☞反応妨害・拮抗とは、欲求を我慢する、または両立しない行動に置き換える方法をいいます。菓子を食べるという行動を、両立不可能なシャワーを浴びるという行動に置き換えています。

(4) ☞刺激統制に該当します。刺激統制とは、先行の刺激を変える（栄養成分表示のエネルギーや脂質の量を見る）ことで行動の頻度を調整する（菓子を買う頻度を減らす）方法です。

(5) ☞認知再構成に該当します。認知再構成とは、不適切、否定的な自己認識を改める方法です。

29 答（4） **(1) ×** **(2) ×** **(3) ×** **(4) ○** **(5) ×**

(4) ☞オペラント強化における強化には、物理的強化（食物や金銭など）、社会的強化（家族や友人のほめる言葉など）、自己強化（目標達成の得点化や自分に褒美を与えるなど）があります。子どもたちからほめられる主旨の発言は、社会的強化を示すものといえます。

30 答（4） **(1) ×** **(2) ×** **(3) ×** **(4) ○** **(5) ×**

(4) ☞意思決定バランスとは、行動変容に伴う恩恵（メリット）と負担（デメリット）のバランスをいいます。醤油をかける行動によって、家族から悪い印象をもたれるデメリットを想像させることで、行動を抑制します。

31 「食品は、家族で週末にまとめ買いをしているが、つい買い過ぎて無駄にしてしまう。」と悩んでいる人に対する、買い過ぎを防ぐための働きかけである。意思決定バランスの考え方を用いた支援として、最も適当なのはどれか。1 つ選べ。

(1) 子どもと家にある食品をチェックし、消費量と購入量のバランスを確認するように勧める。

(2) 家族全員が空腹でない時に、買い物へ行くことを勧める。

(3) 子どもの前で、週末の買い出しで買い過ぎないと宣言するように勧める。

(4) 必要な分だけ購入して無駄を出さないことが、子どもにどのような影響を与えるか、考えてみるように勧める。

(5) 購入食品のリストを作り、買い物でどれくらいのお金を使っているか、記録してみることを勧める。

32 配偶者の在宅勤務がストレスとなり、食べ過ぎてしまうと話す女性に対するストレスマネジメントである。情動焦点コーピングを用いた支援として、最も適当なのはどれか。1 つ選べ。

(1) どのようなときに、ストレスを感じるかを考えてもらう。

(2) 同じような状況の人の対処方法を調べるように勧める。

(3) 趣味を楽しむ時間を作るように勧める。

(4) レンタルオフィスの利用を、配偶者に促してみるように勧める。

(5) 間食を買い過ぎないように勧める。

33 K 大学の学生食堂では、全メニューに小鉢 1 個がついている。小鉢の種類には、肉料理、卵料理、野菜料理、果物・デザートがあり、販売ラインの最後にある小鉢コーナーから選択することになっている。ナッジを活用した、学生の野菜摂取量を増やす取組として、最も適切なのはどれか。1 つ選べ。

(1) 食堂の入口に「野菜は 1 日 350g」と掲示する。

(2) 小鉢コーナーの一番手前に、野菜の小鉢を並べる。

(3) 小鉢は全て野菜料理とする。

(4) 小鉢の種類別に選択数をモニタリングする。

---

31 答 (4)　　(1) ×　(2) ×　(3) ×　(4) ○　(5) ×

(4) ☞意思決定バランスとは、行動変容に伴う恩恵（メリット）と負担（デメリット）のバランスをいいます。買い過ぎを防ぐこと（行動変容）によって、子どもに与えるメリットを考えています。

32 答 (3)　　(1) ×　(2) ×　(3) ○　(4) ×　(5) ×

(1)(2)(4)(5) ☞問題焦点コーピングに該当します。コーピングとはストレスへの対処法を意味し、問題焦点コーピングと情動焦点コーピングがあります。問題焦点コーピングとは、ストレッサー（ストレス反応を生じさせる原因）に働きかける方法をいいます。

(3) ☞情動焦点コーピングとは、ストレッサーによって生じた感情や考え方、捉え方を変えるように働きかける方法です。

33 答 (2)　　(1) ×　(2) ○　(3) ×　(4) ×

(2) ☞ナッジとは、望ましい行動へと促す仕組みや手法をいいます。小鉢コーナーの一番手前に、野菜の小鉢を並べることで、学生が自ら野菜の小鉢を選択しやすい状況をつくり出すことが最適であるといえます。

6

栄養教育論

解答と解説

34 減量を目的とした支援内容である。ナッジの考え方を活用した支援として、最も適当なのはどれか。１つ選べ。

(1) 減量することのメリットを考えてもらう。
(2) 減量に成功したときのご褒美を考えてもらう。
(3) 食べたものを記録してもらう。
(4) ご飯茶碗を小さくすることを勧める。
(5) 栄養成分表示を見て、食品を選ぶように勧める。

35 社員食堂に勤務する管理栄養士が、減塩メニューの利用者を増やすために、ナッジを活用するフレームワークである「EAST」の「T：Timely（タイムリー）」を用いた取組を考えた。最も適当なのはどれか。１つ選べ。

(1) 減塩メニューを、「数量限定」と書いて販売する。
(2) 減塩メニューに、「みんなに選ばれています。」と書かれた POP をつける。
(3) 健診の案内に合わせて、減塩メニューのキャンペーンを打つ。
(4) 単品メニューは変えずに、日替わり定食の主菜だけを減塩メニューにする。
(5) 全てのメニューを、減塩メニューにする。

組織づくり・地域づくり・食環境づくりへの展開

36 産院の「プレママ教室」において、適正な体重増加に向けて、参加者のグループダイナミクス効果が期待できる取組である。最も適切なのはどれか。１つ選べ。

(1) 産院に通う出産経験者の体験談を聞いてもらう。
(2) 教室の修了生に参加してもらい、個別に参加者の相談に乗ってもらう。
(3) 参加者同士で、行動目標の実践に向けた話し合いをしてもらう。
(4) 各参加者に行動目標を自己決定させ、取り組んでもらう。

34 答（4） **(1)** × **(2)** × **(3)** × **(4)** ○ **(5)** ×

(4) ☞ナッジとは、望ましい行動へと促す仕組みや手法をいいます。ご飯茶碗を小さくすることで、食べる量を少なくするという行動が選択されやすくなります。このように、選んでほしい選択肢を最初から設定しておくことを、デフォルト（初期設定）といいます。

35 答（3） **(1)** × **(2)** × **(3)** ○ **(4)** × **(5)** ×

(3) ☞EAST とは、ナッジを設計する枠組みの１つで、Easy（簡単）、Attractive（魅力的）、Social（社会的）、Timely（タイムリー）で構成されます。健診時は、健康に対する意識が変わりやすいタイミングであるため、このタイミングで減塩メニューのキャンペーンを打つことは、Timely（タイムリー）を用いた取組であるといえます。

36 答（3） **(1)** × **(2)** × **(3)** ○ **(4)** ×

(3) ☞グループダイナミクスとは、集団ゆえに生まれる活動力のことをいいます。参加者同士で話し合いをすることで、仲間意識が醸成され、行動変容の意思決定や行動の継続が期待できます。

37　K市の介護予防教室を修了した高齢者が、定期的に体操を行うセルフヘルプグループを立ち上げた。その組織活動を発展させていくために市の管理栄養士が行った活動である。組織をエンパワメントする支援として、<u>最も適切な</u>のはどれか。1つ選べ。

(1)　他地域で同様の活動を行う組織の様子を紹介し、自分たちの特徴と課題を考えるように促した。
(2)　市民の集まる場で、体操の様子を披露する機会を作り、発表してもらった。
(3)　次年度の活動を考える会議で、話し合いの進行役を担った。
(4)　体操に加え、食生活に関する活動を進めてもらうために、情報提供を行った。

38　認知症高齢者を支えるためのソーシャルキャピタルの醸成につながる取組である。<u>最も適切な</u>のはどれか。1つ選べ。

(1)　地域の保健センターが、認知症に関する情報発信を活発に行った。
(2)　地域のコンビニエンスストアが、管理栄養士監修の弁当の宅配を始めた。
(3)　地域の栄養教室を修了したボランティアが、高齢者の食事会を開催した。
(4)　地域の病院が、在宅患者訪問栄養食事指導のためのスタッフを増やした。

栄養教育マネジメント

栄養教育マネジメントで用いる理論やモデル

39　地域の生産者や関係機関と連携した小学生への食育を計画している。プリシード・プロシードモデルに基づくアセスメント内容とその項目の組合せである。最も適当なのはどれか。1つ選べ。

(1)　地域の食文化の学習が必要だと考えている保護者の割合 ────── 行動と生活習慣
(2)　地域の産物を給食で提供することに関心がある流通業者の有無 ──── 準備要因
(3)　地域の生産者の協力を得た授業の実践状況 ────────── 強化要因
(4)　児童の体験活動が可能な地域の農地の有無 ────────── 実現要因
(5)　農業体験学習をしたことがある児童の割合 ────────── 教育戦略

37　答 (2)　　(1) ×　(2) ○　(3) ×　(4) ×

(2)　☞エンパワメントとは、人々が健康に影響を及ぼす意思決定や行動を自らコントロールできるようになるプロセスをいいます。組織のエンパワメントを高めるには、セルフヘルプグループなどの組織で活動を行い、仲間意識を高揚させることが重要になります。したがって、体操の様子を披露する機会を作り、組織単位での活動を促すことが最適であるといえます。

38　答 (3)　　(1) ×　(2) ×　(3) ○　(4) ×

(3)　☞ソーシャルキャピタルとは、人々の協調行動を活発にすることにより、社会の効率性を高めることのできる信頼、規範、ネットワークといった社会組織の特徴をいいます。栄養教室を修了したボランティアが、高齢者の食事会を開催することは、地域住民主体の協調行動を活発にするうえで最適であるといえます。

39　答 (4)　　(1) ×　(2) ×　(3) ×　(4) ○　(5) ×

(1)　行動と生活習慣⇒準備要因　☞準備要因は行動への動機づけに関わる要因であり、行動するために必要な知識・態度・信念・価値観・認識などが該当します。保護者の価値観は、準備要因といえます。
(2)　準備要因⇒実現要因　☞実現要因には、行動の実践を支援する技術や、資源の利用のしやすさなど、行動を可能にするものが該当します。流通業者の存在は、実現要因といえます。
(3)　強化要因⇒教育戦略　☞教育戦略には、教育プログラムが該当します。生産者の協力を得た授業は、教育戦略といえます。
(4)　☞児童の体験活動が実施可能な地域の農地は資源といえるため、実現要因となります。
(5)　教育戦略⇒準備要因　☞農業体験学習をしたことがある児童の割合は、行動への動機づけに関与するため準備要因といえます。

6

栄養教育論

解答と解説

40 小学生の野菜嫌いを改善するための取組を行うことになり、プリシード・プロシードモデルに基づくアセスメントを行った。準備要因のアセスメント項目として、最も適当なのはどれか。1 つ選べ。

(1) 野菜に興味を示す児童の割合
(2) 野菜に触れる授業の回数
(3) 便秘気味の児童の割合
(4) 家庭で野菜料理を意識して食べさせている保護者の割合
(5) 農業体験ができる地域の農園の数

41 宅配弁当会社に勤務する管理栄養士が、ソーシャルマーケティングの考え方を活用して、利用者への栄養教育用パンフレットを作成することになった。事前に調査を行い、利用者全体の状況を把握した。次に行うこととして、最も適当なのはどれか。1 つ選べ。

(1) 利用者の中のどの集団を栄養教育の対象とするかを決定する（ターゲティング）。
(2) 利用者の特性別に栄養教育のニーズを把握し、利用者を細分化する（セグメンテーション）。
(3) 対象となる利用者に、パンフレットがどのように価値付けされるかを検討する（ポジショニング）。
(4) パンフレットの作成に、マーケティング・ミックス（4P）を活用する。
(5) 利用者への栄養教育前に、パンフレットをスタッフ間で試用して改善する（プレテスト）。

6

栄養教育論

---

40 答 (1) (1) ○ (2) × (3) × (4) × (5) ×

(1) ☞準備要因は行動への動機づけに関わる要因であり、行動するために必要な知識・態度・信念・価値観・認識などが該当します。野菜への態度（興味）は、準備要因といえます。
(2) ☞教育戦略に該当します。教育戦略には、教育プログラムが該当します。授業の実施回数は、教育戦略といえます。
(3) ☞健康に該当します。健康には、生活の質（QOL）に直接影響を与える健康指標が該当します。便秘は、QOL に直接影響を与えるため、健康といえます。
(4) ☞強化要因に該当します。強化要因には、行動の実践・継続を支援する協力者などの反応や、行動後に得られる爽快感や報酬が該当します。野菜を食べさせる保護者は、児童にとっての協力者であるため、強化要因といえます。
(5) ☞実現要因に該当します。実現要因には、行動の実践を支援する技術や、資源の利用のしやすさなど、行動を可能にするものが該当します。農業体験ができる農園の存在は、地域の資源であるため、実現要因といえます。

41 答 (2) (1) × (2) ○ (3) × (4) × (5) ×

(1) ☞ターゲティングとは、利用者から対象を選び出すことをいいます。ターゲティングは、セグメンテーション後に実施します。
(2) ☞セグメンテーションとは、客層の細分化を意味します。顧客を地域、年齢、性別、家族構成、ライフスタイルなどから細分化することをいいます。利用者全体の状況を把握した後は、まず細分化（セグメンテーション）することが適当であるといえます。
(3) ☞ポジショニングとは、商品（教材）の差別化を目的に行います。ポジショニングは、ターゲティング後に実施します。
(4) ☞マーケティング・ミックス（4P）とは、プロダクト（Product）、プライス（Price）、プレイス（Place）、プロモーション（Promotion）の 4 つの戦略を組み合わせることをいいます。マーケティング・ミックスは、ターゲティング後に実施します。
(5) ☞プレテストとは、教育やプログラムを実行する直前に行う試行テストです。

解答と解説

42 ソーシャルマーケティングの考え方を活用して、カフェテリア方式の社員食堂を通じた社員の健康づくりに取り組むことになった。マーケティング・ミックスの 4P において、プロダクト（Product）を「ヘルシーメニューを選択」とした場合、プライス（Price）に該当する取組である。最も適当なのはどれか。1 つ選べ。

(1) ヘルシーメニューの試食イベントを開催する。

(2) ヘルシーメニューのお勧めの点を食堂内に掲示する。

(3) ヘルシーメニューを選ぶと、ドリンクがつくサービスを導入する。

(4) ヘルシーメニューの栄養成分を、社内ネットに掲示する。

(5) ヘルシーメニューを予約すると、待たずに受け取れるようにする。

43 大学において、成人の学生を対象に、毎年、年度始めに「適正飲酒教室」を開催してきたが、参加者が少ないという課題があった。そこで、ソーシャルマーケティングを活用して、参加者増加を目指すこととした。マーケティング・ミックスの 4P とその働きかけの組合せである。最も適当なのはどれか。1 つ選べ。

(1) プロダクト（Product）——————— 大学生に人気のあるエリアで開催する。

(2) プライス（Price）——————— 参加者に土産として、無糖の飲料を配る。

(3) プライス（Price）——————— 短時間で終わる内容にする。

(4) プレイス（Place）———————居酒屋でのお金の節約方法を教えますと宣伝する。

(5) プロモーション（Promotion）———————オンラインでの参加を可能とする。

6

栄養教育論

---

42 答 (5)   (1) ×   (2) ×   (3) ×   (4) ×   (5) ○

(1) ☞プロモーション (Promotion) に該当します。プロモーションには、商品の販売促進、商品の広告、PR などが該当します。イベントの開催は、ヘルシーメニューの販売促進につながります。

(2) ☞プロモーション (Promotion) に該当します。ヘルシーメニューのお勧めの点を掲示することは、販売促進につながります。

(3) ☞プロモーション（Promotion）に該当します。ドリンクがつくサービスは、販売促進につながります。

(4) ☞プロモーション (Promotion) に該当します。栄養成分を社内ネットに掲示することは、販売促進につながります。

(5) ☞栄養教育におけるプライス（Price）には、金銭的対価だけでなく、時間や手間などを削減することも含まれます。商品を待たずに受け取れる取組は、時間の削減につながります。

43 答 (3)   (1) ×   (2) ×   (3) ○   (4) ×   (5) ×

(1) プロダクト（Product）⇒プレイス（Place） ☞プレイスには、プログラムに、いつ、どこから参加してもらうかなどが該当します。

(2) プライス（Price）⇒プロモーション（Promotion） ☞プロモーションには、プログラムへの参加を促すための広告、コンテスト、特典などが該当します。

(3) ☞栄養教育におけるプライスには、金銭的対価だけでなく、時間や手間などを削減することも含まれます。

(4) プレイス（Place）⇒プロモーション（Promotion）

(5) プロモーション（Promotion）⇒プレイス（Place）

解答と解説

44　K 市では、ソーシャルマーケティングの考え方を活用して、食品ロスを減らすための普及啓発活動を行うことにした。ターゲット集団を、市内在住の子育て世代に定めた場合のチャネルとして、<u>最も適切な</u>のはどれか。1 つ選べ。

(1)　テレビコマーシャル

(2)　地域のスーパーマーケットの電子版チラシ

(3)　市の公式アカウントから発信する SNS

(4)　市の広報（紙媒体）

健康・食物摂取に影響を及ぼす要因のアセスメント

45　テレワーク期間中に増えた体重を減らしたいと話す会社員を対象とした、栄養教育プログラムを計画している。本人が主体的に取り組むための結果目標を設定する際に、重視するアセスメント内容である。<u>最も適切な</u>のはどれか。1 つ選べ。

(1)　自宅に体重計があるか。

(2)　体重を何 kg 減らしたいと考えているか。

(3)　食事や間食を何時に食べているか。

(4)　身体活動量はテレワーク前からどれくらい変化したか。

46　配偶者の死後、食生活に不安を感じている 60 歳の男性に、特定保健指導を行うことになった。アセスメント項目と質問内容の組合せである。最も適当なのはどれか。1 つ選べ。

(1)　既往歴 ——————————— 主観的体調

(2)　食知識 ——————————— 自分で作ることができる料理

(3)　食スキル ——————————— 1 日当たりの食費の目安

(4)　食態度 ——————————— 生活の中での食事の優先度

(5)　食行動 ——————————— 食料品店やスーパーマーケットとの距離

44　答 **(2)**　　**(1)** ✕　**(2)** ○　**(3)** ✕　**(4)** ✕

(2)　☞チャネルとは、情報を届けるための経路・媒体をいいます。市内在住の子育て世代に対し、食品ロスに関する情報（買い過ぎを防ぐなど）を届けるには、利用頻度が高い、かつ食品を扱う地域のスーパーマーケットの電子版チラシをチャネルとすることが最適であるといえます。

45　答 **(2)**　　**(1)** ✕　**(2)** ○　**(3)** ✕　**(4)** ✕

(2)　☞体重減少を目的とした栄養教育を実施する場合、結果目標として体重や BMI の変化を用います。対象者が主体的に取り組むためには、本人の意志を目標設定に反映させることが最適であるといえます。

46　答 **(4)**　　**(1)** ✕　**(2)** ✕　**(3)** ✕　**(4)** ○　**(5)** ✕

(1)　既往歴⇒主観的健康観

(2)　食知識⇒食スキル

(3)　食スキル⇒食環境

(5)　食行動⇒食環境

47　２型糖尿病の患児とその保護者を対象とした栄養教育プログラムの、環境目標を設定するためのアセスメントである。最も適切なのはどれか。1つ選べ。

(1)　患児の成長を、身長と体重の記録で調べる。

(2)　家族の病歴を、診療記録で調べる。

(3)　家庭に常備されている飲料の種類を、質問紙で調べる。

(4)　家庭の調理担当者と食事内容を、食事記録で調べる。

48　離乳食教室を企画する場合の、目標とその内容の組合せである。最も適当なのはどれか。1つ選べ。

(1)　実施目標 ———————————— 家庭で離乳食レシピブックを参照し、調理する。

(2)　学習目標 ———————————— 成長・発達に応じた離乳食を調理できるようになる。

(3)　行動目標 ———————————— 集団指導と調理実習を組み合わせた教室を行う。

(4)　環境目標 ———————————— 市販のベビーフードの入手法を紹介する。

(5)　結果目標 ———————————— 負担感を減らすために、家族の協力を増やす。

6

栄養教育論

47　答 **(4)**　　**(1)** ×　**(2)** ×　**(3)** ×　**(4)** ○

(4)　☞２型糖尿病の患児の病態に大きく影響を与える環境要因は、毎日提供される食事であるといえます。したがって、環境目標を設定するためには、家庭の調理担当者と食事内容をアセスメントすることが最適であるといえます。

48　答 **(2)**　　**(1)** ×　**(2)** ○　**(3)** ×　**(4)** ×　**(5)** ×

(1)　実施目標⇒行動目標　☞行動目標は、対象者が達成しやすい食習慣や生活習慣の改善を目標とします。離乳食レシピブックを参照し調理することは、食習慣の改善につながります。

(2)　☞学習目標は、健康・栄養知識の理解と定着、食態度の形成、食スキルの習得などを目標とします。適切な離乳食を調理できるようになることは、離乳食の知識の理解、食スキルの習得につながります。

(3)　行動目標⇒実施目標　☞実施目標は、学習目標、環境目標の達成に必要な内容を目標とします。指導と実習を組み合わせた教室の実施は、学習目標（知識の理解、食スキルの習得）を達成するための実施目標となります。

(4)　環境目標⇒実施目標　☞ベビーフードの入手法を紹介することは、環境目標（家庭の食環境整備）を達成するための実施目標となります。

(5)　結果目標⇒環境目標　☞環境目標は、行動変容を促すため、家庭、組織、地域の食環境の整備を目標とします。家族の協力を増やすことは、家庭の食環境整備につながります。

解答と解説

49　高校の男子運動部の顧問教員より、部員が補食としてスナック菓子ばかり食べているのが気になると相談を受け、栄養教育を行うことになった。栄養教育の目標の種類とその内容の組合せである。最も適当なのはどれか。1 つ選べ。

(1)　実施目標 ————————————— 学校内の売店で販売する、おにぎりと果物の品目を増やす。
(2)　学習目標 ————————————— 食事の悩みがある部員には、個別相談を行う。
(3)　行動目標 ————————————— 補食として牛乳・乳製品を摂取する。
(4)　環境目標 ————————————— 体組成をモニタリングする。
(5)　結果目標 ————————————— 補食の摂り方と競技力の関連を理解する。

50　減量したいと考え始めた肥満女性に、栄養教育を行うことになった。減量の達成に向けて、優先的に設定すべき行動目標である。最も適切なのはどれか。1 つ選べ。

(1)　肥満を改善できた同僚の話を聞く。
(2)　昼食は、社員食堂でヘルシーメニューを選ぶ。
(3)　毎日、栄養計算して食事を準備する。
(4)　毎日、体重を測る。

6

栄養教育論

49　答 **(3)**　　**(1)** ×　**(2)** ×　**(3)** ○　**(4)** ×　**(5)** ×

(1)　実施目標⇒環境目標　☞環境目標は、行動変容を促すため、家庭、組織、地域の食環境の整備を目標とします。売店で販売する食品を健康に配慮したものとすることは、食環境の整備につながります。
(2)　学習目標⇒環境目標　☞食事に関する悩みを相談する場を設けることは、食環境の整備につながります。
(3)　☞行動目標は、対象者が達成しやすい食習慣や生活習慣の改善を目標とします。牛乳や乳製品の摂取は、食習慣の改善につながります。
(4)　環境目標⇒結果目標　☞結果目標は、栄養教育の最終目標となります。体組成（体脂肪率など）の変化をモニタリングすることは、栄養教育の効果を評価することにつながります。
(5)　結果目標⇒学習目標　☞学習目標は、健康・栄養知識の理解と定着、食態度の形成、食スキルの習得などを目標とします。補食の摂り方と競技力の関連を理解することは、栄養知識の理解と定着につながります。

50　答 **(4)**　　**(1)** ×　**(2)** ×　**(3)** ×　**(4)** ○

(4)　☞対象者は「減量したいと考え始めた」段階であるため、負担が小さくかつ実行可能性の高い体重測定を優先的な行動目標とすることが最適であるといえます。

解答と解説

51 K 大学で在学生を対象に調査をしたところ、体調不良と朝食内容に関連が見つかった。大学として「朝ごはん教室」を開催することとなり、目標を設定した。実施目標の項目として、最も適当なのはどれか。1 つ選べ。

(1) 体調不良が改善した学生を、50％以上にする。

(2) 主食・主菜・副菜を組み合わせた朝食を週 2 回以上食べる学生を、70％以上にする。

(3) 学生食堂に対し、朝食の提供日数を週 4 日に増やすよう働きかける。

(4) 次回の教室にも参加したいと思う学生を、80％以上にする。

(5) 栄養バランスの良い朝食の必要性を説明できる学生を、80％以上にする。

52 肥満児童に対する個別指導の内容と目標の種類の組合せである。最も適当なのはどれか。1 つ選べ。

(1) 毎朝体重を記録する。──────────────── 結果目標

(2) 家族が甘い飲み物を買い置きしない。──────── 行動目標

(3) 肥満度を改善する。──────────────── 学習目標

(4) 継続的に月 1 回の頻度で指導を行う。──────── 実施目標

(5) 希望があれば、保護者にも個別カウンセリングを行う。── 環境目標

6

栄養教育論

51 答（4） **(1)** × **(2)** × **(3)** × **(4)** ○ **(5)** ×

(1) ☞結果目標に該当します。結果目標は、栄養教育の最終目標となります。設問に「体調不良と朝食内容に関連が見つかった」とあることから、今回の最終目標は体調不良の改善にするべきです。したがって、体調不良が改善した学生の割合は、結果目標であるといえます。

(2) ☞行動目標に該当します。行動目標は、対象者が達成しやすい食習慣や生活習慣の改善を目標とします。朝食内容の改善は、食習慣の改善といえます。

(3) ☞環境目標に該当します。環境目標は、行動変容を促すため、家庭、組織、地域の食環境の整備を目標とします。学生食堂で朝食の提供日数を増やすことは、食環境の整備といえます。

(4) ☞実施目標は、学習目標、行動目標、環境目標の達成に必要な内容を目標とします。学習目標、行動目標、環境目標を達成するには、教室の出席率を高める必要があります。したがって、教室参加に積極的な学生の割合を増やすことは、実施目標であるといえます。

(5) ☞学習目標に該当します。学習目標は、健康・栄養知識の理解と定着、食態度の形成、食スキルの習得などを目標とします。朝食の必要性を説明できることは、栄養知識の理解と定着といえます。

52 答（4） **(1)** × **(2)** × **(3)** × **(4)** ○ **(5)** ×

(1) 結果目標⇒行動目標 ☞行動目標は、対象者が達成しやすい食習慣や生活習慣の改善を目標とします。毎朝体重を記録することは、具体的な生活習慣の改善であるといえます。

(2) 行動目標⇒環境目標 ☞環境目標は、行動変容を促すため、家庭、組織、地域の食環境の整備を目標とします。甘い飲み物を買い置きしないことは、食環境の整備といえます。

(3) 学習目標⇒結果目標 ☞結果目標は、栄養教育の最終目標となります。肥満児童の肥満度を改善することは、最終的に達成すべき目標であるといえます。

(4) ☞実施目標は、学習目標、行動目標、環境目標の達成に必要な内容を目標とします。継続的に指導を実施することで、学習目標、行動目標、環境目標が達成されやすくなります。

(5) 環境目標⇒実施目標 ☞個別カウンセリングを実施することで、学習目標、行動目標、環境目標が達成されやすくなります。

解答と解説

2024 年国試 108：重要度★★★　　　　　　　　　　　　　　　チェック □□□□□

53 K 高校陸上部において、競技力向上のための栄養教育を行うことになった。栄養教育プログラムを 6W2H で整理した。What に該当するものとして、最も適当なのはどれか。1 つ選べ。

(1) 陸上部の部員
(2) 補食の摂り方
(3) 調理実習室の活用
(4) 各部員の競技記録の更新
(5) 体験型学習の実施

2021 年国試 109：重要度★★☆　　　　　　　　　　　　　　　チェック □□□□□

54 保育園児を対象に、「お魚を食べよう」という目的で食育を行った。学習教材とその内容として、最も適切なのはどれか。1 つ選べ。

(1) ホワイトボードに「さかなは、ちやにくのもとになる」と書いて、説明した。
(2) アジの三枚おろしの実演を見せて、給食でその料理を提供した。
(3) エプロンシアターを用いて、マグロとアジを例に食物連鎖について説明した。
(4) 保育園で魚を飼って、成長を観察した。

2023 年国試 108：重要度★☆☆　　　　　　　　　　　　　　　チェック □□□□□

55 1 年生のクラスが 3 つある小学校において、栄養教諭が、1 年生の給食開始に合わせて、食器の並べ方の給食指導を行うことになった。教材とその活用方法として、最も適切なのはどれか。1 つ選べ。

(1) 説明用のプリントを、給食開始の 1 週間前に配布し、家で読んでくるように伝える。
(2) 上級生が食器の並べ方を説明している動画を、1 週間毎日、配膳前に視聴させる。
(3) 見本となる食器の並べ方の絵を、1 週間毎日、配膳前に黒板に掲示する。
(4) 食器の実物を持って、1 週間毎日、配膳時にクラスを回り、食器の並べ方を個別に伝える。

---

53 答 **(2)**　　**(1)** ×　**(2)** ○　**(3)** ×　**(4)** ×　**(5)** ×

(1) ☞6W2H とは、When（いつ）、Where（どこで）、Who（だれが）、Whom（だれに）、What（なにを）、Why（なぜ）、How to（どのように）、How much（いくらで）で整理することで計画を立案しやすくするために活用されます。陸上部の部員は、教育の対象者であるため、Whom（だれに）に該当します。
(2) ☞補食の摂り方は、教育内容であるため、What（なにを）に該当します。
(3) ☞調理実習室の活用は、教育の実施場所であるため、Where（どこで）に該当します。
(4) ☞各部員の競技記録の更新は、教育目的（競技力向上）であるため、Why（なぜ）に該当します。
(5) ☞体験型学習の実施は、教育方法であるため、How to（どのように）に該当します。

54 答 **(2)**　　**(1)** ×　**(2)** ○　**(3)** ×　**(4)** ×

(1) ☞対象が保育園児であることから、文字を媒体とした知識の提供は不適切といえます。
(2) ☞魚の三枚おろしの実演を見せることで、日常的に食べている料理がもとは生きている動物であることが視覚的に理解でき、感謝して食べる（残さずに食べる）気持ちを育むことができます。また、原材料が料理に変化する過程を観察することで、好奇心も高まります。
(3) ☞自然界で起こる食物連鎖から、「お魚を食べよう」という目的を達成することは難しいといえます。
(4) ☞魚の飼育から、「お魚を食べよう」という目的を達成することは難しいといえます。

55 答 **(2)**　　**(1)** ×　**(2)** ○　**(3)** ×　**(4)** ×

(2) ☞対象は 1 年生であるため、同じ小学生を継続的に観察学習（モデリング学習）させることが有効です。したがって、1 週間毎日、上級生が食器の並べ方を説明している動画を視聴させることが最適であるといえます。

56 栄養教育において用いられる基準・指針等と、食物の階層構造（レベル）の組合せである。**誤っているのはどれか。1 つ選べ。**

(1) 日本人の食事摂取基準 ――――― 栄養素レベル
(2) 栄養成分表示 ――――――――― 栄養素レベル
(3) 6 つの基礎食品 ――――――――― 食品（食材料）レベル
(4) 食事バランスガイド ――――――― 料理（食事）レベル
(5) 米国の MyPlate ―――――――― 栄養素レベル

栄養教育の評価

57 K 市保健センターにおいて、フレイル予防・改善を目的とする 6 か月間の栄養教育プログラムに取り組むことになった。体重、握力および歩行速度を測定し、リスク者を特定してプログラムへの参加を呼びかけた。プログラムの効果を判定するための評価デザインである。実施可能性と内的妥当性の観点から、**最も適切なのはどれか。1 つ選べ。**

(1) プログラム参加者の中からモデルケースを取り上げ、教育前後のデータを比較する。
(2) プログラム参加者の、教育前後のデータを比較する。
(3) プログラム参加者と参加を希望しなかった者の、教育前後の変化量を比較する。
(4) プログラム参加希望者を無作為に参加群と非参加群に割り付け、教育前後の変化量を比較する。

6

栄養教育論

---

56 答（5）　　**(1)** ○　**(2)** ○　**(3)** ○　**(4)** ○　**(5)** ×

(1) ☞日本人の食事摂取基準では、摂取することが望ましいエネルギーおよび栄養素の摂取量の基準が示されています。
(2) ☞栄養成分表示では、食品に含まれるエネルギーやたんぱく質、脂質、炭水化物、ナトリウム（食塩相当量）等が示されています。
(3) ☞6 つの基礎食品では、栄養成分の類似している食品（食材料）を 6 つの群に分類して示されています。
(4) ☞食事バランスガイドでは、「1 日に、何を、どれだけ食べたらよいか」の目安が、料理で示されています。
(5) 栄養素レベル⇒食品（食材料）レベル　☞米国の MyPlate では、1 枚の皿に栄養素ごとに食品（食材料）を色分けして示されています。

57 答（3）　　**(1)** ×　**(2)** ×　**(3)** ○　**(4)** ×

(1) ☞モデルケースのみを抽出した前後比較試験は、内的妥当性が低いといえます。内的妥当性は、得られた結果が実施された教育によるものであると断言できるかどうか（同一集団における再現性）を評価します。モデルケースのみを抽出した比較では、観察対象が限定的かつ意図的であるため、得られた結果が教育によるものであると判断することが難しいといえます。
(2) ☞前後比較試験は、内的妥当性が低いといえます。プログラムへの参加を希望した者だけを観察した場合、得られた結果が教育による影響なのか、教育以外の外部要因（摂食量の季節変動など）による影響なのか判断することが難しいといえます。
(3) ☞非無作為化比較試験が、実施可能性と内的妥当性の高い評価デザインであるといえます。無作為化を行わないことで、実施可能性が高くなります。対照群を設けることで、教育以外の外部要因の影響を小さくできるため、内的妥当性が高くなります。
(4) ☞無作為化比較試験は、実施可能性が低いといえます。プログラムへの参加を希望した者を非参加群に割り付けることを承諾させるのは困難であるといえます。

58 総合病院において、訪問栄養食事指導の事業を開始して 1 年が経過した。事業に対する評価の種類と評価内容の組合せである。最も適当なのはどれか。1 つ選べ。

(1) 企画評価 ——————————— 毎月の指導依頼件数を集計し、推移を分析した。
(2) 経過評価 ——————————— 訪問した患者と家族へのアンケートから、満足度を分析した。
(3) 形成的評価 —————————— 1 年分の栄養診断結果を集計し、事業のニーズを再分析した。
(4) 影響評価 ——————————— 訪問栄養食事指導による収入との比較で、管理栄養士の人件費を分析した。
(5) 総合評価 ——————————— 初回訪問時と最終訪問時の体重を比較した。

59 小学 4 年生児童に、給食の残菜を減らすことを目的とした食育を行った。食育前後の変化と、評価の種類の組合せである。最も適当なのはどれか。1 つ選べ。

(1) 給食を残すことがもったいないと思う児童の割合が増加した。——————— 影響評価
(2) 給食室から出たごみの内容を理解した児童の割合が増加した。——————— 結果評価
(3) 給食を残さず食べる児童の割合が増加した。—————————————————— 経過評価
(4) 給食をおかわりする児童の割合が増加した。—————————————————— 形成的評価
(5) 学習内容について、手を挙げて発言する児童が増加した。————————— 企画評価

---

58 答 **(2)**　　(1) ×　(2) ○　(3) ×　(4) ×　(5) ×

(1) 企画評価⇒経過評価　☞指導依頼件数の推移から、事業が順調に進行しているか評価できるため、経過評価といえます。
(2) ☞アンケートの満足度から、事業が順調に進行しているか評価できるため、経過評価といえます。
(3) 形成的評価⇒総括的評価　☞ 1 年分の栄養診断結果から、事業の最終結果を評価できるため、総括的評価といえます。
(4) 影響評価⇒経済評価（費用便益分析）　☞事業にかかった費用と得られた収入を比較しているため、経済評価（費用便益分析）といえます。
(5) 総合評価⇒結果評価　☞体重の変化から事業の成果を評価できるため、結果評価といえます。

59 答 **(1)**　　(1) ○　(2) ×　(3) ×　(4) ×　(5) ×

(1) ☞給食を残すことがもったいないと思う児童の割合から、食態度の変化を評価できるため、影響評価といえます。
(2) 結果評価⇒経過評価　☞食育内容の理解度から、プログラムが順調に進行しているか評価できるため、経過評価といえます。
(3) 経過評価⇒結果評価　☞残さず食べる児童の割合から、教育目的である「給食の残菜を減らす」の達成度を評価できるため、結果評価といえます。
(4) 形成的評価⇒結果評価　☞おかわりする児童の割合から、教育目的である「給食の残菜を減らす」の達成度を評価できるため、結果評価といえます。なお、影響評価とあわせ「総括的評価（影響評価／結果評価）」として用いることも可能です。
(5) 企画評価⇒経過評価　☞発言する児童の数から、プログラムが順調に進行しているか評価できるため、経過評価といえます。

60　K市保健センターの管理栄養士である。生後 4、5 か月児を持つ保護者を対象に、離乳食作りの不安を軽減するための教室を開催した。教室の評価と、評価の種類の組合せである。最も適当なのはどれか。1 つ選べ。

- (1)　関係部署との連携により、予算内で実施することができた。 ——————— 経過評価
- (2)　離乳食作りに必要な器具を揃え始めた保護者が増加した。 ——————— 結果評価
- (3)　離乳食で困った時に相談できる場所を知っている保護者が増加した。 ——— 影響評価
- (4)　育児不安を感じる保護者が減少した。 ———————————————— 形成的評価
- (5)　教室参加者の 80％が満足と回答した。 ————————————— 企画評価

61　体重増加を目指す大学ラグビー部の学生 12 人を対象に、栄養教室を 3 か月で計 6 回実施した。教室の総費用は 60,000 円であった。参加者の体重増加量の合計は 10kg であった。体重 1kg 当たりの教室の費用効果（円）として、最も適当なのはどれか。1 つ選べ。

- (1)　1,000
- (2)　5,000
- (3)　6,000
- (4)　10,000
- (5)　20,000

6

栄養教育論

60　答 (3)　　(1) ×　(2) ×　(3) ○　(4) ×　(5) ×

(1)　経過評価⇒企画評価　☞企画評価は、栄養教育の計画段階に関する評価で、目標設定・学習内容・指導者研修・プログラム評価の適否などを評価します。予算内で教室を実施できたことは、教室開催の費用が企画通りであったと評価できるため、企画評価といえます。

(2)　結果評価⇒影響評価　☞影響評価は、栄養教育によって、対象者の知識、態度や行動を含めたライフスタイル、環境がどのように変化したかを評価します。離乳食作りに必要な器具を揃え始めたことは、離乳食に関する知識や環境が変化したと評価できるため、影響評価といえます。

(3)　☞離乳食について相談できる場所を知ったことは、離乳食に関する知識や環境が変化したと評価できるため、影響評価といえます。

(4)　形成的評価⇒結果評価　☞結果評価は、栄養教育実施後の最終結果の評価です。育児不安を感じる保護者の減少は、教室の目的である離乳食作りの不安の軽減を達成できたと評価できるため、結果評価といえます。なお、影響評価とあわせ「総括的評価（影響評価 / 結果評価）」として用いることも可能です。

(5)　企画評価⇒経過評価　☞経過評価は、栄養教育の実施段階に関する評価であり、教育が順調に実施されているかを評価します。満足度から、教室が順調に進行しているか評価できるため、経過評価といえます。

61　答 (3)　　(1) ×　(2) ×　(3) ○　(4) ×　(5) ×

(3)　☞教室の総費用は 60,000 円、体重増加量の合計は 10kg です。総費用を体重 1kg 当たりに換算し費用効果分析すると、60,000 円÷ 10kg ＝ 6,000 円 /kg となります。

62 地域在住高齢者を対象に、低栄養予防のための栄養教育を行った。形成的評価に用いる指標である。最も適当なのはどれか。1 つ選べ。

(1) 主食・主菜・副菜を組み合わせた食事をする頻度
(2) 栄養教育を行うスタッフの、事前研修への出席状況
(3) BMI の変化
(4) 食事を準備するスキル
(5) 食事について相談できる友人の数

63 栄養教育プログラムの経済評価に関する記述である。最も適当なのはどれか。1 つ選べ。

(1) 費用効用分析では、得られた効果を金額に換算して評価する。
(2) 費用便益分析では、質を調整した生存年数（quality-adjusted life years：QALY）を指標として評価する。
(3) 費用便益分析では、総費用よりも総便益が小さいほど、経済的に有益であったと評価する。
(4) 費用効果分析では、一定の効果（1 単位）を得るために要した費用を評価する。
(5) 費用効果分析では、栄養教育プログラムを 1 回実施するのに必要な費用を評価する。

6

栄養教育論

62 答（2）　　(1) ×　(2) ○　(3) ×　(4) ×　(5) ×

(1) ☞影響評価に該当します。影響評価は、栄養教育によって、対象者の知識、態度や行動を含めたライフスタイル、環境がどのように変化したかを評価します。食事内容の改善は、食行動が変化したと評価できるため、影響評価といえます。
(2) ☞スタッフの研修状況は栄養教育の計画段階で行われる企画評価であり、形成的評価（栄養教育の途中で実施する評価）の構成要素（企画評価／経過評価）といえます。企画評価は、栄養教育の計画段階に関する評価で、目標設定・学習内容・指導者研修・プログラム評価の適否などを評価します。
(3) ☞結果評価に該当します。結果評価は、栄養教育実施後の最終結果の評価です。BMI の変化は、教育目的である低栄養予防の程度を評価できるため、結果評価といえます。
(4) ☞影響評価に該当します。食事を準備するスキルは、知識や技術の変化を評価できるため、影響評価といえます。
(5) ☞影響評価に該当します。食事について相談できる友人の数は、環境の変化を評価できるため、影響評価といえます。

63 答（4）　　(1) ×　(2) ×　(3) ×　(4) ○　(5) ×

(1) 費用効用分析では⇒費用便益分析では　☞費用便益分析は、一定の便益（金額）を得るために必要な費用を算出し、その費用に見合った教育効果が得られたかを評価します。
(2) 費用便益分析では⇒費用効用分析では　☞費用効用分析は、教育効果を生活の質（QOL）に置き換えて評価します。質調整生存年数（QALY）とは、生活の質（QOL）で調整された生存年をいい、健康であれば値が大きく、病気や障害があると値が小さくなります。
(3) 小さいほど⇒大きいほど　☞総費用（支出）より、総便益（収入）が大きいほど、経済的に有益であるといえます。
(4)(5) ☞費用効果分析は、一定の効果を得るために必要な費用を算出し、その費用に見合った教育効果が得られたかを評価します。

2020 年国試 108：重要度★★★　　　　　　　　　　　　チェック □□□□□

64 交替制勤務があり、生活習慣変容が困難だと感じている者が多い職場において、メタボリックシンドローム改善教室を行うことになった。学習者のモチベーションが高まる学習形態である。<u>最も適切なの</u>はどれか。1 つ選べ。

(1) 産業医が、食生活、身体活動、禁煙の講義をする。

(2) 管理栄養士が、夜勤明けの食事について、料理カードを使って講義する。

(3) 健診結果が改善した社員から、体験を聞き、話し合う。

(4) 小グループに分かれて、食生活の改善方法を学習する。

2020 年国試 110：重要度★★★　　　　　　　　　　　　チェック □□□□□

65 軽い認知症があり、もの忘れが多くなった独居の高齢者に、脱水症予防のための栄養教育を行うことになった。適切な水分摂取の実行が期待できる働きかけである。<u>最も適切なの</u>はどれか。1 つ選べ。

(1) 脱水症予防のための水分のとり方について、講義を聴いてもらう。

(2) 水分のとり方について、グループディスカッションをしてもらう。

(3) 経口補水液づくりを実習し、作り方のプリントを持ち帰ってもらう。

(4) 身の回りに水の入ったペットボトルを置いてもらう。

6

栄養教育論

---

64 答 **(3)**　　**(1)** ×　**(2)** ×　**(3)** ○　**(4)** ×

(3) ☞交替制勤務があり、生活習慣変容が困難だと感じている学習者のモチベーションを高めるためには、同じような環境で働きながらも健診結果が改善した社員の成功体験を聞き、自己効力感を高めることが最適であるといえます。

65 答 **(4)**　　**(1)** ×　**(2)** ×　**(3)** ×　**(4)** ○

(4) ☞対象者は認知症であることから、認知力や記憶力に依存しない方法が最適であるといえます。

解答と解説

7. 臨床栄養学

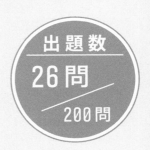

出題数
26問
——
200問

臨床栄養学

臨床栄養の概念

医療・介護制度の基本

1 診療報酬および介護報酬と算定可能な対象者の組合せである。最も適当なのはどれか。1 つ選べ。

- (1) 入院栄養食事指導料 ———————— 血中ヘモグロビン濃度 11g/dL の鉄欠乏性貧血患者
- (2) 摂食障害入院医療管理加算 ———————— BMI 18.0kg/m^2 の者
- (3) 栄養改善加算 ———————— 食事摂取量が 50％の者
- (4) 経口維持加算 ———————— 誤嚥なく経口摂取できている者
- (5) 再入所時栄養連携加算 ———————— 他の介護保険施設に転所した後、再入所した者

2 入院時食事療養（Ⅰ）の届出を行った保険医療機関において、特別食加算が算定できる治療食に関する記述である。正しいのはどれか。1 つ選べ。

- (1) 痛風の患者に、痛風食を提供した。
- (2) 黄疸のない胆石症の患者に、肝臓食を提供した。
- (3) 摂食・嚥下機能が低下した患者に、嚥下調整食を提供した。
- (4) 高血圧の患者に、食塩相当量 6g/ 日未満の減塩食を提供した。
- (5) 8 歳の食物アレルギー患者に、小児食物アレルギー食を提供した。

7

臨床栄養学

1　答 **(3)**　　**(1)** ×　**(2)** ×　**(3)** ○　**(4)** ×　**(5)** ×

- (1) ☞診療報酬において、貧血食（特別食）を必要とする患者への栄養食事指導料（入院・外来・集団・在宅）を算定する場合、血中ヘモグロビン濃度が 10g/dL 以下であり、その原因が鉄分の欠乏に由来する患者が対象となります。
- (2) ☞診療報酬において、摂食障害入院医療管理加算を算定する場合、摂食障害による著しい体重減少が認められる者であって、BMI が 15 未満である患者が対象となります。
- (3) ☞介護報酬において、栄養改善加算を算定する場合、「BMI が 18.5 未満」、「1 ～ 6 か月間で体重が 3％減少、あるいは 2 ～ 3kg 以上減少」、「血清アルブミン値が 3.5g/dL 以下」、「食事摂取量が不良（75％以下）」、「その他低栄養状態にある、またはそのおそれがあると認められる」のいずれかに該当する利用者が対象となります。
- (4) ☞介護報酬において、経口維持加算を算定する場合、現に経口より食事を摂取する者であって、摂食機能障害を有し、誤嚥が認められる入所者が対象となります。
- (5) ☞介護報酬において、再入所時栄養連携加算を算定する場合、指定介護老人福祉施設の入所者で、他の医療機関に入院し、退院後に再入所する者であって、厚生労働大臣が定める特別食を提供する必要性が認められる者が対象となります。

2　答 **(1)**　　**(1)** ○　**(2)** ×　**(3)** ×　**(4)** ×　**(5)** ×

- (1) ☞特別食加算が算定できる治療食には、腎臓食、肝臓食、糖尿食、胃潰瘍食、貧血食、膵臓食、脂質異常症食、痛風食、てんかん食、フェニルケトン尿症食、メープルシロップ尿症食、ホモシスチン尿症食、ガラクトース血症食、治療乳、無菌食、特別な場合の検査食（単なる流動食および軟食を除く）があります。
- (2) ☞黄疸のある胆石症の患者であれば、算定可能です。
- (3) ☞特別食加算の算定はできませんが、栄養食事指導料の算定可能な患者（摂食機能・嚥下機能が低下した患者）として認められています。
- (4)(5) ☞特別食加算の算定はできませんが、栄養食事指導料の算定可能な患者（厚生労働大臣が定めた特別食を必要とする患者）として認められています。

解答と解説

3 診療報酬における在宅患者訪問栄養食事指導料の算定要件に関する記述である。正しいのはどれか。1 つ選べ。

(1) 指導に従事する管理栄養士は、常勤に限る。

(2) 算定回数は、1 か月 1 回に限る。

(3) 指導時間は、1 回 20 分以上とする。

(4) 指導内容には、食事の用意や摂取等に関する具体的な指導が含まれる。

(5) 訪問に要した交通費は、指導料に含まれる。

4 外来栄養食事指導料の算定に関する記述である。最も適当なのはどれか。1 つ選べ。

(1) 初回の指導時間は、概ね 20 分以上で算定できる。

(2) 集団栄養食事指導料を、同一日に併せて算定できる。

(3) BMI 27.0kg/m^2 の肥満者は、算定対象となる。

(4) がん患者は、算定対象とならない。

(5) 7 歳の小児食物アレルギー患者は、算定対象とならない。

3　答 **(4)**　　(1) ×　(2) ×　(3) ×　(4) ○　(5) ×

(1) ⇒常勤である必要は無い

(2) 1 か月 1 回に⇒1 か月 2 回に

(3) 1 回 20 分以上とする⇒1 回 30 分以上とする

(5) 含まれる⇒含まれない　☞交通費は患家の負担とし、実費を請求します。

4　答 **(2)**　　(1) ×　(2) ○　(3) ×　(4) ×　(5) ×

(1) 20 分以上で⇒30 分以上で　☞2 回目以降の指導時間は、概ね 20 分以上で算定できます。

(3) 算定対象となる⇒算定対象とならない　☞BMI 30.0kg/m^2 以上の肥満者は、算定対象となります。

(4) 算定対象とならない⇒算定対象となる　☞外来栄養食事指導料の算定対象は、厚生労働大臣が定めた特別食を必要とする患者、がん患者、摂食機能・嚥下機能が低下した患者、低栄養状態にある患者です。

(5) 算定対象とならない⇒算定対象となる　☞16 歳未満の小児に限り、算定対象となります。

◆**5**　K 病院に勤務する管理栄養士である。急性期病棟に入院している患者に対して、入院栄養食事指導料を算定し、退院後の栄養・食事管理について指導するとともに、入院中の栄養管理に関する情報を示す文書を用いて患者に説明し、これを転院先のリハビリテーション病院の管理栄養士と共有した。入院栄養食事指導料に加えて、診療報酬・介護報酬により算定できるものである。最も適当なのはどれか。1 つ選べ。

(1)　回復期リハビリテーション病棟入院料 1
(2)　栄養マネジメント強化加算
(3)　退院時共同指導料 1
(4)　退院時共同指導料 2
(5)　栄養情報提供加算

医療と臨床栄養

6　クリニカルパスに関する記述である。最も適当なのはどれか。1 つ選べ。

(1)　入院患者は対象としない。
(2)　時間軸に従って作成される。
(3)　バリアンスとは、標準的な治療の内容をいう。
(4)　アウトカムとは、逸脱するケースをいう。
(5)　医療コストは増加する。

7

臨床栄養学

5　答 **(5)**　　(1) ×　(2) ×　(3) ×　(4) ×　(5) ○

(1)　☞回復期リハビリテーション病棟入院料 1 は、リハビリテーション実施計画に基づいて、患者の栄養状態の改善、定期的な評価、計画の見直し等を多職種共同で実施した場合に算定できる診療報酬です。
(2)　☞栄養マネジメント強化加算は、入所者ごとの継続的な栄養管理を強化した場合に算定できる介護報酬です。
(3)　☞退院時共同指導料 1 は、入院中の患者について、「退院後の在宅療養を担う医療機関」の管理栄養士等が、退院後の在宅での療養上必要な説明および指導を、「入院中の医療機関」の管理栄養士等と共同して行った上で、文書により情報提供した場合に、「退院後の在宅療養を担う医療機関」で算定できる診療報酬です。なお、転院時は算定できません。
(4)　☞退院時共同指導料 2 は、入院中の患者について、「入院中の医療機関」の管理栄養士等が、退院後の在宅での療養上必要な説明および指導を、「退院後の在宅療養を担う医療機関」の管理栄養士等と共同して行った上で、文書により情報提供した場合に、「入院中の医療機関」において算定できる診療報酬です。なお、転院時は算定できません。
(5)　★栄養情報提供加算は、入院時栄養食事指導料を算定している患者について、退院後の栄養・食事管理について指導するとともに、入院中の栄養管理に関する情報を示す文書を用いて患者に説明し、これを他の医療機関や介護老人福祉施設等の医師または管理栄養士と共有した場合に加算できます。令和 6 年度診療報酬改定より、栄養情報提供加算は廃止され、「栄養情報連携料」が新設されました。

6　答 **(2)**　　(1) ×　(2) ○　(3) ×　(4) ×　(5) ×

(1)　対象としない⇒対象とする
(2)　☞クリニカルパスとは、標準的な診断や必要な治療・検査やケアなどを時間軸に沿って示したものです。
(3)　標準的な治療の内容を⇒逸脱するケースを
(4)　逸脱するケースを⇒医療行為によって得られる結果の予測を
(5)　増加する⇒減少する　　☞入院日数の短縮が期待できるため、医療コストの削減につながります。

解答と解説

7 臨床栄養に関する用語とその内容の組合せである。最も適当なのはどれか。1 つ選べ。

(1) インフォームド・コンセント ———— 予想プロセスからの逸脱
(2) アドヒアランス ———————— 患者が治療へ積極的に参加すること
(3) コンプライアンス ————————— 障がい者と健常者との共生
(4) バリアンス —————————— 内部環境の恒常性を維持すること
(5) ノーマリゼーション ———————— 情報開示に対する患者の権利

8 臨床栄養で用いられる「P」を含む略語と、「P」に該当する英単語の組合せである。最も適当なのはどれか。1 つ選べ。

(1) COPD —— patient
(2) PEM —— process
(3) PEG —— protein
(4) PNI —— problem
(5) TPN —— parenteral

傷病者・要支援者・要介護者の栄養管理

栄養アセスメントの意義と方法

9 主観的包括的評価（SGA）に用いられる情報である。最も適当なのはどれか。1 つ選べ。

(1) 血糖値
(2) 尿ケトン体
(3) 便潜血
(4) 仙骨部浮腫
(5) 膝下高

7 答 (2)　**(1)** ×　**(2)** ○　**(3)** ×　**(4)** ×　**(5)** ×

(1) 予想プロセスからの逸脱⇒説明と同意
(3) 障がい者と健常者との共生⇒患者の服薬遵守
(4) 内部環境の恒常性を維持すること⇒予想プロセス（クリニカルパス）からの逸脱　☞内部環境の恒常性を維持することをホメオスタシスといいます。
(5) 情報開示に対する患者の権利⇒障がい者と健常者との共生　☞情報開示に対する患者の権利は、リスボン宣言で示されています。

8 答 (5)　**(1)** ×　**(2)** ×　**(3)** ×　**(4)** ×　**(5)** ○

(1) ☞COPD（慢性閉塞性肺疾患）は、Chronic Obstructive Pulmonary Disease の略語です。
(2) ☞PEM（たんぱく質・エネルギー欠乏症）は、Protein Energy Malnutrition の略語です。
(3) ☞PEG（経皮内視鏡的胃瘻造設術）は、Percutaneous Endoscopic Gastrostomy の略語です。
(4) ☞PNI（予後栄養指数）は、Prognostic Nutritional Index の略語です。
(5) ☞TPN（中心静脈栄養）は、Total Parenteral Nutrition の略語です。

9 答 (4)　**(1)** ×　**(2)** ×　**(3)** ×　**(4)** ○　**(5)** ×

(4) ☞主観的包括的評価（SGA）は、患者の主観的な観点から情報を聴取して、栄養状態を評価する方法です。病歴（体重、食事摂取状況、消化器症状、身体機能、基礎疾患など）や身体状況（皮下脂肪、筋肉量、くるぶし部浮腫、仙骨部浮腫、腹水など）により評価します。

10　生体電気インピーダンス法（BIA）を用いた体組成の計測に関する記述である。<u>誤っている</u>のはどれか。1 つ選べ。

(1)　体脂肪の電気抵抗が低い性質を利用している。

(2)　体水分量を推定することができる。

(3)　運動による影響を受ける。

(4)　食事による影響を受ける。

(5)　入浴による影響を受ける。

11　身長 150cm、体重 40kg、標準体重 50kg の女性患者。1 日尿中クレアチニン排泄量が 750mg のときのクレアチニン身長係数（%）である。ただし、クレアチニン係数は、18mg/kg 標準体重とする。最も適当なのはどれか。1 つ選べ。

(1)　120

(2)　104

(3)　96

(4)　83

(5)　42

12　50 歳、男性。たんぱく質摂取量は 50g/ 日、24 時間尿中尿素窒素排泄量は 6g であった。尿中尿素窒素以外の窒素損失量を 4g/ 日とした場合の窒素出納値（g）として、最も適当なのはどれか。1 つ選べ。

(1)　8

(2)　6

(3)　2

(4)　−2

(5)　−6

10　**答 (1)**　　(1) ✕　(2) ◯　(3) ◯　(4) ◯　(5) ◯

(1)　低い⇒高い　☞生体電気インピーダンス法は、体内に電流を流し、電気抵抗（インピーダンス）を計測し体脂肪率を推定する方法です。体脂肪は電気抵抗が高く、ほとんど電気を通しません。

(2)　☞電気抵抗が低い（電気を通しやすい）ほど、体水分量が多いことを推定できます。

(3)(4)(5)　☞体水分量を変動させる運動、食事、入浴の影響により、測定結果が変化します。

11　**答 (4)**　　(1) ✕　(2) ✕　(3) ✕　(4) ◯　(5) ✕

(4)　☞クレアチニンは筋肉で産生されるため、クレアチニン産生量は筋肉量に比例します。クレアチニン身長係数は、標準的な尿中クレアチニン排泄量に対する、対象者の尿中クレアチニン排泄量の割合で示されます。したがって、クレアチニン身長係数（%）＝尿中クレアチニン排泄量（mg/ 日）÷（標準体重 kg ×クレアチニン係数 mg/kg）× 100 で算出されます。750mg/ 日÷（50kg × 18mg/kg）× 100 ≒ 83% となり、標準的な尿中クレアチニン排泄量に対して 83% しか排泄されていないことから、軽度の栄養障害（筋肉量が少ない）と評価します。

12　**答 (4)**　　(1) ✕　(2) ✕　(3) ✕　(4) ◯　(5) ✕

(4)　☞窒素出納値は「①窒素摂取量－②窒素排泄量」で算出されます。①は「たんぱく質摂取量（g/ 日）÷ 6.25」となります。なお、6.25 は窒素-たんぱく質換算係数です。②は「24 時間尿中尿素窒素排泄量（g/ 日）＋非尿中尿素窒素損失量（g/ 日）」となります。したがって、窒素出納値は、50g/ 日÷ 6.25 －（6g/ 日＋ 4g/ 日）＝－ 2 となります。

13 高血圧患者の栄養食事指導のため、24 時間蓄尿を行ったところ、尿量が 2L、尿中ナトリウム濃度が 85mEq/L であった。算出した 1 日尿中食塩排泄量として、最も適当なのはどれか。1 つ選べ。

- (1) 8g
- (2) 10g
- (3) 12g
- (4) 14g
- (5) 16g

14 高血圧患者の食塩摂取量を推定するために、24 時間蓄尿を行ったところ、尿量が 1.2L、尿中ナトリウム濃度が 170mEq/L であった。尿中食塩排泄量（g/ 日）として、最も適当なのはどれか。1 つ選べ。

- (1) 8
- (2) 10
- (3) 12
- (4) 14
- (5) 16

栄養管理の目標設定と計画作成

15 水分出納において、体内に入る水分量として計算する項目である。最も適当なのはどれか。1 つ選べ。

- (1) 滲出液量
- (2) 代謝水量
- (3) 不感蒸泄量
- (4) 発汗量
- (5) 便に含まれる量

7

臨床栄養学

---

13 答 **(2)**   **(1)** × **(2)** ○ **(3)** × **(4)** × **(5)** ×

(2) ☞食塩（NaCl）1.0g に含まれるナトリウムは 17mEq であることから、算出式は『尿中食塩排泄量＝尿中ナトリウム（mEq）÷ 17mEq』となります。この患者は、尿量が 2L であることから、尿中ナトリウム＝ 85mEq/L × 2L ＝ 170mEq となります。したがって、尿中食塩排泄量＝ 170mEq ÷ 17mEq ＝ 10g と算出できます。

14 答 **(3)**   **(1)** × **(2)** × **(3)** ○ **(4)** × **(5)** ×

(3) ☞食塩（NaCl）1.0g に含まれるナトリウムは 17mEq であることから、算出式は「尿中食塩排泄量（g/ 日）＝尿中ナトリウム（mEq）÷ 17mEq」となります。この患者は、尿量が 1.2L であることから、尿中ナトリウム＝ 170mEq/L × 1.2L ＝ 204mEq となります。したがって、尿中食塩排泄量（g/ 日）＝ 204mEq ÷ 17mEq ＝ 12g/ 日と算出できます。

15 答 **(2)**   **(1)** × **(2)** ○ **(3)** × **(4)** × **(5)** ×

(1) ☞滲出液量とは、急性炎症などにより組織から排出される水分量をいい、体内から失われる水分量として計算します。
(2) ☞代謝水量とは、栄養素の代謝により産生される水分量をいい、体内に入る水分量として計算します。
(3) ☞不感蒸泄量とは、汗とは別に自然に皮膚から蒸発していく水分量や、呼気から出ていく水分量をいい、体内から失われる水分量として計算します。
(4) ☞発汗量は、体内から失われる水分量として計算します。
(5) ☞便に含まれる水分量は、体内から失われる水分量として計算します。

16　経腸栄養法が禁忌となる患者である。最も適当なのはどれか。1 つ選べ。

(1)　頭頸部がん術後
(2)　食道裂孔ヘルニア
(3)　胃全摘術後
(4)　小腸完全閉塞
(5)　人工肛門造設後

17　経腸栄養剤に関する記述である。最も適当なのはどれか。1 つ選べ。

(1)　消化態栄養剤は、窒素源に低分子ペプチドを含む。
(2)　成分栄養剤は、半消化態栄養剤より浸透圧が低い。
(3)　血糖管理を目的とした経腸栄養剤は、脂肪エネルギー比率を 15％ E としている。
(4)　肝不全用経腸栄養剤は、芳香族アミノ酸が強化されている。
(5)　免疫賦活を目的とした経腸栄養剤は、n－6 系脂肪酸が強化されている。

18　経腸栄養剤の種類とその特徴に関する記述である。最も適当なのはどれか。1 つ選べ。

(1)　半固形栄養剤は、胃瘻に使用できない。
(2)　消化態栄養剤の糖質は、でんぷんである。
(3)　成分栄養剤の窒素源は、アミノ酸である。
(4)　成分栄養剤の脂肪エネルギー比率は、20％ E である。
(5)　成分栄養剤は、半消化態栄養剤より浸透圧が低い。

16　答（4）　　**(1)** ×　**(2)** ×　**(3)** ×　**(4)** ○　**(5)** ×

(1)　☞頭頸部がんとは、頭頸部（口腔、咽頭、喉頭、鼻腔など）に生じる悪性腫瘍をいいます。頭頸部がん術後であっても、経腸栄養法は適用可能です。
(2)　☞食道裂孔とは食道が通るために横隔膜に開いている穴のことで、その穴から胃が上部にはみ出した状態を食道裂孔ヘルニアといいます。食道裂孔ヘルニアであっても、嘔吐のリスクを考慮したうえで、経腸栄養法は適用可能です。
(3)　☞胃全摘術後であっても、嘔吐や下痢のリスクを考慮したうえで、経腸栄養法は適用可能です。
(4)　☞小腸完全閉塞などの下部消化管完全閉塞時には、栄養剤が消化管を通過できないため、経腸栄養法を禁忌とします。
(5)　☞人工肛門造設後であっても、下痢のリスクを考慮したうえで、経腸栄養法は適用可能です。

17　答（1）　　**(1)** ○　**(2)** ×　**(3)** ×　**(4)** ×　**(5)** ×

(1)　☞消化態栄養剤の窒素源は、低分子ペプチド（オリゴペプチド）やアミノ酸です。
(2)　低い⇒高い　☞成分栄養剤は、脂質含有量が極めて少なく、エネルギー源の大部分を糖質が占めます。糖質の含有量が多い栄養剤ほど、浸透圧は高くなります。
(3)　15％ E と⇒30 ～ 50％ E と　☞血糖管理を目的とした経腸栄養剤は、炭水化物が制限（30 ～ 50％ E）され、脂質が強化（30 ～ 50％ E）されています。
(4)　芳香族アミノ酸が⇒分枝アミノ酸が　☞肝不全用経腸栄養剤は、フィッシャー比（分枝アミノ酸 / 芳香族アミノ酸）の上昇を目的として、分枝アミノ酸が強化されています。
(5)　n－6 系脂肪酸が⇒n－3 系脂肪酸が　☞免疫賦活とは、免疫を高める作用をいいます。免疫賦活を目的とした経腸栄養剤には、n－3 系脂肪酸やアルギニン、グルタミン、核酸などが強化されています。

18　答（3）　　**(1)** ×　**(2)** ×　**(3)** ○　**(4)** ×　**(5)** ×

(1)　使用できない⇒使用できる
(2)　でんぷんである⇒デキストリンである
(4)　20％ E である⇒1 ～ 2％ E である
(5)　低い⇒高い　☞成分栄養剤は、脂質含有量が極めて少なく、エネルギー源の大部分を糖質が占めます。糖質の含有量が多い栄養剤ほど、浸透圧は高くなります。

19 経鼻胃管にて、1.0kcal/mL の半消化態栄養剤（常温）を 100mL/ 時で 250mL 投与したところ、下痢を生じた。その対策に関する記述である。最も適当なのはどれか。1 つ選べ。

(1) 脂質含量の多い経腸栄養剤に変更する。
(2) 浸透圧の高い経腸栄養剤に変更する。
(3) 2.0kcal/mL の経腸栄養剤に変更する。
(4) 4℃にして投与する。
(5) 25mL/ 時で投与する。

20 空腸瘻にて 1.0kcal/mL の成分栄養剤（常温）を 100mL/ 時で 300mL 投与したところ、下痢を生じた。その対策に関する記述である。最も適当なのはどれか。1 つ選べ。

(1) 成分栄養剤の濃度を、2.0kcal/mL に変更する。
(2) 成分栄養剤を、脂肪含量の多い経腸栄養剤に変更する。
(3) 成分栄養剤の温度を、4℃にして投与する。
(4) 成分栄養剤の投与速度を、20mL/ 時に変更する。
(5) 成分栄養剤を、1 時間で 300mL 投与する。

21 経鼻胃管にて、1.0kcal/mL の半消化態栄養剤（常温）を 100mL/ 時で 200mL 投与したところ、下痢が生じた。その対策に関する記述である。最も適当なのはどれか。1 つ選べ。

(1) 1 時間で 200mL を投与する。
(2) 脂肪含有量の多い経腸栄養剤に変更する。
(3) 2.0kcal/mL の経腸栄養剤に変更する。
(4) 20mL/ 時で投与する。
(5) 4℃にして投与する。

7

臨床栄養学

---

19 答 (5)   **(1)** ×   **(2)** ×   **(3)** ×   **(4)** ×   **(5)** ○

(1) ☞脂質含量の多い経腸栄養剤は、下痢のリスクを高くします。
(2) ☞浸透圧の高い経腸栄養剤は、下痢のリスクを高くします。
(3) ☞高エネルギーの経腸栄養剤ほど浸透圧が高い傾向があるため、下痢のリスクを高くします。
(4) ☞温度の低い経腸栄養剤は、下痢のリスクを高くします。
(5) ☞経腸栄養剤の投与速度を遅くすることで、下痢のリスクを低下させることができます。

20 答 (4)   **(1)** ×   **(2)** ×   **(3)** ×   **(4)** ○   **(5)** ×

(1) ☞高エネルギーの経腸栄養剤（糖質やアミノ酸の含有率が高い）ほど浸透圧が高い傾向があるため、下痢のリスクを高くします。
(2) ☞脂肪含量の多い経腸栄養剤は、下痢のリスクを高くします。
(3) ☞温度の低い経腸栄養剤は、下痢のリスクを高くします。
(4) ☞経腸栄養剤の投与速度を遅くすることで、下痢のリスクを低下させることができます。投与開始時は 50mL/ 時以下が適切です。
(5) ☞投与速度が速いと下痢の原因となります。

21 答 (4)   **(1)** ×   **(2)** ×   **(3)** ×   **(4)** ○   **(5)** ×

(1) ☞投与速度が速いと下痢の原因となります。
(2) ☞脂肪含有量の多い経腸栄養剤は、下痢のリスクを高くします。
(3) ☞高エネルギーの経腸栄養剤（糖質やアミノ酸の含有率が高い）ほど浸透圧が高い傾向があるため、下痢のリスクを高くします。
(4) ☞経腸栄養剤の投与速度を遅くすることで、下痢のリスクを低下させることができます。
(5) ☞温度の低い経腸栄養剤は、下痢のリスクを高くします。

解答と解説

22　末梢静脈栄養法に関する記述である。最も適当なのはどれか。1 つ選べ。

(1)　1 日に 2,000kcal を投与できる。

(2)　アミノ酸濃度 20％の溶液を投与できる。

(3)　脂肪乳剤は、1g/kg 標準体重 / 時で投与できる。

(4)　ブドウ糖濃度 30％の溶液を投与できる。

(5)　浸透圧 300mOsm/L の溶液を投与できる。

23　静脈栄養法に関する記述である。最も適当なのはどれか。1 つ選べ。

(1)　末梢静脈栄養では、2,000kcal/ 日投与することができる。

(2)　末梢静脈栄養では、浸透圧比（血漿浸透圧との比）を 3 以下とする。

(3)　中心静脈栄養の基本輸液剤には、セレンが含まれている。

(4)　腎不全患者には、NPC/N 比を 100 以下にして投与する。

(5)　脂肪は、1g/kg/ 時以下の速度で投与する。

24　中心静脈栄養において、25％ブドウ糖基本輸液 1,000mL（1,000kcal）、総合アミノ酸製剤 600mL（400kcal、窒素量 9g）、20％脂肪乳剤 100mL（200kcal）を投与した。この時の NPC/N 比である。最も適当なのはどれか。1 つ選べ。

(1)　67

(2)　110

(3)　133

(4)　155

(5)　178

7

臨床栄養学

22　答（5）　　（1）×　（2）×　（3）×　（4）×　（5）○

(1)　2,000kcal を⇒約 1,000kcal を

(2)　20％の⇒約 10％の

(3)　1g/kg 標準体重 / 時で⇒ 0.1g/kg 体重 / 時以下で

(4)　30％の⇒約 10％の

(5)　☞末梢静脈栄養法では、ヒトの血漿浸透圧（約 280mOsm/L）の 3 倍以下（約 900mOsm/L 以下）の溶液を投与することができます。

23　答（2）　　（1）×　（2）○　（3）×　（4）×　（5）×

(1)　2,000kcal/ 日⇒約 1,000kcal/ 日

(2)　☞末梢静脈栄養法では、ヒトの血漿浸透圧（約 280mOsm/L）の 3 倍以下（約 900mOsm/L 以下）の溶液を投与することができます。

(3)　含まれている⇒含まれていない

(4)　100 以下にして⇒ 300 以上にして　☞通常の NPC/N 比は 150 〜 200 程度ですが、腎不全患者の場合 300 〜 500 程度とします。

(5)　1g/kg/ 時以下の⇒ 0.1g/kg/ 時以下の

24　答（3）　　（1）×　（2）×　（3）○　（4）×　（5）×

(3)　☞NPC/N 比＝非たんぱく質カロリー（kcal）÷窒素量（g）で算出します。非たんぱく質カロリーに該当するのは、ブドウ糖基本輸液の 1,000kcal、脂肪乳剤の 200kcal です。したがって、NPC/N 比＝（1,000kcal ＋ 200kcal）÷ 9g ≒ 133kcal/g となります。

解答と解説

25 中心静脈栄養法において、50％ブドウ糖基本輸液 700mL（1,400kcal）、総合アミノ酸輸液製剤 400mL（100kcal、窒素量 4g）、20％脂肪乳剤 100mL（200kcal）を投与した。この時のNPC/N 比である。最も適当なのはどれか。1 つ選べ。

(1) 100
(2) 106
(3) 125
(4) 400
(5) 425

傷病者、要支援者・要介護者への栄養教育

26 85 歳、男性。BMI 14.8kg/m²。ADL 全介助。自宅で同じ年齢の妻から介護を受けている。寿司が好きであったが、現在は嚥下障害のためミキサー食と栄養補助食品を摂取している。体重は半年間で 5kg 減少した。本人、妻とも自宅生活の継続を望んでおり、経管栄養は希望していない。この患者に初めて居宅療養管理指導を行うことになった。指導内容として、最も適切なのはどれか。1 つ選べ。

(1) 一時的に胃瘻を造設することを勧める。
(2) ミキサー食にエネルギーを付加する方法を指導する。
(3) 好きな寿司を食べさせるように指導する。
(4) 栄養補助食品を中止するように指導する。

モニタリングと再評価

27 メープルシロップ尿症患者の食事療法中のモニタリング指標である。最も適当なのはどれか。1 つ選べ。

(1) 血中チロシン値
(2) 血中ロイシン値
(3) 血中ガラクトース値
(4) 尿中ホモシスチン排泄量
(5) 尿中メチオニン排泄量

---

25 答 (4)　　(1) ×　(2) ×　(3) ×　(4) ○　(5) ×

(4) ☞ NPC/N 比＝非たんぱく質カロリー（kcal）÷窒素量（g）で算出します。非たんぱく質カロリーに該当するのは、ブドウ糖基本輸液の 1,400kcal、脂肪乳剤の 200kcal です。したがって、NPC/N 比＝（1,400kcal ＋ 200kcal）÷ 4g ＝ 400kcal/g となります。

26 答 (2)　　(1) ×　(2) ○　(3) ×　(4) ×

(2) ☞患者は、低体重（BMI ＜ 18.5kg/m²）で半年間で 5kg の体重減少があることから、体重増加を目的にエネルギー摂取量を増加するためのアプローチが必要となります。嚥下障害の患者のエネルギー摂取量を増加させるために、胃瘻を造設することは有効な方法ですが、経管栄養を拒否していることに加え、ミキサー食を誤嚥なく摂取できていることから、胃瘻造設は見送ります。したがって、ミキサー食にエネルギーを付加する方法を指導することが最適であるといえます。

27 答 (2)　　(1) ×　(2) ○　(3) ×　(4) ×　(5) ×

(2) ☞メープルシロップ尿症は、分枝ケト酸脱水素酵素（分枝アミノ酸代謝に関与）の欠損による疾患です。食事療法のモニタリング指標には、分枝アミノ酸である血中ロイシン値が用いられます。

28 急性心不全で緊急入院した患者に対し、集中治療室で利尿薬投与による加療が行われた。入院 4
日目、症状は軽快し、一般病棟に転棟して経口摂取が開始された。入院日から 4 日目までの臨床症
状の変化をモニタリングした結果として、最も適当なのはどれか。1 つ選べ。

項目	入院日	4 日目
(1) Japan Coma Scale	II – 20	III – 100
(2) 起座呼吸	なし	あり
(3) 体重（kg）	55	52
(4) 頸静脈怒張	なし	あり
(5) 心拍数（回 / 分）	60	120

栄養管理の記録

29 問題志向型診療録（POMR）とその内容に関する記述である。最も適当なのはどれか。1 つ選べ。

(1) 問題志向型システム（POS）の第 2 段階に当たる。
(2) 基礎データは、SOAP に分けて記載する。
(3) 記録は、5W2H 方式で記載する。
(4) 問題リストは、基礎データから時間の経過に沿って記載する。
(5) 初期計画は、問題ごとに記載する。

7

臨床栄養学

28　答（3）　(1) ×　(2) ×　(3) ○　(4) ×　(5) ×

(1) ☞Japan Coma Scale は、意識障害レベルを評価するための指標です。入院日（緊急入院した時点）はⅢ（刺激をしても
覚醒しない状態）、4 日目（症状軽快後）はⅡ（刺激すると覚醒する状態）と推定できます。
(2) ☞起坐呼吸は、呼吸困難が臥位（横になる体位）で増強し、起坐位（上半身を起こす体位）で軽減する状態をいいます。
心不全による肺うっ血によって引き起こされます。入院日はあり、4 日目はなしと推定できます。
(3) ☞体重（kg）は、心不全の悪化によるうっ血（血液の滞留）によって体水分量が増えると増加します。利尿薬の投与に
よる体水分量の減少により改善します。入院日は 55、4 日目は 52 と推定できます。
(4) ☞頸静脈怒張は、頸静脈（首の静脈）がうっ血により膨らんでいる状態です。心不全の悪化によって引き起こされます。
入院日はあり、4 日目はなしと推定できます。
(5) ☞心拍数（回 / 分）は、心臓の収縮拡張機能（ポンプ機能）の低下を補うため、心不全の悪化によって増加します。入
院日は 120、4 日目は 60 と推定できます。

29　答（5）　(1) ×　(2) ×　(3) ×　(4) ×　(5) ○

(1) 第 2 段階に⇒第 1 段階に　☞POS は、第 1 段階：問題志向型診療録（POMR）の作成、第 2 段階：監査、第 3 段階：
記録の修正の 3 段階によって構成されています。
(2) 基礎データは⇒経過記録は
(3) ⇒基礎データ、問題リスト、初期計画、経過記録ごとに記載方法が異なる
(4) ⇒問題点を関連項目ごとに分け、重要な順に記載する
(5) ☞初期計画は、それぞれの問題ごとに、診断計画、治療計画、教育計画の 3 つを作成します。

30　45 歳、男性。口渇で来院。HbA1c9.2％。1 日の聞き取りによるエネルギー摂取量は 2,200kcal であった。1 日の目標エネルギー量は、1,800kcal と算出された。エネルギー摂取量の適正化を目指すために、患者本人に食事内容を記録してもらうこととした。SOAP とその内容の組合せである。最も適当なのはどれか。1 つ選べ。

(1)　S ―――――――――――――　目標エネルギー量は、1,800kcal/ 日

(2)　O ―――――――――――――　HbA1c9.2％

(3)　A ―――――――――――――　食事内容を記録してもらう

(4)　P ―――――――――――――　口渇

(5)　P ―――――――――――――　エネルギー摂取量は、2,200kcal/ 日

31　BMI 17.5kg/m^2 の患者。むせるので食事はつらいとのことで、嚥下障害による経口摂取量の不足と評価した。嚥下調整食について本人と家族に指導し、むせの状態や食事摂取量、体重の経過を観察することとした。この症例における SOAP とその内容の組合せである。最も適当なのはどれか。1 つ選べ。

(1)　S ―――――――――――――　BMI 17.5kg/m^2

(2)　O ―――――――――――――　嚥下障害による経口摂取量の不足と評価した。

(3)　A ―――――――――――――　むせるので食事はつらい。

(4)　P（治療計画）――――――――　むせの状態や食事摂取量、体重の経過を観察する。

(5)　P（教育計画）――――――――　嚥下調整食について本人と家族に指導する。

7

臨床栄養学

30　答 (2)　　(1) ×　(2) ○　(3) ×　(4) ×　(5) ×

(1)　S ⇒ P　☞ SOAP とは、問題志向型診察録（POMR）中の経過記録の記録様式です。S（Subjective）は患者の主観的な訴え、O（Objective）は検査結果など客観的な観察・事実に基づく内容、A（Assessment）は S や O に対する医療従事者の判断や思考過程、P（Plan）は A に基づく今後の予定や計画をそれぞれ記載します。

(3)　A ⇒ P

(4)　P ⇒ S

(5)　P ⇒ O

31　答 (5)　　(1) ×　(2) ×　(3) ×　(4) ×　(5) ○

(1)　S ⇒ O　☞ SOAP とは、問題志向型診察録（POMR）中の経過記録の記録様式です。S（Subjective）は患者の主観的な訴え、O（Objective）は検査結果など客観的な観察・事実に基づく内容、A（Assessment）は S や O に対する医療従事者の判断や思考過程、P（Plan）は A に基づく今後の予定や計画をそれぞれ記載します。

(2)　O ⇒ A

(3)　A ⇒ S

(4)　P（治療計画）⇒ P（診断計画）　☞ P には、診断計画（患者の病態を把握するための検査・診断の計画）、治療計画（治療内容に関する計画）、教育計画（患者や家族への教育内容に関する計画）があります。

解答と解説

32 50 歳、男性。血圧 158/105mmHg。職場の健康診断で要精査となり、外来受診。同日、外来栄養食事指導を受けた。エネルギー摂取量 2,800kcal/ 日、食塩摂取量 16g/ 日、ラーメンが好きで週 5 回食べているとのことであった。エネルギー摂取量および食塩摂取量の過剰と評価し、1 日当たりの食事摂取量の目安について指導した。この時の SOAP と記載内容の組合せとして、最も適当なのはどれか。1 つ選べ。

(1)　S ───────── 血圧 158/105mmHg
(2)　O ───────── エネルギー摂取量 2,800kcal/ 日、食塩摂取量 16g/ 日
(3)　A ───────── 1 日当たりの食事摂取量の目安について指導する。
(4)　P ───────── ラーメンが好きで週 5 回食べている。
(5)　P ───────── エネルギー摂取量および食塩摂取量の過剰と評価した。

薬と栄養・食事の相互作用

33 食事・食品が医薬品に及ぼす影響に関する記述である。最も適当なのはどれか。1 つ選べ。

(1)　高たんぱく質食は、レボドパ（L－ドーパ）の吸収を促進する。
(2)　高脂肪食は、EPA 製剤の吸収を抑制する。
(3)　ヨーグルトは、ビスホスホネート薬の吸収を促進する。
(4)　グレープフルーツジュースは、カルシウム拮抗薬の代謝を抑制する。
(5)　セント・ジョーンズ・ワートは、シクロスポリンの代謝を抑制する。

7

臨床栄養学

32　答（2）　　(1) ×　(2) ○　(3) ×　(4) ×　(5) ×

(1)　S ⇒ O　☞SOAP とは、問題志向型診察録（POMR）中の経過記録の記録様式です。S（Subjective）は患者の主観的な訴え、O（Objective）は検査結果など客観的な観察・事実に基づく内容、A（Assessment）は S や O に対する医療従事者の判断や思考過程、P（Plan）は A に基づく今後の予定や計画をそれぞれ記載します。
(3)　A ⇒ P
(4)　P ⇒ S
(5)　P ⇒ A

33　答（4）　　(1) ×　(2) ×　(3) ×　(4) ○　(5) ×

(1)　促進する⇒抑制する　☞レボドパ（L－ドーパ）は、パーキンソン病の治療薬です。腸管におけるレボドパとたんぱく質の輸送体が同じであるため、高たんぱく質食を摂取すると、レボドパの吸収が抑制されます。
(2)　抑制する⇒促進する　☞EPA 製剤は、脂質異常症の治療薬です。EPA（エイコサペンタエン酸）の吸収には胆汁酸が必要です。高脂肪食を摂取すると、胆汁酸の分泌が促され、EPA 製剤の吸収が促進されます。
(3)　促進する⇒抑制する　☞ビスホスホネート薬は、骨粗鬆症の治療薬です。カルシウムを多く含む食品と同時に摂取すると、薬の吸収が抑制されます。
(4)　☞カルシウム拮抗薬は、血圧降下薬です。グレープフルーツジュースの摂取により、薬物代謝酵素の活性が抑制され、カルシウム拮抗薬の血中濃度が上昇し、薬理効果が増強します。
(5)　抑制する⇒促進する　☞シクロスポリンは、免疫抑制薬です。セント・ジョーンズ・ワート（西洋オトギリソウ）の摂取により、薬物代謝酵素の活性が促進され、薬理効果が減弱します。

解答と解説

34 パーキンソン病治療薬レボドパ（L–ドーパ）の吸収に影響することから、昼食として摂取を控えるのが望ましい食事である。最も適当なのはどれか。1 つ選べ。

(1) ジャムサンド
(2) シーフードドリア
(3) ざるそば
(4) わかめうどん
(5) 梅粥

35 脳梗塞の入院患者。ワルファリンによる薬物治療が開始となり、併せて栄養食事指導を行うことになった。薬物との相互作用の観点から注意すべき食品として、最も適当なのはどれか。1 つ選べ。

(1) みかん
(2) カリフラワー
(3) 牛乳
(4) コーヒー
(5) 青汁

36 医薬品と医薬品が栄養素に及ぼす影響の組合せである。最も適当なのはどれか。1 つ選べ。

(1) アンジオテンシンⅡ受容体拮抗薬 ——————— カリウムの再吸収抑制
(2) D – ペニシラミン ——————— 亜鉛の吸収促進
(3) メトトレキサート ——————— 葉酸の代謝拮抗作用
(4) サイアザイド系利尿薬 ——————— ナトリウムの尿中排泄抑制
(5) ワルファリン ——————— ビタミン K の作用増強

7

臨床栄養学

34 答 (2)　(1) ×　(2) ○　(3) ×　(4) ×　(5) ×

(2)　☞レボドパ（L–ドーパ）は、パーキンソン病の治療薬です。腸管におけるレボドパとたんぱく質の輸送体が同じであるため、高たんぱく質食を摂取すると、レボドパの吸収が抑制されます。したがって、たんぱく質を多く含むシーフードドリアの摂取を控えることが望ましいといえます。

35 答 (5)　(1) ×　(2) ×　(3) ×　(4) ×　(5) ○

(5)　☞ワルファリンは、ビタミン K による血液凝固作用を減弱する薬剤です。青汁や納豆、クロレラなどにはビタミン K が多く含まれ、ワルファリンの薬理効果を阻害するため、摂取を避けるべきです。

36 答 (3)　(1) ×　(2) ×　(3) ○　(4) ×　(5) ×

(1)　カリウムの再吸収抑制⇒カリウムの排泄抑制　☞アンジオテンシンⅡ受容体拮抗薬は、アンジオテンシンⅡ受容体の遮断による血圧降下作用を示す薬剤です。アンジオテンシンⅡ受容体が作用しなくなることで、アルドステロンの分泌が抑制され、ナトリウムの再吸収抑制、カリウムの排泄抑制が起こります。
(2)　亜鉛の吸収促進⇒亜鉛の吸収抑制　☞D – ペニシラミンは、金属と強く結合する性質（キレート作用）があり、血液中で銅や水銀、鉛などの重金属と結合し、尿中へ排泄させる働きがあります。体内に銅が蓄積するウイルソン病などの治療に利用されています。D–ペニシラミンと亜鉛を同時摂取すると、消化管内で亜鉛とキレートを形成し、本剤および亜鉛の吸収が阻害されます。
(3)　☞メトトレキサートは、DNA 合成に必要な葉酸の生成に関与する葉酸代謝酵素を阻害することで、DNA 合成を阻害し細胞増殖抑制作用や免疫抑制作用などを示す薬剤です。関節リウマチやがんなどの治療に利用されています。
(4)　ナトリウムの尿中排泄抑制⇒ナトリウムの尿中排泄促進　☞サイアザイド系利尿薬は、ナトリウムの排泄を促進し、利尿を促すことで血圧降下作用を示す薬剤です。
(5)　ビタミン K の作用増強⇒ビタミン K の作用減弱　☞ワルファリンは、ビタミン K による血液凝固作用を減弱する薬剤です。

解答と解説

37 医薬品が電解質に及ぼす影響の組合せである。最も適当なのはどれか。1 つ選べ。

(1) サイアザイド系利尿薬 ──────────── 尿中ナトリウム排泄抑制
(2) ループ利尿薬 ──────────── 尿中カリウム排泄抑制
(3) アンジオテンシン変換酵素阻害薬 ──── 血清カリウム値低下
(4) 甘草湯 ──────────── 血清カリウム値上昇
(5) ステロイド内服薬（コルチゾール）──── 血清カリウム値低下

疾患・病態別栄養管理

栄養障害における栄養ケア・マネジメント

38 たんぱく質・エネルギー栄養障害患者に対し、栄養療法を開始したところ、リフィーディング症候群を呈した。その際の病態に関する記述である。最も適当なのはどれか。1 つ選べ。

(1) 血清カリウム値は、上昇している。
(2) 血清リン値は、低下している。
(3) 血清マグネシウム値は、上昇している。
(4) 血清ビタミン B_1 値は、上昇している。
(5) 血清インスリン値は、低下している。

7

臨床栄養学

---

37 答（5）　（1）× （2）× （3）× （4）× （5）○

(1) 尿中ナトリウム排泄抑制⇒尿中ナトリウム排泄促進　☞サイアザイド系利尿薬は、ナトリウムの排泄を促進し、利尿を促すことで血圧降下作用を示す薬剤です。
(2) 尿中カリウム排泄抑制⇒尿中カリウム排泄促進　☞ループ利尿薬は、$Na^+/K^+/2Cl^-$ 共輸送体の阻害により、ナトリウムの排泄を促進し、利尿を促すことで血圧降下作用を示す薬剤です。$Na^+/K^+/2Cl^-$ 共輸送体を阻害するため、ナトリウムだけでなく、カリウムの排泄も促進されます。
(3) 血清カリウム値低下⇒血清カリウム値上昇　☞アンジオテンシン変換酵素阻害薬は、アンジオテンシンⅡの生成抑制による血圧降下作用がある薬剤です。アンジオテンシンⅡが生成しなくなることで、アルドステロンの分泌が抑制され、カリウムの排泄が抑制されます。その結果、血清カリウム値が上昇します。
(4) 血清カリウム値上昇⇒血清カリウム値低下　☞甘草湯は、喉の炎症や痛みを抑える薬剤（漢方製剤）です。甘草湯に含まれるグリチルリチン酸は、カリウムの排泄を促進する作用があるため、血清カリウム値が低下します。
(5) ☞ステロイド内服薬（コルチゾール）は、抗炎症作用のある薬剤です。コルチゾールには、アルドステロン様作用があるため、ステロイド内服薬により、カリウムの排泄が促進されます。その結果、血清カリウム値が低下します。

38 答（2）　（1）× （2）○ （3）× （4）× （5）×

(1) ⇒低下している
(2) ☞リフィーディング症候群とは、低栄養状態に陥った患者に対し、急速に栄養補給を行うことで起こる電解質異常などをいいます。栄養補給により、血液中にグルコースが増加するとインスリンの分泌が急激に増加し、グルコースの細胞への取り込みが促進されます。その際、リン、カリウム、マグネシウムなども細胞内へ取り込まれるため、低リン血症、低カリウム血症、低マグネシウム血症などが起こります。
(3) ⇒低下している
(4) ⇒低下している　☞細胞内における糖質の利用が高まることで、ビタミン B_1 の消費が増加するため、血清ビタミン B_1 値が低下します。
(5) ⇒上昇している

解答と解説

39 たんぱく質・エネルギー栄養障害患者に栄養管理を開始し、1 週間後に栄養状態を評価したところ、栄養状態の改善がみられた。この時の栄養アセスメントの結果である。最も適当なのはどれか。1 つ選べ。

(1) 上腕三頭筋皮下脂肪厚の増加
(2) 上腕筋囲の増加
(3) 血清アルブミン値の上昇
(4) 血清トランスサイレチン値の上昇
(5) 血中 CRP 値の上昇

40 ビタミン、ミネラルの欠乏により生じる疾患の組合せである。最も適当なのはどれか。1 つ選べ。

(1) ビタミン E ――――――――― 壊血病
(2) ビタミン B12 ―――――――― ハンター舌炎
(3) カルシウム ――――――――― パーキンソン病
(4) 亜鉛 ―――――――――――― ヘモクロマトーシス
(5) 銅 ――――――――――――― ウィルソン病

41 ビタミンとその欠乏症の組合せである。最も適当なのはどれか。1 つ選べ。

(1) ビタミン D ――――――――― 甲状腺腫
(2) ビタミン B1 ―――――――― ペラグラ
(3) ナイアシン ――――――――― ウェルニッケ脳症
(4) 葉酸 ―――――――――――― 高ホモシステイン血症
(5) ビタミン C ――――――――― 夜盲症

7

臨床栄養学

---

39 答 (4)　(1) ×　(2) ×　(3) ×　(4) ○　(5) ×

(1)(2)(3)　☞上腕三頭筋皮下脂肪厚や上腕筋囲、血清アルブミン値は、長期間の栄養状態を評価する静的栄養アセスメント指標であるため、1 週間後の評価に適していません。
(4)　☞血清トランスサイレチンは、半減期が約 3 日と短く、短期間の栄養状態を評価する動的栄養アセスメント指標であるため、1 週間後の評価に適しているといえます。
(5)　☞血中 CRP 値は炎症マーカーであるため、栄養状態の評価に適していません。

40 答 (2)　(1) ×　(2) ○　(3) ×　(4) ×　(5) ×

(1)　☞壊血病は、ビタミン C の欠乏により生じる疾患です。
(3)　☞パーキンソン病は、カテコールアミンの前駆体であるドーパミンが低下することが原因で生じる疾患です。
(4)　☞ヘモクロマトーシスは、臓器に鉄が過剰に蓄積する疾患です。
(5)　☞ウィルソン病は、臓器に銅が過剰に蓄積する疾患です。

41 答 (4)　(1) ×　(2) ×　(3) ×　(4) ○　(5) ×

(1)　甲状腺腫⇒骨軟化症（くる病）　☞甲状腺腫は、ヨウ素の欠乏症です。
(2)　ペラグラ⇒脚気（末梢神経障害）、ウェルニッケ脳症
(3)　ウェルニッケ脳症⇒ペラグラ
(4)　☞葉酸やビタミン B12 は、ホモシステインからメチオニンを生成する反応に関与しているため、欠乏により血中のホモシステイン濃度が上昇します。
(5)　夜盲症⇒壊血病　☞夜盲症は、ビタミン A の欠乏症です。

解答と解説

42　ビタミン、ミネラルとその欠乏により生じる疾患の組合せである。最も適当なのはどれか。1つ選べ。

(1)　ビタミン E ——————————— 壊血病
(2)　ビタミン B2 ——————————— ウェルニッケ脳症
(3)　鉄 ——————————————— ヘモクロマトーシス
(4)　亜鉛 ——————————————— 皮膚炎
(5)　銅 ——————————————— ウィルソン病

43　口内炎を繰り返す患者である。ビタミン B2 欠乏が疑われ、医師より栄養食事指導の依頼があった。ビタミン B2 を多く含む食品・料理である。最も適当なのはどれか。1つ選べ。

(1)　蒸しじゃがいも　1個（可食部 100g）
(2)　調整豆乳　1杯（200g）
(3)　キャベツ油いため　1皿（100g）
(4)　キウイフルーツ　1個（可食部 100g）
(5)　牛乳　1杯（200g）

肥満と代謝疾患における栄養ケア・マネジメント

44　超低エネルギー食（VLCD）に関する記述である。最も適当なのはどれか。1つ選べ。

(1)　対象は、BMI 35.0kg/m^2 以上とする。
(2)　治療食は、外来通院で開始する。
(3)　期間は、6か月継続する。
(4)　目標エネルギー量は、1,000kcal/ 日に設定する。
(5)　たんぱく質の必要量は、0.8g/kg 標準体重 / 日に設定する。

42　答（4）　(1) ×　(2) ×　(3) ×　(4) ○　(5) ×

(1)　☞壊血病は、ビタミン C の欠乏により生じる疾患です。
(2)　☞ウェルニッケ脳症は、ビタミン B1 の欠乏により生じる疾患です。
(3)　☞ヘモクロマトーシスは、臓器に鉄が過剰に蓄積する疾患です。
(5)　☞ウィルソン病は、臓器に銅が過剰に蓄積する疾患です。

43　答（5）　(1) ×　(2) ×　(3) ×　(4) ×　(5) ○

(5)　☞ビタミン B2 は、肉類や魚介類、乳類、卵類などの動物性食品に多く含まれています。

44　答（1）　(1) ○　(2) ×　(3) ×　(4) ×　(5) ×

(1)　☞超低エネルギー食は、BMI 35.0kg/m^2 以上の高度肥満の患者を対象とします。
(2)　外来通院で⇒入院治療で　☞超低エネルギー食は、摂取エネルギー量を基礎代謝量以下に抑える食事療法です。身体に与える影響が強いため、医師の管理下で実施する必要があります。
(3)　⇒短期間の実施が望ましい
(4)　1,000kcal/ 日に⇒ 600kcal/ 日以下に
(5)　0.8g/kg 標準体重 / 日に⇒ 1.0g/kg 標準体重 / 日以上に

45 55 歳、男性。デスクワーク中心の仕事。身長 165cm、体重 76kg、BMI 27.9kg/m²、標準体重 60kg、内臓脂肪面積 110cm²。他に異常は認められなかった。この患者の 1 日当たりの目標栄養量である。最も適当なのはどれか。1 つ選べ。

(1) エネルギー 600kcal
(2) たんぱく質 70g
(3) 脂質 10g
(4) 炭水化物 300g
(5) 食塩 10g

46 34 歳、女性。事務職。身長 165cm、体重 77kg、BMI 28.3kg/m²、標準体重 60kg。血圧 150/96mmHg。他に異常は認められず、外来栄養食事指導を行うことになった。この患者の 1 日当たりの目標栄養量である。最も適当なのはどれか。1 つ選べ。

(1) エネルギー 600kcal
(2) たんぱく質 70g
(3) 脂肪 20g
(4) 炭水化物 80g
(5) 食塩 7.5g

7
臨床栄養学

---

45 答 (2)　(1) ×　(2) ○　(3) ×　(4) ×　(5) ×
(1) 600kcal ⇒ 1,500kcal　☞ 25 ≦ BMI ＜ 35 で、内臓脂肪蓄積あり（内臓脂肪面積≧ 100cm²）のため、肥満症と診断します。エネルギー摂取量は、デスクワーク中心であることを考慮し、25kcal/kg 標準体重 / 日（25kcal × 60kg ＝ 1,500kcal/ 日）とし、減量を目指します。
(2) ☞たんぱく質摂取量は、14 〜 20% E（1,500kcal × 0.14 〜 0.2 ÷ 4kcal ≒ 50 〜 75g）とします。
(3) 10g ⇒ 35 〜 50g　☞脂質摂取量は、20 〜 30% E（1,500kcal × 0.2 〜 0.3 ÷ 9kcal ≒ 35 〜 50g）とします。
(4) 300g ⇒ 190 〜 240g　☞炭水化物摂取量は、50 〜 65% E（1,500kcal × 0.5 〜 0.65 ÷ 4kcal ≒ 190 〜 240g）とします。
(5) 10g ⇒ 7.5g 未満

46 答 (2)　(1) ×　(2) ○　(3) ×　(4) ×　(5) ×
(1) 600kcal ⇒ 1,500kcal　☞患者は、肥満（BMI ≧ 25.0kg/m²）で軽労作（事務職）です。減量を目的に、エネルギー摂取量は 25kcal/kg 標準体重 / 日（25kcal × 60kg ＝ 1,500kcal/ 日）とします。
(2) ☞たんぱく質摂取量は、13 〜 20% E（1,500kcal × 0.13 〜 0.2 ÷ 4kcal ≒ 50 〜 75g）とします。
(3) 20g ⇒ 35 〜 50g　☞脂肪摂取量は、20 〜 30% E（1,500kcal × 0.2 〜 0.3 ÷ 9kcal ≒ 35 〜 50g）とします。
(4) 80g ⇒ 190 〜 240g　☞炭水化物摂取量は、50 〜 65% E（1,500kcal × 0.5 〜 0.65 ÷ 4kcal ≒ 190 〜 240g）とします。
(5) 7.5g ⇒ 6g 未満　☞高血圧（血圧≧ 140/90mmHg）のため、食塩摂取量は 6g/ 日未満とします。

解答と解説

47 50 歳、男性。事務職。身長 181cm、体重 90kg、BMI 27.5kg/m²、標準体重 72kg。血圧 145/90mmHg。他に異常は認められなかった。この患者に初めて外来栄養食事指導を行うことになった。1 日当たりの目標栄養量の組合せである。ただし、食塩は 6g/ 日未満とする。最も適当なのはどれか。1 つ選べ。

	エネルギー （kcal/ 日）	たんぱく質 （g/ 日）	脂肪 （g/ 日）
(1)	600	40	20
(2)	600	80	15
(3)	1,800	40	60
(4)	1,800	80	50
(5)	1,800	80	15

48 50 歳、女性。事務職。身長 150cm、体重 80kg、BMI 35.6kg/m²。肥満に関連した運動器疾患のある初診外来患者である。この患者の外来での栄養管理として、最も適当なのはどれか。1 つ選べ。

(1) 1 か月で 10kg の減量を目標とする。
(2) 除脂肪体重を減らす。
(3) エネルギー摂取量は、15kcal/kg 目標体重 / 日とする。
(4) たんぱく質摂取量は、0.8g/kg 目標体重 / 日とする。
(5) 脂肪エネルギー比率は、25％ E とする。

47 答 **(4)**　　(1) ×　(2) ×　(3) ×　(4) ○　(5) ×

(4)　☞患者は、肥満（BMI ≧ 25.0kg/m²）で高血圧（血圧≧ 140/90mmHg）です。肥満の改善により、血圧低下が期待できます。したがって、目標栄養量は、エネルギー：25kcal/kg 標準体重 / 日（25kcal × 72kg ＝ 1,800kcal/ 日）、たんぱく質：14 ～ 20％ E（1,800kcal × 0.14 ～ 0.2 ÷ 4kcal ＝ 63 ～ 90g/ 日）、脂肪：20 ～ 30％ E（1,800kcal × 0.2 ～ 0.3 ÷ 9kcal ＝ 40 ～ 60g/ 日）とします。

48 答 **(5)**　　(1) ×　(2) ×　(3) ×　(4) ×　(5) ○

(1)　⇒ 3 ～ 6 か月で 4 ～ 8kg の減量を目標とする　☞肥満（BMI ≧ 25kg/m²）であれば 3 ～ 6 か月で現体重から 3％の減量、高度肥満（BMI ≧ 35kg/m²）であれば 3 ～ 6 か月で現体重から 5 ～ 10％の減量を目標とします。
(2)　除脂肪体重を⇒脂肪体重を　☞除脂肪体重とは、脂肪を除いた骨格筋などの量を指します。肥満時には、脂肪体重の減少を目指します。
(3)　15kcal/kg 目標体重 / 日とする⇒ 20 ～ 25kcal/kg 目標体重 / 日とする　☞ 20 ～ 25kcal/kg 目標体重 / 日で減量効果が認められない場合は、超低エネルギー食（VLCD）療法などを検討する必要があります。
(4)　0.8g/kg 目標体重 / 日とする⇒ 1.0 ～ 1.2g/kg 目標体重 / 日（または、たんぱく質エネルギー比率 14 ～ 20％ E）とする
(5)　☞脂肪エネルギー比率 20 ～ 30％ E とします。

49　糖尿病治療に関する記述である。<u>誤っている</u>のはどれか。1 つ選べ。

(1)　糖尿病食事療法のための食品交換表を用いて、栄養食事指導を行う。
(2)　カーボカウントを用いて、インスリン量を決定する。
(3)　有酸素運動は、インスリン抵抗性を改善する。
(4)　α‒グルコシダーゼ阻害薬は、肝臓での糖新生を抑制する。
(5)　超速効型インスリン注射は、食後高血糖を改善する。

50　糖尿病食事療法のための食品交換表に関する記述である。最も適当なのはどれか。1 つ選べ。

(1)　4 つの表に分類されている。
(2)　1 単位は、100kcal である。
(3)　1 日の指示単位（指示エネルギー）の配分例には、炭水化物エネルギー比率 40、35、30％ E の 3 段階が示されている。
(4)　かぼちゃは、表 2 に含まれる。
(5)　チーズは、表 3 に含まれる。

51　糖尿病治療に関する記述である。最も適当なのはどれか。1 つ選べ。

(1)　糖尿病食事療法のための食品交換表は、1 型糖尿病患者には使用しない。
(2)　シックデイでは、水分の摂取量を制限する。
(3)　α‒グルコシダーゼ阻害薬は、食後に服用する。
(4)　SGLT2 阻害薬服用により、尿糖陽性となる。
(5)　有酸素運動は、インスリン感受性を低下させる。

7

臨床栄養学

49　答 **(4)**　　**(1)** ○　**(2)** ○　**(3)** ○　**(4)** ×　**(5)** ○

(2)　☞カーボカウントとは、食事の炭水化物（カーボハイドレート）の量を計算する方法で、インスリン量の調節に利用されています。
(4)　肝臓での糖新生を⇒消化管での糖吸収を　☞肝臓での糖新生を抑制する薬剤は、ビグアナイド薬です。

50　答 **(5)**　　**(1)** ×　**(2)** ×　**(3)** ×　**(4)** ×　**(5)** ○

(1)　4 つの⇒6 つの　☞糖尿病食事療法のための食品交換表は、食品を栄養素の組成により 4 群（主に炭水化物を含む食品 / 主にたんぱく質を含む食品 / 主に脂質を含む食品 / 主にビタミン、ミネラルを含む食品）6 表（表 1：穀類、いも、炭水化物の多い野菜と種実、豆（大豆を除く）/ 表 2：くだもの / 表 3：魚介、肉、卵、チーズ、大豆とその製品 / 表 4：牛乳と乳製品（チーズを除く）/ 表 5：油脂、脂質の多い種実、多脂性食品 / 表 6：野菜（炭水化物の多い一部の野菜を除く）、海藻、きのこ、こんにゃく）に分類しています。
(2)　100kcal である⇒80kcal である
(3)　40、35、30％ E の⇒60、55、50％ E の
(4)　表 2 に⇒表 1 に

51　答 **(4)**　　**(1)** ×　**(2)** ×　**(3)** ×　**(4)** ○　**(5)** ×

(1)　使用しない⇒使用できる
(2)　⇒水分が不足しないよう摂取する　☞シックデイとは、糖尿病患者が治療中に発熱、下痢、嘔吐をきたし、食欲不振が出現した状態をいいます。シックデイ時には、下痢や嘔吐などにより脱水リスクが高くなるため、十分な水分と電解質を補給することが必要です。
(3)　食後に⇒食前に　☞α‒グルコシダーゼ阻害薬は、食前に服用することで消化管における消化酵素の作用を阻害し、糖の腸管吸収を抑制する薬剤です。
(4)　☞SGLT2 阻害薬は、腎臓の尿細管におけるグルコース再吸収を抑制し、尿への糖排泄を促進する薬剤です。
(5)　低下させる⇒上昇させる

解答と解説

52 糖尿病治療薬の主作用に関する記述である。最も適当なのはどれか。1 つ選べ。

(1) SGLT2 阻害薬は、腎臓でのグルコースの再吸収を促進する。

(2) チアゾリジン薬は、インスリン抵抗性を改善する。

(3) ビグアナイド薬は、インスリン分泌を促進する。

(4) GLP -1 受容体作動薬は、インクレチン分解を促進する。

(5) スルホニル尿素（SU）薬は、腸管でのグルコースの吸収を抑制する。

53 80 歳、女性。2 型糖尿病。身長 140cm、体重 45kg、BMI 23.0kg/m^2。血液検査値は、HbA1c6.8％。活動は軽労作。この患者の 1 日当たりの指示エネルギー量(kcal)とたんぱく質量(g)の組合せである。最も適当なのはどれか。1 つ選べ。

	エネルギー（kcal/ 日）	たんぱく質（g/ 日）
(1)	1,000	45
(2)	1,000	65
(3)	1,200	45
(4)	1,400	45
(5)	1,400	65

7

臨床栄養学

52 答（2）　**(1)** ×　**(2)** ○　**(3)** ×　**(4)** ×　**(5)** ×

(1) 促進する⇒抑制する　☞SGLT2 阻害薬は、腎臓の尿細管でのグルコースの再吸収を抑制し、尿への糖排泄を促進します。

(2) ☞チアゾリジン薬は、骨格筋に作用し、インスリン抵抗性を改善します。

(3) ⇒糖新生を抑制する　☞ビグアナイド薬は、肝臓に作用し、糖新生を抑制します。

(4) ⇒インスリン分泌を促進する　☞GLP -1 受容体作動薬は、インクレチンの一種である GLP -1 と同様の作用（インスリン分泌の促進）を有します。

(5) ⇒インスリン分泌を促進する　☞スルホニル尿素薬は、膵臓 B 細胞に作用し、インスリンの分泌を促進します。腸管でのグルコースの吸収を抑制する薬剤は、α - グルコシダーゼ阻害薬です。

53 答（5）　**(1)** ×　**(2)** ×　**(3)** ×　**(4)** ×　**(5)** ○

(5) ☞エネルギーは、目標体重 kg ×エネルギー係数［軽労作］25 〜 30kcal/kg で算出します。なお、前期高齢者（65 〜 74 歳）や後期高齢者（75 歳以上）の目標体重は「身長（m）^{2} × 22 〜 25 ≒ 43 〜 49kg」に設定します。したがって、43 〜 49kg × 25 〜 30kcal/kg ＝ 1,075 〜 1,470kcal/ 日となり、1,200kcal または 1,400kcal が候補となります。たんぱく質は、エネルギー比率 20％ E 以下とするため、1,200・1,400kcal/ 日× 0.20 ÷ 4kcal/g ＝ 60・70g/ 日以下とします。ただし、日本人の食事摂取基準 2020 年版において、たんぱく質の RDA（推奨量）は 50g と設定されているため、この値を上回る量とする必要があります。したがって、エネルギー 1,400kcal/ 日、たんぱく質 65g/ 日とすることが最適であるといえます。

解答と解説

54 高 LDL – コレステロール血症の栄養管理に関する記述である。最も適当なのはどれか。1つ選べ。

(1) 炭水化物の摂取エネルギー比率を 40％ E 未満とする。

(2) 飽和脂肪酸の摂取エネルギー比率を 10％ E 以上とする。

(3) トランス脂肪酸の摂取を増やす。

(4) コレステロールの摂取量を 200mg/ 日未満とする。

(5) 食物繊維の摂取量を 10g/ 日以下とする。

55 高トリグリセリド血症の栄養管理に関する記述である。最も適当なのはどれか。1つ選べ。

(1) 炭水化物の摂取エネルギー比率を 70％ E 以上とする。

(2) 果糖を多く含む加工食品の摂取を増やす。

(3) n – 3 系脂肪酸の摂取を増やす。

(4) アルコールの摂取量を 50g/ 日以下とする。

(5) 高カイロミクロン血症では、脂質の摂取エネルギー比率を 20％ E 以上とする。

54 答（4）　(1) ×　(2) ×　(3) ×　(4) ○　(5) ×

(1) 40％ E 未満とする⇒ 50 ～ 60％ E とする

(2) 10％ E 以上とする⇒ 4.5％ E 以上 7％ E 未満とする　☞飽和脂肪酸は、血中 LDL – コレステロール値を上昇させます。したがって、飽和脂肪酸のエネルギー比率を 7％ E 未満とします。

(3) 増やす⇒減らす　☞トランス脂肪酸の多量摂取により、血中 LDL – コレステロール値が上昇し、血中 HDL – コレステロール値が低下することが報告されているため、摂取を控えます。

(4) ☞高 LDL – コレステロール血症の患者において、コレステロールの摂取量を 200mg/ 日未満に制限することで、血中 LDL – コレステロール値の低下効果が期待できます。

(5) 10g/ 日以下とする⇒積極的に摂取する

55 答（3）　(1) ×　(2) ×　(3) ○　(4) ×　(5) ×

(1) 70％ E 以上とする⇒やや低めとする　☞炭水化物の過剰摂取は、血中トリグリセリド値を上昇させる可能性があるため、摂取を控えます。

(2) 増やす⇒減らす　☞果糖の過剰摂取は、血中トリグリセリド値を上昇させる可能性があるため、摂取を控えます。

(3) ☞n – 3 系脂肪酸は、血中トリグリセリド値を低下させる作用があるため、摂取を増やします。

(4) 50g/ 日以下とする⇒ 25g/ 日以下とする　☞アルコールの過剰摂取は、血中トリグリセリド値を上昇させる可能性があるため、摂取を控えます。

(5) 20％ E 以上とする⇒ 15％ E 以下とする　☞高カイロミクロン血症は、食事由来の脂質を輸送するカイロミクロンの過剰増加が原因で起こる疾患です。カイロミクロンの生成を抑制するため、脂質の摂取を制限します。

56　脂質異常症の栄養管理に関する記述である。最も適当なのはどれか。1 つ選べ。

(1)　高 LDL コレステロール血症では、飽和脂肪酸の摂取エネルギー比率を 10％E とする。

(2)　高 LDL コレステロール血症では、コレステロールの摂取量を 400mg/ 日とする。

(3)　低 HDL コレステロール血症では、トランス脂肪酸の摂取を増やす。

(4)　高トリグリセリド血症では、n − 3 系脂肪酸の摂取を控える。

(5)　高カイロミクロン血症では、脂肪の摂取エネルギー比率を 15％E とする。

57　脂質異常症の栄養管理において、積極的な摂取が推奨される食品成分である。最も適当なのはどれか。1 つ選べ。

(1)　飽和脂肪酸

(2)　トランス脂肪酸

(3)　果糖

(4)　食物繊維

(5)　エタノール

56　答（5）　　(1) ×　(2) ×　(3) ×　(4) ×　(5) ○

(1)　10％E とする⇒ 7％E 未満とする　☞飽和脂肪酸は血中 LDL コレステロール値を上昇させます。したがって、飽和脂肪酸のエネルギー比率を 7％E 未満とします。

(2)　400mg/ 日とする⇒ 200mg/ 日未満とする　☞高 LDL コレステロール血症の患者において、コレステロールの摂取量を 200mg/ 日未満に制限することで、血中 LDL コレステロール値の低下効果が期待できます。

(3)　増やす⇒控える　☞トランス脂肪酸の多量摂取により、血中 LDL コレステロール値が上昇し、血中 HDL コレステロール値が低下することが報告されているため、摂取を控えます。

(4)　控える⇒増やす　☞ n − 3 系脂肪酸は、血中トリグリセリド値を低下させる作用があるため、摂取を増やします。

(5)　☞高カイロミクロン血症は、食事由来の脂質を輸送するカイロミクロンの過剰増加が原因で起こる疾患です。カイロミクロンの生成を抑制するため、脂質の摂取を制限します。

57　答（4）　　(1) ×　(2) ×　(3) ×　(4) ○　(5) ×

(1)　☞飽和脂肪酸は血中 LDL コレステロール値を上昇させます。したがって、飽和脂肪酸のエネルギー比率を 7％E 未満とします。

(2)　☞トランス脂肪酸の多量摂取により、血中 LDL コレステロール値が上昇し、血中 HDL コレステロール値が低下することが報告されているため、摂取を控えます。

(3)　☞果糖の過剰摂取は、血中トリグリセリド値を上昇させる可能性があるため、摂取を控えます。

(5)　☞アルコール（エタノール）の過剰摂取は、血中トリグリセリド値を上昇させる可能性があるため、摂取を 25g/ 日以下とします。

58 50 歳、男性。事務職。標準体重 60kg の高 LDL コレステロール血症の患者である。初回の外来栄養食事指導の翌月、2 回目の指導の前に 1 日当たりの摂取量の評価を行った。改善が必要な項目として、最も適当なのはどれか。1 つ選べ。

(1) エネルギー 1,600kcal
(2) たんぱく質 80g
(3) 飽和脂肪酸 8g
(4) コレステロール 150mg
(5) 食物繊維 10g

59 45 歳、男性。システムエンジニア。身長 175cm、体重 90kg、BMI 29.4kg/m^2、目標とする体重 67kg。血圧 151/98mmHg。空腹時血液検査値は、LDL コレステロール 207mg/dL、トリグリセリド 170mg/dL。他に異常は認められない。この患者の 1 日当たりの目標栄養量は、エネルギー 1,800kcal、食塩 6g 未満とした。その他の目標栄養量の組合せとして、最も適当なのはどれか。1 つ選べ。

	たんぱく質（g/ 日）	脂肪（g/ 日）	飽和脂肪酸（% E）
(1)	50	25	6
(2)	50	45	8
(3)	80	25	6
(4)	80	25	8
(5)	80	45	6

7

臨床栄養学

---

58 答 **(5)** **(1)** × **(2)** × **(3)** × **(4)** × **(5)** ○

(1) ☞エネルギーは、軽労作（事務職）であるため、25 〜 30kcal/kg 標準体重 / 日（25 〜 30kcal × 60kg ＝ 1,500 〜 1,800kcal/ 日）とします。
(2) ☞たんぱく質は、14 〜 20% E （1,600kcal × 0.14 〜 0.2 ÷ 4kcal ＝ 56 〜 80g/ 日）とします。
(3) ☞飽和脂肪酸は、7% E 未満（1,600kcal × 0.07 ÷ 9kcal ≒ 12g/ 日未満）とします。
(4) ☞コレステロールは、200mg/ 日未満とします。
(5) ☞食物繊維は、25g/ 日以上とします。

59 答 **(5)** **(1)** × **(2)** × **(3)** × **(4)** × **(5)** ○

(5) ☞この患者は、肥満（BMI ≧ 25kg/m^2）、高血圧（血圧 ≧ 140/90mmHg）、高 LDL コレステロール血症（LDL ≧ 140mg/dL）、高トリグリセリド血症（TG ≧ 150mg/dL）です。したがって、たんぱく質エネルギー比率 13 〜 20% E（1,800kcal/ 日× 0.13 〜 0.20 ÷ 4kcal/g ≒ 60 〜 90g/ 日）、脂肪エネルギー比率 20 〜 25% E（1,800kcal/ 日× 0.20 〜 0.25 ÷ 9kcal/g ＝ 40 〜 50g/ 日）、飽和脂肪酸エネルギー比率 7% E 未満とします。

解答と解説

60 高尿酸血症患者に対して、アルコールの摂取制限が指示される。これは、アルコールが代謝される際に、(a) の分解が進み尿酸の産生が増えることと、(b) が産生されることで尿酸の排泄が低下するためである。a と b に入る物質名の組合せとして、最も適当なのはどれか。1 つ選べ。

	a	b
(1)	乳酸	アセチル CoA
(2)	脂肪酸	ATP
(3)	アンモニア	NADH
(4)	NADH	脂肪酸
(5)	ATP	乳酸

消化器疾患における栄養ケア・マネジメント

61 消化器疾患と栄養管理の組合せである。最も適当なのはどれか。1 つ選べ。

(1)	胃食道逆流症	カリウム制限
(2)	たんぱく漏出性胃腸症	カルシウム制限
(3)	慢性膵炎代償期	脂肪制限
(4)	胆石症	糖質制限
(5)	過敏性腸症候群	たんぱく質制限

7

臨床栄養学

---

60 答 **(5)** **(1)** × **(2)** × **(3)** × **(4)** × **(5)** ○

(5) ☞アルコールは、アセトアルデヒド→酢酸→アセチル CoA へと代謝されます。この代謝過程で ATP が大量に消費され、ATP を構成するプリン塩基の分解が亢進し、尿酸産生が増加します。また、アルコールの代謝によって NADH が産生されます。NADH は、ピルビン酸を還元することで乳酸の産生を増加させます。産生した乳酸は、近位尿細管の輸送体（URAT1）を介して排泄されますが、同時に尿酸の再吸収が起こるため、尿酸の排泄が低下します。

61 答 **(3)** **(1)** × **(2)** × **(3)** ○ **(4)** × **(5)** ×

(1) カリウム制限⇒脂肪制限 ☞胃食道逆流症では、胃内滞留時間の長い脂肪を制限します。
(2) カルシウム制限⇒脂肪制限 ☞たんぱく漏出性胃腸症では、消化管の負担を軽減するため、脂肪を制限します。また、血中のアルブミン（たんぱく質の一種）はカルシウムと結合しているため、たんぱく漏出性胃腸症では、血中カルシウム濃度が低下します。血中カルシウム濃度の改善を目的に、カルシウムの摂取量を増加させます。
(3) ☞慢性膵炎代償期では、膵臓の負担を軽減するため、脂肪を制限します。
(4) 糖質制限⇒脂肪制限 ☞胆石症では、コレステロール結石の生成を抑制するため、脂肪を制限します。
(5) たんぱく質制限⇒脂肪制限 ☞過敏性腸症候群では、消化管の負担を軽減するため、脂肪を制限します。

解答と解説

62　消化器疾患の栄養管理に関する記述である。最も適当なのはどれか。1つ選べ。

(1)　胃食道逆流症では、高脂肪食とする。
(2)　短腸症候群では、脂肪を制限する。
(3)　潰瘍性大腸炎寛解期では、たんぱく質を制限する。
(4)　偽膜性腸炎では、水分を制限する。
(5)　回腸ストマ（人工肛門）の管理では、水分を制限する。

63　消化器疾患の栄養管理に関する記述である。最も適当なのはどれか。1つ選べ。

(1)　胃食道逆流症では、炭水化物を制限する。
(2)　胃・十二指腸潰瘍では、たんぱく質を制限する。
(3)　たんぱく漏出性胃腸症では、たんぱく質を制限する。
(4)　胆のう炎では、脂肪を制限する。
(5)　胆石症では、炭水化物を制限する。

64　胃食道逆流症の栄養管理に関する記述である。最も適当なのはどれか。1つ選べ。

(1)　1回当たりの食事量を多くする。
(2)　脂質の摂取エネルギー比率を、35％E以上とする。
(3)　夕食後は、1時間以内に就寝する。
(4)　就寝は、仰臥位を勧める。
(5)　胃瘻では、半固形タイプの栄養剤を用いる。

7

臨床栄養学

62　答（2）　（1）× （2）○ （3）× （4）× （5）×

(1)　高脂肪食とする⇒低脂肪食とする　☞胃内滞留時間の長い脂肪は、逆流のリスクが高いため制限します。
(2)　☞腸が短く、消化吸収能力が低下しているため、脂肪を制限します。
(3)　制限する⇒増加させる　☞炎症による体たんぱく質の異化を防ぐため、高たんぱく質食とします。
(4)　制限する⇒不足しないよう摂取する　☞偽膜性腸炎は、抗生物質の服用により腸内細菌のバランスが崩れ、ある種の菌が異常増殖して起こる感染性大腸炎です。腸炎による下痢が生じやすく、脱水のリスクがあるため、水分を不足しないよう摂取します。
(5)　制限する⇒不足しないよう摂取する　☞回腸ストマからの排便によって、大腸における水の吸収が十分に行われなくなるため、脱水をきたしやすくなります。脱水を回避するため、水分を不足しないよう摂取します。

63　答（4）　（1）× （2）× （3）× （4）○ （5）×

(1)　炭水化物を⇒脂肪を　☞胃食道逆流症では、胃内滞留時間の長い脂肪を制限します。
(2)　たんぱく質を⇒脂肪を　☞胃・十二指腸潰瘍では、胃内滞留時間の長い脂肪を制限します。
(3)　制限する⇒摂取する　☞たんぱく漏出性胃腸症では、喪失したたんぱく質を補給するため、たんぱく質摂取量を増加させます。また、消化管の負担を軽減するため、脂肪を制限します。
(4)　☞胆のう炎では、胆のうの働きを抑制するため、脂肪を制限します。
(5)　炭水化物を⇒脂肪を　☞胆石症では、コレステロール結石の生成を抑制するため、脂肪を制限します。

64　答（5）　（1）× （2）× （3）× （4）× （5）○

(1)　多くする⇒少なくする　☞1回当たりの食事量を減らすことで、胃内容物逆流のリスクが低くなります。
(2)　⇒低脂質食とする　☞胃内滞留時間の長い脂質は制限します。
(3)　1時間以内に⇒3時間以上経過後に
(4)　仰臥位を⇒半座位（ファーラー位）を　☞仰臥位は仰向けの状態となるため、胃内容物逆流のリスクが高くなります。
(5)　☞半固形タイプの栄養剤は、液状タイプの栄養剤と比べ流動性が低いため、胃内容物逆流のリスクを低下させることができます。

解答と解説

65 胃食道逆流症の栄養管理に関する記述である。最も適当なのはどれか。1 つ選べ

(1) 少量頻回食を勧める。

(2) 揚げ物の摂取を勧める。

(3) 酸味の強い柑橘類の摂取を勧める。

(4) 食後すぐに仰臥位をとることを勧める。

(5) 食後すぐに前屈姿勢をとることを勧める。

66 胃潰瘍で出血を起こすと、上昇する血液検査値である。最も適当なのはどれか。1 つ選べ。

(1) 平均赤血球容積（MCV）

(2) ヘマトクリット

(3) 尿素窒素

(4) HbA1c

(5) PSA

67 潰瘍性大腸炎に対して、サラゾスルファピリジンを使用することで、吸収が低下する栄養素である。最も適当なのはどれか。1 つ選べ。

(1) ビタミン K

(2) ビタミン B1

(3) 葉酸

(4) パントテン酸

(5) ビタミン C

7 臨床栄養学

---

65 **答（1）**　**(1)** ○　**(2)** ×　**(3)** ×　**(4)** ×　**(5)** ×

(1) ☞1 回当たりの食事量を減らすことで、胃内容物逆流のリスクが低くなります。

(2) 勧める⇒控える　☞揚げ物は胃内滞留時間の長い脂質を多く含み、胃内容物逆流のリスクが高くなるため、摂取を控えます。

(3) 勧める⇒控える　☞酸味の強い柑橘類は胃酸分泌を促進し、胃内容物逆流のリスクが高くなるため、摂取を控えます。

(4) 勧める⇒控える　☞仰臥位は仰向けの状態となるため、胃内容物逆流のリスクが高くなります。

(5) 勧める⇒控える　☞前屈姿勢は腹圧を上昇させるため、胃内容物逆流のリスクが高くなります。

66 **答（3）**　**(1)** ×　**(2)** ×　**(3)** ○　**(4)** ×　**(5)** ×

(3) ☞消化管に出血が起こると、血液のたんぱく質が腸管内で代謝されアンモニアが生成します。このアンモニアが吸収され、生体内で代謝されることで血清尿素窒素（BUN）の上昇がみられます。

67 **答（3）**　**(1)** ×　**(2)** ×　**(3)** ○　**(4)** ×　**(5)** ×

(3) ☞サラゾスルファピリジンは潰瘍性大腸炎やクローン病に対して用いられる薬剤で、消化管の炎症を抑制する作用があります。機序は不明ですが、副作用として葉酸の吸収が低下することが確認されています。

68 32 歳、男性。クローン病。事務職。身長 168cm、体重 56kg、BMI 19.8kg/m²、標準体重 62kg。血液検査値は、アルブミン 3.8g/dL、CRP2.6mg/dL。この患者の寛解導入期の 1 日当たりの目標栄養量である。最も適当なのはどれか。1 つ選べ。

(1) エネルギーは、2,200kcal とする。

(2) たんぱく質は、60g とする。

(3) 脂肪は、70g とする。

(4) 食物繊維は、30g とする。

(5) 飲水量を含めて、水分は 1,000mL とする。

69 代償性肝硬変患者の栄養モニタリング項目である。最も適切なのはどれか。1 つ選べ。

(1) 肝性脳症の有無

(2) 浮腫の有無

(3) 筋肉量

(4) ウエスト / ヒップ比

70 C 型慢性肝炎患者に対する鉄制限食の主な目的である。最も適当なのはどれか。1 つ選べ。

(1) C 型肝炎ウィルスの除去

(2) 活性酸素の産生抑制

(3) 夜間の低血糖予防

(4) 肝性脳症の予防

(5) 腹水の予防

7

臨床栄養学

---

68 答 (1)　　(1) ○　(2) ×　(3) ×　(4) ×　(5) ×

(1) ☞エネルギーは、35kcal/kg 標準体重 / 日（35kcal × 62kg ≒ 2,200kcal/ 日）とします。

(2) 60g とする⇒75 ～ 110g とする　☞たんぱく質は、1.2 ～ 1.8g/kg 標準体重 / 日（1.2 ～ 1.8g × 62kg ≒ 75 ～ 110g/ 日）とします。

(3) 70g とする⇒30g 以下とする　☞脂肪は下痢などの原因となるため、低脂肪食（30g/ 日以下）とします。

(4) ⇒適切に摂取する　☞水溶性食物繊維は、腸内細菌叢の改善に有用であるため、寛解期では水溶性食物繊維を中心に適切に摂取します。

(5) 1,000mL とする⇒不足しないよう摂取する

69 答 (3)　　(1) ×　(2) ×　(3) ○　(4) ×

(3) ☞肝硬変では、肝機能低下により肝臓におけるアミノ酸の利用が低下します。代償的に筋肉における分枝アミノ酸の消費が高まるため、筋肉量の減少がみられることがあります。この現象は、非代償期にみられる浮腫や肝性脳症より早期に出現すると考えられるため、代償性肝硬変患者の栄養モニタリング項目として最適であるといえます。

70 答 (2)　　(1) ×　(2) ○　(3) ×　(4) ×　(5) ×

(2) ☞C 型慢性肝炎では、鉄の代謝臓器である肝臓に、鉄の過剰沈着が起こります。過剰の鉄は活性酸素を産生し、肝炎症状を悪化させるため、鉄を制限します。

解答と解説

71 53 歳、男性。標準体重 64kg の肝硬変患者。血清アルブミン値 2.2g/dL、血清フェリチン値 200ng/mL（基準値 15 〜 160ng/mL）、腹水・浮腫あり、肝性脳症が認められる。この患者に肝不全用経腸栄養剤 630kcal を投与した際の、食事から摂取する 1 日当たりの目標栄養量に関する記述である。最も適当なのはどれか。1 つ選べ。

(1) エネルギーは、600kcal とする。

(2) たんぱく質は、40g とする。

(3) 食塩は、8g とする。

(4) 鉄は、12mg 以上とする。

(5) 食物繊維は、10g 以下とする。

72 膵炎の栄養管理に関する記述である。最も適当なのはどれか。1 つ選べ。

(1) 急性膵炎の初期には、血清アミラーゼ値が低下する。

(2) 急性膵炎発症後の経口摂取開始時には、高たんぱく質食とする。

(3) 慢性膵炎代償期の再燃時には、血清リパーゼ値が低下する。

(4) 慢性膵炎非代償期には、疼痛が増強する。

(5) 慢性膵炎非代償期には、脂肪摂取量の制限を緩和できる。

71　答 **(2)**　　(1) ×　(2) ○　(3) ×　(4) ×　(5) ×

(1)　☞エネルギーは、25 〜 35kcal/kg 標準体重 / 日（25 〜 35kcal × 64kg = 1,600 〜 2,240kcal/ 日）とします。

(2)　☞たんぱく質は、肝性脳症が認められるため、0.5 〜 0.7g/kg 標準体重 / 日（0.5 〜 0.7g × 64kg ≒ 32 〜 45g/ 日）とします。なお、低たんぱく質食（0.5 〜 0.7g/kg 標準体重 / 日）にあわせ、たんぱく質制限によるたんぱく質の不足分を補える肝不全用経腸栄養剤を併用します。

(3)　☞食塩は、浮腫の悪化を防ぐため、6g/ 日未満とします。

(4)　☞鉄は、血清フェリチン値が高値のため（鉄の蓄積を防ぐため）、6 〜 7mg/ 日以下とします。

(5)　☞食物繊維は、便秘による肝性脳症（高アンモニア血症）の悪化を予防するため、25g/ 日以上とします。

72　答 **(5)**　　(1) ×　(2) ×　(3) ×　(4) ×　(5) ○

(1)　低下する⇒上昇する　☞炎症による膵酵素の逸脱により、血清アミラーゼ値が上昇します。

(2)　高たんぱく質食とする⇒低たんぱく質食とする　☞良質のたんぱく質を含む食事を少量から開始し、徐々に食事量を増加させていきます。

(3)　低下する⇒上昇する　☞炎症による膵酵素の逸脱により、血清リパーゼ値が上昇します。

(4)　増強する⇒減弱する　☞消化酵素を含む膵液の分泌量が減少し、膵臓の自己消化が抑制されるため、腹部疼痛が減弱します。

(5)　☞慢性膵炎非代償期では、腹部疼痛が減弱するため、脂肪摂取量の制限が緩和されます。

73　慢性膵炎の病態と栄養管理に関する記述である。最も適当なのはどれか。1 つ選べ。

(1)　代償期の間欠期では、たんぱく質摂取量を 0.8g/kg 標準体重 / 日とする。

(2)　代償期の再燃時では、血清アミラーゼ値が低下する。

(3)　非代償期では、腹痛が増強する。

(4)　非代償期では、インスリン分泌が低下する。

(5)　非代償期では、脂肪摂取量を 10g/ 日とする。

74　55 歳、男性。慢性膵炎（代償期）。事務職。身長 172cm、体重 65kg、BMI 22.0kg/m²。血液検査値は、CRP0.8mg/dL、アミラーゼ 120U/L（基準値：32 ～ 104U/L）。この患者の 1 日当たりの目標栄養量の組合せである。最も適当なのはどれか。1 つ選べ。

	エネルギー（kcal/ 日）	たんぱく質（g/ 日）	脂肪（g/ 日）
(1)	1,400	60	50
(2)	1,400	75	20
(3)	2,000	60	40
(4)	2,000	75	20
(5)	2,000	90	40

7

臨床栄養学

73　答 **(4)**　　**(1)** ×　**(2)** ×　**(3)** ×　**(4)** ○　**(5)** ×

(1)　0.8g/kg 標準体重 / 日とする⇒ 1.0 ～ 1.2g/kg 標準体重 / 日とする　☞間欠期（症状が治まっている時期）は、組織の修復を目的にたんぱく質を摂取します。

(2)　低下する⇒上昇する　☞再燃時（症状が再び悪化する時期）は、炎症による膵酵素の逸脱により、血清アミラーゼ値が上昇します。

(3)　増強する⇒減弱する　☞非代償期では、消化酵素の合成が低下し、膵臓の自己消化が抑制されるため、腹部疼痛が減弱します。

(4)　☞非代償期では、膵機能の破綻により、インスリンやグルカゴンの分泌が低下します。

(5)　10g/ 日とする⇒ 40 ～ 60g/ 日とする　☞非代償期では、腹部疼痛が減弱するため、消化酵素薬を服用したうえで、脂肪摂取量の制限が緩和されます。

74　答 **(4)**　　**(1)** ×　**(2)** ×　**(3)** ×　**(4)** ○　**(5)** ×

(4)　☞慢性膵炎代償期では、高エネルギー：30 ～ 35kcal/kg 標準体重 / 日（30 ～ 35kcal × 65kg = 1,950 ～ 2,275kcal/ 日）、高たんぱく質：1.2g/kg 標準体重 / 日（1.2g × 65kg = 78g/ 日）、低脂肪：30g/ 日以下とします。

75 医薬品とその作用の組合せである。最も適当なのはどれか。１つ選べ。

- (1) サイアザイド系利尿薬 ———————————— 血清尿酸値低下
- (2) β遮断薬 ———————————————————— 気管支拡張
- (3) カルシウム拮抗薬 ——————————————— 血管収縮
- (4) アンジオテンシン変換酵素阻害薬 ————— 尿中ナトリウム排泄促進
- (5) アンジオテンシンⅡ受容体拮抗薬 ————— 血清カリウム値低下

76 うっ血性心不全が増悪した時の病態と栄養管理に関する記述である。最も適当なのはどれか。１つ選べ。

- (1) 心胸郭比は、小さくなる。
- (2) 交感神経系は、抑制される。
- (3) 血漿 BNP（脳性ナトリウム利尿ペプチド）値は、上昇する。
- (4) 水分摂取量は、50mL/kg 標準体重 / 日とする。
- (5) 食塩摂取量は、8g/ 日とする。

7

臨床栄養学

---

75 答 **(4)**　　**(1)** ×　**(2)** ×　**(3)** ×　**(4)** ○　**(5)** ×

(1) 血清尿酸値低下⇒血清尿酸値上昇　☞サイアザイド系利尿薬は、尿中へのナトリウムの排泄を促進し、利尿を促すことで、血圧降下作用を示す薬剤です。なお、サイアザイド系利尿薬やループ利尿薬は、尿酸の排泄を低下させる作用があるため、これら利尿薬の副作用として血清尿酸値の上昇があります。

(2) 気管支拡張⇒気管支収縮　☞β遮断薬は、交感神経受容体の１つであるβ受容体を遮断することで、血圧降下作用を示す薬剤です。なお、交感神経には、気管支を拡張する作用があるため、β遮断薬の副作用として気管支収縮があります。

(3) 血管収縮⇒血管拡張　☞カルシウム拮抗薬は、血管平滑筋へのカルシウムの流入を抑制し、血管を弛緩させることで、血圧降下作用を示す薬剤です。

(4) ☞アンジオテンシン変換酵素阻害薬は、アンジオテンシンⅡの生成抑制による血圧降下作用を示す薬剤です。アンジオテンシンⅡが生成しなくなることで、アルドステロンの分泌が抑制され、尿中へのナトリウムの排泄が促進されます。

(5) 血清カリウム値低下⇒血清カリウム値上昇　☞アンジオテンシンⅡ受容体拮抗薬は、アンジオテンシンⅡ受容体の遮断による血圧降下作用を示す薬剤です。アンジオテンシンⅡ受容体が作用しなくなることで、アルドステロンの分泌が抑制され、ナトリウムの排泄が促進されます。なお、アルドステロンには、カリウムの排泄を促進する作用があるため、アンジオテンシンⅡ受容体拮抗薬の副作用として血清カリウム値の上昇があります。

76 答 **(3)**　　**(1)** ×　**(2)** ×　**(3)** ○　**(4)** ×　**(5)** ×

(1) 小さくなる⇒大きくなる　☞心胸郭比とは、胸郭（胸全体の大きさ）に対する心臓の占める割合です。うっ血性心不全では、水分の貯留や心臓の負担増加により心筋が肥大している傾向があるため、心胸郭比が大きくなります。

(2) 抑制される⇒促進される　☞心拍出量の減少による血圧の低下を改善するため、交感神経系が促進されます。

(3) ☞BNP は、ナトリウム利尿作用があります。心臓に負担がかかると血漿 BNP 値が上昇し、ナトリウムの排泄を促します。

(4) 50mL/kg 標準体重 / 日とする⇒ 1,000mL/ 日以下とする　☞うっ血性心不全が増悪している場合、水分の貯留を改善するため、厳しい水分制限を行います。

(5) 8g/ 日とする⇒ 6g/ 日未満とする

解答と解説

77 慢性心不全に関する記述である。最も適当なのはどれか。1つ選べ。

(1) 重症度評価には、ボルマン（Borrmann）分類が用いられる。

(2) 脳性ナトリウム利尿ペプチド（BNP）は、重症化とともに低下する。

(3) 進行すると、悪液質となる。

(4) エネルギー摂取量は、40kcal/kg 標準体重 / 日とする。

(5) 水分摂取量は、50mL/kg 標準体重 / 日とする。

78 うっ血性心不全患者において、前負荷を減らす栄養管理である。最も適当なのはどれか。1つ選べ。

(1) たんぱく質制限

(2) 乳糖制限

(3) 食物繊維制限

(4) 食塩制限

(5) カリウム制限

79 70歳、男性。くも膜下出血後、意識がなく、経腸栄養剤のみにて3週間経過したところで、血清ナトリウム値 150mEq/L、ヘマトクリット値 55％、ツルゴール（皮膚の緊張度）の低下を認めた。投与エネルギー量の設定を変更せずに対処した栄養管理に関する記述である。最も適当なのはどれか。1つ選べ。

(1) 1.0kcal/mL から 2.0kcal/mL の栄養剤に変更した。

(2) たんぱく質エネルギー比率の低い栄養剤に変更した。

(3) 脂肪エネルギー比率の高い栄養剤に変更した。

(4) 投与するナトリウム量を増やした。

(5) 投与する水分量を増やした。

7

臨床栄養学

---

77 答（3）　(1) ×　(2) ×　(3) ○　(4) ×　(5) ×

(1) ボルマン（Borrmann）分類が⇒ NYHA 分類（自覚症状による評価）や ACC/AHA 分類（ステージ分類した評価）が ☞ボルマン分類は、進行胃がんの重症度評価に用いられます。

(2) 低下する⇒上昇する　☞BNP は、ナトリウム利尿作用があります。心不全の重症化により、心臓への負担が大きくなると血漿 BNP 値が上昇し、ナトリウムの排泄を促します。

(3) ☞悪液質は、疾患によって生じる複合的な代謝異常であり、筋肉量（除脂肪体重）の減少を特徴とします。

(4) 40kcal/kg 標準体重 / 日とする⇒ 25 ～ 30kcal/kg 標準体重 / 日とする

(5) ⇒不足しないよう摂取する　☞重症心不全で、希釈性低ナトリウム血症をきたした場合は水分制限が必要となります。

78 答（4）　(1) ×　(2) ×　(3) ×　(4) ○　(5) ×

(4) ☞前負荷とは、心臓が収縮する直前に心室にかかる負荷をいい、心室に流入する血液が多いほど大きくなります。食塩制限により、循環血液量の減少が期待できるため、前負荷を減らすことができます。

79 答（5）　(1) ×　(2) ×　(3) ×　(4) ×　(5) ○

(5) ☞ツルゴール（皮膚の緊張度）の低下を確認した場合、脱水症の可能性があります。したがって、投与する水分量を増加させます。

解答と解説

80　腎疾患の病態と栄養管理に関する記述である。最も適当なのはどれか。1 つ選べ。

(1)　急性糸球体腎炎では、エネルギーを制限する。

(2)　微小変化型ネフローゼ症候群では、たんぱく質摂取量を 0.8g/kg 標準体重 / 日とする。

(3)　急性腎不全では、利尿期の後に乏尿期となる。

(4)　慢性腎不全では、血中 1 α ,25 – ジヒドロキシビタミン D 値が低下する。

(5)　尿路結石では、水分を制限する。

81　腎疾患の病態と栄養管理に関する記述である。最も適当なのはどれか。1 つ選べ。

(1)　IgA 腎症は、尿細管への IgA の沈着を特徴とする。

(2)　慢性腎不全が進行すると、血中 1 α ,25 – ジヒドロキシビタミン D 値が上昇する。

(3)　糖尿病腎症第 4 期では、エネルギー摂取量を 25 ～ 35kcal/kg 目標体重 / 日とする。

(4)　血液透析では、リン摂取量を 2,000mg/ 日以上とする。

(5)　急性糸球体腎炎では、回復期に水分を制限する。

82　65 歳、男性。膜性腎症によるネフローゼ症候群。身長 165cm、体重 65kg、標準体重 60kg。血圧 112/64mmHg。空腹時血液検査値は、アルブミン 2.0g/dL、HbA1c5.4%、LDL コレステロール 200mg/dL、カリウム 3.5mEq/L。尿たんぱく 4.0g/ 日。全身に浮腫があり、利尿薬を使用している。この患者の 1 日当たりの目標栄養量に関する記述である。最も適当なのはどれか。1 つ選べ。

(1)　エネルギーは、20kcal/kg 標準体重とする。

(2)　脂肪エネルギー比率は、35％ E とする。

(3)　たんぱく質は、0.8g/kg 標準体重とする。

(4)　食塩は、3g 未満とする。

(5)　カリウムは、2,000mg 未満とする。

80　答 **(4)**　　**(1)** ×　**(2)** ×　**(3)** ×　**(4)** ○　**(5)** ×

(1)　制限する⇒増加させる　☞ 35kcal/kg 標準体重 / 日とします。

(2)　0.8g/kg 標準体重 / 日とする⇒ 1.0 ～ 1.1g/kg 標準体重 / 日とする

(3)　利尿期 ⇔ 乏尿期　☞急性腎不全は、発症期、乏尿期、利尿期、回復期の順に治癒へと向かいます。

(4)　☞ 1 α ,25 –ジヒドロキシビタミン D（活性型ビタミン D）は、腎臓で生成されます。腎機能が低下すると、血中 1 α ,25 –ジヒドロキシビタミン D 値が低下します。

(5)　制限する⇒積極的に摂取する　☞結石の生成抑制、排泄促進を目的に、水分を積極的に摂取します。

81　答 **(3)**　　**(1)** ×　**(2)** ×　**(3)** ○　**(4)** ×　**(5)** ×

(1)　尿細管への⇒糸球体への　☞ IgA 腎症では、糸球体への IgA 沈着によって糸球体腎炎が引き起こされます。

(2)　上昇する⇒低下する　☞ 1 α ,25– ジヒドロキシビタミン D（活性型ビタミン D）は、腎臓で生成されます。腎機能が低下すると、血中 1 α ,25 –ジヒドロキシビタミン D 値が低下します。

(3)　☞糖尿病腎症第 1 期～第 3 期は 25 ～ 30kcal/kg 目標体重 / 日、第 4 期は 25 ～ 35kcal/kg 目標体重 / 日、第 5 期は 30 ～ 35kcal/kg 目標体重 / 日とします。

(4)　2,000mg/ 日以上とする⇒たんぱく質（g）× 15［mg/ 日］以下とする　☞血液透析、腹膜透析ともに同様のリン制限を行います。

(5)　回復期に⇒乏尿期に

82　答 **(3)**　　**(1)** ×　**(2)** ×　**(3)** ○　**(4)** ×　**(5)** ×

(1)　20kcal/kg 標準体重とする⇒ 35kcal/kg 標準体重とする

(2)　35％ E とする⇒ 20 ～ 30％ E とする

(4)　3g 未満とする⇒ 5g とする

(5)　⇒制限する必要はない　☞高カリウム血症（K ≧ 5.5mEq/L）の場合は、制限します。

◆**83** 58 歳、男性、事務職。身長 165cm、体重 63kg（標準体重 60kg）の糖尿病腎症患者である。持続性たんぱく尿（0.8g/g クレアチニン）がみられ、推算糸球体濾過量（eGFR）50mL/ 分 /1.73m²。この患者の 1 日当たりの目標エネルギー量とたんぱく質量の組合せである。最も適当なのはどれか。1 つ選べ。

	エネルギー量 （kcal/ 日）	たんぱく質量 （g/ 日）
(1)	1,200	50
(2)	1,600	30
(3)	1,600	50
(4)	2,200	30
(5)	2,200	50

84 CKD（慢性腎臓病）の栄養アセスメントに関する記述である。最も適当なのはどれか。1 つ選べ。

(1) 推算糸球体濾過量（eGFR）の算出には、血清クレアチニン値を用いる。

(2) 重症度分類には、尿潜血を用いる。

(3) たんぱく質摂取量の推定には、1 日尿中尿酸排泄量を用いる。

(4) ビタミン D 活性化障害の評価には、血清カリウム値を用いる。

(5) エリスロポエチン産生障害の評価には、血清マグネシウム値を用いる。

7

臨床栄養学

---

83 答 **(3)**　　**(1)** ×　**(2)** ×　**(3)** ○　**(4)** ×　**(5)** ×

(3) ★糖尿病性腎症病期分類 2014 では「顕性アルブミン尿（尿中アルブミン・クレアチニン比 ≧ 300mg/g）あるいは持続性たんぱく尿（尿中たんぱく・クレアチニン比 ≧ 0.5g/g）」と「eGFR30mL/ 分 /1.73m² 以上」がみられる場合を「第 3 期（顕性腎症期）」としていましたが、糖尿病性腎症病期分類 2023 では、「顕性アルブミン尿（尿中アルブミン・クレアチニン比 ≧ 300mg/g あるいは尿中たんぱく・クレアチニン比 ≧ 0.5g/g）」と「eGFR30mL/ 分 /1.73m² 以上」がみられる場合を「顕性アルブミン尿期（第 3 期）」としています。患者は、「尿中たんぱく・クレアチニン比 0.8g/g」「eGFR50mL/ 分 /1.73m²」であるため、『顕性アルブミン尿期（第 3 期）』であると判断します。したがって、エネルギー量：25 ～ 30kcal × 60kg（標準体重）＝ 1,500 ～ 1,800kcal/ 日、たんぱく質：0.8 ～ 1.0g × 60kg（標準体重）≒ 50 ～ 60g/ 日とします。

84 答 **(1)**　　**(1)** ○　**(2)** ×　**(3)** ×　**(4)** ×　**(5)** ×

(1) ☞ eGFR の算出には、血清クレアチニン値と年齢、性別が必要です。

(2) 尿潜血を⇒原疾患、GFR、たんぱく尿（アルブミン尿）を

(3) 尿中尿酸排泄量を⇒尿中尿素窒素排泄量を

(4) 血清カリウム値を⇒血清カルシウム値、リン値、副甲状腺ホルモン値などを

(5) 血清マグネシウム値を⇒血清エリスロポエチン値を

解答と解説

85 CKD 患者に対するたんぱく質制限（0.8 ～ 1.0g/kg 標準体重 / 日）に関する記述である。最も適当なのはどれか。1 つ選べ。

(1) 糸球体過剰濾過を防ぐ効果がある。

(2) 重症度分類ステージ G1 の患者に適用される。

(3) エネルギー摂取量を 20kcal/kg 標準体重 / 日とする。

(4) アミノ酸スコアの低い食品を利用する。

(5) 制限に伴い、カリウムの摂取量が増加する。

86 標準体重 50kg の CKD 患者。血圧 152/86mmHg、血清カリウム値 4.8mEq/L、eGFR37mL/分 /1.73m^2。この患者の 1 日当たりの目標栄養量の組合せである。ただし、食塩は 6g/ 日未満とする。最も適当なのはどれか。1 つ選べ。

	エネルギー量 （kcal/ 日）	たんぱく質量 （g/ 日）	カリウム （mg/ 日）
(1)	1,200	40	1,000
(2)	1,200	50	2,000
(3)	1,600	40	2,000
(4)	1,600	50	2,500
(5)	1,800	60	3,000

7

臨床栄養学

---

85 答（1）   (1) ○   (2) ×   (3) ×   (4) ×   (5) ×

(1) ☞糸球体過剰濾過とは、糸球体にかかる圧力が増え、濾過が過剰となる状態をいいます。たんぱく質は、糸球体にかかる圧力を増加させる因子となるため、たんぱく質制限により糸球体過剰濾過を防ぐ効果が期待できます。

(2) G1 の⇒ G3a の   ☞たんぱく質制限は、G3a から実施されます。G3b 以降は、0.6 ～ 0.8g/kg 標準体重 / 日に制限します。

(3) 20kcal/kg 標準体重 / 日とする⇒ 25 ～ 35kcal/kg 標準体重 / 日とする

(4) 低い食品を⇒高い食品を   ☞たんぱく質制限による体たんぱく質の異化を防ぐため、アミノ酸スコアの高い食品を利用します。

(5) 増加する⇒減少する   ☞たんぱく質含有量の多い食品には、カリウムも多く含まれている傾向があるため、たんぱく質制限によりカリウムの摂取量が減少します。

86 答（3）   (1) ×   (2) ×   (3) ○   (4) ×   (5) ×

(3) ☞eGFR30 ～ 44mL/ 分 /1.73m^2 より、CKD（慢性腎臓病）ステージ 3b と判断します。ステージ 3b では、エネルギー 25 ～ 35kcal/kg 標準体重 / 日（25 ～ 35kcal × 50kg ＝ 1,250 ～ 1,750kcal/ 日）、たんぱく質 0.6 ～ 0.8g/kg 標準体重 / 日（0.6 ～ 0.8g × 50kg ＝ 30 ～ 40g/ 日）、カリウム 2,000mg/ 日以下とします。

87　55 歳、女性。標準体重 55kg の CKD 患者。eGFR40mL/ 分 /1.73m^2。この患者の 1 日当たりの目標栄養量の組合せである。最も適当なのはどれか。1 つ選べ。

	エネルギー量 （kcal/ 日）	たんぱく質量 （g/ 日）
(1)	1,700 —————————	30
(2)	1,700 —————————	40
(3)	2,100 —————————	30
(4)	2,100 —————————	40
(5)	2,400 —————————	40

88　52 歳、女性。身長 150cm、体重 52kg（標準体重 50kg）。血清カリウム値 6.0mEq/L。腹膜透析を開始した。この患者の栄養管理に関する記述である。最も適当なのはどれか。1 つ選べ。

(1)　エネルギーの摂取量は、40kcal/kg 標準体重 / 日とする。
(2)　たんぱく質の摂取量は、0.6g/kg 標準体重 / 日とする。
(3)　カリウムの摂取量は、3,000mg/ 日とする。
(4)　リンの摂取量は、1,500mg/ 日とする。
(5)　水分の摂取量は、前日尿量に除水量を加えた量とする。

89　標準体重 60kg の大動脈石灰化を認める維持血液透析患者に対して、1 日当たりの摂取量の評価を行った。改善が必要な項目として、最も適当なのはどれか。1 つ選べ。

(1)　エネルギー 2,100kcal
(2)　たんぱく質 60g
(3)　食塩 5g
(4)　カリウム 1,500mg
(5)　リン 1,200mg

7

臨床栄養学

87　答 **(2)**　　(1) ×　(2) ○　(3) ×　(4) ×　(5) ×

(2)　☞eGFR40mL/ 分 /1.73m^2 より、CKD ステージ 3b（GFR30 ～ 44）と判断します。したがって、目標栄養量はエネルギー：25 ～ 35kcal/kg 標準体重 / 日（25 ～ 35kcal × 55kg = 1,375 ～ 1,925kcal/ 日）、たんぱく質：0.6 ～ 0.8g/kg 標準体重 / 日（0.6 ～ 0.8g × 55kg = 33 ～ 44g/ 日）とします。

88　答 **(5)**　　(1) ×　(2) ×　(3) ×　(4) ×　(5) ○

(1)　40kcal/kg 標準体重 / 日とする⇒ 30 ～ 35kcal/kg 標準体重 / 日とする
(2)　0.6g/kg 標準体重 / 日とする⇒ 0.9 ～ 1.2g/kg 標準体重 / 日とする
(3)　3,000mg/ 日とする⇒ 2,000mg/ 日以下とする　☞腹膜透析では、原則、カリウム制限は行いません。ただし、高カリウム血症（5.5mEq/L 以上）がみられる場合、2,000mg/ 日以下に制限します。
(4)　1,500mg/ 日とする⇒たんぱく質（g）× 15 ［mg/ 日］以下とする

89　答 **(5)**　　(1) ×　(2) ×　(3) ×　(4) ×　(5) ○

(1)　☞エネルギー摂取量は、30 ～ 35kcal/kg 標準体重 / 日（30 ～ 35kcal × 60kg = 1,800 ～ 2,100kcal/ 日）とします。
(2)　☞たんぱく質摂取量は、0.9 ～ 1.2g/kg 標準体重 / 日（0.9 ～ 1.2g × 60kg = 54 ～ 72g/ 日）とします。
(3)　☞食塩摂取量は、6g/ 日未満とします。
(4)　☞カリウム摂取量は、2,000mg/ 日以下とします。
(5)　☞腎機能が破綻している透析患者の場合、リンの排泄障害により血中に増加したリンが石灰化し血管組織に沈着することで、大動脈石灰化を引き起こすため、リンの摂取を制限します。リン摂取量は、たんぱく質（g）× 15 ［mg/ 日］以下（60g × 15mg = 900mg/ 日以下）に改善が必要であるといえます。

解答と解説

90 血液透析患者の 1 日当たりの目標栄養量である。最も適当なのはどれか。1 つ選べ。

(1) エネルギーは、25kcal/kg 標準体重とする。

(2) たんぱく質は、1.5g/kg 標準体重とする。

(3) カリウムは、3,000mg とする。

(4) リンは、たんぱく質量（g）× 15mg とする。

(5) 飲水量は、2,000mL とする。

91 40 歳、女性。腹膜透析患者。BMI 22.0kg/m²、標準体重 50kg。腹膜吸収グルコースのエネルギー量は、300kcal/ 日。この患者の食事における目標栄養量の組合せである。最も適当なのはどれか。1 つ選べ。

	エネルギー（kcal/ 日）	たんぱく質（g/ 日）
(1)	1,400	30
(2)	1,400	50
(3)	1,700	30
(4)	1,700	50
(5)	1,700	70

内分泌疾患における栄養ケア・マネジメント

92 内分泌疾患の栄養管理に関する記述である。最も適当なのはどれか。1 つ選べ。

(1) 甲状腺機能亢進症では、エネルギーの摂取量を制限する。

(2) 甲状腺機能亢進症では、たんぱく質の摂取量を制限する。

(3) 橋本病では、ヨウ素の摂取量を制限する。

(4) クッシング症候群では、ナトリウムの摂取量を制限する。

(5) クッシング症候群では、カルシウムの摂取量を制限する。

---

90 答（4）　(1) ×　(2) ×　(3) ×　(4) ○　(5) ×

(1) 25kcal/kg 標準体重とする⇒ 30 〜 35kcal/kg 標準体重とする

(2) 1.5g/kg 標準体重とする⇒ 0.9 〜 1.2g/kg 標準体重とする

(3) 3,000mg とする⇒ 2,000mg 以下とする

(5) 2,000mL とする⇒できるだけ少なくする

91 答（2）　(1) ×　(2) ○　(3) ×　(4) ×　(5) ×

(2) ☞腹膜透析では、腹膜吸収グルコースからのエネルギー分を差し引いてエネルギー量を算出します。したがって、食事から摂取するエネルギーは、30 〜 35kcal/kg 標準体重 / 日− 300kcal/ 日（30 〜 35kcal × 50kg − 300kcal = 1,200 〜 1,450kcal/ 日）とします。たんぱく質は、0.9 〜 1.2g/kg 標準体重 / 日（0.9 〜 1.2g × 50kg = 45 〜 60g/ 日）とします。

92 答（4）　(1) ×　(2) ×　(3) ×　(4) ○　(5) ×

(1) 制限する⇒増やす　☞甲状腺機能亢進症では、甲状腺ホルモンの過剰分泌により代謝が亢進するため、エネルギーの摂取量を増加させます。

(2) 制限する⇒増やす　☞代謝の亢進による体たんぱく質の異化を防ぐため、たんぱく質の摂取量を増加させます。

(3) 制限する⇒制限する必要はない

(4) ☞コルチゾールには、微弱なアルドステロン様作用があります。クッシング症候群によりコルチゾールの過剰分泌が長期にわたると、ナトリウムの再吸収が増加するため、ナトリウムの摂取量を制限する必要があります。

(5) 制限する⇒増やす　☞コルチゾールの過剰分泌による骨粗鬆症を予防するため、カルシウムの摂取量を増加させます。

93 30 歳、女性、甲状腺機能亢進症。BMI 20kg/m²、標準体重 45kg。この患者の栄養管理に関する記述である。最も適当なのはどれか。1 つ選べ。

(1) エネルギーは、20 〜 25kcal/kg 標準体重 / 日とする。
(2) たんぱく質は、0.8 〜 1.0g/kg 標準体重 / 日とする。
(3) カルシウムは、650 〜 1,000mg/ 日とする。
(4) ヨウ素は、3,000 μ g/ 日以上とする。
(5) 水分の補給は、700mL/ 日以下とする。

94 甲状腺疾患の病態と栄養管理に関する記述である。最も適当なのはどれか。1 つ選べ。

(1) バセドウ病では、血中甲状腺ホルモン値が低値である。
(2) バセドウ病では、エネルギーは 15 〜 20kcal/kg 標準体重 / 日とする。
(3) 橋本病では、血中総コレステロール値が低下する。
(4) 橋本病では、浮腫を認める。
(5) 橋本病では、TSH 受容体抗体陽性となる。

95 クッシング症候群で低下する検査値である。最も適当なのはどれか。1 つ選べ。

(1) 血圧
(2) 血糖
(3) 血清コレステロール
(4) 尿中デオキシピリジノリン
(5) 骨密度

---

93 答（3） **(1)** ✕ **(2)** ✕ **(3)** ◯ **(4)** ✕ **(5)** ✕

(1) 20 〜 25kcal/kg 標準体重 / 日とする⇒ 35 〜 40kcal/kg 標準体重 / 日とする
(2) 0.8 〜 1.0g/kg 標準体重 / 日とする⇒ 1.2 〜 1.5g/kg 標準体重 / 日とする
(3) ☞推奨量（RDA）以上とし、不足しないよう摂取します。
(4) 3,000 μ g/ 日以上とする⇒ヨウ素含有量の多い食品を控える　☞治療に有効なヨウ素の摂取量は示されていませんが、3,000 μ g/ 日以上は耐容上限量（UL）以上となるため不適切です。
(5) 700mL/ 日以下とする⇒積極的にする

94 答（4） **(1)** ✕ **(2)** ✕ **(3)** ✕ **(4)** ◯ **(5)** ✕

(1) 低値である⇒高値である　☞バセドウ病は、甲状腺刺激ホルモン（TSH）受容体抗体が TSH 受容体を刺激することで、甲状腺機能が亢進し、甲状腺ホルモンの過剰分泌が起こる内分泌疾患です。
(2) 15 〜 20kcal/kg 標準体重 / 日とする⇒ 35 〜 40kcal/kg 標準体重 / 日とする　☞バセドウ病では、甲状腺ホルモンの過剰分泌により代謝が亢進し、エネルギー消費量が増加するため、高エネルギー食とします。
(3) 低下する⇒上昇する　☞橋本病では、甲状腺機能が低下し、甲状腺ホルモンの分泌低下が起こります。代謝が低下し、生体内でのコレステロールの利用が減少するため、コレステロール値が上昇します。
(4) ☞橋本病では、甲状腺ホルモンの分泌低下により水分代謝機能が低下するため、浮腫や皮下組織の粘液水腫が認められます。
(5) 橋本病では⇒バセドウ病では

95 答（5） **(1)** ✕ **(2)** ✕ **(3)** ✕ **(4)** ✕ **(5)** ◯

(1) ☞クッシング症候群は、コルチゾールの過剰分泌が起こる内分泌疾患です。コルチゾールには、微弱なアルドステロン様作用があるため、ナトリウムの再吸収が増加することにより、血圧が上昇します。
(2) ☞コルチゾールには、糖新生を亢進する作用があるため、血糖が上昇します。
(3) ☞コルチゾールには、VLDL、LDL、HDL を増加させる作用が確認されているため、血清総コレステロールが上昇します。
(4) ☞尿中デオキシピリジノリンは、骨吸収マーカーです。コルチゾールには、骨吸収を促進する作用があるため、尿中デオキシピリジノリンは上昇します。
(5) ☞コルチゾールには、骨吸収を促進する作用があるため、骨密度は低下します。

2021 年国試 117：重要度★★★　　　　　　　　　　　　　　　チェック □□□□□

96 てんかん食とその摂取により生じる代謝に関する記述である。最も適当なのはどれか。1 つ選べ。

(1) 高炭水化物・低たんぱく質食である。

(2) 摂取により、血中 3 – ヒドロキシ酪酸値が低下する。

(3) 摂取により、血液 pH が上昇する。

(4) ケトン体は、筋肉で合成される。

(5) ケトン体は、脳で利用される。

2020 年国試 132：重要度★★★　　　　　　　　　　　　　　　チェック □□□□□

97 22 歳、女性。神経性やせ症（神経性食欲不振症）。嘔吐や下痢を繰り返し、2 週間以上ほとんど食事摂取ができず、入院となった。この患者の病態および栄養管理に関する記述である。最も適当なのはどれか。1 つ選べ。

(1) インスリンの分泌が亢進する。

(2) 無月経がみられる。

(3) 高カリウム血症がみられる。

(4) エネルギーの摂取量は、35kcal/kg 標準体重 / 日から開始する。

(5) 経腸栄養剤の使用は、禁忌である。

7

臨床栄養学

96 答 **(5)**　　(1) ×　(2) ×　(3) ×　(4) ×　(5) ○

(1) ⇒高脂質・低炭水化物食である　☞てんかん食は、グルコースに代わりケトン体をエネルギー源として供給することを目的にした、高脂質・低炭水化物食をいいます。てんかんは、脳の神経細胞に突然発生する過剰な電気的興奮により、意識障害やけいれんなどを発作的に起こす脳の慢性疾患です。ケトン体は、神経細胞やそのネットワークに作用して、てんかん発作に効果があるとされています。

(2) 低下する⇒上昇する　☞炭水化物の制限により、ケトン体である 3–ヒドロキシ酪酸（β–ヒドロキシ酪酸）の合成が増加し、血中濃度が上昇します。

(3) 上昇する⇒低下する　☞炭水化物の制限により、ケトン体の合成が増加するため、血液 pH が低下します。

(4) 筋肉で⇒肝臓で

(5) ☞ケトン体は、肝臓以外の組織で利用されます。

97 答 **(2)**　　(1) ×　(2) ○　(3) ×　(4) ×　(5) ×

(1) 亢進する⇒低下する　☞摂食量の減少に伴う低栄養により、消化管機能やインスリン分泌能が低下します。

(3) 高カリウム血症が⇒低カリウム血症が　☞自己誘発性嘔吐や下剤・利尿薬の乱用による水分喪失により、循環血液量が減少します。循環血液量を改善するため、アルドステロンの分泌が亢進し、低カリウム血症を引き起こすことがあります。

(4) 35kcal/kg 標準体重 / 日から⇒ 500kcal/ 日程度から　☞長期間の絶食状態の患者に対し、急激な栄養投与を行うとリフィーディング症候群を発症する可能性があります。特に静脈栄養で発症リスクが高く、リフィーディング症候群を予防するため、投与開始時のエネルギー量は 500kcal/ 日程度とし、徐々に投与量を増加させていきます。

(5) 禁忌である⇒可能である

98　25 歳、女性。BMI 15kg/m²。神経性やせ症（神経性食欲不振症）。心療内科に通院をしていたが、自己判断による食事摂取制限や下剤の常用、自己誘発性嘔吐を繰り返し、無月経が認められ入院となった。この患者のアセスメントの結果と関連する病態の組合せである。最も適当なのはどれか。1つ選べ。

(1)　BMI 15kg/m² ———————————— 血圧の上昇
(2)　食事摂取制限 ———————————— 除脂肪体重の増加
(3)　下剤の常用 ———————————— 血清カリウム値の上昇
(4)　自己誘発性嘔吐 ———————————— う歯の増加
(5)　無月経 ———————————— 骨密度の上昇

99　29 歳、女性。身長 155cm、体重 26kg、BMI 10.8kg/m²。神経性やせ症と診断され、精神科に通院していた。最近食事を全く摂らなくなり、動けなくなったため、救急搬送され入院となった。この患者における入院中の栄養管理に関する記述である。最も適当なのはどれか。1つ選べ。

(1)　経管栄養は、禁忌である。
(2)　エネルギーは、2,000kcal/ 日から開始する。
(3)　たんぱく質は、制限する。
(4)　嗜好食品は、禁止する。
(5)　血清カリウム値を、モニタリングする。

98　答 (4)　　(1) ×　(2) ×　(3) ×　(4) ○　(5) ×

(1)　上昇⇒低下　☞やせ（BMI の低下）により、循環血液量が減少するため、血圧が低下します。
(2)　増加⇒減少　☞食事摂取制限により、筋肉量が低下するため、除脂肪体重が減少します。
(3)　上昇⇒低下　☞下剤の常用により、腸液が失われると、体内のカリウムが喪失するため、血清カリウム値が低下します。
(4)　☞自己誘発性嘔吐の繰り返しにより、胃酸が口腔内へ逆流し、う歯のリスクが増加します。
(5)　上昇⇒低下　☞エストロゲン分泌の低下により、骨吸収が促進され、骨密度が低下します。

99　答 (5)　　(1) ×　(2) ×　(3) ×　(4) ×　(5) ○

(1)　禁忌である⇒禁忌ではない　☞経口摂取による栄養補給が困難な場合は、経管栄養を実施します。
(2)　2,000kcal/ 日から⇒ 500kcal/ 日程度から　☞長期間の絶食状態の患者に対し、急激な栄養投与を行うとリフィーディング症候群を発症する可能性があります。特に静脈栄養で発症リスクが高く、リフィーディング症候群を予防するため、投与開始時のエネルギー量は 500kcal/ 日程度とし、徐々に投与量を増加させていきます。
(3)　制限する⇒不足しないよう摂取する
(4)　禁止する⇒禁止ではない　☞嗜好食品であったとしても、食べられそうな食品を優先的に摂取します。
(5)　☞水分摂取量の不足や自己誘発性嘔吐、下剤・利尿薬の乱用による水分喪失により、循環血液量が減少します。循環血液量を改善するため、アルドステロンの分泌が亢進し、低カリウム血症を引き起こすことがあります。また、急激な栄養投与を行うとリフィーディング症候群を発症し、低カリウム血症を引き起こします。これらを評価するため、血清カリウム値をモニタリングします。

100 70 歳、男性。高 CO_2 血症を認める COPD 患者である。この患者の栄養管理に関する記述である。最も適当なのはどれか。1 つ選べ。

(1) たんぱく質摂取量は、0.5g/kg 標準体重 / 日とする。

(2) 脂肪の摂取エネルギー比率は、40％ E とする。

(3) 炭水化物の摂取エネルギー比率は、80％ E とする。

(4) カルシウム摂取量は、300mg/ 日とする。

(5) リン摂取量は、500mg/ 日とする。

101 COPD の病態と栄養管理に関する記述である。最も適当なのはどれか。1 つ選べ。

(1) 1 秒率は、上昇する。

(2) 動脈血酸素分圧は、低下する。

(3) 除脂肪体重は、増加する。

(4) 投与エネルギー量を制限する。

(5) たんぱく質を制限する。

---

100 答（2）　　(1) ✕　(2) ○　(3) ✕　(4) ✕　(5) ✕

(1) 0.5g/kg 標準体重 / 日とする⇒ 1.2 ～ 1.5g/kg 標準体重 / 日とする　☞ COPD 患者の食事療法は、高エネルギー・高たんぱく質食とします。

(2) ☞ COPD 患者で高 CO_2 血症を認める場合、二酸化炭素の産生抑制を目的に高脂肪食とします。脂質は、エネルギー産生に伴う二酸化炭素生成量が少ないため、摂取量を増加させます。

(3) ⇒炭水化物の摂取量を制限する　☞炭水化物は、エネルギー産生に伴う二酸化炭素生成量が多いため、摂取量を減少させます。

(4) 300mg/ 日とする⇒ 750mg/ 日以上とする　☞呼吸に伴う筋肉の収縮にカルシウムが利用されるため、カルシウムが不足しないように、RDA（推奨量）以上の摂取とします。

(5) 500mg/ 日とする⇒ 1,000mg/ 日以上とする　☞呼吸に伴う筋肉の収縮にリンが利用されるため、リンが不足しないように、AI（目安量）以上の摂取とします。

101 答（2）　　(1) ✕　(2) ○　(3) ✕　(4) ✕　(5) ✕

(1) 上昇する⇒低下する　☞ 1 秒率とは、努力肺活量のうち最初の 1 秒間に吐き出せる空気の量の割合をいいます。COPD（慢性閉塞性肺疾患）では、十分に息を吐き出すことができないため 1 秒率が低下します。

(2) ☞肺胞でのガス交換障害により、動脈血酸素分圧の低下、動脈血二酸化炭素分圧の上昇が起こります。

(3) 増加する⇒減少する　☞エネルギー消費量の増加、食欲不振により除脂肪体重が減少します。

(4) 制限する⇒増加させる　☞ COPD 患者の食事療法は、高エネルギー食とします。

(5) 制限する⇒増加させる　☞ COPD 患者の食事療法は、高たんぱく質食とします。

102 COPD の病態と栄養管理に関する記述である。最も適当なのはどれか。1 つ選べ。

- (1) 呼吸筋の酸素消費量は、減少する。
- (2) 基礎代謝量は、減少する。
- (3) 骨密度は、低下する。
- (4) エネルギー摂取量は、制限する。
- (5) BCAA 摂取量は、制限する。

103 72 歳、男性。COPD の外来患者。独居。体重 41kg、BMI 16.0kg/m²。間接熱量計による安静時エネルギー消費量 1,050kcal/ 日。外来栄養食事指導を行うこととなり、1 日の栄養摂取量を評価したところ、エネルギー 1,350kcal、たんぱく質 45g であった。食事は毎食コンビニエンスストアで購入している。この男性に、補食として 1 品追加購入するよう指導した。補食の例として、最も適当なのはどれか。1 つ選べ。

- (1) 即席春雨スープ（1 個、調理後約 200g）
- (2) フライドポテト（100g 入り）
- (3) カスタードシュークリーム（1 個 100g）
- (4) レモンシャーベット（1 個 200g）
- (5) ところてん（1 個 150g）

7

臨床栄養学

---

102 答 (3)　　**(1)** ×　**(2)** ×　**(3)** ○　**(4)** ×　**(5)** ×

- (1) 減少する⇒増加する
- (2) 減少する⇒増加する
- (3) ☞体重減少に伴う骨への負荷の減少、炎症に伴う骨の異化、食欲不振によるカルシウムやビタミン D の摂取不足などの影響により骨密度が低下すると考えられています。
- (4) 制限する⇒増加させる
- (5) 制限する⇒増加させる　☞BCAA（分枝アミノ酸）には、たんぱく質合成促進と異化抑制作用があるため、COPD では BCAA を強化した栄養剤が用いられます。

103 答 (3)　　**(1)** ×　**(2)** ×　**(3)** ○　**(4)** ×　**(5)** ×

- (3) ☞COPD（慢性閉塞性肺疾患）患者のエネルギー目標量は、安静時エネルギー消費量の 1.5 倍が推奨されています。したがって、エネルギー目標量は 1,050kcal/ 日× 1.5 ＝ 1,575kcal/ 日であり、現在のエネルギー摂取量では約 200kcal/ 日（1,350kcal/ 日－ 1,575kcal/ 日＝－ 225kcal/ 日）不足している状態です。エネルギー不足を補うための補食は、高エネルギーかつ、栄養素代謝による二酸化炭素生成量の少ない高脂肪、低炭水化物な食品が望ましいため、カスタードシュークリームが最適であるといえます。

解答と解説

104 60 歳、男性。胃全摘術後 10 年を経過し、貧血と診断された。ヘモグロビン値 10.2g/dL、フェリチン値 200ng/mL（基準値 15 ～ 160ng/mL）、MCV110fL（基準値 79 ～ 100fL）、MCHC31%（基準値 26.3 ～ 34.3%）。この貧血の原因として考えられる栄養素である。最も適当なのはどれか。1 つ選べ。

- (1) ビタミン B1
- (2) ビタミン B12
- (3) ビタミン C
- (4) カルシウム
- (5) 鉄

筋・骨格疾患における栄養ケア・マネジメント

105 70 歳、女性。体重 48kg、標準体重 50kg。自宅療養中の骨粗鬆症患者である。1 日当たりの栄養素等摂取量の評価を行った。改善が必要な項目として、最も適当なのはどれか。1 つ選べ。

- (1) エネルギー 1,500kcal
- (2) たんぱく質 60g
- (3) ビタミン D 4 μg
- (4) ビタミン K 300 μg
- (5) カルシウム 700mg

106 骨粗鬆症の治療時に摂取を推奨する栄養素と、その栄養素を多く含む食品の組合せである。最も適当なのはどれか。1 つ選べ。

- (1) ビタミン D —————————— しろさけ
- (2) ビタミン D —————————— ささみ
- (3) ビタミン K —————————— じゃがいも
- (4) ビタミン K —————————— 木綿豆腐
- (5) カルシウム —————————— しいたけ

---

104 答 (2)　　(1) ×　(2) ○　(3) ×　(4) ×　(5) ×

(2)　☞胃全摘術後 10 年が経過しており、平均赤血球容積（MCV）高値が認められることから、ビタミン B12 吸収障害が原因の巨赤芽球性貧血（悪性貧血）であると判断できます。

105 答 (3)　　(1) ×　(2) ×　(3) ○　(4) ×　(5) ×

(3)　☞ビタミン D 摂取量を目安量（AI）以上（8.5 μg 以上）に改善することが適当です。

106 答 (1)　　(1) ○　(2) ×　(3) ×　(4) ×　(5) ×

(1)　☞ビタミン D は、カルシウム吸収や骨形成に関与するため、摂取が推奨されています。魚類には、ビタミン D が多く含まれています。

107 くる病に関する記述である。最も適当なのはどれか。1つ選べ。

(1) 日光曝露が制限されていると、発症リスクが高い。

(2) 完全母乳栄養に比べて、混合栄養では、発症リスクが高い。

(3) 血清副甲状腺ホルモン値が低下する。

(4) 血清アルカリホスファターゼ（ALP）値が低下する。

(5) 低リン食を指導する。

免疫・アレルギー疾患における栄養ケア・マネジメント

108 食物アレルギーに関する記述である。最も適当なのはどれか。1つ選べ。

(1) 乳糖不耐症は、Ⅰ型アレルギーである。

(2) オボアルブミンは、加熱により抗原性が低下する。

(3) グルテンは、加熱により抗原性が増大する。

(4) 鶏卵アレルギーでは、鶏肉を除去する。

(5) 大豆は、特定原材料として表示する義務がある。

109 鶏卵アレルギー患者が、外食時に避ける必要のない食べ物である。最も適当なのはどれか。1つ選べ。

(1) ポテトサラダ

(2) 焼きはんぺん

(3) シュークリーム

(4) エビフライ

(5) 鶏肉の照り焼き

7

臨床栄養学

---

107 答 (1)　　(1) ○　(2) ×　(3) ×　(4) ×　(5) ×

(1) ☞日光曝露が制限されると、紫外線の照射不足によりコレステロールからのビタミン D の生合成が低下するため、くる病の発症リスクが高くなります。

(2) 高い⇒低い　☞育児用ミルクには、ビタミン D が添加されているため、混合栄養ではくる病の発症リスクが低下します。

(3) 低下する⇒上昇する　☞血清カルシウム値の低下を改善するため、副甲状腺ホルモンの分泌が増加します。

(4) 低下する⇒上昇する　☞骨軟化症・くる病患者の血液検査値では、血清カルシウム値低下、血清リン値低下、血清アルカリホスファターゼ値上昇が特徴となります。

(5) ⇒不足しないよう摂取する　☞リンは骨の構成成分であるため、不足しないよう摂取します。

108 答 (2)　　(1) ×　(2) ○　(3) ×　(4) ×　(5) ×

(1) ⇒アレルギーではない　☞乳糖不耐症は、乳糖（ラクトース）を分解する酵素（ラクターゼ）の不足が原因で起こる疾患です。

(2) ☞卵たんぱく質であるオボアルブミンが加熱により変性すると、抗原性が低下します。なお、同じ卵たんぱく質であるオボムコイドは、加熱しても抗原性が大きく変化しません。

(3) 増大する⇒ほとんど変化しない　☞小麦たんぱく質であるグルテンは、加熱しても抗原性が大きく変化しません。

(4) 除去する⇒除去する必要はない

(5) 義務がある⇒義務はない　☞アレルギー表示が義務づけられている特定原材料は、卵、乳、小麦、そば、落花生、えび、かに、くるみの 8 品目です。（くるみは、2025 年 4 月から義務化されます）

109 答 (5)　　(1) ×　(2) ×　(3) ×　(4) ×　(5) ○

(1) ☞ポテトサラダの原材料であるマヨネーズに鶏卵が使用される可能性があります。

(2) ☞焼きはんぺんの原材料に鶏卵が使用される可能性があります。

(3) ☞シュークリームの生地およびクリームに鶏卵が使用される可能性があります。

(4) ☞エビフライの衣に鶏卵が使用される可能性があります。

(5) ☞鶏肉の照り焼きは、原材料に鶏卵を使用しないため、外食時に避ける必要はありません。

解答と解説

110 食物アレルギーに関する記述である。最も適当なのはどれか。1 つ選べ。

- (1) オボムコイドは、加熱により抗原性が低下する。
- (2) オボアルブミンは、加熱により抗原性が増大する。
- (3) ピーナッツは、炒ることで抗原性が低下する。
- (4) 小麦アレルギーでは、米粉を代替食品として用いることができる。
- (5) 鶏肉は、特定原材料として表示が義務づけられている。

感染症における栄養ケア・マネジメント

111 入院 2 日目の敗血症患者の病態と栄養管理に関する記述である。最も適当なのはどれか。1 つ選べ。

- (1) 基礎代謝は、亢進する。
- (2) 体たんぱく質の異化は、抑制される。
- (3) 血糖値は、低下する。
- (4) 糸球体濾過量は、増加する。
- (5) 静脈栄養法は、禁忌である。

7

臨床栄養学

---

110 答（4）　　(1) ✕　(2) ✕　(3) ✕　(4) ○　(5) ✕

(1) 低下する⇒変化しない
(2) 増大する⇒低下する
(3) 低下する⇒増大する　☞ピーナッツをロースト（焙煎）すると、主要なアレルゲンたんぱく質が安定化したり、アミノカルボニル反応により、生のピーナッツにはない新しいエピトープ（抗原決定基）が生成したりすることで、抗原性が増大するといわれています。
(4) ☞小麦アレルギーのアレルゲンは小麦たんぱく質です。米粉には、小麦たんぱく質は含まれないため、代替食品として用いることができます。
(5) 義務づけられている⇒推奨されている　☞アレルギー表示が義務づけられている特定原材料は、卵、乳、小麦、そば、落花生、えび、かに、くるみの 8 品目です。（くるみは、2025 年 4 月から義務化されます）

111 答（1）　　(1) ○　(2) ✕　(3) ✕　(4) ✕　(5) ✕

(1) ☞敗血症は、細菌感染によって全身性の炎症反応が起こり、臓器や組織の機能不全やショックが生じている状態です。細菌感染によるストレス応答により、基礎代謝が亢進します。
(2) 抑制される⇒促進される　☞細菌感染によるストレス応答により、体たんぱく質の異化が促進されます。
(3) 低下する⇒上昇する　☞細菌感染によるストレス応答により、血糖値が上昇します。
(4) 増加する⇒減少する　☞組織障害やショックによる血流障害により、糸球体濾過量は減少します。
(5) 禁忌である⇒禁忌でない

解答と解説

2021 年国試 133：重要度★★★　　　チェック □□□□□

112 がん患者の病態と栄養管理に関する記述である。最も適当なのはどれか。1 つ選べ。

(1) 悪液質では、筋たんぱく質の同化が優位になる。
(2) 化学療法施行時には、食欲が増進する。
(3) 胃切除術後は、カルシウムの吸収が亢進する。
(4) 上行結腸にストマ（人工肛門）を造設した後は、脱水に注意する。
(5) 終末期には、経口摂取は禁忌である。

2022 年国試 133：重要度★★★　　　チェック □□□□□

113 がん患者の病態と栄養管理に関する記述である。最も適当なのはどれか。1 つ選べ。

(1) 悪液質では、食欲が亢進する。
(2) 悪液質では、除脂肪体重が増加する。
(3) 不可逆的悪液質では、35 〜 40kcal/kg 標準体重 / 日のエネルギー投与が必要である。
(4) がんと診断された時から、緩和ケアを開始する。
(5) 緩和ケアでは、心理社会的問題を扱わない。

2023 年国試 133：重要度★★★　　　チェック □□□□□

114 進行大腸がん患者に対し、4 週間の放射線療法を開始したところ、イレウスをきたした。治療を継続するため長期の栄養管理が必要である。この患者に対して、現時点で選択すべき栄養投与方法として、最も適当なのはどれか。1 つ選べ。

(1) 経口栄養
(2) 経鼻胃管による経腸栄養
(3) 胃瘻造設による経腸栄養
(4) 末梢静脈栄養
(5) 中心静脈栄養

7

臨床栄養学

112 答 (4)　　(1) ×　(2) ×　(3) ×　(4) ○　(5) ×

(1) 同化が⇒異化が　☞悪液質は、疾患によって生じる複合的な代謝異常であり、筋肉量（除脂肪体重）の減少を特徴とします。
(2) 増進する⇒低下する
(3) 亢進する⇒低下する　☞胃切除術後は、胃酸によるカルシウムのイオン化が障害されるため、カルシウムの吸収が低下します。
(4) ☞上行結腸のストマからの排便によって、大腸における水の吸収が十分に行われなくなるため、脱水をきたしやすくなります。
(5) 禁忌である⇒禁忌でない

113 答 (4)　　(1) ×　(2) ×　(3) ×　(4) ○　(5) ×

(1) 亢進する⇒低下する
(2) 増加する⇒減少する　☞悪液質は、疾患によって生じる複合的な代謝異常であり、筋肉量（除脂肪体重）の減少を特徴とします。
(3) 必要である⇒必要ではない　☞悪液質が進行した不可逆的悪液質は、栄養投与に反応しない段階と定義されており、終末期に向け栄養投与量を減量することが妥当と考えられています。
(4) ☞緩和ケアとは、生命を脅かす疾患による問題に直面している患者とその家族に対して、的確なアセスメントと対処を行うことで、苦しみを予防し、和らげることで、QOL を改善するアプローチです。
(5) 扱わない⇒扱う　☞緩和ケアでは、身体的問題、心理社会的問題、スピリチュアルな問題を扱います。

114 答 (5)　　(1) ×　(2) ×　(3) ×　(4) ×　(5) ○

(5) ☞イレウス（腸閉塞）であるため、静脈栄養を選択します。また、4 週間の長期にわたる栄養管理が必要であることから、2 週間以上の栄養投与に適する中心静脈栄養を選択することが最適であるといえます。

115 消化器手術と、それにより引き起こされる障害リスクの組合せである。最も適当なのはどれか。１つ選べ。

(1) 食道切除 ——————————— ビタミンAの吸収障害
(2) 胃全摘 ——————————— 骨粗鬆症
(3) 直腸切除 ——————————— 巨赤芽球性貧血
(4) 大腸切除 ——————————— ダンピング症候群
(5) 胆嚢摘出 ——————————— ビタミン B1 の吸収障害

116 消化器疾患術後及びその合併症と栄養管理の組合せである。最も適当なのはどれか。１つ選べ。

(1) 食道全摘術後反回神経麻痺 ——————————— 嚥下調整食
(2) 胃全摘術後後期ダンピング症候群 ——————————— 高炭水化物食
(3) 膵頭十二指腸切除術後 ——————————— 高脂肪食
(4) 小腸広範囲切除術後 ——————————— カルシウム制限
(5) 大腸全摘術後 ——————————— 水分制限

7

臨床栄養学

115 答 **(2)**　　(1) ×　(2) ○　(3) ×　(4) ×　(5) ×

(1) 食道切除⇒小腸広範囲切除
(2) ☞胃全摘では、胃酸によるカルシウムのイオン化が障害されるため、骨粗鬆症の発症リスクが高くなります。
(3) 直腸切除⇒胃全摘　☞胃全摘では、胃から分泌されるキャッスル内因子の分泌障害によるビタミン B12 の吸収障害が起こり、巨赤芽球性貧血の発症リスクが高くなります。
(4) 大腸切除⇒胃全摘　☞胃全摘では、胃の幽門が失われた結果、食物が急激に小腸に入り、食後に高浸透圧性の下痢（早期ダンピング症候群）や低血糖（後期ダンピング症候群）の発症リスクが高くなります。
(5) 胆嚢摘出⇒小腸広範囲切除　☞胆嚢摘出時には、胆汁の分泌低下により脂溶性栄養素の吸収が障害されます。

116 答 **(1)**　　(1) ○　(2) ×　(3) ×　(4) ×　(5) ×

(1) ☞食道全摘術では、手術により反回神経（声帯の動きを支配する神経）が障害され麻痺することがあります。反回神経麻痺により、声帯の運動性が障害されることで、誤嚥が起こりやすくなるため、嚥下調整食を用いた栄養管理を実施します。
(2) 高炭水化物食⇒低炭水化物食　☞胃全摘術後には、食物の急激な腸管流入により、高浸透圧性の下痢（早期ダンピング症候群）や低血糖（後期ダンピング症候群）が起こりやすくなります。早期・後期ダンピング症候群の予防には、低炭水化物食が有効です。
(3) 高脂肪食⇒低脂肪食　☞膵頭十二指腸切除により、膵臓の外分泌機能が低下し、脂質の消化機能が低下するため、低脂肪食とします。
(4) カルシウム制限⇒カルシウム摂取　☞小腸広範囲切除により、カルシウムの吸収能が低下するため、不足しないようにカルシウムを摂取します。
(5) 水分制限⇒水分摂取　☞大腸全摘術後は、大腸における水の吸収が十分に行われなくなるため、脱水が起こりやすくなります。脱水が起こらないよう、水分を十分に摂取します。

解答と解説

117 胃切除患者における術前・術後の病態と栄養管理に関する記述である。最も適当なのはどれか。1 つ選べ。

(1) 経口補水は、術前 2 〜 3 時間まで可能である。
(2) 術後の早期経腸栄養法の開始は、腸管バリア機能を障害する。
(3) 早期ダンピング症候群では、低血糖症状が認められる。
(4) 胃全摘術後は、カルシウムの吸収量が増加する。
(5) 胃全摘術後は、再生不良性貧血が認められる。

118 消化器の切除術と、術後の栄養管理において注意すべき合併症の組合せである。最も適当なのはどれか。1 つ選べ。

(1) 舌部分切除術 ――――――― イレウス
(2) 食道全摘術 ――――――― 脂肪吸収障害
(3) 幽門側胃切除術 ――――――― 腹部膨満感
(4) 膵頭十二指腸切除術 ――――――― 逆流性食道炎
(5) 回盲部切除術 ――――――― 嚥下障害

7

臨床栄養学

117 答 (1)　　(1) ○　(2) ×　(3) ×　(4) ×　(5) ×

(2) 障害する⇒維持する
(3) 低血糖症状が⇒腹痛や下痢が　☞胃切除後は、食物の急激な腸管流入により、高浸透圧性の下痢（早期ダンピング症候群）や低血糖（後期ダンピング症候群）が起こりやすくなります。
(4) 増加する⇒減少する　☞胃全摘術後は、胃酸によるカルシウムのイオン化が障害されるため、カルシウムの吸収量が減少します。
(5) 再生不良性貧血が⇒鉄欠乏性貧血や巨赤芽球性貧血が　☞胃全摘術後は、鉄欠乏性貧血（胃酸分泌障害による鉄の吸収障害）や、ビタミン B_{12} 欠乏による巨赤芽球性貧血（キャッスル内因子の分泌障害によるビタミン B_{12} の吸収障害）の発症リスクが高くなります。

118 答 (3)　　(1) ×　(2) ×　(3) ○　(4) ×　(5) ×

(1) イレウス⇒嚥下障害　☞舌部分切除術後は、舌の切除範囲や切除部位によって、嚥下障害をきたすことがあります。
(2) 脂肪吸収障害⇒嚥下障害　☞食道全摘術後は、手術により反回神経（声帯の動きを支配する神経）が障害され麻痺することがあります。反回神経麻痺により、声帯の運動性が障害されることで、嚥下障害をきたすことがあります。
(3) ☞幽門側胃切除術後は、胃内容物の通過障害などにより腹部膨満感や腹痛が生じることがあります。
(4) 逆流性食道炎⇒脂肪吸収障害　☞膵頭十二指腸切除術後は、膵臓の外分泌機能が低下し、脂肪の消化吸収障害が生じることがあります。
(5) 嚥下障害⇒ビタミン B_{12} 吸収障害　☞回盲部切除術後は、回腸で吸収されるビタミン B_{12} の吸収障害が生じることがあります。

解答と解説

2020 年国試 135：重要度★★★　　　　　　　　　　　　　　　　　　　チェック □□□□□

119 受傷後 3 日目の広範囲熱傷患者における病態と栄養管理に関する記述である。誤っているのはどれか。1 つ選べ。

- (1) 熱傷面積の推定には、9 の法則を用いる。
- (2) 水分喪失量は、増加している。
- (3) 高血糖をきたしやすい。
- (4) 消化管が使用可能な場合は、経腸栄養法が推奨される。
- (5) NPC/N 比（非たんぱく質カロリー窒素比）は、500 とする。

2021 年国試 134：重要度★★★　　　　　　　　　　　　　　　　　　　チェック □□□□□

120 受傷後 4 日目の重症外傷患者の病態と経腸栄養法に関する記述である。最も適当なのはどれか。1 つ選べ。

- (1) 安静時エネルギー消費量は、低下する。
- (2) インスリン抵抗性は、増大する。
- (3) 水分投与量は、10mL/kg 現体重 / 日とする。
- (4) NPC/N は、400 とする。
- (5) 脂肪エネルギー比率は、50％ E とする。

2023 年国試 135：重要度★★★　　　　　　　　　　　　　　　　　　　チェック □□□□□

121 消化管機能が保たれている重症外傷患者である。受傷後 2 日目から経腸栄養法を開始した。誤っているのはどれか。1 つ選べ。

- (1) 投与ルートは、経鼻胃管とする。
- (2) 経腸栄養剤は、半消化態栄養剤とする。
- (3) 投与目標量は、25 〜 30kcal/kg 標準体重 / 日とする。
- (4) 開始時の投与速度は、200mL/ 時とする。
- (5) 血糖値の目標は、180mg/dL 以下とする。

---

119 答 (5)　　**(1)** ○　**(2)** ○　**(3)** ○　**(4)** ○　**(5)** ×

- (1)　☞9 の法則とは、患者（成人）の熱傷面積を推算する方法です。頭部・左上肢・右上肢・左体幹前面・右体幹前面・左体幹後面・右体幹後面・左下肢前面・右下肢前面・左下肢後面・右下肢後面をそれぞれ 9％、陰部を 1％（合計 100％）で計算します。
- (2)　☞熱傷により、体温の上昇、不感蒸泄量の増加が起こり、水分喪失量が増加します。
- (3)　☞熱傷によるストレス応答により、高血糖が出現します。
- (5)　500 とする⇒ 100 以下とする　☞組織の修復を促し、体たんぱく質の異化を防ぐため、高たんぱく質食とします。高たんぱく質食では、NPC/N 比が低くなります。

120 答 (2)　　**(1)** ×　**(2)** ○　**(3)** ×　**(4)** ×　**(5)** ×

- (1)　低下する⇒上昇する　☞外傷によるストレス応答により、安静時エネルギー消費量が上昇します。
- (2)　☞外傷によるストレス応答により、インスリン抵抗性が増大します。
- (3)　⇒不足しないよう十分に摂取する　☞外傷によるストレス応答により、不感蒸泄量などの水分喪失が増加しているため、水分を十分に摂取します。
- (4)　400 とする⇒ 100 以下とする　☞組織の修復を促し、体たんぱく質の異化を防ぐため、高たんぱく質食とします。高たんぱく質食では、NPC/N が低くなります。
- (5)　50％ E とする⇒ 20 〜 30％ E とする　☞重症外傷患者の栄養管理では、エネルギーとたんぱく質の補給を優先します。

121 答 (4)　　**(1)** ○　**(2)** ○　**(3)** ○　**(4)** ×　**(5)** ○

- (4)　200mL/ 時とする⇒ 50mL/ 時以下とする
- (5)　☞血糖値が 180mg/dL 以上になると、死亡リスクが高まる可能性があるため、180mg/dL 以下とします。

2021 年国試 128：重要度★★★　　　　　　　　　　　　　　　チェック □□□□□

122 93 歳、女性。身長 150cm、体重 50kg、BMI 22.2kg/m^2。2 年前に認知症と診断され、その頃から誤嚥性肺炎を繰り返し、胃瘻を造設した。この患者の栄養管理に関する記述である。<u>誤っ</u><u>ているのはどれか</u>。1 つ選べ。

(1) 嚥下機能検査を行う。

(2) 栄養剤投与時は、仰臥位とする。

(3) 目標エネルギー量は、1,300kcal/ 日とする。

(4) 半消化態栄養剤の投与速度は、25mL/ 時とする。

(5) 半固形栄養剤を用いる。

2024 年国試 135：重要度★★★　　　　　　　　　　　　　　　チェック □□□□□

123 褥瘡の予防および栄養管理に関する記述である。最も適当なのはどれか。1 つ選べ。

(1) 発生リスクは、ブレーデンスケールで評価する。

(2) 重症度は、NYHA 分類で評価する。

(3) エネルギー摂取量は、20kcal/kg 体重 / 日とする。

(4) たんぱく質摂取量は、2.5g/kg 体重 / 日とする。

(5) 飲水を含む水分摂取量は、前日尿量以下とする。

7

臨床栄養学

---

122 答 (2)　　(1) ○　(2) ×　(3) ○　(4) ○　(5) ○

(2) 仰臥位とする⇒座位、半座位（ファーラー位）とする　☞仰臥位による胃瘻からの栄養剤投与は、栄養剤の逆流による誤嚥リスクが高いため避けます。

123 答 (1)　　(1) ○　(2) ×　(3) ×　(4) ×　(5) ×

(1) ☞ブレーデンスケールは、皮膚の湿潤や活動性、栄養状態などにより褥瘡の発生を推定するものです。

(2) NYHA 分類で⇒ DESIGN-R® で　☞ DESIGN-R® とは、褥瘡の程度を深さ、滲出液、大きさ、炎症・感染、肉芽組織、壊死組織、ポケットにより判定するものです。NYHA 分類は、心不全の重症度を自覚症状で分類したものです。

(3) 20kcal/kg 体重 / 日とする⇒ 30 ～ 35kcal/kg 体重 / 日とする　☞栄養状態の改善を目的に、高エネルギー食とします。

(4) 2.5g/kg 体重 / 日とする⇒ 1.2 ～ 1.5g/kg 体重 / 日とする　☞皮膚の形成、褥瘡面からのたんぱく質喪失を補うため、高たんぱく質食とします。

(5) 前日尿量以下とする⇒不足しないよう摂取する

解答と解説

2020 年国試 136：重要度★★★　　　　　　　　　　　　　　　　　　　　　　　チェック ☐☐☐☐☐

124 先天性代謝異常症とその食事療法の組合せである。最も適当なのはどれか。１つ選べ。

(1) フェニルケトン尿症 ——————— 乳糖制限食
(2) メープルシロップ尿症 ——————— フェニルアラニン制限食
(3) ガラクトース血症 ——————— 分枝アミノ酸制限食
(4) ホモシスチン尿症 ——————— メチオニン制限食
(5) 糖原病Ⅰ型 ——————— 糖質制限食

2021 年国試 135：重要度★★★　　　　　　　　　　　　　　　　　　　　　　　チェック ☐☐☐☐☐

125 糖原病Ⅰ型の幼児の栄養管理に関する記述である。最も適当なのはどれか。１つ選べ。

(1) エネルギーを制限する。
(2) たんぱく質を制限する。
(3) フェニルアラニンを制限する。
(4) 食事を１日２回に減らす。
(5) コーンスターチを利用する。

2022 年国試 135：重要度★★★　　　　　　　　　　　　　　　　　　　　　　　チェック ☐☐☐☐☐

126 フェニルケトン尿症の治療用ミルクで除去されているアミノ酸である。最も適当なのはどれか。１つ選べ。

(1) シスチン
(2) メチオニン
(3) アラニン
(4) フェニルアラニン
(5) チロシン

7

臨床栄養学

---

124 答（4）　　**(1)** ×　**(2)** ×　**(3)** ×　**(4)** ○　**(5)** ×

(1) 乳糖制限食⇒フェニルアラニン制限食　☞フェニルケトン尿症は、フェニルアラニンをチロシンに変換する酵素の欠損による疾患です。
(2) フェニルアラニン制限食⇒分枝アミノ酸制限食　☞メープルシロップ尿症は、分枝アミノ酸のα‐ケト酸を代謝する酵素の欠損による疾患です。
(3) 分枝アミノ酸制限食⇒乳糖制限食　☞ガラクトース血症は、ガラクトースをグルコースへ変換する酵素の欠損による疾患です。
(4) ☞ホモシスチン尿症は、メチオニンをシスチンへ変換する酵素の欠損による疾患です。
(5) 糖質制限食⇒高糖質食　☞糖原病Ⅰ型は、グルコース‐6‐ホスファターゼ欠損により、肝臓グリコーゲンの分解ができず、グリコーゲンが過剰に蓄積する疾患です。低血糖予防のため、高糖質食とします。

125 答（5）　　**(1)** ×　**(2)** ×　**(3)** ×　**(4)** ×　**(5)** ○

(5) ☞糖原病Ⅰ型では、グルコース‐6‐ホスファターゼ欠損により、肝臓グリコーゲンの分解ができないため、低血糖症状が出現します。低血糖予防のため、コーンスターチ（とうもろこしでんぷん）などを活用した高糖質食とします。

126 答（4）　　**(1)** ×　**(2)** ×　**(3)** ×　**(4)** ○　**(5)** ×

(4) ☞フェニルケトン尿症の患者は、フェニルアラニンをチロシンに変換する酵素が欠損しているため、フェニルアラニンの制限が必要になります。

127 ホモシスチン尿症の治療で制限するアミノ酸である。最も適当なのはどれか。1 つ選べ。

   (1)　ロイシン

   (2)　バリン

   (3)　メチオニン

   (4)　シスチン

   (5)　フェニルアラニン

128 メープルシロップ尿症患者の病態および栄養管理に関する記述である。最も適当なのはどれか。1 つ選べ。

   (1)　アルカローシスを呈する。

   (2)　血中ロイシン値は高値を示す。

   (3)　エネルギー摂取量を制限する。

   (4)　乳糖除去ミルクを使用する。

   (5)　尿中ホモシスチン排泄量をモニタリングする。

妊産婦・授乳婦疾患における栄養ケア・マネジメント

129 妊娠 16 週の妊婦、35 歳。身長 165cm、体重 73kg、BMI 26.8kg/m²、標準体重 60kg、非妊娠時体重 72kg。妊娠糖尿病と診断された。この妊婦の栄養管理に関する記述である。最も適当なのはどれか。1 つ選べ。

   (1)　エネルギー摂取量は、2,200kcal/ 日とする。

   (2)　たんぱく質摂取量は、40g/ 日とする。

   (3)　食物繊維摂取量は、10g/ 日とする。

   (4)　朝食前血糖値の目標は、70 〜 100mg/dL とする。

   (5)　血糖コントロール不良時は、1 日 2 回食とする。

7

臨床栄養学

---

127 答 (3)　　(1) ×　(2) ×　(3) ○　(4) ×　(5) ×

(3)　☞ホモシスチン尿症は、メチオニンをシスチンへ変換する酵素の欠損による疾患です。メチオニン代謝ができないため、メチオニンを制限します。

128 答 (2)　　(1) ×　(2) ○　(3) ×　(4) ×　(5) ×

(1)　アルカローシスを⇒アシドーシスを　☞メープルシロップ尿症は、分枝ケト酸脱水素酵素の欠損による疾患です。分枝アミノ酸（BCAA）の代謝時に生じる α ケト酸（酸性物質）が蓄積し、アシドーシスを引き起こします。

(2)　☞分枝アミノ酸であるロイシンが代謝できないため、血中ロイシン値は高値を示します。

(3)　制限する⇒制限する必要はない

(4)　乳糖除去ミルクを⇒分枝アミノ酸除去ミルクを

(5)　尿中ホモシスチン排泄量を⇒血中分枝アミノ酸濃度を　☞特にロイシン由来の α ケト酸の神経毒性が高いため、血中ロイシン値のモニタリングが重要となります。

129 答 (4)　　(1) ×　(2) ×　(3) ×　(4) ○　(5) ×

(1)　2,200kcal/ 日とする⇒1,800kcal/ 日とする　☞非妊娠時の BMI ＞ 24kg/m² であるため、30kcal/kg 標準体重 / 日（30kcal × 60kg ＝ 1,800kcal/ 日）とします。

(2)　40g/ 日とする⇒60g/ 日とする　☞1.0g/kg 標準体重 / 日（1.0g × 60kg ＝ 60g/ 日）とします。

(3)　10g/ 日とする⇒20g/ 日以上とする

(5)　1 日 2 回食とする⇒少量頻回食とする　☞1 日の総エネルギー量を分割して摂取することで、食後高血糖を予防し、血糖コントロールが容易になります。

解答と解説

130　妊娠 20 週の妊婦、34 歳。身長 151cm、体重 56kg、非妊娠時体重 52kg（BMI 22.8kg/m^2）、標準体重 50kg、妊娠高血圧症候群と診断された。心不全および腎不全は見られない。この妊婦の栄養管理に関する記述である。最も適当なのはどれか。1 つ選べ。

(1)　エネルギー摂取量は、1,700kcal/ 日とする。

(2)　たんぱく質摂取量は、40g/ 日とする。

(3)　食塩摂取量は、3g/ 日とする。

(4)　水分摂取量は、500mL/ 日以下とする。

(5)　動物性脂肪は、積極的に摂取する。

130　答（1）　　**(1)** ○　**(2)** ×　**(3)** ×　**(4)** ×　**(5)** ×

(1)　☞非妊娠時の BMI ≦ 24kg/m^2 であるため、エネルギー摂取量は 30kcal/kg 標準体重 / 日＋ 200kcal（30kcal × 50kg ＋ 200kcal ＝ 1,700kcal/ 日）とします。

(2)　40g/ 日とする⇒ 50g/ 日とする　☞たんぱく質摂取量は、1.0g/kg 標準体重 / 日（1.0g × 50kg ＝ 50g/ 日）とします。

(3)　3g/ 日とする⇒ 7 〜 8g/ 日とする

(4)　⇒制限は必要ない　☞重症化していない限り、極端な水分制限は行いません。

(5)　⇒積極的に摂取する必要はない

8. 公衆栄養学

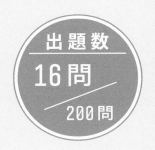

出題数
16問
200問

公衆栄養学

公衆栄養の概念

公衆栄養活動の基本と展開過程

2022 年国試 137：重要度★☆☆　　　　　　　　　　　　　　　　　チェック ☐☐☐☐☐

1 わが国の公衆栄養活動の歴史に関する記述である。最も適当なのはどれか。1 つ選べ。

(1) 海軍の脚気対策は、森林太郎による。

(2) 私立栄養学校の最初の設立は、鈴木梅太郎による。

(3) 第二次世界大戦前の栄養行政は、栄養改善法による。

(4) 1945 年の東京都民栄養調査の実施は、連合国軍総司令部（GHQ）の指令による。

(5) ララ物資の寄贈は、国連世界食糧計画（WFP）による。

2020 年国試 137：重要度★★★　　　　　　　　　　　　　　　　　チェック ☐☐☐☐☐

2 公衆栄養活動に関する記述である。<u>誤っている</u>のはどれか。1 つ選べ。

(1) 生活習慣病の重症化予防を担う。

(2) 医療機関で栄養管理がなされている患者は対象としない。

(3) ヘルスプロモーションの考え方を重視する。

(4) ポピュレーションアプローチを重視する。

(5) 住民参加による活動を推進する。

2021 年国試 137：重要度★★★　　　　　　　　　　　　　　　　　チェック ☐☐☐☐☐

3 公衆栄養活動に関する記述である。最も適当なのはどれか。1 つ選べ。

(1) 個人は、対象としない。

(2) 傷病者の治療を目的とする。

(3) ハイリスクアプローチでは、対象を限定せずに集団全体への働きかけを行う。

(4) ソーシャル・キャピタルを活用する。

(5) 生態系への影響を配慮しない。

1　答 **(4)**　　(1) ×　(2) ×　(3) ×　(4) ○　(5) ×

(1)　森林太郎による⇒高木兼寛による

(2)　鈴木梅太郎による⇒佐伯矩による　　☞鈴木梅太郎は、米糠から脚気予防成分を抽出し、オリザニンと名づけました。

(3)　第二次世界大戦前の⇒第二次世界大戦後の

(5)　国連世界食糧計画（WFP）による⇒アジア救援公認団体（Licensed Agencies for Relief in Asia）による　　☞ララ物資とは、第二次世界大戦後、アメリカの民間団体（LARA）から日本に送られた救援物資のことです。

2　答 **(2)**　　(1) ○　(2) ×　(3) ○　(4) ○　(5) ○

(2)　対象としない⇒対象となる

(3)　☞ヘルスプロモーションとは、人々が互いに関わりながら、健康に向けた取り組みを主体的に行っていくプロセスをいいます。

(4)　☞ポピュレーションアプローチとは、危険因子の有無に関わらず、集団全体を対象とし、危険因子を低下させるように働きかけることをいいます。

3　答 **(4)**　　(1) ×　(2) ×　(3) ×　(4) ○　(5) ×

(1)　対象としない⇒対象とする

(2)　⇒主として健康な人からなる集団の QOL の向上を目的とする

(3)　ハイリスクアプローチでは⇒ポピュレーションアプローチでは　　☞ハイリスクアプローチとは、危険因子を有する集団を対象とし、その危険因子を低下させるよう働きかけることをいいます。ポピュレーションアプローチとは、危険因子の有無に関わらず、集団全体を対象とし、危険因子を低下させるように働きかけることをいいます。

(4)　☞ソーシャル・キャピタルとは、人々の協調行動を活発にすることにより、社会の効率性を高めることのできる信頼、規範、ネットワークといった社会組織の特徴をいいます。

(5)　配慮しない⇒配慮する

4 公衆栄養活動に関する記述である。最も適当なのはどれか。1 つ選べ。

(1) エンパワメントとは、地域の人々の結束力を示すものである。

(2) ハイリスクアプローチでは、対象を限定せず、全体への働きかけを行う。

(3) ヘルスプロモーション活動の一環として行われる。

(4) コミュニティオーガニゼーションは、自治体が行う。

(5) 医療機関に通院中の者は、対象としない。

5 ヘルスプロモーションに関する記述である。誤っているのはどれか。1 つ選べ。

(1) 国際栄養会議で初めて提唱された。

(2) 人々が主体的に健康をコントロールするプロセスをいう。

(3) ヘルスプロモーションの概念は、健康日本 21 の基盤となっている。

(4) 戦略の 1 つとして、アドボカシー（唱道）がある。

(5) アプローチの 1 つとして、地域活動の強化が含まれる。

健康・栄養問題の現状と課題

食事の変化

6 最近の国民健康・栄養調査結果に関する記述である。正しいのはどれか。1 つ選べ。

(1) 低栄養傾向（BMI 20kg/m² 以下）の高齢者の割合は、男性より女性で高い。

(2) 20 歳代の脂肪エネルギー比率の平均値は、女性より男性で高い。

(3) 食塩摂取量の平均値は、20 歳以上の女性では 8g 未満である。

(4) 魚介類の摂取量は、50 歳以上より 49 歳以下で多い。

(5) 野菜類の摂取量は、50 歳以上より 49 歳以下で多い。

4　答 (3)　(1) ✕　(2) ✕　(3) ○　(4) ✕　(5) ✕

(1) 結束力を⇒自己管理能力を　☞エンパワメントとは、人々が健康に影響を及ぼす意思決定や行動を自らコントロールできるようになるプロセスをいいます。

(2) ハイリスクアプローチでは⇒ポピュレーションアプローチでは　☞ポピュレーションアプローチとは、危険因子の有無に関わらず、集団全体を対象とし、危険因子を低下させるように働きかけることをいいます。ハイリスクアプローチとは、危険因子を有する集団を対象とし、その危険因子を低下させるように働きかけることをいいます。

(3) ☞ヘルスプロモーションとは、人々が互いに関わりながら、健康に向けた取り組みを主体的に行っていくプロセスをいいます。

(4) 自治体が⇒地域住民が　☞コミュニティオーガニゼーション（地域組織化活動）とは、地域住民の自主的な組織活動をいいます。

(5) 対象としない⇒対象とする

5　答 (1)　(1) ✕　(2) ○　(3) ○　(4) ○　(5) ○

(1) 国際栄養会議で⇒オタワ憲章で　☞ヘルスプロモーションとは、人々が互いに関わりながら、健康に向けた取り組みを主体的に行っていくプロセスをいいます。

(4) ☞アドボカシー（唱道）とは、弱い立場にある人の生命や権利、利益を擁護して代弁することをいいます。

6　答 (1)　(1) ○　(2) ✕　(3) ✕　(4) ✕　(5) ✕

(2) 高い⇒低い

(3) 8g 未満である⇒ 8g 以上である

(4) 多い⇒少ない

(5) 多い⇒少ない

8

公衆栄養学

解答と解説

7 最近 10 年間の国民健康・栄養調査結果における成人の 1 日当たりの平均摂取量の傾向に関する記述である。最も適当なのはどれか。1 つ選べ。

(1) 脂肪エネルギー比率は、30% E を下回っている。
(2) 炭水化物エネルギー比率は、50% E を下回っている。
(3) 食塩摂取量は、7.5g を下回っている。
(4) 米の摂取量は、増加している。
(5) 野菜類の摂取量は、350g を超えている。

8 国民健康・栄養調査（国民栄養調査）結果の栄養素等摂取量について、年次推移を図に示した。図の a 〜 d に該当する組合せとして、最も適当なのはどれか。1 つ選べ。

	a	b	c	d
(1)	動物性たんぱく質	動物性脂質	炭水化物	エネルギー
(2)	動物性たんぱく質	動物性脂質	エネルギー	炭水化物
(3)	動物性脂質	エネルギー	動物性たんぱく質	炭水化物
(4)	動物性脂質	動物性たんぱく質	エネルギー	炭水化物
(5)	動物性脂質	動物性たんぱく質	炭水化物	エネルギー

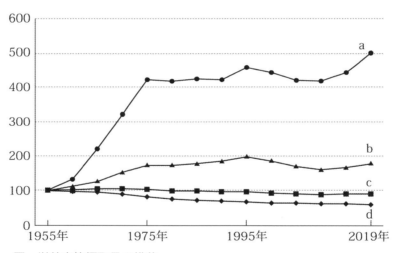

図　栄養素等摂取量の推移

1人1日当たり平均値
1955年を100とした場合

7　答 **(1)**　　(1) ○　(2) ×　(3) ×　(4) ×　(5) ×

(2) 下回っている⇒下回っていない
(3) 下回っている⇒下回っていない
(4) 増加している⇒減少している
(5) 超えている⇒超えていない

8　答 **(4)**　　(1) ×　(2) ×　(3) ×　(4) ○　(5) ×

(4) ☞1955 年を 100 とした場合、エネルギーはほぼ横ばい、炭水化物は減少しています。動物性たんぱく質と動物性脂質は、動物性食品の摂取量増加に伴い増加していますが、動物性脂質の方がより大きい増加を示します。

9 国民健康・栄養調査（国民栄養調査）結果における、脂質の食品群別摂取構成比率の推移である（図）。図の a 〜 d に該当する食品群の組合せとして、最も適当なのはどれか。1 つ選べ。

	a	b	c	d
(1)	魚介類	乳類	肉類	油脂類
(2)	魚介類	肉類	油脂類	乳類
(3)	肉類	魚介類	油脂類	乳類
(4)	乳類	魚介類	肉類	油脂類
(5)	油脂類	魚介類	肉類	乳類

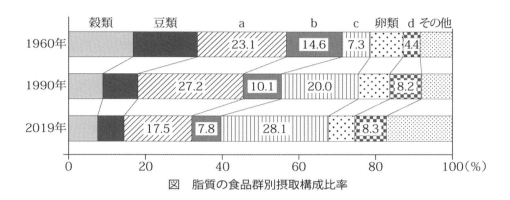

図　脂質の食品群別摂取構成比率

9　**答（5）**　　**(1)** ×　**(2)** ×　**(3)** ×　**(4)** ×　**(5)** ○

(5)　☞ 1960 年代以降、油脂類（a）の構成比率は増加しましたが、近年は減少しています。魚介類（b）は、減少を続けています。肉類（c）や乳類（d）は大きく増加しており、現在の脂質の摂取源として最も多いのは肉類です。

10 国民健康・栄養調査（国民栄養調査）結果の栄養素等摂取量の年次推移を図に示した。図の a ～ d に該当する組合せとして、最も適当なのはどれか。1 つ選べ。

	a	b	c	d
(1)	脂質	動物性たんぱく質	炭水化物	エネルギー
(2)	脂質	動物性たんぱく質	エネルギー	炭水化物
(3)	エネルギー	脂質	動物性たんぱく質	炭水化物
(4)	動物性たんぱく質	脂質	エネルギー	炭水化物
(5)	動物性たんぱく質	脂質	炭水化物	エネルギー

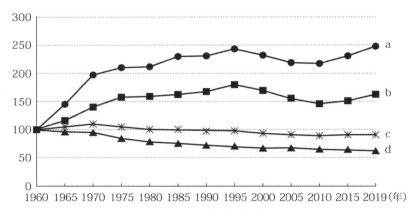

図　栄養素等摂取量の推移

1人1日当たり平均値
1960年を100とした場合

10　答（2）　（1）×　（2）○　（3）×　（4）×　（5）×

（2）　☞ 1960 年を 100 とした場合、エネルギーはほぼ横ばい、炭水化物は減少しています。脂質と動物性たんぱく質は、動物性食品の摂取量増加に伴い増加していますが、脂質の方がより大きい増加を示します。

2021 年国試 139：重要度★★☆　　　　　　　　　　　　　チェック □□□□□

11　わが国における食品の生産と流通・消費に関する記述である。最も適当なのはどれか。1 つ選べ。

(1)　フードバランスシート（食料需給表）には、国民が摂取した食料の総量が示されている。

(2)　フードマイレージとは、生産地から消費地までの輸送手段のことである。

(3)　フードデザートとは、生鮮食品などを購入するのが困難な状態のことである。

(4)　スマート・ライフ・プロジェクトとは、国産農産物の消費拡大を目指す国民運動である。

(5)　家庭系食品ロス量は、事業系食品ロス量より多い。

2022 年国試 139：重要度★★★　　　　　　　　　　　　　チェック □□□□□

12　食品の生産と流通、消費に関する記述である。最も適当なのはどれか。1 つ選べ。

(1)　フードバランスシート（食料需給表）の作成は、国連世界食糧計画（WFP）の作成の手引きに準拠している。

(2)　品目別食料自給率は、各品目における自給率を重量ベースで算出している。

(3)　わが国の食料自給率（カロリーベース）は、先進諸国の中で高水準である。

(4)　食料品が入手困難となる社会状況を、フードファディズムという。

(5)　食料自給率の向上に向けた取組として、スマート・ライフ・プロジェクトがある。

2020 年国試 139：重要度★★★　　　　　　　　　　　　　チェック □□□□□

13　わが国の食料自給率に関する記述である。最も適当なのはどれか。1 つ選べ。

(1)　フードバランスシート（食料需給表）の結果を用いて算出されている。

(2)　食品安全委員会によって算出・公表されている。

(3)　品目別自給率は、食料の価格を用いて算出されている。

(4)　最近 10 年間のカロリーベースの総合食料自給率は、50％以上である。

(5)　生産額ベースの総合食料自給率は、先進国の中では高水準にある。

8

公衆栄養学

11　答（3）　　（1）×　（2）×　（3）○　（4）×　（5）×

(1)　⇒わが国で供給される食料の生産から最終消費に至るまでの総量が示されている

(2)　⇒食料総輸送距離のことである　☞フードマイレージは、食料の輸送量に輸送距離を乗じて算出されます。

(3)　☞フードデザートとは、過疎地や都心部などで食料品店などが撤退し、食品の入手が困難になった状態をいいます。

(4)　⇒健康寿命の延伸を目指す国民運動である　☞国産農産物の消費拡大を目指す国民運動は、フード・アクション・ニッポンです。

(5)　多い⇒少ない　☞食品ロスとは、食べられる食品を食べずに廃棄することをいい、食べ残し量、直接廃棄量（賞味期限切れによる廃棄等）、過剰除去量（不可食部分を除去する際に過剰に除去した可食部分）が含まれます。各家庭から発生する食品ロスを家庭系食品ロス、事業活動に伴って発生する食品ロスを事業系食品ロスといいます。

12　答（2）　　（1）×　（2）○　（3）×　（4）×　（5）×

(1)　国連世界食糧計画（WFP）の⇒国連食糧農業機関（FAO）の

(3)　高水準である⇒低水準である

(4)　フードファディズムという⇒フードデザートという　☞フードファディズムとは、食べものや栄養が健康に与える影響を過大に信じたり、評価したりすることをいいます。

(5)　スマート・ライフ・プロジェクトが⇒フード・アクション・ニッポンが　☞スマート・ライフ・プロジェクトは、健康寿命の延伸を目指す国民運動です。

13　答（1）　　（1）○　（2）×　（3）×　（4）×　（5）×

(2)　食品安全委員会によって⇒農林水産省によって

(3)　価格を⇒重量を

(4)　50％以上である⇒ 40％前後である

(5)　高水準にある⇒低水準にある

解答と解説

14　食料需給表から算出された、わが国の食料自給率のうち、品目別自給率（重量ベース）の年次推移である（図）。図の a ～ d に該当する食品の組合せとして、最も適当なのはどれか。1 つ選べ。

	a	b	c	d
(1)	野菜	鶏卵	小麦	果実
(2)	野菜	小麦	鶏卵	果実
(3)	果実	野菜	小麦	鶏卵
(4)	鶏卵	野菜	果実	小麦
(5)	鶏卵	果実	野菜	小麦

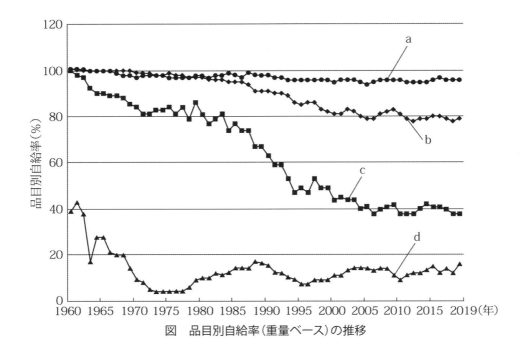

図　品目別自給率（重量ベース）の推移

14　答（4）　（1）×　（2）×　（3）×　（4）○　（5）×

解答と解説

（4）☞ 1960 年代以降、鶏卵（a）は高い自給率を維持しています。野菜（b）は高い水準ではありますが、近年は加工食品や外食店において輸入品が利用されており、以前と比べ減少しています。果実（c）は、1960 年代から輸入量が増加、さらに 1970 年代以降の果汁消費量の増加にともない、輸入量が大きく増加しました。近年は果実飲料の消費が減少傾向にあるため、自給率は横ばい傾向にあります。小麦（d）は、湿度の高い地域での栽培に適しておらず、日本では生産できる地域が限られるため、低い自給率となっています。

15 わが国の食料需給・食料問題に関する記述である。最も適当なのはどれか。１つ選べ。

(1) フードバランスシート（食料需給表）には、国民が実際に摂取した食料の栄養量が示されている。
(2) 品目別自給率は、重量ベースで算出されている。
(3) 最近 10 年間のカロリーベースの総合食料自給率は、生産額ベースより高い。
(4) 輸入食品を含めた潜在的供給能力を、食料自給力という。
(5) 食料品が入手困難となる社会状況を、フードファディズムという。

諸外国の健康・栄養問題の現状と課題

16 世界の健康・栄養問題に関する記述である。最も適当なのはどれか。１つ選べ。

(1) 先進国では、NCD による死亡数は減少している。
(2) 障害調整生存年数（DALYs）は、地域間格差は認められない。
(3) 栄養不良の二重負荷（double burden of malnutrition）とは、発育阻害と消耗症が混在する状態をいう。
(4) 開発途上国の妊婦には、ビタミン A 欠乏症が多くみられる。
(5) 小児における過栄養の問題は、開発途上国には存在しない。

17 栄養不良の二重負荷に関する記述である。<u>誤っている</u>のはどれか。１つ選べ。

(1) １つの国の中に、２型糖尿病とやせの問題が同時に存在している。
(2) １つの地域の中に、肥満とやせの問題が同時に存在している。
(3) １つの地域の中に、クワシオルコルの子どもとマラスムスの子どもが同時に存在している。
(4) １つの家庭の中に、父親の過体重と子どもの発育阻害が同時に存在している。
(5) 同一個人において、肥満と亜鉛欠乏が同時に存在している。

8

公衆栄養学

15 答 (2)　　(1) ×　(2) ○　(3) ×　(4) ×　(5) ×

(1) 示されている⇒示されていない　☞フードバランスシートで示される食料の供給数量および栄養量は、消費者等に到達した食料のそれであって、国民によって実際に摂取された食料の数量および栄養量とは一致しません。
(2) ☞総合食料自給率はカロリー（供給熱量）ベースと生産額ベースで示され、品目別自給率は重量ベースで示されます。
(3) 高い⇒低い　☞総合食料自給率は、カロリーベースで 40％前後、生産額ベースで 65％前後となります。
(4) ⇒わが国の農林水産業が有する食料の潜在生産能力を、食料自給力という　☞食料自給力とは、国内にある荒地や食料以外の植物を育てている農地もすべて食料生産に転換した場合、国内生産だけでどの程度の食料を供給できるかを示したものです。
(5) フードファディズムという⇒フードデザートという　☞フードファディズムとは、食べものや栄養が健康に与える影響を過大に信じたり、評価したりすることをいいます。

16 答 (4)　　(1) ×　(2) ×　(3) ×　(4) ○　(5) ×

(1) 減少している⇒増加している　☞ NCD（非感染性疾患）とは、生活習慣の改善により予防可能な疾患の総称をいい、がん、循環器疾患、糖尿病、COPD（慢性閉塞性肺疾患）などが含まれます。
(2) 認められない⇒認められる　☞障害調整生存年数（DALYs）とは、傷病、機能障害、リスク要因、社会事象ごとに健康に影響する大きさを加味した生存年数です。
(3) 発育阻害と消耗症が⇒過栄養と低栄養が
(4) ☞開発途上国では、妊婦や乳幼児のビタミン A 欠乏症が多くみられます。
(5) 存在しない⇒存在する

17 答 (3)　　(1) ○　(2) ○　(3) ×　(4) ○　(5) ○

(3) ☞栄養不良の二重負荷とは、低栄養と過栄養が、個人内・世帯内・集団内で同時に見られる状態をいいます。クワシオルコルとマラスムスは、いずれも低栄養を示す状態のため、栄養不良の二重負荷に該当しません。

解答と解説

18 世界の健康・栄養問題および栄養状態に関する記述である。最も適当なのはどれか。1 つ選べ。

(1) 開発途上国には、NCDs の問題は存在しない。

(2) ビタミン A 欠乏症は、開発途上国の多くで公衆栄養上の問題となっている。

(3) 栄養不良の二重負荷とは、発育阻害と消耗症が混在する状態をいう。

(4) 小児の発育阻害の判定には、身長別体重が用いられる。

(5) 栄養転換では、食物繊維の摂取量の増加がみられる。

19 開発途上国における 5 歳未満の子どもの栄養状態に関する記述である。最も適当なのはどれか。1 つ選べ。

(1) 過栄養の問題は、みられない。

(2) 低体重は、身長別体重で評価される。

(3) 発育阻害は、年齢別体重で評価される。

(4) 消耗症は、年齢別身長で評価される。

(5) 低栄養の評価指標として、WHO の Z スコアがある。

栄養政策

公衆栄養関連法規

20 公衆栄養施策とその根拠法の組合せである。最も適当なのはどれか。1 つ選べ。

(1) 乳幼児の健康診査の実施　──────────── 医療法

(2) 市町村保健センターの設置　──────────── 健康増進法

(3) 特定健康診査・特定保健指導の実施　─────── 高齢者の医療の確保に関する法律

(4) 学校給食実施基準の策定　──────────── 食育基本法

(5) 食事摂取基準の策定　────────────── 食品表示法

---

18 答 **(2)**　　(1) ×　(2) ○　(3) ×　(4) ×　(5) ×

(1) 存在しない⇒存在する　☞NCDs（非感染性疾患）とは、生活習慣の改善により予防可能な疾患の総称をいい、がん、循環器疾患、糖尿病、COPD（慢性閉塞性肺疾患）などが含まれます。

(3) 発育阻害と消耗症が⇒低栄養と過栄養が　☞栄養不良の二重負荷とは、低栄養と過栄養が、個人内・世帯内・集団内で同時に見られる状態をいいます。

(4) 身長別体重が⇒年齢別身長が　☞発育阻害は、年齢相応の身長に達していない状態をいいます。

(5) 増加が⇒減少が　☞栄養転換とは、食事内容の変化（穀類中心から高脂肪・糖分過多への移行など）や生活習慣の変化（身体活動量の低下など）によって疾病構造が変化することをいいます。

19 答 **(5)**　　(1) ×　(2) ×　(3) ×　(4) ×　(5) ○

(1) みられない⇒みられる

(2) 身長別体重で⇒年齢別体重で　☞低体重は、年齢相応の体重に達していない状態をいいます。

(3) 年齢別体重で⇒年齢別身長で　☞発育阻害は、年齢相応の身長に達していない状態をいいます。

(4) 年齢別身長で⇒身長別体重で　☞消耗症は、身長相応の体重に達していない状態をいいます。

(5) ☞例えば、WHO の Z スコアにおいて、消耗症は「身長相応の体重を持つ基準集団の体重の中央値からの標準偏差が－2 未満の児」と定義されています。これは、中央値から標準偏差 2 つ分よりも低い（マイナスに）位置する児を指します。

20 答 **(3)**　　(1) ×　(2) ×　(3) ○　(4) ×　(5) ×

(1) 医療法⇒母子保健法

(2) 健康増進法⇒地域保健法

(4) 食育基本法⇒学校給食法

(5) 食品表示法⇒健康増進法

8

公衆栄養学

解答と解説

21　市町村（保健所設置市を除く）が実施する公衆栄養活動である。誤っているのはどれか。1 つ選べ。

(1)　地域の栄養改善業務の企画調整

(2)　地域住民に対する対人サービス

(3)　特定給食施設に対する指導

(4)　食生活改善推進員の育成

(5)　健康危機管理への対応

22　健康増進法に定められている事項である。正しいのはどれか。1 つ選べ。

(1)　食品表示基準の策定

(2)　幼児の健康診査の実施

(3)　特別用途表示の許可

(4)　学校給食栄養管理者の配置

(5)　保健所の設置

23　健康増進法に定められている施策とその実施者の組合せである。正しいのはどれか。1 つ選べ。

(1)　国民の健康の増進の総合的な推進を図るための基本的な方針の決定 ──── 内閣総理大臣

(2)　特別用途表示の許可 ──────────────────────── 農林水産大臣

(3)　食事摂取基準の策定 ──────────────────────── 厚生労働大臣

(4)　国民健康・栄養調査員の任命 ─────────────────── 厚生労働大臣

(5)　栄養指導員の任命 ──────────────────────── 厚生労働大臣

8

公衆栄養学

21　答（3）　　(1) ○　(2) ○　(3) ×　(4) ○　(5) ○

(3)　☞特定給食施設に対する指導は、都道府県、保健所を設置する市および特別区の栄養指導員によって行われる業務です。

22　答（3）　　(1) ×　(2) ×　(3) ○　(4) ×　(5) ×

(1)　☞食品表示法に定められています。

(2)　☞母子保健法に定められています。

(4)　☞学校給食法に定められています。

(5)　☞地域保健法に定められています。

23　答（3）　　(1) ×　(2) ×　(3) ○　(4) ×　(5) ×

(1)　内閣総理大臣⇒厚生労働大臣

(2)　農林水産大臣⇒内閣総理大臣（消費者庁長官）

(4)　厚生労働大臣⇒都道府県知事

(5)　厚生労働大臣⇒都道府県知事

解答と解説

24 健康増進法で定められている事項のうち、厚生労働大臣が行うものである。正しいのはどれか。1 つ選べ。

(1) 都道府県健康増進計画の策定

(2) 国民健康・栄養調査における調査世帯の指定

(3) 特定給食施設に対する勧告

(4) 特別用途表示の許可

(5) 食事摂取基準の策定

25 健康増進法に規定されているものである。<u>誤っている</u>のはどれか。1 つ選べ。

(1) 都道府県健康増進計画の策定

(2) 健康診査等指針の策定

(3) 生活習慣病の発生状況の把握

(4) 受動喫煙防止の対策

(5) 食品表示基準の策定

26 食育基本法に関する記述である。最も適当なのはどれか。1 つ選べ。

(1) 食育推進会議の会長は、厚生労働大臣が務める。

(2) 食育の推進に当たって、国民の責務を規定している。

(3) 子ども食堂の設置基準を規定している。

(4) 特定保健指導の実施を規定している。

(5) 栄養教諭の配置を規定している。

8

公衆栄養学

---

24 答（5）　　**(1)** ×　**(2)** ×　**(3)** ×　**(4)** ×　**(5)** ○

(1) ☞都道府県が行うものです。

(2)(3) ☞都道府県知事が行うものです。

(4) ☞内閣総理大臣（消費者庁長官）が行うものです。

25 答（5）　　**(1)** ○　**(2)** ○　**(3)** ○　**(4)** ○　**(5)** ×

(5) ☞食品表示法に規定されています。

26 答（2）　　**(1)** ×　**(2)** ○　**(3)** ×　**(4)** ×　**(5)** ×

(1) 厚生労働大臣が⇒農林水産大臣が

(2) ☞第 13 条に「国民は、家庭、学校、保育所、地域その他の社会のあらゆる分野において、基本理念にのっとり、生涯にわたり健全な食生活の実現に自ら努めるとともに、食育の推進に寄与するよう努めるものとする。」と規定されています。

(3) 規定している⇒規定していない

(4) 規定している⇒規定していない　☞特定保健指導の実施は、高齢者の医療の確保に関する法律に規定されています。

(5) 規定している⇒規定していない

解答と解説

27 栄養士法に関する記述である。正しいのはどれか。1 つ選べ。

(1) 管理栄養士名簿は、都道府県に備えられている。
(2) 食事摂取基準の策定について定めている。
(3) 栄養指導員の任命について定めている。
(4) 管理栄養士の名称の使用制限について定めている。
(5) 特定保健指導の実施について定めている。

28 栄養士法に関する記述である。正しいのはどれか。1 つ選べ。

(1) 管理栄養士の免許は、都道府県知事が管理栄養士名簿に登録することにより行う。
(2) 管理栄養士は、傷病者に対する療養のために必要な栄養の指導を行う。
(3) 管理栄養士には、就業の届出が義務づけられている。
(4) 行政栄養士の定義が示されている。
(5) 医療施設における栄養士の配置基準が規定されている。

29 栄養士法に規定されている内容である。正しいのはどれか。1 つ選べ。

(1) 特定給食施設における管理栄養士の配置
(2) 特定機能病院における管理栄養士の配置
(3) 栄養指導員の定義
(4) 管理栄養士の定義
(5) 食品衛生監視員の任命

8

公衆栄養学

---

27 答 **(4)**　　(1) ×　(2) ×　(3) ×　(4) ○　(5) ×

(1) 都道府県に⇒厚生労働省に
(2) 定めている⇒定めていない　☞食事摂取基準の策定は、健康増進法に定められています。
(3) 定めている⇒定めていない　☞栄養指導員の任命は、健康増進法に定められています。
(5) 定めている⇒定めていない　☞特定保健指導の実施は、高齢者の医療の確保に関する法律に定められています。

28 答 **(2)**　　(1) ×　(2) ○　(3) ×　(4) ×　(5) ×

(1) 都道府県知事が⇒厚生労働大臣が
(3) 義務づけられている⇒義務づけられていない　☞就業届出制度とは、資格保持者の就業状況（就業先等）を届け出る制度をいいます。管理栄養士や栄養士免許保持者に対する就業届出制度はありません。
(4) 示されている⇒示されていない
(5) 規定されている⇒規定されていない　☞医療施設における栄養士の配置基準は、医療法に規定されています。

29 答 **(4)**　　(1) ×　(2) ×　(3) ×　(4) ○　(5) ×

(1) ☞健康増進法等に規定されています。
(2) ☞医療法に規定されています。特定機能病院とは、高度の医療の提供、高度の医療技術の開発および高度の医療に関する研修を実施する能力等を備えた病院をいいます。
(3) ☞健康増進法に規定されています。
(5) ☞食品衛生法に規定されています。

解答と解説

30　栄養士法に関する記述である。最も適当なのはどれか。1 つ選べ。

(1)　第二次世界大戦後に制定された。
(2)　栄養士は、傷病者に対する療養のために必要な栄養の指導を行うことを業とする者と規定している。
(3)　管理栄養士免許は、都道府県知事が与える。
(4)　食生活改善推進員の業務内容を規定している。
(5)　保健所における管理栄養士の配置基準を規定している。

31　栄養士法に関する記述である。最も適当なのはどれか。1 つ選べ。

(1)　栄養指導員について規定されている。
(2)　栄養教諭の免許取得について規定されている。
(3)　食品衛生監視員の任命について規定されている。
(4)　食生活改善推進員の育成について規定されている。
(5)　管理栄養士名簿を、厚生労働省に備えることについて規定されている。

国の健康増進基本方針と地方計画

32　健康日本 21（第二次）の目標項目のうち、中間評価で「改善している」と判定されたものである。最も適当なのはどれか。1 つ選べ。

(1)　適正体重の子どもの増加
(2)　適正体重を維持している者の増加
(3)　適切な量と質の食事をとる者の増加
(4)　共食の増加
(5)　食品中の食塩や脂肪の低減に取り組む食品企業および飲食店の登録数の増加

8

公衆栄養学

30　答（1）　　(1) ○　(2) ×　(3) ×　(4) ×　(5) ×

(1)　☞栄養士法は、1947 年に公布、1948 年に施行されました。
(2)　栄養士は⇒管理栄養士は
(3)　都道府県知事が⇒厚生労働大臣が
(4)　規定している⇒規定していない
(5)　規定している⇒規定していない

31　答（5）　　(1) ×　(2) ×　(3) ×　(4) ×　(5) ○

(1)　☞健康増進法に関する記述です。
(2)　☞教育職員免許法に関する記述です。
(3)　☞食品衛生法に関する記述です。
(4)　☞法律に規定されていません。
(5)　☞管理栄養士名簿は厚生労働省に、栄養士名簿は都道府県に備えることについて規定しています。

32　答（5）　　(1) ×　(2) ×　(3) ×　(4) ×　(5) ○

(1)(2)(3)(4)　☞「変わらない」と判定されています。

解答と解説

◆33　健康日本 21（第二次）で示されている目標項目である。正しいのはどれか。1 つ選べ。

(1)　成人期のう蝕のない者の増加

(2)　食品中の食塩や脂肪の低減に取り組む食品企業及び飲食店の登録数の増加

(3)　主食・主菜・副菜を組み合わせた食事が 1 日 1 回以上の日がほぼ毎日の者の割合の増加

(4)　妊娠中の飲酒量の減少

(5)　郷土料理や伝統料理を月 1 回以上食べている者の割合の増加

34　健康日本 21（第二次）の目標のうち、最終評価で「悪化している」と判定された項目である。最も適当なのはどれか。1 つ選べ。

(1)　肥満傾向にある子どもの割合の減少

(2)　低栄養傾向（BMI 20 以下）の高齢者の割合の増加の抑制

(3)　20 歳代女性のやせの者の割合の減少

(4)　食塩摂取量の減少

(5)　共食の増加（食事を 1 人で食べる子どもの割合の減少）

◆35　わが国の食育推進に関する記述である。正しいのはどれか。1 つ選べ。

(1)　食育基本法は、栄養教諭の配置を規定している。

(2)　食育推進会議は、内閣府に設置されている。

(3)　食育推進基本計画の実施期間は、10 年である。

(4)　市町村は、食育推進計画を策定しなければならない。

(5)　第 3 次食育推進基本計画のコンセプトは、「実践の環を広げよう」である。

8

公衆栄養学

33　答 **(2)**　　(1) ×　(2) ○　(3) ×　(4) ×　(5) ×

(1)　★成人期のう蝕に関する目標項目はありません。「健康日本 21（第三次）」でも同様です。

(2)　★「健康日本 21（第二次）」では目標項目に示されていましたが、「健康日本 21（第三次）」では示されていません。

(3)　1 日 1 回以上の⇒1 日 2 回以上の　★「健康日本 21（第三次）」でも同様です。

(4)　飲酒量の減少⇒飲酒をなくす　★「健康日本 21（第二次）」では目標項目に示されていましたが、「健康日本 21（第三次）」では示されていません。

(5)　★郷土料理や伝統料理に関する目標項目はありません。「健康日本 21（第三次）」でも同様です。

34　答 **(1)**　　(1) ○　(2) ×　(3) ×　(4) ×　(5) ×

(1)　☞「悪化している」と判定された項目は、「メタボリックシンドロームの該当者および予備群の減少」、「適正体重の子どもの増加（全出生数中の低出生体重児の割合の減少、肥満傾向にある子どもの割合の減少）」、「睡眠による休養を十分とれていない者の割合の減少」、「生活習慣病のリスクを高める量を飲酒している者（1 日当たりの純アルコール摂取量が男性 40g 以上、女性 20g 以上の者）の割合の減少」の 4 項目です。

(2)(5)　☞「目標値に達した」と判定された項目です。

(3)(4)　☞「変わらない」と判定された項目です。

35　答 **(5)**　　(1) ×　(2) ×　(3) ×　(4) ×　(5) ○

(1)　規定している⇒規定していない

(2)　内閣府に⇒農林水産省に

(3)　10 年である⇒5 年である

(4)　策定しなければならない⇒策定するよう努めなければならない　☞都道府県および市町村の食育推進計画の策定は、努力義務となります。

(5)　★現在は、第 4 次食育推進基本計画が実施されており、「生涯を通じた心身の健康を支える食育の推進」、「持続可能な食を支える食育の推進」、「新たな日常やデジタル化に対応した食育の推進」に重点がおかれています。

解答と解説

2020 年国試 145：重要度★★★　　　　　　　　　チェック □□□□□

36 国民健康・栄養調査の方法に関する記述である。正しいのはどれか。1 つ選べ。

(1) 調査の企画立案は、各都道府県が行う。

(2) 調査世帯の指定は、厚生労働大臣が行う。

(3) 栄養摂取状況調査には、食物摂取頻度調査法を用いている。

(4) 栄養摂取状況調査の対象者は、1 歳以上である。

(5) 栄養素等摂取量の算出において、調理による変化を考慮していない。

2022 年国試 143：重要度★★★　　　　　　　　　チェック □□□□□

37 国民健康・栄養調査の栄養摂取状況調査に関する記述である。最も適当なのはどれか。1 つ選べ。

(1) 3 日間行われる。

(2) 調査日は、参加が得られやすいよう、日曜日を設定できる。

(3) 調理による食品中の栄養素量の変化は、考慮しない。

(4) 対象世帯の個人の摂取量は、案分比率で把握する。

(5) 対象者は、20 歳以上である。

2023 年国試 144：重要度★★★　　　　　　　　　チェック □□□□□

◆**38** 国民健康・栄養調査に関する記述である。最も適当なのはどれか。1 つ選べ。

(1) 地域保健法に基づき実施される。

(2) 健康日本 21（第二次）の評価に用いられる。

(3) 調査の企画・立案は、都道府県が行う。

(4) 栄養摂取状況調査の対象には、乳児が含まれる。

(5) 栄養摂取状況調査の結果は、世帯当たりの平均摂取量として示される。

8

公衆栄養学

---

36 答（4）　　（1）×　（2）×　（3）×　（4）○　（5）×

(1) 各都道府県が⇒国が　☞国（厚生労働省）が企画立案し、都道府県等の統括のもと、調査は調査地区を管轄する保健所が行います。

(2) 厚生労働大臣が⇒都道府県知事が　☞調査地区の指定は厚生労働大臣、調査世帯の指定は都道府県知事が行います。

(3) 食物摂取頻度調査法を⇒食事記録法を　☞原則、秤量法が用いられています。

(5) 考慮していない⇒考慮している

37 答（4）　　（1）×　（2）×　（3）×　（4）○　（5）×

(1) ⇒1 日の調査である

(2) ⇒日曜日および祝祭日を除く任意の 1 日に実施する

(3) 考慮しない⇒考慮する

(4) ☞世帯全体の栄養素等摂取量を求め、そこから個人の摂取量の比率で分ける案分比率を用いて推定します。

(5) ⇒1 歳以上である

38 答（2）　　（1）×　（2）○　（3）×　（4）×　（5）×

(1) 地域保健法に⇒健康増進法に

(2) ★健康日本 21（第三次）でも同様です。

(3) 都道府県が⇒厚生労働省が　☞厚生労働省が調査の企画・立案をし、都道府県等の統括のもと、調査地区を管轄する保健所が調査を行います。

(4) 含まれる⇒含まれない　☞1 歳未満（乳児）は対象に含まれません。

(5) 世帯当たりの平均摂取量として⇒個人の摂取量として　☞世帯全体の栄養素等摂取量を求め、そこから個人の摂取量の比率で分ける案分比率を用いて推定します。

解答と解説

39 国民健康・栄養調査に関する記述である。最も適当なのはどれか。1 つ選べ。

(1) 前身である国民栄養調査は、関東大震災の発生を機に始まった。

(2) 調査対象地区は、都道府県知事が定める。

(3) 腹囲の計測の対象は、40 歳以上である。

(4) 栄養摂取状況調査は、3 日間実施する。

(5) 個人の摂取量は、世帯全体の摂取量に世帯員ごとの摂取割合を乗じて算出する。

実施に関連する指針、ツール

◆**40** 妊産婦のための食生活指針に関する記述である。誤っているのはどれか。1 つ選べ。

(1) 妊娠前の女性も対象にしている。

(2) 栄養機能食品による葉酸の摂取を控えるよう示している。

(3) 非妊娠時の体格に応じた、望ましい体重増加量を示している。

(4) バランスのよい食生活の中での母乳育児を推奨している。

(5) 受動喫煙のリスクについて示している。

41 わが国の「食事バランスガイド」に関する記述である。最も適当なのはどれか。1 つ選べ。

(1) 「食生活指針」を具体的な行動に結びつけるためのツールである。

(2) 生活習慣病予防のためのハイリスクアプローチを目的として、つくられた。

(3) 推奨される 1 日の身体活動量を示している。

(4) 年齢によって、サービングサイズを変えている。

(5) 1 食で摂る、おおよその量を示している。

8

公衆栄養学

---

39 答（5）　（1）×　（2）×　（3）×　（4）×　（5）○

(1) 関東大震災の発生を⇒第二次世界大戦の終結を

(2) 都道府県知事が⇒厚生労働大臣が　☞調査対象地区の指定は厚生労働大臣、調査対象世帯の指定は都道府県知事が行います。

(3) 40 歳以上である⇒ 20 歳以上である　☞身体状況調査において、身長と体重は 1 歳以上、腹囲、血圧、血液検査、問診は 20 歳以上を対象とします。

(4) 3 日間実施する⇒ 1 日実施する

(5) ☞世帯全体の栄養素等摂取量を求め、そこから個人の摂取量の比率で分ける案分比率を用いて推定します。

40 答（2）　（1）○　（2）×　（3）○　（4）○　（5）○　「妊娠前からはじめる妊産婦のための食生活指針」でも同様です。

(2) ☞「妊娠を計画していたり、妊娠初期の人には神経管閉鎖障害発症リスク低減のために、葉酸の栄養機能食品を利用することも勧められます」と示されています。

41 答（1）　（1）○　（2）×　（3）×　（4）×　（5）×

(2) ハイリスクアプローチを⇒ポピュレーションアプローチを　☞ハイリスクアプローチとは、危険因子を有する集団を対象とし、その危険因子を低下させるよう働きかけることをいいます。ポピュレーションアプローチとは、危険因子の有無に関わらず、集団全体を対象とし、危険因子を低下させるように働きかけることをいいます。

(3) 示している⇒示していない

(4) 変えている⇒変えていない

(5) 1 食で⇒ 1 日で

解答と解説

42　食事バランスガイドに関する記述である。最も適当なのはどれか。1つ選べ。

(1)　食育推進基本計画を具体的に行動に結びつけるものである。

(2)　運動の重要性が示されている。

(3)　摂取すべき水分の量が示されている。

(4)　菓子は主食に含まれる。

(5)　1食で摂るサービング（SV）の数が示されている。

43　食事バランスガイドに関する記述である。最も適当なのはどれか。1つ選べ。

(1)　厚生労働省と文部科学省が合同で策定した。

(2)　対象者の性別、年齢、身体活動レベルによって、摂取の目安「つ（SV）」数が異なる。

(3)　「つ（SV）」は、80kcal を基準としている。

(4)　主食、副菜、主菜、汁物、果物の5つの料理区分で構成されている。

(5)　コマの軸は、菓子・嗜好飲料を示している。

諸外国の健康・栄養政策

44　公衆栄養活動に関係する国際的な施策とその組織の組合せである。最も適当なのはどれか。1つ選べ。

(1)　持続可能な開発目標（SDGs）の策定 ──────── 国連児童基金（UNICEF）

(2)　母乳育児を成功させるための 10 か条の策定 ──── 国連食糧農業機関（FAO）

(3)　難民キャンプへの緊急食料支援の実施 ─────── コーデックス委員会（CAC）

(4)　NCDs の予防と対策のためのグローバル戦略の策定 ──── 世界保健機関（WHO）

(5)　食物ベースの食生活指針の開発と活用の提言 ───── 国連世界食糧計画（WFP）

42　答（2）　　(1) ×　(2) ○　(3) ×　(4) ×　(5) ×

(1)　食育推進基本計画を⇒食生活指針を

(2)　☞運動は、コマの上を走る人で表現されています。

(3)　示されている⇒示されていない　☞水分は、コマの軸として表現されていますが、具体的な量は示されていません。

(4)　含まれる⇒含まれない　☞「菓子・嗜好飲料」は、コマを回すヒモとして表現されています。

(5)　1食で⇒1日で

43　答（2）　　(1) ×　(2) ○　(3) ×　(4) ×　(5) ×

(1)　文部科学省が⇒農林水産省が　☞食事バランスガイドは、食生活指針を具体的な行動に結びつけるものとして、1日に「何を」「どれだけ」食べたらよいかの目安を分かりやすく料理（食事）のイラストで示したものです。

(3)　⇒つ（SV）の基準は、料理区分ごとに異なる　☞1つ（SV）の基準は、主食：主材料由来の炭水化物約 40g、副菜：主材料の重量約 70g、主菜：主材料由来のたんぱく質約 6g、牛乳・乳製品：主材料由来のカルシウム約 100mg、果物：主材料の重量約 100g としています。

(4)　汁物⇒牛乳・乳製品

(5)　菓子・嗜好飲料を⇒水・お茶を　☞菓子・嗜好飲料は、コマを回すためのヒモとして表現されており、1日 200kcal 程度を目安とします。

44　答（4）　　(1) ×　(2) ×　(3) ×　(4) ○　(5) ×

(1)　国連児童基金（UNICEF）⇒国際連合（UN）

(2)　国連食糧農業機関（FAO）⇒世界保健機関（WHO）／国連児童基金（UNICEF）

(3)　コーデックス委員会（CAC）⇒国連難民高等弁務官事務所（UNHCR）

(5)　国連世界食糧計画（WFP）⇒世界保健機関（WHO）／国連食糧農業機関（FAO）

45　公衆栄養活動に関係する国際的な施策とその組織の組合せである。最も適当なのはどれか。1 つ選べ。

(1)　持続可能な開発目標（SDGs）の策定 ———————————— 国際連合（UN）

(2)　食品の公正な貿易の確保 ————————————— 国連世界食糧計画（WFP）

(3)　栄養表示ガイドラインの策定 ————————————— 国連児童基金（UNICEF）

(4)　食物ベースの食生活指針の開発と活用のガイドラインの作成 — コーデックス委員会（CAC）

(5)　母乳育児を成功させるための 10 か条の策定 —————————— 国連食糧農業機関（FAO）

46　国際的な公衆栄養活動とその組織の組合せである。最も適当なのはどれか。1 つ選べ。

(1)　国際的な栄養表示ガイドラインの策定 ————————————— 国連世界食糧計画（WFP）

(2)　母子栄養に関する世界栄養目標（Global Nutrition Targets）の設定
　　　　　　　　　　　　　　　　　　　　　—————————————— 世界保健機関（WHO）

(3)　NCDs の予防と対策のためのグローバル戦略の作成 ——————— 国連児童基金（UNICEF）

(4)　世界栄養会議（International Conference on Nutrition）の主催 —— 国連教育科学文化機関（UNESCO）

(5)　食物ベースの食生活指針の開発と活用に関する提言 ——————— 国連開発計画（UNDP）

47　公衆栄養活動に関係する国際的な取組に関する記述である。最も適当なのはどれか。1 つ選べ。

(1)　東京栄養サミット 2021 では、栄養不良の二重負荷を踏まえた議論が行われた。

(2)　「栄養に関する行動の 10 年」は、2021 年に開始された。

(3)　NCDs の予防と対策のためのグローバル戦略は、国連食糧農業機関（FAO）が策定した。

(4)　Global Nutrition Targets 2025 は、国連世界食糧計画（WFP）が設定した。

(5)　ユニバーサル・ヘルス・カバレッジ（UHC）とは、先進医療を推進することをいう。

8

公衆栄養学

45　答（1）　　(1) ○　(2) ×　(3) ×　(4) ×　(5) ×

(2)　国連世界食糧計画（WFP）⇒コーデックス委員会（CAC）

(3)　国連児童基金（UNICEF）⇒コーデックス委員会（CAC）

(4)　コーデックス委員会（CAC）⇒世界保健機関（WHO）／国連食糧農業機関（FAO）　☞コーデックス委員会は、消費者の健康の保護、食品の公正な貿易の確保等を目的とした機関であり、国際食品規格の策定等を行っています。

(5)　国連食糧農業機関（FAO）⇒世界保健機関（WHO）／国連児童基金（UNICEF）

46　答（2）　　(1) ×　(2) ○　(3) ×　(4) ×　(5) ×

(1)　国連世界食糧計画（WFP）⇒コーデックス委員会（CAC）

(3)　国連児童基金（UNICEF）⇒世界保健機関（WHO）

(4)　国連教育科学文化機関（UNESCO）⇒国連食糧農業機関（FAO）／世界保健機関（WHO）

(5)　国連開発計画（UNDP）⇒世界保健機関（WHO）／国連食糧農業機関（FAO）

47　答（1）　　(1) ○　(2) ×　(3) ×　(4) ×　(5) ×

(1)　☞東京栄養サミット 2021 では、成長を妨げる低栄養と、生活習慣病を引き起こす過栄養の「栄養不良の二重負荷」が問題となっていることや、新型コロナウイルス感染症による世界的な栄養状況の悪化を踏まえ、健康、食、強靭性、説明責任、財源確保の 5 つの観点に焦点を当てて議論が行われました。

(2)　2021 年に⇒ 2016 年に　☞国連では、2016 年から 2025 年までを「栄養に関する行動の 10 年」とし、全世界全ての人がより健康で持続可能な食事にアクセスできるようにすることを目指しています。

(3)　国連食糧農業機関（FAO）が⇒世界保健機関（WHO）が

(4)　国連世界食糧計画（WFP）が⇒世界保健機関（WHO）が　☞ Global Nutrition Targets 2025（国際栄養目標 2025）は、全ての形態の栄養不良を解消するための優先課題として、母子の栄養改善に焦点を当て、2025 年までに達成すべき目標を示したものです。

(5)　⇒全ての人が、適切な健康増進、予防、治療、機能回復に関するサービスを、支払可能な費用で受けられることをいう

解答と解説

曝露情報としての食事摂取量

48 食事調査における摂取量の変動に関する記述である。最も適当なのはどれか。1 つ選べ。

(1) 摂取量の分布の幅は、1 日調査と比べて、複数日の調査では大きくなる。

(2) 標本調査で調査人数を多くすると、個人内変動は小さくなる。

(3) 個人内変動の一つに、日間変動がある。

(4) 変動係数（%）は、標準誤差 / 平均×100 で表される。

(5) 個人内変動の大きさは、栄養素間で差はない。

49 集団を対象とした食事調査における精度に関する記述である。最も適当なのはどれか。1 つ選べ。

(1) 対象者の過小申告を小さくするために、調査日数を増やす。

(2) 栄養素摂取量の季節変動の影響を小さくするために、対象者の人数を増やす。

(3) 摂取量の平均値の標準誤差は、対象者の人数の影響を受ける。

(4) 個人内変動は、集団の摂取量の分布に影響しない。

(5) 日間変動の大きさは、栄養素間で差がない。

8

公衆栄養学

---

48 答 **(3)** 　**(1)** ×　**(2)** ×　**(3)** ○　**(4)** ×　**(5)** ×

(1) 大きくなる⇒小さくなる　☞複数日の調査をすることで、日間変動の大きい栄養素の摂取量の分布の幅が小さくなります。

(2) 調査人数を⇒調査日数を　☞個人内変動とは、同一個人における摂取量が日によって異なることをいいます。調査日数を多くすることで、個人内変動を小さくすることができます。調査人数を多くすることで小さくできる誤差には、個人間変動（集団における個人の分布の誤差）があります。

(4) 標準誤差⇒標準偏差　☞変動係数とは、平均に対するデータのバラつき（標準偏差）を示す指標です。異なる栄養素の個人内変動などを比較する場合に用いられます。

(5) 差はない⇒差はある　☞個人内変動が小さくなる傾向の栄養素には、炭水化物やたんぱく質などがあります。個人内変動が大きくなる傾向の栄養素には、β–カロテンやビタミンＣなどがあります。

49 答 **(3)** 　**(1)** ×　**(2)** ×　**(3)** ○　**(4)** ×　**(5)** ×

(1) 過小申告を⇒個人内変動（日間変動）を　☞申告誤差（過小申告や過大申告）は、系統誤差に該当するため、調査日数や調査人数を増やしても小さくすることはできません。申告誤差の影響を小さくするためには、エネルギー調整（密度法や残差法）を行います。

(2) 対象者の人数を増やす⇒年数回の調査を繰り返す　☞季節変動とは、季節により食事内容が異なることにより生じる誤差で、系統誤差に該当するため、調査日数や調査人数を増やしても小さくすることはできません。

(3) ☞標準誤差とは、母集団からの標本抽出に伴う誤差をいい、標本から得られる平均値（推定値）のバラつきを表します。対象者の人数が多ければ、標本から得られる平均値（推定値）のバラつきが小さくなるため、標準誤差は小さくなります。

(4) 影響しない⇒影響する　☞個人内変動とは、同一個人における摂取量が日によって異なることにより生じる誤差で、偶然誤差に該当します。個人内変動が大きい栄養素ほど、集団の摂取量の分布の幅も大きくなります。

(5) 差がない⇒差がある

解答と解説

50 食事調査における食事摂取量の変動と誤差に関する記述である。最も適当なのはどれか。1 つ選べ。

(1) 個人内変動は、集団内における個人の違いを示す。
(2) 日間変動は、個人内変動の 1 つである。
(3) 系統誤差は、調査日数を増やすことで小さくすることができる。
(4) 偶然誤差とは、結果が真の値から一定方向へずれることをいう。
(5) 過小申告の程度は、BMI が低い者ほど大きい。

51 食事調査における変動および誤差に関する記述である。最も適当なのはどれか。1 つ選べ。

(1) 日間変動は、個人間変動の一種である。
(2) 集団の平均摂取量の推定では、調査対象者の数を増やすと偶然誤差が小さくなる。
(3) 選択バイアスは、調査対象者の数を増やすことで軽減できる。
(4) 情報バイアスは、偶然誤差の一種である。
(5) エネルギー摂取量は、BMI が高い者ほど過大申告しやすい。

50 **答 (2)** 　(1) × 　(2) ○ 　(3) × 　(4) × 　(5) ×

(1) 個人内変動は⇒個人間変動は
(2) ☞日間変動は、同一個人における摂取量が日によって異なることにより生じる誤差で、個人内変動の 1 つです。
(3) できる⇒できない　☞調査日数を増やすことで小さくできる誤差は、日間変動などの偶然誤差です。
(4) 偶然誤差とは⇒系統誤差とは　☞系統誤差には、季節変動や申告誤差などがあります。
(5) 低い者ほど⇒高い者ほど

51 **答 (2)** 　(1) × 　(2) ○ 　(3) × 　(4) × 　(5) ×

(1) 個人間変動の⇒個人内変動の　☞日間変動は、同一個人における摂取量が日によって異なることにより生じる偶然誤差で、個人内変動の 1 つです。個人間変動とは、集団における個人の分布の偶然誤差です。
(2) ☞調査対象者数を増やすことで偶然誤差が小さくなり、集団の平均摂取量の推定の精度が高くなります。
(3) 軽減できる⇒軽減できない　☞選択バイアスは、調査対象者の選び方が適当ではないために生じる誤差です。系統誤差に該当するため、調査人数を増やしても軽減することはできません。
(4) 偶然誤差の⇒系統誤差の　☞情報バイアスは、調査対象者が有する情報が不確実であるために生じる系統誤差です。申告誤差や思い出しバイアスなどが該当します。
(5) 過大申告しやすい⇒過小申告しやすい　☞過大申告と過小申告は、申告誤差と呼ばれる系統誤差です。真の摂取量より多く申告することを過大申告、真の摂取量より少なく申告することを過小申告といいます。

52 栄養素等摂取量の測定方法に関する記述である。最も適当なのはどれか。1 つ選べ。

(1) 食物摂取頻度調査法では、目安量食事記録法に比べ、調査員の熟練を必要とする。

(2) 秤量食事記録法は、他の食事調査法の精度を評価する際の基準に用いられる。

(3) 食物摂取頻度調査法の質問票の再現性は、生体指標（バイオマーカー）と比較して検討される。

(4) 24 時間食事思い出し法は、高齢者に適した調査法である。

(5) 陰膳法による調査結果は、食品成分表の精度の影響を受ける。

53 食事調査法に関する記述である。最も適当なのはどれか。1 つ選べ。

(1) 食事記録法において、目安量法は秤量法に比べて摂取量推定の誤差が小さい。

(2) 食事記録法は、食物摂取頻度調査法に比べて個人の記憶に依存する。

(3) 食物摂取頻度調査法は、24 時間食事思い出し法に比べて調査者の負担が大きい。

(4) 半定量食物摂取頻度調査法の質問票の開発では、妥当性の検討が必要である。

(5) 陰膳法は、習慣的な摂取量を把握することに適している。

8

公衆栄養学

52 答 **(2)**　　(1) ×　(2) ○　(3) ×　(4) ×　(5) ×

(1) 食物摂取頻度調査法 ⇔ 目安量食事記録法　☞目安量を食品重量に換算する必要があるため、目安量食事記録法は調査員の熟練を必要とするといえます。

(2) ☞秤量食事記録法は、秤量による摂取量を記録するため精度が高く、他の食事調査法の精度を評価する際の基準として適しています。

(3) 生体指標と⇒複数回の食物摂取頻度調査法の結果と

(4) 適した⇒適していない　☞24 時間食事思い出し法は、対象者の記憶に依存する特性があるため、高齢者に適していないといえます。

(5) 受ける⇒受けない　☞陰膳法では、対象者が食べた食品と同一の食品を化学的に分析する方法であるため、食品成分表を利用しません。

53 答 **(4)**　　(1) ×　(2) ×　(3) ×　(4) ○　(5) ×

(1) 目安量法 ⇔ 秤量法　☞目安量法は、対象者が記録した食品の目安量を重量換算する必要があるため、食品を実測する秤量法と比べ、誤差が大きいといえます。

(2) 食事記録法 ⇔ 食物摂取頻度調査法　☞食事記録法は、食品を摂取するタイミングで記録する方式のため、記憶への依存が低いといえます。食物摂取頻度調査法は、一定期間の食品の摂取状況を思い出しながら記入する方式のため、記憶への依存が高いといえます。

(3) 食物摂取頻度調査法 ⇔ 24 時間食事思い出し法　☞食物摂取頻度調査法は、一定期間の食品の摂取状況を質問票（食品リスト）を用いて尋ね、解析プログラムでデータ処理を行うため、調査者の負担が小さいといえます。24 時間食事思い出し法は、面接により前日の食事内容を聞き取る方式のため、調査者の負担が大きいといえます。

(4) ☞妥当性とは、質問票により推定された食品の摂取量が、真の摂取量にどの程度一致するかを意味します。質問票の妥当性を検討するには、複数日の食事記録法や生体指標と比較し、一致度や相関で評価します。

(5) 適している⇒適していない　☞陰膳法は、対象者が食べた食品と同一の食品を化学的に分析する方法のため、対象者の負担が大きく、複数日の調査を必要とする習慣的な摂取量の把握に適していません。

54 24 時間食事思い出し法に関する記述である。最も適当なのはどれか。1 つ選べ。

(1) 対象者の記憶に依存しない。
(2) 栄養素等摂取量の結果は、食品成分表の精度に依存しない。
(3) 食事記録法（秤量法）に比べて、対象者の負担が大きい。
(4) 食物摂取頻度調査法に比べて、調査者の熟練を必要とする。
(5) 陰膳法に比べて、調査費用が高い。

55 食事調査法に関する記述である。最も適当なのはどれか。1 つ選べ。

(1) 24 時間食事思い出し法は、高齢者の調査に適している。
(2) 食事記録法は、食物摂取頻度調査法に比べて、対象者の負担が小さい。
(3) 食事記録法において、目安量法は秤量法に比べて、摂取量推定の誤差が小さい。
(4) 食物摂取頻度調査法の再現性は、同一集団を対象として検討される。
(5) 陰膳法により推定した栄養素等摂取量は、食品成分表の影響を受ける。

8

公衆栄養学

54 答 **(4)**　　**(1)** ×　**(2)** ×　**(3)** ×　**(4)** ○　**(5)** ×

(1) 依存しない⇒依存する　☞24 時間食事思い出し法は、面接により前日の食事内容を聞き取る方式のため、対象者の記憶に依存します。
(2) 依存しない⇒依存する　☞24 時間食事思い出し法は、得られた食事調査の結果を食品成分表を用いて栄養価計算するため、食品成分表の精度に依存します。
(3) 大きい⇒小さい　☞24 時間食事思い出し法は、対象者は質問に回答するだけなので、負担が小さいといえます。食事記録法（秤量法）は、対象者が秤量により記録する方法のため、対象者の負担が大きい調査といえます。
(4) ☞24 時間食事思い出し法は、調査者の面接技術の熟練が必要です。食物摂取頻度調査法は、一定期間の食品の摂取状況を質問票（食品リスト）を用いて尋ね、解析プログラムでデータ処理を行うため、調査者の熟練は必要ありません。
(5) 高い⇒安い　☞陰膳法は、対象者が食べた食品と同一の食品を化学的に分析する方法のため、調査費用が高くなります。

55 答 **(4)**　　**(1)** ×　**(2)** ×　**(3)** ×　**(4)** ○　**(5)** ×

(1) 適している⇒適していない　☞24 時間食事思い出し法は、対象者の記憶に依存する特性があるため、高齢者に適していないといえます。
(2) 小さい⇒大きい　☞食事記録法は、対象者が秤量や目安、写真により記録する方法のため、対象者の負担が大きい調査といえます。食物摂取頻度調査法は、調査者が作成した質問票（食品リスト）に記入する方法のため、対象者の負担が小さい調査といえます。
(3) 小さい⇒大きい　☞目安量法は、対象者が記録した食品の目安量を重量換算する必要があるため、食品を実測する秤量法と比べ、誤差が大きいといえます。
(4) ☞食物摂取頻度調査法で用いられる質問票は、調査対象者（対象集団）ごとに作成されます。したがって、その再現性は同一集団を対象として検討する必要があります。
(5) 受ける⇒受けない　☞陰膳法では、対象者が食べた食品と同一の食品を化学的に分析する方法であるため、食品成分表の影響を受けません。

解答と解説

56 食物摂取頻度調査法に関する記述である。最も適当なのはどれか。1 つ選べ。

- (1) 対象者の記憶に依存する。
- (2) 地域住民を対象とした調査では、食事記録法（秤量法）に比べて、対象者の負担が大きい。
- (3) 他の食事調査法の精度を評価する際の基準に用いられる。
- (4) 食品リストは、寄与率が低い食品で構成される。
- (5) 妥当性は、一定期間を空けた後に同じ対象者に同じ調査をすることで検証できる。

食事摂取量の評価方法

57 食事調査における栄養素摂取量のエネルギー調整に関する記述である。最も適当なのはどれか。1 つ選べ。

- (1) ある特定の栄養素摂取量と疾病との関連を検討する際に有用である。
- (2) 過小申告の程度を評価することができる。
- (3) エネルギー産生栄養素以外の栄養素には、用いることができない。
- (4) 脂肪エネルギー比率は、残差法によるエネルギー調整値である。
- (5) 密度法によるエネルギー調整値は、観察集団のエネルギー摂取量の平均値を用いて算出する。

---

56 答 (1)　　(1) ○　(2) ×　(3) ×　(4) ×　(5) ×

- (1) ☞食物摂取頻度調査法は、一定期間の食品の摂取状況を思い出しながら調査票に記入する方式のため、記憶への依存が高いといえます。
- (2) 大きい⇒小さい　☞食物摂取頻度調査法は、調査票に食品の摂取頻度を記入する方法のため、対象者の負担が小さい調査といえます。食事記録法（秤量法）は、秤量による記録を必要とする方法のため、対象者の負担が大きい調査といえます。
- (3) 用いられる⇒用いられない　☞他の食事調査法の精度を評価する際の基準として適しているのは、精度の高い食事記録法（秤量法）です。
- (4) 低い⇒高い　☞寄与率とは、どの食品から調査対象の栄養素を摂取しているかを評価する指標です。例えば、カルシウムの摂取量を調査したい場合、食品リストには寄与率の高い牛乳や乳製品を記載する必要があります。
- (5) 妥当性は⇒再現性は　☞再現性とは、同じ対象者に同じ調査を実施したとき、同じ結果が得られるかを意味します。妥当性とは、食事調査により推定された食品の摂取量が、真の摂取量にどの程度一致するかを意味します。妥当性を検討するには、複数日の食事記録法や生体指標と比較し、一致度や相関で評価します。

57 答 (1)　　(1) ○　(2) ×　(3) ×　(4) ×　(5) ×

- (1) ☞一般に、エネルギー摂取量の多い者ほど、栄養素摂取量も多くなる傾向があります。そのため、エネルギー摂取量の多い者が疾病 A に罹りやすい場合、ある特定の栄養素 B に疾病 A との関連が無いとしても、栄養素 B の摂取量が多い者ほど疾病 A に罹りやすいようにみえてしまいます。したがって、ある特定の栄養素摂取量と疾病との関連を検討する場合、エネルギー摂取量の影響を取り除くために、エネルギー調整（密度法や残差法）を実施する必要があります。
- (2) 程度を評価する⇒影響を除去する　☞エネルギー調整により、申告誤差（過小申告や過大申告）の影響を除去して、栄養素摂取量を評価することができます。ただし、申告誤差がどの程度大きいのか、または小さいのかを評価することはできません。
- (3) できない⇒できる　☞エネルギー産生栄養素だけでなく、ビタミン A やビタミン C、カルシウムや食物繊維などもエネルギー摂取量と相関を示すため、これらの栄養素に対してもエネルギー調整を用いることが可能です。
- (4) 残差法による⇒密度法による　☞密度法とは、総エネルギー摂取量に占める、ある栄養素摂取量の割合（単位当たりの栄養素摂取量）を算出する方法です。エネルギー比率は、エネルギー調整済みの摂取量といえます。
- (5) 密度法による⇒残差法による　☞残差法とは、観察集団の栄養素摂取量と観察集団のエネルギー摂取量を用いて回帰直線を作成し、それぞれの実測値と回帰線上の期待値との差（距離）で表す方法です。

58　食物摂取頻度調査法を用いた栄養疫学研究を行った。残差法における残差の記述として、最も適当なのはどれか。1 つ選べ。

(1)　総エネルギー摂取量当たりの栄養素摂取量

(2)　総エネルギー摂取量と栄養素摂取量の相関係数

(3)　栄養素摂取量の測定値と EAR との差

(4)　栄養素摂取量の測定値と平均値との差

(5)　栄養素摂取量の測定値と総エネルギー摂取量からの予測値との差

59　残差法により総エネルギー調整ビタミン C 摂取量を求めるため、集団におけるビタミン C 摂取量と総エネルギー摂取量から回帰直線を作成した（図）。A ～ E さんのうち、総エネルギー調整ビタミン C 摂取量が最も多い者である。最も適当なのはどれか。1 つ選べ。

(1)　A さん

(2)　B さん

(3)　C さん

(4)　D さん

(5)　E さん

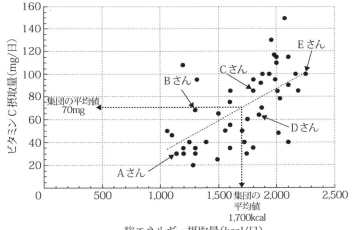

図　ビタミンC摂取量と総エネルギー摂取量

58　答（5）　　(1) ×　(2) ×　(3) ×　(4) ×　(5) ○

(5)　☞残差法とは、観察集団の栄養素摂取量と観察集団のエネルギー摂取量を用いて回帰直線を作成し、それぞれの実測値（測定値）と回帰線上の期待値（予測値）との差（距離）で表す方法です。

59　答（2）　　(1) ×　(2) ○　(3) ×　(4) ×　(5) ×

(2)　☞残差法では、A ～ E さんのエネルギー摂取量が、集団のエネルギー摂取量の平均値（1,700kcal）であったと仮定して、ビタミン C 摂取量を調整します。A ～ E さんのビタミン C 摂取量（実測値）は、回帰直線（期待値）からそれぞれ一定の距離があります。この距離（実測値と期待値の差）を残差といいます。A ～ E さんが 1,700kcal 摂取したと仮定した場合であっても、この残差（の距離）は保たれるため、残差が正の方向に最も大きい B さんが、総エネルギー調整ビタミン C 摂取量の最も多い者であると推定できます（平均値 70mg ＋ B さんの残差約 20mg ＝約 90mg と推定できます）。

8

公衆栄養学

解答と解説

60　学生 100 人を対象に、7 日間の食事調査を実施し、個人の平均的な摂取量を把握した。その結果を基に、集団としての平均値と標準偏差を算出した（表）。変動係数が最小のものである。最も適当なのはどれか。1 つ選べ。

(1)　エネルギー
(2)　たんぱく質
(3)　脂肪エネルギー比率
(4)　ビタミン B₁₂
(5)　ビタミン C

表　栄養素等摂取量調査の結果（n=100）

	平均値	標準偏差
エネルギー（kcal/日）	1,903	594
たんぱく質（g/日）	71.4	25.1
脂肪エネルギー比率（%E）	28.6	7.8
ビタミン B₁₂（μg/日）	6.3	6.0
ビタミン C（mg/日）	94	71

地域診断と公衆栄養マネジメント

公衆栄養マネジメント

61　公衆栄養マネジメントに関する記述である。誤っているのはどれか。1 つ選べ。

(1)　公衆栄養活動は、PDCA サイクルに従って進める。
(2)　活動計画の策定段階では、住民参加を求めない。
(3)　アセスメントでは、既存資料の有効活用を図る。
(4)　目標値は、改善可能性を考慮して設定する。
(5)　評価では、投入した資源に対する効果を検討する。

60　**答 (3)**　　**(1)** ×　**(2)** ×　**(3)** ○　**(4)** ×　**(5)** ×

(1)　☞変動係数は、平均値の異なる測定値のバラつきの程度を比較する場合に用いられ、「標準偏差÷平均値」で算出します。エネルギーの変動係数は、594 ÷ 1,903 ≒ 0.31 です。
(2)　☞たんぱく質の変動係数は、25.1 ÷ 71.4 ≒ 0.35 です。
(3)　☞脂肪エネルギー比率の変動係数は、7.8 ÷ 28.6 ≒ 0.27 です。
(4)　☞ビタミン B₁₂ の変動係数は、6.0 ÷ 6.3 ≒ 0.95 です。
(5)　☞ビタミン C の変動係数は、71 ÷ 94 ≒ 0.76 です。

61　**答 (2)**　　**(1)** ○　**(2)** ×　**(3)** ○　**(4)** ○　**(5)** ○

(2)　求めない⇒求める

62 公衆栄養マネジメントに関する記述である。<u>誤っている</u>のはどれか。1 つ選べ。

(1) プリシード・プロシードモデルの最終目標は、栄養状態の改善である。

(2) 目的設定型アプローチでは、目指す姿を住民参加によって検討する。

(3) コミュニティオーガニゼーションの推進には、住民の主体的な活動が必要である。

(4) パブリックコメントでは、住民の意見を公募する。

(5) 地域の社会資源には、町内会が含まれる。

公衆栄養アセスメント

63 集団における栄養調査データを、日本人の食事摂取基準（2020 年版）を用いて評価した。評価項目とその指標の組合せである。最も適当なのはどれか。1 つ選べ。

(1) エネルギーの摂取不足 ——————— 推定エネルギー必要量（EER）を下回る者の割合

(2) エネルギーの過剰摂取 ——————— 推定エネルギー必要量（EER）を上回る者の割合

(3) 栄養素の摂取不足 ——————— EAR を下回る者の割合

(4) 栄養素の摂取不足 ——————— RDA を下回る者の割合

(5) 栄養素の過剰摂取 ——————— AI を上回る者の割合

64 日本人の食事摂取基準（2020 年版）に基づいた集団の食事摂取状況の評価に関する記述である。最も適当なのはどれか。1 つ選べ。

(1) エネルギー摂取の過不足の評価では、集団の BMI の平均値が目標とする範囲外にあるかを確認する。

(2) 栄養素の摂取不足の評価では、摂取量が RDA を下回る者の割合を算出する。

(3) 栄養素の摂取不足の評価では、摂取量が AI を下回る者の割合を算出する。

(4) 栄養素の過剰摂取の評価では、摂取量が UL を上回る者の割合を算出する。

(5) 生活習慣病の発症予防を目的とした評価では、集団の摂取量の平均値が DG の範囲外にあるかを確認する。

---

62 答（1）　　（1）×　（2）○　（3）○　（4）○　（5）○

(1) 栄養状態の改善である⇒ QOL の向上である

(2) ☞目的設定型アプローチでは、目的、課題、計画策定を住民と専門家が一緒に検討します。

(3) ☞コミュニティオーガニゼーション（地域組織化活動）とは、地域住民の自主的な組織活動をいいます。

(4) ☞パブリックコメントとは、公的な機関が規則などを制定するときに、広く公に、意見・情報・改善案などを求めることをいいます。

63 答（3）　　（1）×　（2）×　（3）○　（4）×　（5）×

(1) 推定エネルギー必要量（EER）を⇒目標とする BMI を

(2) 推定エネルギー必要量（EER）を⇒目標とする BMI を

(4) RDA（推奨量）を⇒ EAR（推定平均必要量）を

(5) AI（目安量）を⇒ UL（耐容上限量）を

64 答（4）　　（1）×　（2）×　（3）×　（4）○　（5）×

(1) ⇒目標とする BMI の範囲を逸脱する者の割合を確認する

(2) RDA（推奨量）を⇒ EAR（推定平均必要量）を

(3) AI（目安量）を⇒ EAR（推定平均必要量）を　☞目安量を用いる場合は、摂取量の中央値と目安量を比較し、不足していないことを確認します。ただし、摂取量の中央値が目安量を下回っていたとしても、不足状態にあるかどうか判断することはできません。

(5) ⇒摂取量が DG（目標量）の範囲を逸脱する者の割合を確認する

65 日本人の食事摂取基準（2020 年版）を用いた、成人集団における食事摂取状況の評価とその指標の組合せである。最も適当なのはどれか。1 つ選べ。

(1) エネルギーの過剰摂取 ———————— 推定エネルギー必要量（EER）を超えて摂取している者の割合

(2) エネルギーの摂取不足 ———————— BMI の平均値と目標とする BMI の範囲の下限値との差

(3) 栄養素の摂取不足 ———————— 栄養素の平均摂取量と RDA の差

(4) 栄養素の摂取不足 ———————— EAR を下回る者の割合

(5) 栄養素の過剰摂取 ———————— AI を上回る者の割合

66 日本人の食事摂取基準（2020 年版）を用いた、成人集団の食事摂取状況の評価に関する記述である。最も適当なのはどれか。1 つ選べ。

(1) エネルギーの摂取不足の評価では、BMI の平均値が目標とする BMI の下限値以下であることを確認する。

(2) EAR が設定されている栄養素の摂取不足の評価では、摂取量が EAR を下回る者の割合を算出する。

(3) AI が設定されている栄養素の摂取不足の評価では、摂取量が AI を下回る者の割合を算出する。

(4) RDA が設定されている栄養素の過剰摂取の評価では、摂取量が RDA を上回る者の割合を算出する。

(5) 生活習慣病の発症予防を目的とした評価では、摂取量の平均値が DG 以下であることを確認する。

67 日本人の食事摂取基準（2015 年版）を活用して、成人集団の食事改善計画を立案する際の目標設定である。最も適当なのはどれか。1 つ選べ。

(1) 目標とする BMI の範囲にある者の割合を増やす。

(2) エネルギー摂取量の平均値を、推定エネルギー必要量付近にする。

(3) 栄養素摂取量の平均値を、推定平均必要量付近にする。

(4) 栄養素摂取量の平均値を、推奨量付近にする。

(5) 栄養素摂取量の平均値を、耐容上限量付近にする。

---

65 答 (4)　　(1) ×　(2) ×　(3) ×　(4) ○　(5) ×
(1)　⇒目標とする BMI の上限値を上回る者の割合
(2)　⇒目標とする BMI の下限値を下回る者の割合
(3)　⇒ EAR（推定平均必要量）を下回る者の割合
(5)　AI（目安量）を⇒ UL（耐容上限量）を

66 答 (2)　　(1) ×　(2) ○　(3) ×　(4) ×　(5) ×
(1)　⇒ BMI が目標とする BMI の下限値を下回る者の割合を確認する
(3)　⇒摂取量の中央値と AI（目安量）を比較することで不足していないことを確認する　☞ただし、摂取量の中央値が AI を下回っていたとしても、不足状態にあるかどうか判断することはできません。
(4)　RDA（推奨量）を⇒ UL（耐容上限量）を
(5)　⇒摂取量が DG（目標量）の範囲を逸脱する者の割合を算出する

67 答 (1)　　(1) ○　(2) ×　(3) ×　(4) ×　(5) ×　　**「食事摂取基準（2020 年版）」でも同様です。**
(2)　⇒目標とする BMI の範囲にある者の割合を増やす
(3)　⇒推定平均必要量を下回って摂取している者の割合をできるだけ少なくする
(4)　⇒推定平均必要量を下回って摂取している者の割合をできるだけ少なくする
(5)　⇒集団内のすべての者の摂取量が耐容上限量を超えないようにする

68　公衆栄養アセスメントに用いる情報と、その出典の組合せである。最も適当なのはどれか。1つ選べ。

(1)　人口構造の変化 ————————————————生命表
(2)　食中毒の患者数 ————————————————患者調査
(3)　世帯における食品ロスの実態 ————食料需給表
(4)　乳幼児の身体の発育の状態 ————————乳幼児栄養調査
(5)　介護が必要な者の状況 ————————————国民生活基礎調査

69　公衆栄養アセスメントに用いる情報と、その出典の組合せである。最も適当なのはどれか。1つ選べ。

(1)　出生率 ————————————————————国勢調査
(2)　児童の発育状況 ————————————————学校保健統計調査
(3)　食中毒の患者数 ————————————————感染症発生動向調査
(4)　世帯の食料費 ————————————————国民生活基礎調査
(5)　健康診断受診の状況 ——————————患者調査

70　公衆栄養アセスメントに用いる情報と、その出典の組合せである。最も適当なのはどれか。1つ選べ。

(1)　授乳期の栄養方法 ————————————国民健康・栄養調査
(2)　小学生の肥満傾向児の割合 ————————学校保健統計調査
(3)　特定保健指導の実施率 ————————国民生活基礎調査
(4)　介護が必要になった原因 ————————患者調査
(5)　死因別死亡率 ————————————————国勢調査

8

公衆栄養学

68　答 **(5)**　　(1) ×　(2) ×　(3) ×　(4) ×　(5) ○

(1)　生命表⇒国勢調査
(2)　患者調査⇒食中毒統計調査
(3)　食料需給表⇒食品ロス統計調査
(4)　乳幼児栄養調査⇒乳幼児身体発育調査

69　答 **(2)**　　(1) ×　(2) ○　(3) ×　(4) ×　(5) ×

(1)　国勢調査⇒人口動態調査
(3)　感染症発生動向調査⇒食中毒統計調査
(4)　国民生活基礎調査⇒家計調査
(5)　患者調査⇒国民生活基礎調査

70　答 **(2)**　　(1) ×　(2) ○　(3) ×　(4) ×　(5) ×

(1)　国民健康・栄養調査⇒乳幼児栄養調査
(3)　国民生活基礎調査⇒特定健康診査・特定保健指導実施状況報告書
(4)　患者調査⇒国民生活基礎調査
(5)　国勢調査⇒人口動態統計調査

解答と解説

2023 年国試 150：重要度★★★　　　　　　　　　　　　　　　　チェック ▢▢▢▢▢

71 公衆栄養プログラムの目標設定に関する記述である。<u>誤っている</u>のはどれか。1 つ選べ。

(1) 目標は、地域の現状を評価した上で設定する。

(2) 候補となる目標が複数ある場合は、重要度と改善可能性がいずれも高いものを最優先とする。

(3) 目標達成までの取組期間を明示する。

(4) 課題解決型アプローチでは、目標値は住民が設定する。

(5) 目標値は、対象集団から得られた調査結果を参考に設定する。

2020 年国試 151：重要度★★★　　　　　　　　　　　　　　　　チェック ▢▢▢▢▢

72 高齢者の介護予防を目的とした公衆栄養プログラムの評価項目と、評価の種類の組合せである。正しいのはどれか。1 つ選べ。

(1) プログラムの参加人数が増加しているか ―――――――――― 経過評価

(2) 目標設定は適切だったか ――――――――――――――――― 経過評価

(3) 企画の通りに進行しているか ―――――――――――――― 企画評価

(4) 共食の頻度が増加したか ――――――――――――――――― 結果評価

(5) フレイルの者の割合が減少したか ―――――――――――― 影響評価

2021 年国試 151：重要度★★★　　　　　　　　　　　　　　　　チェック ▢▢▢▢▢

73 Ｋ市では、血圧が高い者の割合が増加しており、脳卒中の死亡率が高いことがわかった。個人の行動変容を目指した減塩キャンペーンを企画する際の事業評価の指標である。最初に変化がみられる指標として、<u>最も適切な</u>のはどれか。1 つ選べ。

(1) 健康寿命

(2) 収縮期血圧の平均値

(3) 食塩摂取量の平均値

(4) 減塩を心がけている者の割合

---

71 答 **(4)**　　**(1)** ○　**(2)** ○　**(3)** ○　**(4)** ✕　**(5)** ○

(4) 課題解決型アプローチでは⇒目的設定型アプローチでは　☞目的設定型アプローチは、課題抽出、目的設定、計画策定を住民と専門家が一緒になって考えていきます。課題解決型アプローチは、課題抽出、目的設定までを専門家が行い、その後、課題の解決計画策定に関する議論に住民が参加します。

72 答 **(1)**　　**(1)** ○　**(2)** ✕　**(3)** ✕　**(4)** ✕　**(5)** ✕

(1) ☞経過評価では、プログラムが順調に行われているかを評価します。参加人数が増加していれば、順調であると評価できます。

(2) 経過評価⇒企画評価　☞企画評価は、プログラムの目標・内容・方法・評価項目の設定などを評価します。

(3) 企画評価⇒経過評価　☞企画通り進行していれば、順調であると評価できます。

(4) 結果評価⇒影響評価　☞影響評価では、対象者の知識、態度や行動を含めたライフスタイルの変容や、環境改善の程度を客観的に評価します。共食の頻度が増加していれば、行動やライフスタイルの変容が起こったと評価できます。

(5) 影響評価⇒結果評価　☞結果評価とは、プログラム実施後の最終結果の評価で、健康状態や QOL の向上について具体的な指標を用いて評価します。フレイルの者の割合が減少すれば、健康状態が向上したと評価できます。

73 答 **(4)**　　**(1)** ✕　**(2)** ✕　**(3)** ✕　**(4)** ○

(4) ☞減塩キャンペーンを実施した場合、対象者に起こる変化は『意識の変化→行動の変化→生体指標の変化→健康寿命の変化』の順で起こると考えられるため、最初の評価指標は「減塩を心がけている者の割合」とすることが最適であるといえます。

74 プリシード・プロシードモデルに基づいた、成人を対象とした肥満改善プログラムを実施した。プログラム終了時の評価項目である。経過評価の指標として、最も適当なのはどれか。1 つ選べ。

(1) 肥満者（BMI 25kg/m² 以上）の割合
(2) 脂質異常症の者の割合
(3) 主食・主菜・副菜がそろった食事をする者の割合
(4) 食品購入時に栄養成分表示を見る者の割合
(5) プログラムに継続して参加した者の割合

公衆栄養プログラムの展開

地域特性に対応したプログラムの展開

75 「避難所における食事提供の計画・評価のために当面の目標とする栄養の参照量」に示されている栄養素である。正しいのはどれか。1 つ選べ。

(1) ビタミン A
(2) ビタミン D
(3) ビタミン E
(4) ビタミン B₁
(5) ビタミン B₆

76 「避難所における食事提供の計画・評価のために当面の目標とする栄養の参照量」に関する記述である。最も適当なのはどれか。1 つ選べ。

(1) 摂取不足を回避すべき栄養素として、炭水化物の摂取量が示されている。
(2) 摂取不足を回避すべき栄養素として、ビタミン C の摂取量が示されている。
(3) 過剰摂取を回避すべき栄養素として、脂質の摂取量が示されている。
(4) 高齢者において配慮が必要な栄養素として、カルシウムの摂取量が示されている。
(5) 成長期の子どもにおいて配慮が必要な栄養素として、ビタミン D の摂取量が示されている。

8

公衆栄養学

74　答（5） **(1)** × **(2)** × **(3)** × **(4)** × **(5)** ○

(1) ☞結果評価の指標として適当です。結果評価とは、プログラム実施後の最終結果の評価で、健康状態や QOL の向上について具体的な指標を用いて評価します。肥満者の割合が減少すれば、健康状態が改善されたと評価できます。
(2) ☞結果評価の指標として適当です。脂質異常症の者の割合が減少すれば、健康状態が改善されたと評価できます。
(3) ☞影響評価の指標として適当です。影響評価では、対象者の知識、態度や行動を含めたライフスタイルの変容や、環境改善の程度を客観的に評価します。主食・主菜・副菜がそろった食事をする者の割合が増加すれば、行動やライフスタイルの変容が起こったと評価できます。
(4) ☞影響評価の指標として適当です。栄養成分表示を見る者の割合が増加すれば、行動やライフスタイルの変容が起こったと評価できます。
(5) ☞経過評価では、プログラムが順調に行われているかを評価します。継続して参加した者の割合が多ければ、順調であると評価できます。

75　答（4） **(1)** × **(2)** × **(3)** × **(4)** ○ **(5)** ×

(4) ☞被災後約 3 か月頃までの段階で欠乏しやすい栄養素として、エネルギー、たんぱく質、ビタミン B₁、ビタミン B₂、ビタミン C が示されています。

76　答（2） **(1)** × **(2)** ○ **(3)** × **(4)** × **(5)** ×

(2) ☞被災後約 3 か月頃までの段階で欠乏しやすい栄養素として、エネルギー、たんぱく質、ビタミン B₁、ビタミン B₂、ビタミン C が示されています。

解答と解説

77　K 市の地図である（図）。A 地区は、学生を中心とした若い世代の一人暮らし世帯が多く、中食・外食の利用頻度が高く、野菜摂取量が少ない。B 地区は、野菜の生産が盛んである。K 市における、A 地区の若い世代の野菜摂取量増加に向けた、食物へのアクセスと情報へのアクセスを統合させた効果的な取組に関する記述である。<u>最も適切な</u>のはどれか。1 つ選べ。

(1)　A 地区内のスーパーマーケットやコンビニエンスストアの店内に、野菜摂取量の増加を推奨するポスターを掲示する。

(2)　A 地区の駅構内の特設コーナーにおいて、B 地区の生産者組合と協働して、地元野菜の直売所を開設し販売するとともに、1 日当たりの野菜摂取量の目標として 350g の野菜の実物展示を行う。

(3)　A 地区において、各大学食堂や外食店と協働して、月替わりで、B 地区産の野菜たっぷりメニューの提供と、野菜料理の簡単レシピ集の配布を行う。

(4)　A 地区の七夕祭りにおいて、B 地区の生産者組合と協働して、栄養バランスのとれた食生活に関する講話と地元野菜の無料配布会を行う。

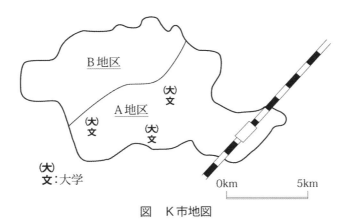

図　K 市地図

77　答 **(3)**　　**(1)** ✕　**(2)** ✕　**(3)** ○　**(4)** ✕

(3)　☞ A 地区の住民の特徴は、学生が多く、中食・外食の利用頻度が高いことです。したがって、各大学食堂や外食店と協働して、野菜たっぷりメニューの提供（食物へのアクセス）と野菜料理の簡単レシピ集の配布（情報へのアクセス）を行うことが最適であるといえます。

2021 年国試 152：重要度★★★　　　　　　　　　　　　　　　　　　　チェック □□□□□

78 地域包括ケアシステムに関する記述である。最も適当なのはどれか。1 つ選べ。

(1) 高齢者の医療の確保に関する法律に基づいて行われる。
(2) 多様な医療・介護資源のネットワーク化を重視する。
(3) 地域支援事業の実施主体は、都道府県である。
(4) 地域包括支援センターには、管理栄養士の配置が義務づけられている。
(5) 地域包括支援センターには、配食サービスが義務づけられている。

2023 年国試 151：重要度★★★　　　　　　　　　　　　　　　　　　　チェック □□□□□

79 地域包括ケアシステムに関する記述である。最も適当なのはどれか。1 つ選べ。

(1) 地域包括ケアシステムの構築は、地域保健法に基づく。
(2) 介護保険施設入所者は、対象としない。
(3) 地域ケア会議は、三次医療圏ごとに設置しなければならない。
(4) 地域包括支援センターの設置者は、都道府県である。
(5) 地域支援事業は、介護予防を目的とした事業である。

78　答（2）　(1) ×　(2) ○　(3) ×　(4) ×　(5) ×

(1) 高齢者の医療の確保に関する法律に⇒介護保険法および地域における医療及び介護の総合的な確保の促進に関する法律（医療介護総合確保推進法）に
(2) ☞地域包括ケアシステムとは、「ニーズに応じた住宅が提供されることを基本とした上で、生活上の安全・安心・健康を確保するために医療や介護のみならず、福祉サービスも含めたさまざまな生活サービスが日常生活の場（日常生活圏域）で適切に提供できるような地域での体制」と定義されています。実現のためには、自助だけでなく互助の体制が重視されるため、多様な関係主体のネットワーク化を図ることが必要となります。
(3) 都道府県である⇒市町村である
(4) 義務づけられている⇒義務づけられていない
(5) 義務づけられている⇒義務づけられていない

79　答（5）　(1) ×　(2) ×　(3) ×　(4) ×　(5) ○

(1) 地域保健法に⇒介護保険法および地域における医療及び介護の総合的な確保の促進に関する法律（医療介護総合確保推進法）に　☞地域包括ケアシステムとは、「ニーズに応じた住宅が提供されることを基本とした上で、生活上の安全・安心・健康を確保するために医療や介護のみならず、福祉サービスも含めたさまざまな生活サービスが日常生活の場（日常生活圏域）で適切に提供できるような地域での体制」と定義されています。
(2) 対象としない⇒対象とする
(3) 三次医療圏ごとに⇒市町村または地域包括支援センターごとに　☞地域ケア会議は、高齢者個人に対する支援の充実と、それを支える社会基盤の整備とを同時に進めていく地域包括ケアシステムの実現に向けた会議です。
(4) 都道府県である⇒市町村等である　☞地域包括支援センターは、市町村または地域支援事業（包括的支援事業）の実施を市町村から委託を受けた者により設置されます。

80　地域支援事業に関する記述である。<u>誤っている</u>のはどれか。1 つ選べ。。

(1)　実施主体は市町村である。

(2)　柱の 1 つに、介護予防・日常生活支援総合事業がある。

(3)　居宅療養管理指導が含まれる。

(4)　地域ケア会議が含まれる。

(5)　配食サービスが含まれる。

80　答 **(3)**　　　**(1)** ○　**(2)** ○　**(3)** ×　**(4)** ○　**(5)** ○

(2)　☞地域支援事業の柱は、「介護予防・日常生活支援総合事業」、「包括的支援事業」、「任意事業」の 3 つです。

(3)　含まれる⇒含まれない　☞地域支援事業は、要支援・要介護状態になる前からの介護予防を目的とした事業です。居宅療養管理指導は、要介護・要支援の者を対象とした介護報酬であり、地域支援事業の対象ではありません。

(4)　☞地域ケア会議は、地域支援事業の包括的支援事業に位置付けられており、「多職種の協働による高齢者の個別事例の把握とその支援」、「地域包括支援ネットワークの構築」、「個別事例の集積による地域課題の把握」、「地域づくり・資源開発」、「自助・互助・共助・公助を体系的・組織的に組み合わせた政策形成」の 5 つの機能を有しています。

(5)　☞配食や見守りなどの生活支援サービスが含まれます。

9. 給食経営管理論

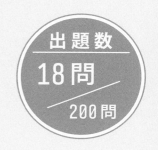

出題数
18問
/
200問

給食経営管理論

給食の概念

給食の概要

1 特定給食施設で提供される給食が担うことのできる役割である。<u>誤っている</u>のはどれか。1 つ選べ。

(1) 健康寿命の延伸に寄与する。

(2) 地産地消の推進に寄与する。

(3) 利用者の食環境を整える。

(4) 不特定多数の人々の栄養管理を行う。

(5) 栄養教育の教材として活用できる。

2 特定給食施設の設置者が取り組むことで、利用者の適切な栄養管理につながる取組である。<u>誤っているのはどれか。1 つ選べ。</u>

(1) 管理栄養士や栄養士の配置

(2) 利用者の栄養状態を多職種で共有できる仕組みづくり

(3) 食料自給率向上のためのシステム構築

(4) 食中毒を防止するための施設設備の整備

(5) 自然災害の発生を想定した地域連携

3 特定給食施設の設置者が取り組むことで、利用者の適切な栄養管理につながるものである。<u>誤っているのはどれか。1 つ選べ。</u>

(1) 利用者の身体状況を共有する多職種協働チームの設置

(2) 品温管理された食事を提供するための設備の導入

(3) 給食の生ごみのリサイクルの推進

(4) 施設の栄養管理システムのデジタル化の推進

(5) 衛生管理に関する責任者の指名

---

1 答 **(4)**　　(1) ○　(2) ○　(3) ○　(4) ×　(5) ○

(4) 不特定多数の⇒特定多数の

2 答 **(3)**　　(1) ○　(2) ○　(3) ×　(4) ○　(5) ○

(3) ☞食料自給率向上は、利用者の適切な栄養管理と関連がありません。

3 答 **(3)**　　(1) ○　(2) ○　(3) ×　(4) ○　(5) ○

(3) ☞生ごみのリサイクルの推進と利用者の栄養管理に関連はありません。

4 特定給食施設の設置者が、利用者の適切な栄養管理のために、積極的に取り組むことである。**誤っ
ているのはどれか。1 つ選べ。**

(1) 利用者の身体状況を定期的に把握できる仕組みづくり

(2) 利用者の栄養課題を多職種で共有するシステムづくり

(3) 利用者が容易に栄養情報にアクセスできる環境づくり

(4) 衛生管理に必要な機器の整備

(5) 利用者への財務諸表の公開

5 健康増進法に基づく、特定給食施設と管理栄養士の配置に関する組合せである。**正しいのはどれか。
1 つ選べ。**

(1) 1 回 300 食を提供する病院 ───────── 配置するよう努めなければならない

(2) 1 回 300 食を提供する特別養護老人ホーム ──── 配置しなければならない

(3) 1 回 500 食を提供する社員寮 ────────── 配置するよう努めなければならない

(4) 1 日 750 食を提供する介護老人保健施設 ───── 配置しなければならない

(5) 1 日 1,500 食を提供する社員食堂 ─────── 配置するよう努めなければならない

6 健康増進法に基づき、管理栄養士を置かなければならない特定給食施設である。**最も適当なのはど
れか。1 つ選べ。**

(1) 3 歳以上の児に昼食 100 食を提供する保育所

(2) 朝食、夕食でそれぞれ 250 食を提供する社員寮

(3) 朝食 30 食、昼食 300 食を提供する大学の学生食堂

(4) 朝食 50 食、昼食 450 食、夕食 100 食を提供する社員食堂

(5) 朝食、昼食、夕食合わせて 800 食を提供する病院

9

給食経営管理論

4　答 (5)　　**(1)** ○　**(2)** ○　**(3)** ○　**(4)** ○　**(5)** ✕

(5) ☞財務諸表は栄養管理に関連がありません。

5　答 (4)　　**(1)** ✕　**(2)** ✕　**(3)** ✕　**(4)** ○　**(5)** ✕

(1) ⇒配置しなければならない　☞医学的な管理を必要とする者に食事を提供する特定給食施設であって、継続的に 1 回
300 食以上または 1 日 750 食以上の食事を提供する場合、管理栄養士の必置義務があります。

(2) ⇒配置するよう努めなければならない　☞特定給食施設であって、1 回 300 食以上または 1 日 750 食以上の食事を提
供する場合、管理栄養士の配置の努力義務があります。

(3) ⇒配置しなければならない　☞特別な栄養管理を必要とする特定給食施設であって、継続的に 1 回 500 食以上または 1
日 1,500 食以上の食事を提供する場合、管理栄養士の必置義務があります。

(4) ☞医学的な管理を必要とする者に食事を提供する特定給食施設であって、継続的に 1 回 300 食以上または 1 日 750 食
以上の食事を提供する場合、管理栄養士の必置義務があります。

(5) ⇒配置しなければならない　☞特別な栄養管理を必要とする特定給食施設であって、継続的に 1 回 500 食以上または 1
日 1,500 食以上の食事を提供する場合、管理栄養士の必置義務があります。

6　答 (5)　　**(1)** ✕　**(2)** ✕　**(3)** ✕　**(4)** ✕　**(5)** ○

(5) ☞医学的な管理を必要とする者に食事を提供する特定給食施設であって、継続的に 1 回 300 食以上または 1 日 750 食
以上の食事を提供する場合、管理栄養士の必置義務があります。

解答と解説

7 健康増進法に基づく、特定給食施設と管理栄養士の配置に関する組合せである。最も適当なのはどれか。1つ選べ。

(1) 朝食、昼食、夕食の合計で 300 食を提供する児童自立支援施設— 配置しなければならない。
(2) 朝食 300 食、夕食 300 食を提供する学生寮 ———————— 配置しなければならない。
(3) 昼食 400 食を提供する学生食堂———————————————— 配置しなければならない。
(4) 朝食 150 食、昼食 450 食、夕食 150 食を提供する事業所 ——— 配置するよう努めなければならない。
(5) 1 回 300 食を提供する病院———————————————————— 配置するよう努めなければならない。

8 健康増進法に基づき、管理栄養士を配置しなければならない特定給食施設である。最も適当なのはどれか。1つ選べ。

(1) 昼食 100 食を提供している保育所
(2) 朝食、昼食、夕食をそれぞれ 100 食提供している介護老人福祉施設
(3) 朝食、昼食、夕食をそれぞれ 200 食提供している介護老人保健施設
(4) 朝食、昼食、夕食をそれぞれ 250 食提供している病院
(5) 朝食 300 食、昼食 400 食、夕食 300 食を提供している工場の従業員食堂

9 給食経営管理論

7　答 **(4)**　　**(1)** ×　**(2)** ×　**(3)** ×　**(4)** ○　**(5)** ×

(1) ⇒管理栄養士の配置の義務、努力義務はない
(2) ⇒配置するよう努めなければならない　☞特定給食施設であって、1 回 300 食以上または 1 日 750 食以上の食事を提供する場合、管理栄養士の配置の努力義務があります。
(3) ⇒配置するよう努めなければならない　☞特定給食施設であって、1 回 300 食以上または 1 日 750 食以上の食事を提供する場合、管理栄養士の配置の努力義務があります。
(4) ☞特定給食施設であって、1 回 300 食以上または 1 日 750 食以上の食事を提供する場合、管理栄養士の配置の努力義務があります。
(5) ⇒配置しなければならない　☞医学的な管理を必要とする者に食事を提供する特定給食施設であって、継続的に 1 回 300 食以上または 1 日 750 食以上の食事を提供する場合、管理栄養士の必置義務があります。

8　答 **(4)**　　**(1)** ×　**(2)** ×　**(3)** ×　**(4)** ○　**(5)** ×

(1)(2)(5)　☞保育所や介護老人福祉施設、従業員食堂は、特別な栄養管理を必要とする特定給食施設に該当します。特別な栄養管理を必要とする特定給食施設であって、継続的に 1 回 500 食以上または 1 日 1,500 食以上の食事を提供する場合、管理栄養士の必置義務があります。
(3)(4)　☞介護老人保健施設や病院は、医学的な管理を必要とする者に食事を提供する特定給食施設に該当します。医学的な管理を必要とする者に食事を提供する特定給食施設であって、継続的に 1 回 300 食以上または 1 日 750 食以上の食事を提供する場合、管理栄養士の必置義務があります。

9 健康日本 21（第二次）では、特定給食施設における適切な栄養管理の実施状況に関して、管理栄養士・栄養士の配置割合を評価指標とし、目標値を 80％としている。この目標値に達していない施設である。最も適当なのはどれか。1 つ選べ。

(1) 病院
(2) 介護老人保健施設
(3) 社会福祉施設
(4) 老人福祉施設
(5) 事業所

10 給食を提供する施設の種類と給食運営に関わる法規の組合せである。正しいのはどれか。1 つ選べ。

(1) 児童養護施設 ———————————— 学校給食法
(2) 乳児院 ———————————————— 児童福祉法
(3) 母子生活支援施設 ————————— 労働安全衛生法
(4) 介護老人保健施設 ————————— 老人福祉法
(5) 介護老人福祉施設 ————————— 医療法

11 給食施設の種類と給食の目的に関する組合せである。最も適当なのはどれか。1 つ選べ。

(1) 学校 ———————————————— 食に関する正しい理解の醸成
(2) 事業所 ——————————————— 日常生活の自立支援
(3) 保育所 ——————————————— 治療の一環
(4) 介護老人保健施設 ————————— 心身の育成
(5) 病院 ———————————————— 生活習慣病の予防

9 答 **(5)** 　　**(1)** × 　**(2)** × 　**(3)** × 　**(4)** × 　**(5)** ○

(1)(2)(4) ☞管理栄養士・栄養士の配置割合は、約 100％となっています。
(3) ☞管理栄養士・栄養士の配置割合は、約 90％となっています。
(5) ☞管理栄養士・栄養士の配置割合は、約 50％となっています。

10 答 **(2)** 　　**(1)** × 　**(2)** ○ 　**(3)** × 　**(4)** × 　**(5)** ×

(1) 学校給食法⇒児童福祉法
(3) 労働安全衛生法⇒児童福祉法
(4) 老人福祉法⇒医療法、介護保険法
(5) 医療法⇒老人福祉法

11 答 **(1)** 　　**(1)** ○ 　**(2)** × 　**(3)** × 　**(4)** × 　**(5)** ×

(2) 事業所⇒介護老人保健施設
(3) 保育所⇒病院
(4) 介護老人保健施設⇒保育所
(5) 病院⇒事業所

12　入院時食事療養（Ⅰ）を算定している病院における給食に関する記述である。最も適当なのはどれか。1 つ選べ。

(1)　食事療養の内容は、医師を含む会議で検討する。
(2)　食事箋は、管理栄養士が発行する。
(3)　夕食の配膳時間は、午後 5 時とする。
(4)　特別食加算は、患者の自己負担による。
(5)　食堂加算は、1 食につき 50 円を算定できる。

13　小・中学校における給食の栄養・食事計画に関する記述である。最も適当なのはどれか。1 つ選べ。

(1)　学校給食摂取基準は、性・年齢別の基準が設定されている。
(2)　献立は、食に関する指導の全体計画を踏まえて作成する。
(3)　残菜量を抑制するために、児童生徒が苦手とする食品の使用を避ける。
(4)　調理従事者の労務費を抑えるために、献立に地場産物を積極的に取り入れる。
(5)　献立作成業務は、学校給食の趣旨を十分に理解した業者に委託する。

給食経営管理の概念

給食システム

14　給食経営管理におけるトータルシステムに関する記述である。最も適当なのはどれか。1 つ選べ。

(1)　管理業務ごとに PDCA サイクルを回す仕組み
(2)　複数の管理業務を連動して機能させる仕組み
(3)　1 か所の調理施設で集中して調理し、複数の施設に食事を供給する仕組み
(4)　複数の施設の食材料を一括購入し、保管、配送をまとめて行う仕組み
(5)　給食運営における費用収支バランスを管理する仕組み

9

給食経営管理論

12　答 **(1)**　　(1) ○　(2) ×　(3) ×　(4) ×　(5) ×

(2)　管理栄養士が⇒医師が
(3)　午後 5 時とする⇒午後 6 時以降とする
(4)　患者の自己負担による⇒保険から支給される
(5)　1 食につき⇒1 日につき

13　答 **(2)**　　(1) ×　(2) ○　(3) ×　(4) ×　(5) ×

(1)　☞年齢別の基準は設定されていますが、性別の基準は設定されていません。
(3)　☞多種多様な食品を使用したうえで、残菜量を抑制すべきです。
(4)　☞地場産物の使用は、労務費の抑制と関連がありません。
(5)　☞学校給食において、献立作成業務を委託することはできません。

14　答 **(2)**　　(1) ×　(2) ○　(3) ×　(4) ×　(5) ×

(2)　☞食材料管理、献立管理、生産管理などのサブシステムを連動させ、機能させる仕組みをトータルシステムといいます。

解答と解説

15 給食経営管理におけるトータルシステムに関する記述である。最も適当なのはどれか。1 つ選べ。

(1) 食材料を資源として投入し、食事に変換するシステムである。

(2) 資源を組織的に組み合わせるシステムである。

(3) オペレーションシステムである。

(4) 管理業務を単独で機能させるシステムである。

(5) 7 原則と 12 手順からなるシステムである。

16 給食経営管理におけるトータルシステムに関する内容である。最も適当なのはどれか。1 つ選べ。

(1) 食材料に関する情報をコンピュータ端末から入力し、発注する仕組み

(2) 給食経営の管理業務ごとにマネジメントサイクルを回し、それらを連動させて機能させる仕組み

(3) 複数の施設に食事を供給するために、1 か所の調理施設で集中して調理できる機能をもたせる仕組み

(4) 給食を、クックチルとクックサーブを統合させて運営する仕組み

(5) 配膳方法に適した配膳設備を活用して、出来上がった食事を利用者に適切な状態で提供する仕組み

17 給食経営管理におけるサブシステムとその業務の組合せである。最も適当なのはどれか。1 つ選べ。

(1) 栄養・食事管理 ———————— 調理従事者の健康チェック

(2) 食材料管理 ———————— 調味の標準化

(3) 品質管理 ———————— 労働生産性の分析

(4) 生産管理 ———————— 調理作業の標準化

(5) 施設・設備管理 ———————— 在庫食品の棚卸し

9

給食経営管理論

---

15 答 **(2)** (1) × (2) ○ (3) × (4) × (5) ×

(2) ☞食材料管理、献立管理、生産管理などのサブシステムを組み合わせ、機能させる仕組みをトータルシステムといいます。

(5) ☞7 原則と 12 手順からなるシステムは、HACCP です。

16 答 **(2)** (1) × (2) ○ (3) × (4) × (5) ×

(2) ☞食材料管理、献立管理、生産管理などのサブシステムを組み合わせ、機能させる仕組みをトータルシステムといいます。

17 答 **(4)** (1) × (2) × (3) × (4) ○ (5) ×

(1) 栄養・食事管理⇒衛生管理

(2) 食材料管理⇒品質管理

(3) 品質管理⇒生産管理

(5) 施設・設備管理⇒食材料管理

解答と解説

18 給食経営管理におけるサブシステムとその内容の組合せである。最も適当なのはどれか。1 つ選べ。

(1) 栄養・食事管理 ──────────── 厨房のドライシステム化
(2) 品質管理 ──────────── 調味濃度の標準化
(3) 生産管理 ──────────── 給与栄養目標量の設定
(4) 人事管理 ──────────── 始業時の調理従事者の健康チェック
(5) 施設・設備管理 ──────────── 大量調理機器の減価償却費の確認

給食経営の概要と組織

19 病院の給食経営における業務の効率化につながる取組と、その際に考慮すべき事項の組合せである。誤っているのはどれか。1 つ選べ。

(1) 生鮮野菜からカット野菜への切替え ────── 食材料費
(2) 食事箋の電子化 ──────────── 調理従事者の能力
(3) 配膳方式の変更 ──────────── 調理従事者数
(4) 最新機能の厨房機器の配置 ────── 作業動線
(5) 生産システムの変更 ──────────── 厨房設備

20 コンベンショナルシステムからセントラルキッチンシステムに移行することになった。移行計画と経営管理のプロセスとの組合せである。最も適当なのはどれか。1 つ選べ。

(1) 経営方針に基づく移行計画の策定 ──────────── 指揮
(2) 移行計画を実行するための担当業務の明確化 ──────────── 計画
(3) 移行計画の目標に向けた指導 ──────────── 調整
(4) 移行計画進行中に発生した問題の担当者間での協議 ──────────── 組織化
(5) 移行計画進行中の、経営方針に適合しない実施活動の制限 ────── 統制

---

18 答 **(2)**　　(1) ×　(2) ○　(3) ×　(4) ×　(5) ×

(1) 栄養・食事管理⇒施設・設備管理
(3) 生産管理⇒栄養・食事管理
(4) 人事管理⇒衛生管理
(5) 施設・設備管理⇒会計・原価管理

19 答 **(2)**　　(1) ○　(2) ×　(3) ○　(4) ○　(5) ○

(2) ☞食事箋の電子化と調理従事者の能力には関連性がありません。

20 答 **(5)**　　(1) ×　(2) ×　(3) ×　(4) ×　(5) ○

(1) 指揮⇒計画　☞計画には、目標の達成に必要な経営（実施）計画、経営戦略などが該当します。
(2) 計画⇒組織化　☞組織化には、計画を実施するための業務分担、権限と責任の明確化などが該当します。
(3) 調整⇒指揮　☞指揮には、組織を円滑に動かすための指揮、指導などが該当します。調整には、業務間の調整、計画と実施の適合性の確認が該当します。
(4) 組織化⇒調整
(5) ☞統制には、進捗状況の確認と修正などが該当します。

21 社員食堂の給与栄養目標量を見直す際のアセスメント項目である。給食の運営を受託している事業者自らが把握する項目として、最も適当なのはどれか。1 つ選べ。

- (1) 社員の人員構成
- (2) 利用者の作業労作
- (3) 昼食の摂取状況
- (4) やせの者と肥満者の割合
- (5) 健診での有所見者の割合

22 病院において給食の運営業務を外部委託することで、委託側が軽減できる業務である。最も適当なのはどれか。1 つ選べ。

- (1) 嗜好調査の実施
- (2) 食事療養に関する会議の開催
- (3) 食事箋の管理
- (4) 給食従事者の労務管理
- (5) 検食の実施

23 保育所の給食運営において、認められていない事項である。最も適当なのはどれか。1 つ選べ。

- (1) 昼食とおやつ以外の食事の提供
- (2) 主食の提供
- (3) 献立作成業務の委託
- (4) 検食業務の委託
- (5) 3 歳児以上の食事の外部搬入

24 給食業務を外部委託している保育所が自ら実施すべき業務である。誤っているのはどれか。1 つ選べ。

- (1) 栄養基準を作成すること。
- (2) 調理従事者に対して、定期的に検便を実施すること。
- (3) 毎回、検食を実施すること。
- (4) 喫食状況を把握すること。
- (5) 嗜好調査を実施すること。

9

給食経営管理論

---

21 答 (3)　(1) ×　(2) ×　(3) ○　(4) ×　(5) ×

(1)(2)(4)(5)　☞委託側（社員の所属組織）が把握する項目です。
(3)　☞受託側（給食受託事業者）は、残菜量などから昼食の摂取状況を把握することができます。

22 答 (4)　(1) ×　(2) ×　(3) ×　(4) ○　(5) ×

(1)(2)(3)(5)　☞委託側（病院）が自ら実施しなければならない業務です。

23 答 (4)　(1) ×　(2) ×　(3) ×　(4) ○　(5) ×

(4)　☞保育所において、検食業務の委託は認められていません。

24 答 (2)　(1) ○　(2) ×　(3) ○　(4) ○　(5) ○

(1)(3)(4)(5)　☞委託可能な業務です。

解答と解説

2020 年国試 160：重要度★★★　　　　　　　　　　　　　　　　　　　　チェック ☐☐☐☐☐

25　事業所給食におけるマーケティング・ミックスの 4P とその内容の組合せである。最も適当なのはどれか。1 つ選べ。

(1)　プロダクト（Product）————————　料理紹介のポップを食堂入口に設置

(2)　プライス（Price）————————　ヘルシーメニューの割引

(3)　プレイス（Place）————————　減塩フェア開催のポスターを食堂に掲示

(4)　プロモーション（Promotion）————　真空調理を用いた新メニューの開発

(5)　プロモーション（Promotion）————　食堂のテーブルの増設

2021 年国試 160：重要度★★☆　　　　　　　　　　　　　　　　　　　　チェック ☐☐☐☐☐

26　マーケティングの 4C と事業所給食での活用方法の組合せである。最も適当なのはどれか。1 つ選べ。

(1)　顧客価値（Customer Value）————————　利用者がメニューの特徴を確認できるよう、SNS で情報を発信する。

(2)　顧客価値（Customer Value）————————　利用者が食塩摂取量を抑えられるよう、ヘルシーメニューを提供する。

(3)　顧客コスト（Customer Cost）————————　利用者が選択する楽しみを広げられるよう、メニュー数を増やす。

(4)　利便性（Convenience）————————　利用者が話題の人気メニューを食べられるよう、イベントを実施する。

(5)　コミュニケーション（Communication）————　利用者が健康的な食事を安価に利用できるよう、割引クーポンを発行する。

25　答 **(2)**　　**(1)** ×　**(2)** ○　**(3)** ×　**(4)** ×　**(5)** ×

(1)　プロダクト⇒プロモーション　☞プロモーションには、商品の販売促進、商品の広告、PR などが該当します。

(2)　☞プライス（価格）には、商品の利益幅、商品の割引、支払期限などが該当します。

(3)　プレイス⇒プロモーション

(4)　プロモーション⇒プロダクト　☞プロダクト（商品）には、商品の機能特性、デザインなどが該当します。

(5)　プロモーション⇒プレイス　☞プレイス（流通）には、店舗の立地条件、食堂のレイアウト、商品の流通範囲、輸送方法などが該当します。

26　答 **(2)**　　**(1)** ×　**(2)** ○　**(3)** ×　**(4)** ×　**(5)** ×

(1)　顧客価値（Customer Value）⇒コミュニケーション（Communication）　☞マーケティングの 4C とは、4P を消費者視点で再定義したものです。4C には、顧客価値（Customer Value）、顧客コスト（Customer Cost）、利便性（Convenience）、コミュニケーション（Communication）があります。コミュニケーション（Communication）には、情報入手のしやすさや情報開示などがあります。SNS で情報を発信することは、情報入手のしやすさを向上させます。

(2)　☞顧客価値（Customer Value）は、購入により得られる価値や満足度などがあります。ヘルシーメニューは、顧客にとって食塩摂取量を抑えられる価値がある商品といえます。

(3)　顧客コスト（Customer Cost）⇒顧客価値（Customer Value）　☞メニューを増やし選択する楽しみを増やすことは、顧客の満足度を向上させることになります。

(4)　利便性（Convenience）⇒コミュニケーション（Communication）　☞イベントの実施により、事業者と消費者（顧客）間でのコミュニケーションの場を作ることができます。

(5)　コミュニケーション（Communication）⇒顧客コスト（Customer Cost）　☞顧客コスト（Customer Cost）は、購入金額や購入金額以外にかかる時間等の負担などがあります。割引クーポンは、購入金額の負担を軽減することになります。

27 社員食堂の現行メニューの販売戦略を立てるため、PPM（プロダクト・ポートフォリオ・マネジメント）を行った（図）。売上成長率は今期以前の売上に対する成長率を示す。分析結果を踏まえた販売戦略として、最も適当なのはどれか。1 つ選べ。

(1) カテゴリー A に分類されたメニューは、売上構成比が低いため、廃止する。

(2) カテゴリー B に分類されたメニューは、売上成長率および売上構成比が高いため、積極的な販売促進活動を行う。

(3) カテゴリー C に分類されたメニューは、売上成長率および売上構成比が低いため、販売価格を上げる。

(4) カテゴリー D に分類されたメニューは、売上構成比が高く安定した収益が得られるため、販売価格を下げる。

(5) カテゴリー D に分類されたメニューは、売上成長率が低く、今後の成長が見込めないため、廃止する。

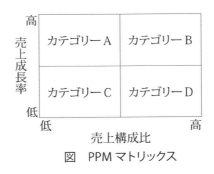

図　PPM マトリックス

27　答 (2)　　**(1)** ×　**(2)** ○　**(3)** ×　**(4)** ×　**(5)** ×

(1) ☞ A は、売上成長率は高いですが、売上構成比は低く、現時点で利益は出にくいメニューです。ただし、売上構成比が高まれば、利益が見込めるため、売上構成比が高まるような取組を行います。

(2) ☞ B は、売上成長率と売上構成比が高く、利益が出やすいメニューです。したがって、積極的な販売促進を行います。

(3) ☞ C は、売上成長率と売上構成比が低く、今後の成長が見込めないメニューのため、廃止を検討します。

(4)(5) ☞ D は、売上成長率は低いですが、売上構成比は高く、安定した利益が出やすいメニューです。安定しているため、現状維持が望ましいです。

9

給食経営管理論

解答と解説

28　社員食堂へのヘルシーメニュー導入を目的とした活動内容と、マーケティングプロセスに関する組合せである。最も適当なのはどれか。1 つ選べ。

(1)　年齢や業務内容で利用者集団を細分化する。————————　プロモーション戦略
(2)　利用者集団の中から売りたい対象者層を定める。—————　流通戦略
(3)　他のメニューとの違いや価値を明確にする。———————　ポジショニング
(4)　利用者が入手しやすい価格を設定する。—————————　ターゲティング
(5)　ヘルシーメニューの導入を告知する。——————————　セグメンテーション

29　ある社員食堂では、日替わり定食を 5 日間サイクルで、同価格で提供している。3 か月間の日替わり定食のメニュー別売上高を、ABC 分析で評価した。この評価を踏まえた取組として、最も適当なのはどれか。1 つ選べ。

(1)　新規メニューの開発のため、A グループのメニューから利用者の嗜好を把握する。
(2)　売れ残り防止のため、A グループのメニューの次回予定食数を減らす。
(3)　売上食数増加のため、A グループのメニューを新しいメニューに入れ替える。
(4)　総原価抑制のため、C グループのメニューの食材料を安価なものに変更する。
(5)　食堂利用率増加のため、C グループのメニューの提供頻度を増やす。

9

給食経営管理論

28　答 (3)　　**(1)** ×　**(2)** ×　**(3)** ○　**(4)** ×　**(5)** ×

(1)　プロモーション戦略⇒セグメンテーション　☞セグメンテーションとは、対象集団を年齢、性別、ライフスタイルなどから細分化することをいいます。
(2)　流通戦略⇒ターゲティング　☞ターゲティングとは、各セグメント（区分）を評価して、標的とするセグメントを決定することをいいます。
(3)　☞ポジショニングとは、競合との差別化を図りながら、決定した標的に対し、商品をどのように認識してもらうかを決定することをいいます。
(4)　ターゲティング⇒価格戦略　☞価格戦略（プライス）には、商品の利益幅、商品の割引、支払期限などが該当します。
(5)　セグメンテーション⇒プロモーション戦略　☞プロモーション戦略には、商品の販売促進、商品の広告、PR などが該当します。

29　答 (1)　　**(1)** ○　**(2)** ×　**(3)** ×　**(4)** ×　**(5)** ×

(1)　☞ABC 分析とは、一定期間の提供メニューや使用食品を売上高や購入金額が高い順に A、B、C のグループに分け、A グループを重点的に管理していく方法をいいます。売上高の最も高い A グループを参考にすることで、売上高の高い新規メニューの開発が可能となります。
(2)　A グループの⇒C グループの　☞売上高の最も低い C グループは、売れ残る可能性が高いので予定食数を減らすべきです。
(3)　A グループの⇒C グループの　☞C グループは、売上に貢献していないため新しいメニューに入れ替えるべきです。
(4)　C グループの⇒A グループの　☞売上高が高い（提供食数が多い）ほど、食材料費は高くなるため、総原価を抑制するには A グループの食材料を安価なものに変更するべきです。
(5)　C グループの⇒A グループの　☞売上高が高い＝人気メニューであるため、食堂利用率を増加させるには A グループの提供頻度を増やすべきです。

解答と解説

2020 年国試 158：重要度★★★
チェック ☐☐☐☐☐

30 特定給食施設における経営資源に関する記述である。資金的資源の管理として、最も適当なのはどれか。1 つ選べ。

(1) 盛付け時間短縮のための調理従事者のトレーニング
(2) 調理機器の減価償却期間の確認
(3) 業者からの食材料情報の入手
(4) 利用者ニーズの把握による献立への反映
(5) 調理従事者の能力に応じた人員配置

2023 年国試 158：重要度★★★
チェック ☐☐☐☐☐

31 給食経営における資源に関する記述である。最も適当なのはどれか。1 つ選べ。

(1) オール電化された厨房は、人的資源に当たる。
(2) ABC 分析に基づいて A グループの食材を重点管理することは、物的資源の有効活用に当たる。
(3) 調理従事者に衛生教育を実施することは、資金的資源の有効活用に当たる。
(4) 新しい大量調理機器の情報は、方法的資源に当たる。
(5) 省エネルギー調理機器の導入は、情報的資源の有効活用に当たる。

2021 年国試 157：重要度★★★
チェック ☐☐☐☐☐

32 事業所給食における情報資源とその活用の組合せである。最も適当なのはどれか。1 つ選べ。

(1) 対象集団の人員構成 ——————— 食材料費の算出
(2) 健康診断による有所見者の割合 ——— メニューの見直し
(3) 料理別販売実績 ——————— 調理従事者の衛生講習会の計画
(4) 食材の卸売市場の価格動向 ————— 給与栄養目標量の見直し
(5) 食中毒統計データ ——————— 食品構成の見直し

30 答 (2) (1)× (2)○ (3)× (4)× (5)×

(1)(5) ☞人的資源の管理に該当します。人的資源とは、調理従事者や栄養士などの経営に必要な人材をいいます。
(2) ☞資金的資源とは、客単価や給食費などの資金をいいます。減価償却費とは、設備に投資した費用を、耐用年数（使用可能な期間）に応じて配分したものです。減価償却期間の確認は、資金的資源の管理に該当します。
(3)(4) ☞情報的資源に該当します。情報的資源とは、給食経営に関わる情報、利用者や喫食者などの顧客に関する情報をいいます。

31 答 (2) (1)× (2)○ (3)× (4)× (5)×

(1) 人的資源に⇒物的資源に ☞物的資源とは、食材料や消耗品類、厨房や調理機器などの設備をいいます。
(3) 資金的資源の⇒人的資源の ☞人的資源とは、調理従事者や栄養士などの経営に必要な人材をいいます。
(4) 方法的資源に⇒情報的資源に ☞情報的資源とは、給食経営に関わる情報、利用者や喫食者などの顧客に関する情報をいいます。方法的資源とは、レディフードシステムやカフェテリア方式などの調理・提供システムをいいます。
(5) 情報的資源の⇒物的資源の

32 答 (2) (1)× (2)○ (3)× (4)× (5)×

(1) 食材料費の算出⇒給与栄養目標量の見直し ☞対象集団の人員構成（性、年齢、身体活動レベル）に応じて、給与栄養目標量の見直しを行います。
(2) ☞健康診断による有所見者の割合（例：高血圧の者が多い）に応じて、メニューの見直しを行います（例：減塩メニューを増やす）。
(3) 調理従事者の衛生講習会の計画⇒メニューの見直し ☞料理別販売実績（例：定食がよく売れる）に応じて、メニューの見直しを行います（例：定食を増やす）。
(4) 給与栄養目標量の見直し⇒食材料費の算出
(5) 食品構成の見直し⇒調理従事者の衛生講習会の計画

33 冷気の強制対流によって、急速冷却を行う調理機器である。最も適当なのはどれか。1 つ選べ。

(1) 真空冷却機
(2) タンブルチラー
(3) ブラストチラー
(4) コールドテーブル
(5) コールドショーケース

34 給食に関わる費用と原価の組合せである。最も適当なのはどれか。1 つ選べ。

(1) 盛付け用アルミカップの購入費 ———— 販売費
(2) 食器洗浄用洗剤の購入費 ——————— 一般管理費
(3) 調理機器の修繕費 ————————— 経費
(4) 調理従事者の検便費 ———————— 人件費
(5) 調理従事者の研修費 ———————— 人件費

35 K 社員食堂における月間の売上高は 400 万円、固定費 160 万円、変動費 200 万円である。損益分岐点売上高（万円）として、最も適当なのはどれか。1 つ選べ。

(1) 180
(2) 200
(3) 240
(4) 320
(5) 360

9

給食経営管理論

---

33 答 (3)　　(1) ×　(2) ×　(3) ○　(4) ×　(5) ×

(1) ☞真空冷却機は、加熱調理された料理を真空状態にすることで、食品内部の水分を蒸発させ、その蒸発熱で冷却する調理機器です。
(2) ☞タンブルチラーは、冷却水を循環させた機器内に、加熱調理後パック詰めした料理を入れ、急速冷却を行う調理機器です。
(4) ☞コールドテーブルは、冷蔵庫と冷凍庫がテーブル（作業台）の下に付属している調理機器です。
(5) ☞コールドショーケースは、透明な扉が使用されており、庫内が外側から見える冷蔵・冷凍庫です。

34 答 (3)　　(1) ×　(2) ×　(3) ○　(4) ×　(5) ×

(1) 販売費⇒食材料費
(2) 一般管理費⇒経費
(4) 人件費⇒経費
(5) 人件費⇒経費

35 答 (4)　　(1) ×　(2) ×　(3) ×　(4) ○　(5) ×

(4) ☞損益分岐点売上高（万円）＝固定費÷{1 －（変動費÷売上高）}で算出します。したがって、損益分岐点売上高（万円）＝ 160 万円÷{1 －（200 万円÷ 400 万円）}＝ 320 万円となります。

解答と解説

36 事業所の給食運営を食単価契約で受託している給食会社が、当該事業所の損益分岐点分析を行った。その結果、生産食数に変化はないが、損益分岐点が低下していた。その低下要因である。最も適当なのはどれか。1 つ選べ。

(1) 食材料費の高騰
(2) パートタイム調理従事者の時給の上昇
(3) 正社員調理従事者の増員
(4) 食堂利用者数の減少
(5) 売れ残り食数の減少

37 クックサーブシステムで、直営で給食の運営を行っている病院である。調理従事者にはパートタイマーが含まれる。朝食をアッセンブリーサーブシステムに変更することになった。このことにより、削減が期待できない項目である。最も適当なのはどれか。1 つ選べ。

(1) 調理機器の使用時間
(2) 大型調理機器の減価償却費
(3) 直接労務費
(4) 調理従事者の作業量
(5) 水道使用量

38 調理従事者の OJT（on the job training）に関する記述である。最も適当なのはどれか。1 つ選べ。

(1) 調理作業中に、職場の厨房機器の操作方法について指導を受ける。
(2) 保健所で開催される、食中毒予防の研修会に参加する。
(3) 自らの意志で、厨房設備に関する通信教育を受講する。
(4) 休日を利用し、厨房機器展示会に参加する。
(5) 参加費を自己負担し、料理講習会に参加する。

36 **答 (5)**　　(1) ×　(2) ×　(3) ×　(4) ×　(5) ○

(1)　☞損益分岐点＝固定費÷｛1 −（変動費÷売上高）｝で算出されます。損益分岐点の低下は、経営効率が良くなった（利益が出やすくなった）状態といえます。食材料費の高騰は、変動費の増加につながるため、損益分岐点が上昇する要因といえます。
(2)　☞パートタイム調理従事者の時給の上昇は、変動費の増加につながるため、損益分岐点が上昇する要因といえます。
(3)　☞正社員調理従事者の増員は、固定費の増加につながるため、損益分岐点が上昇する要因といえます。
(4)　☞食単価契約では、食材料費や経費を利用者が負担します。生産食数に変化がない状態で、食堂利用者数が減少すると、受託給食会社が負担する変動費が増加するため、損益分岐点が上昇する要因といえます。
(5)　☞生産食数に変化がない状態で、売れ残りの食数が減少すると、受託給食会社が負担する変動費が減少するため、損益分岐点が低下する要因といえます。

37 **答 (2)**　　(1) ×　(2) ○　(3) ×　(4) ×　(5) ×

(2)　☞アッセンブリーサーブシステムは、完成済みの料理を購入し、必要に応じて再加熱して提供するシステムです。大型調理機器の減価償却費は、調理の有無に関わらず一定額発生する固定費であるため、削減できません。

38 **答 (1)**　　(1) ○　(2) ×　(3) ×　(4) ×　(5) ×

(1)　☞OJT とは、職場内での訓練をいいます。
(2)　☞OFF − JT（off the job training）に該当します。OFF − JT とは、職場外での訓練をいいます。
(3)(4)(5)　☞自己啓発に該当します。

39 社員食堂に配属され、初めて調理業務を担当する調理従事者に対する初期教育の内容である。**最も適切なのはどれか。1つ選べ。**

- (1) 衛生的な作業環境の改善方法
- (2) 効率化を目指した調理方法
- (3) 調理機器の安全な使用方法
- (4) 社員食堂の経営計画の策定方法

40 K 病院栄養部門（図）の組織・人事管理に関する記述である。**最も適当なのはどれか。1つ選べ。**

- (1) 栄養課長が、全ての調理従事者に調理作業を指示する。
- (2) 栄養課主任が、トレイメイクの最終確認を行う。
- (3) 給食課長が、調理師のための衛生研修会を企画する。
- (4) 給食課長が、栄養課の業務配置を決定する。
- (5) 調理師長が、食事形態について看護部門長と調整を行う。

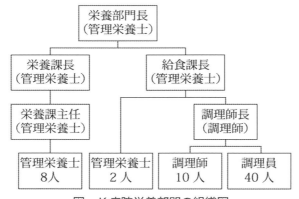

図　K 病院栄養部門の組織図

39 　答 **(3)**　　(1) ×　(2) ×　(3) ○　(4) ×

(3) ☞調理従事者の初期教育では、安全に関する教育を優先することが最適であるといえます。

40 　答 **(3)**　　(1) ×　(2) ×　(3) ○　(4) ×　(5) ×

(1) 栄養課長が⇒調理師長が
(2) 栄養課主任が⇒（給食課の）管理栄養士が
(4) 給食課長が⇒栄養課長が
(5) 調理師長が⇒栄養部門長が

2022 年国試 159：重要度★★★　　　　　　　　　　　　　　　　　　　　　　　　チェック □□□□□

41　介護保険施設における、目測法による個人の食事摂取量の評価に関する記述である。最も適当なのはどれか。1 つ選べ。

- (1)　正確な摂取量を把握できる。
- (2)　食べ残し量で摂取量を評価する。
- (3)　評価は、評価者個人の基準を用いて行う。
- (4)　食べ残したお浸しの汁は、残菜に含める。
- (5)　食べこぼした食品は、残菜に含めない。

2023 年国試 162：重要度★★★　　　　　　　　　　　　　　　　　　　　　　　　チェック □□□□□

42　保育所における 3 歳以上児の栄養・食事計画に関する記述である。最も適当なのはどれか。1 つ選べ。

- (1)　給与栄養目標量は、身長・体重の測定結果を参照して定期的に見直す。
- (2)　たんぱく質の給与目標量は、日本人の食事摂取基準における EAR を用いて設定する。
- (3)　カルシウムの給与目標量は、昼食とおやつの合計が 1 日の給与栄養目標量の 1/3 を超えないよう設定する。
- (4)　1 回の昼食で使用する肉の重量は、食品構成表にある肉類の使用重量と一致させる。
- (5)　児の嗜好に配慮し、濃い味付けとする。

2021 年国試 161：重要度★★★　　　　　　　　　　　　　　　　　　　　　　　　チェック □□□□□

43　食品構成表に関する記述である。最も適当なのはどれか。1 つ選べ。

- (1)　料理区分別に提供量の目安量を示したものである。
- (2)　1 食ごとの献立の食品使用量を示したものである。
- (3)　一定期間における 1 人 1 日当たりの食品群別の平均使用量を示したものである。
- (4)　使用頻度の高い食品のリストである。
- (5)　利用者の食事形態の基準を示したものである。

9

給食経営管理論

41　答（2）　　(1) ×　(2) ○　(3) ×　(4) ×　(5) ×

- (1)　把握できる⇒把握できない
- (2)　☞目測法とは、目視により食事摂取量を評価する方法です。
- (3)　評価者個人の⇒施設で統一された
- (4)　含める⇒含めない
- (5)　含めない⇒含める

42　答（1）　　(1) ○　(2) ×　(3) ×　(4) ×　(5) ×

- (2)　EAR（推定平均必要量）を⇒ DG（目標量）を　☞たんぱく質は、DG（％エネルギー）を用いることで RDA（推奨量）も満たすことができます。
- (3)　1/3 を超えないよう⇒ 45 ～ 50％程度となるよう　☞昼食で 33％（1/3）、おやつで 10 ～ 20％を目安とします。
- (4)　⇒一致させる必要はない　☞食品構成表は、一定期間の食品群別の平均使用量を示したもので、献立の作成や評価に利用します。ただし、各食品群の使用重量を完全に一致させる必要はありません。
- (5)　濃い味付けとする⇒薄い味付けとする

43　答（3）　　(1) ×　(2) ×　(3) ○　(4) ×　(5) ×

- (3)　☞食品構成表は、一定期間の食品群別の平均使用量を示したもので、施設ごとに作成されます。食品構成表を活用することで、効率的な献立作成が可能となったり、献立を評価したりすることができます。

44 食品構成表に関する記述である。最も適当なのはどれか。1 つ選べ。

(1) 使用頻度の高い食品を示したものである。

(2) 一定期間における実施献立の食品使用量の合計値を、食品群別に示したものである。

(3) 一定期間における 1 人 1 日当たりの提供量の目安を、食品群別に示したものである。

(4) 100g 当たりのエネルギー及び栄養素の量を、食品群別に示したものである。

(5) 利用者の食形態の基準を示したものである。

45 表は、単一献立を提供している学生寮の夕食の期間献立である。表の（a）に入る主菜として、最も適切なのはどれか。1 つ選べ。

(1) 白身魚のムニエル

(2) 回鍋肉

(3) 豆腐の豆乳グラタン

(4) ポークソテー

表　学生寮の夕食の期間献立

曜日	主菜
月	豚のしょうが焼き
火	白身魚のフライ
水	麻婆豆腐
木	鮭のホイル焼き
金	かに玉
月	鶏のクリーム煮
火	揚げ出し豆腐
水	八宝菜
木	（a）
金	さばの味噌煮

9

給食経営管理論

44 答 **(3)**　　(1) ×　(2) ×　(3) ○　(4) ×　(5) ×

(3) ☞食品構成表は、一定期間の食品群別の平均使用量（提供量）を示したもので、施設ごとに作成されます。食品構成表を活用することで、効率的な献立作成が可能となったり、献立を評価したりすることができます。

45 答 **(4)**　　(1) ×　(2) ×　(3) ×　(4) ○

(4) ☞単一献立であるため、似たような主菜が連続しないように配慮します。（a）の前日は中華（八宝菜）、翌日は和食（さばの味噌煮）であるため、洋食が望ましいです（回鍋肉を除外）。また、（a）の翌日がさばの味噌煮であるため、魚料理は避けます（白身魚のムニエルを除外）。さらに、同じ週の鶏のクリーム煮と揚げ出し豆腐と似たメニューは避けます（豆腐の豆乳グラタンを除外）。したがって、ポークソテーが最適であるといえます。

46　一汁二菜の定食方式で運営している事業所給食において、個別対応の方法を検討した。調理工程が増えるものとして、最も適当なのはどれか。1 つ選べ。

- (1)　飯を大盛り、中盛り、小盛りから選択できるようにする。
- (2)　飯を白米と雑穀米から選択できるようにする。
- (3)　シチューにスモールサイズを作り、選択できるようにする。
- (4)　汁物を付けるか付けないかを選択できるようにする。
- (5)　調味料コーナーに市販のノンオイルドレッシングを追加する。

食事計画の評価、改善

47　給食運営の評価に関する記述である。最も適当なのはどれか。1 つ選べ。

- (1)　出来上がり重量から、満足度を評価する。
- (2)　利用者ごとの残菜量調査から、摂取量を評価する。
- (3)　満足度調査から、栄養状態を評価する。
- (4)　検食簿の記録から、摂取量を評価する。
- (5)　栄養管理報告書から、嗜好を評価する。

48　給食管理で用いる帳票とその評価項目の組合せである。最も適当なのはどれか。1 つ選べ。

- (1)　食材料費日計表 ───────── 食品群別の使用量
- (2)　食品受払簿 ───────── 食品構成
- (3)　検食簿 ───────── 給食利用者の栄養状態
- (4)　栄養出納表 ───────── 一定期間の給与栄養素量
- (5)　栄養管理報告書 ───────── 個人の食事摂取量

9

給食経営管理論

46　答 **(2)**　　**(1)** ×　**(2)** ○　**(3)** ×　**(4)** ×　**(5)** ×

- (2)　☞白米に加え、雑穀米の調理工程が増えます。

47　答 **(2)**　　**(1)** ×　**(2)** ○　**(3)** ×　**(4)** ×　**(5)** ×

- (1)　出来上がり重量から⇒満足度調査から
- (3)　満足度調査から⇒健康診断の結果から
- (4)　検食簿の記録から⇒利用者ごとの残菜量調査から
- (5)　栄養管理報告書から⇒嗜好調査から

48　答 **(4)**　　**(1)** ×　**(2)** ×　**(3)** ×　**(4)** ○　**(5)** ×

- (1)　☞食材料費日計表は、食材料費を管理するための帳票です。
- (2)　☞食品受払簿は、食品の在庫を管理するための帳票です。
- (3)　☞検食簿は、給食の安全と品質を評価するための帳票です。
- (5)　☞栄養管理報告書は、施設の栄養管理状況（対象者の把握の有無や栄養計画など）を評価するための帳票です。

解答と解説

49 社員証で電子決済ができるカフェテリア方式の社員食堂における、栄養・食事管理の評価に関する記述である。最も適当なのはどれか。1 つ選べ。

(1) 利用者集団の料理選択行動の課題を、料理の組合せに関する販売記録から評価する。

(2) 利用者個人のエネルギー摂取量を、残食数から評価する。

(3) 利用者集団の栄養状態を、食堂の利用率から評価する。

(4) 利用者個人の給食に対する満足度を、検食簿から評価する。

(5) 微量栄養素の給与目標量を、社員の BMI の分布から評価する。

給食経営における品質管理、生産管理、提供管理

品質と標準化

50 給食の品質管理に関する記述である。誤っているのはどれか。1 つ選べ。

(1) 設計品質は、作業指示書で示される。

(2) 適合（製造）品質は、検食で評価する。

(3) 適合（製造）品質は、損益分岐点で評価する。

(4) 総合品質は、利用者の満足度で評価する。

(5) 総合品質の改善には、PDCA サイクルを活用する。

51 給食の品質管理における評価項目と品質の種類の組合せである。最も適当なのはどれか。1 つ選べ。

(1) 出来上がった汁物の調味濃度 ―――――― 設計品質

(2) 盛り残した量 ――――――――――――― 設計品質

(3) 提供時の温度 ――――――――――――― 適合（製造）品質

(4) 利用者の満足度 ―――――――――――― 適合（製造）品質

(5) 献立の栄養成分値 ――――――――――― 総合品質

49 答（1）　　(1) ○　(2) ×　(3) ×　(4) ×　(5) ×

(1) ☞電子決済の記録から、利用者の料理の組合せを評価することができます。

(2) 残食数から⇒社員の BMI の分布から

(3) 食堂の利用率から⇒健康診断の結果から

(4) 検食簿から⇒アンケートから

(5) 社員の BMI の分布から⇒社員の人員構成表から

50 答（3）　　(1) ○　(2) ○　(3) ×　(4) ○　(5) ○

(1) ☞設計品質では、提供予定の食事の量や質、外観などを評価します。

(2) ☞適合品質では、設計通りに生産、提供できているかを評価します。

(3) ☞損益分岐点は、財務管理に用いられます。

(4)(5) ☞総合品質は、設計品質と適合品質を合わせたものです。

51 答（3）　　(1) ×　(2) ×　(3) ○　(4) ×　(5) ×

(1) 設計品質⇒適合（製造）品質　☞適合（製造）品質では、設計通りに生産、提供できているかを評価します。

(2) 設計品質⇒適合（製造）品質

(4) 適合（製造）品質⇒総合品質　☞総合品質は、設計品質と適合品質を合わせたもので、利用者の満足度で評価できます。

(5) 総合品質⇒設計品質　☞設計品質では、提供予定の食事の量や質、外観などを評価します。

52 給食の品質管理に関する記述である。最も適当なのはどれか。1 つ選べ。

(1) 設計品質は、ABC 分析で評価する。
(2) 適合（製造）品質は、期末在庫量で評価する。
(3) 適合（製造）品質は、検食で評価する。
(4) 総合品質は、ISO14001 で評価する。
(5) 総合品質は、給与栄養目標量で評価する。

53 給食の品質管理における品質の種類と評価方法・評価項目の組合せである。最も適当なのはどれか。1 つ選べ。

(1) 設計品質 ──────────── 調理機器のレイアウト
(2) 設計品質 ──────────── 提供時の温度
(3) 適合（製造）品質 ──────── 損益分岐点
(4) 適合（製造）品質 ──────── 検食
(5) 総合品質 ──────────── 調理従事者の満足度

54 ポークソテーの検食時の品質の評価結果に問題が認められた。評価項目と見直すべき事柄との組合せである。最も適当なのはどれか。1 つ選べ。

(1) 量 ──────────── 肉の産地
(2) 焼き色 ────────── 肉の種類
(3) 固さ ──────────── 中心温度の測定回数
(4) 味 ──────────── 塩の調味濃度
(5) 温度 ──────────── 加熱機器の設定温度

52 答（3） (1) × (2) × (3) ○ (4) × (5) ×
(1) ☞設計品質では、提供予定の食事の量や質、外観などを評価します。ABC 分析は、食材料管理やメニュー分析に利用される分析方法であり、給食の品質管理と関連しません。
(2) ☞適合（製造）品質では、設計通りに生産、提供できているかを評価します。期末在庫量は、食材料管理に利用するデータであり、給食の品質管理と関連しません。
(4) ☞総合品質は、設計品質と適合品質を合わせたもので、喫食者の満足度で評価できます。ISO14001 は、環境マネジメントシステムの国際規格であり、給食の品質管理と関連しません。
(5) ☞給与栄養目標量は、提供予定の食事の量や質に該当するため、設計品質の評価に用いられます。

53 答（4） (1) × (2) × (3) × (4) ○ (5) ×
(1) ☞品質管理の評価項目に該当しません。設計品質では、提供予定の食事の量や質、外観などを評価します。
(2) 設計品質⇒適合（製造）品質 ☞適合（製造）品質では、設計通りに生産、提供できているかを評価します。
(3) ☞品質管理の評価項目に該当しません。
(5) 調理従事者の⇒利用者の ☞総合品質は、設計品質と適合品質を合わせたもので、利用者の満足度で評価できます。

54 答（4） (1) × (2) × (3) × (4) ○ (5) ×
(1) 肉の産地⇒献立の食材使用量
(2) 肉の種類⇒加熱機器の設定温度
(3) 中心温度の測定回数⇒肉の種類
(5) 加熱機器の設定温度⇒温蔵庫の設定温度

55 鮭フライ（付け合わせ：せんキャベツ、トマト、レモン、ソース）の作業指示書における食材の記載順である。最も適当なのはどれか。1つ選べ。

(1) 鮭（切り身）、キャベツ、トマト、油、ソース、レモン、パン粉、卵、小麦粉、塩、こしょう
(2) 鮭（切り身）、卵、キャベツ、トマト、小麦粉、パン粉、ソース、レモン、塩、こしょう、油
(3) 鮭（切り身）、塩、こしょう、小麦粉、卵、パン粉、油、キャベツ、トマト、レモン、ソース
(4) 小麦粉、パン粉、キャベツ、トマト、レモン、鮭（切り身）、卵、油、塩、こしょう、ソース
(5) キャベツ、トマト、レモン、鮭（切り身）、卵、塩、こしょう、小麦粉、パン粉、ソース、油

56 回転釜を用いたじゃがいもの煮物の品質管理に関する記述である。誤っているのはどれか。1つ選べ。

(1) じゃがいもは、大きさをそろえて切る。
(2) じゃがいもに対するだし汁の割合は、少量調理より高くする。
(3) 調味料の使用量は、じゃがいもの重量に対する割合で計算する。
(4) 加熱時間は、じゃがいもでんぷんの糊化に必要な時間を考慮する。
(5) 消火のタイミングは、余熱を考慮する。

57 300 食のキャベツのソテー（1人当たりの純使用量 60g）を、容量 70L の回転釜1台で調理する際の留意点である。最も適当なのはどれか。1つ選べ。

(1) 水洗後、水切りせずに加熱する。
(2) 強火で短時間加熱する。
(3) 複数回に分けず、一度に調理する。
(4) 蓋を閉めて加熱する。
(5) 回転釜の中央に集めて加熱する。

55 答 **(3)**　　(1) ✕　(2) ✕　(3) ○　(4) ✕　(5) ✕

(3)　☞鮭フライに使用する食材を調理工程で使用する順に記載し、その後に付け合わせの食材を記載します。

56 答 **(2)**　　(1) ○　(2) ✕　(3) ○　(4) ○　(5) ○

(2)　高くする⇒低くする　☞大量調理では、水分の蒸発率が小さいため、材料（じゃがいも）に対する煮汁量（だし汁）の割合を、少量調理と比べ低くします。

57 答 **(2)**　　(1) ✕　(2) ○　(3) ✕　(4) ✕　(5) ✕

(2)　☞大量調理において野菜を炒める場合、野菜から出てくる水分が課題となります。強火で短時間加熱することで、キャベツから出てくる水分量を抑えることができます。

58 回転釜を用いた、じゃがいもの煮物に関する記述である。最も適当なのはどれか。1 つ選べ。

(1) じゃがいもは、洗浄後、水切りせずに釜に投入する。

(2) 少量調理と比較して、じゃがいもに対するだし汁の割合を少なくする。

(3) 煮汁が沸騰した後も、強火を保つ。

(4) 加熱のムラを防ぐため、絶えず攪拌する。

(5) 調味料は、消火後に加える。

食材料

59 1 人当たりの純使用量 40g で、れんこんのきんぴらを調理する（廃棄率は 20%）。100 人分の発注量として、最も適当なのはどれか。1 つ選べ。

(1) 3.2kg

(2) 4.0kg

(3) 4.8kg

(4) 5.0kg

(5) 5.8kg

60 食材料管理に関する記述である。最も適当なのはどれか。1 つ選べ。

(1) 生鮮食品の納品量は、食品受払簿に記録する。

(2) 在庫食品は、発注から納品までの期間に不足しない量を確保する。

(3) 植物油は、当日消費量を発注する。

(4) 米の棚卸し金額は、予定献立表の使用量から算出する。

(5) 砂糖の期首在庫量は、当月の購入量から算出する。

---

58 答 (2)　**(1)** ×　**(2)** ○　**(3)** ×　**(4)** ×　**(5)** ×

(1) 水切りせずに⇒水切り後に　☞調味濃度に影響を与える水分を除去してから、釜に投入します。

(2) ☞食材から流出する水分と水分蒸発率を考慮し、煮汁の量を少なくします。

(3) ⇒沸騰後は、中〜弱火とする

(4) ⇒煮崩れ防止のため、攪拌回数を少なくする

(5) 消火後に⇒消火前に

59 答 (4)　**(1)** ×　**(2)** ×　**(3)** ×　**(4)** ○　**(5)** ×

(4) ☞発注量＝純使用量÷可食部率× 100 ×食数で計算できます。40g ÷（100%－ 20%）× 100 × 100 人＝ 5,000g（5.0kg）となります。

60 答 (2)　**(1)** ×　**(2)** ○　**(3)** ×　**(4)** ×　**(5)** ×

(1) 記録する⇒記録する必要はない　☞食品受払簿は、食品の在庫管理に活用する帳票であるため、即日消費する生鮮食品の記録は必要ありません。

(3) 当日消費量を⇒一定期間の消費量を

(4) 予定献立表の使用量から⇒棚卸しの実数から

(5) 当月の購入量から⇒前月末の棚卸し量から

61 食材料管理に関する記述である。最も適当なのはどれか。1 つ選べ。

(1) 貯蔵食品は、当日使用する量を毎回発注する。

(2) 納品された食品は、献立表と照合しながら確認する。

(3) 納品時の品温は、納入業者が測定する。

(4) 生鮮食品は、納品時の包装された状態で、原材料用冷蔵庫に保管する。

(5) 貯蔵食品の在庫量は、食品受払簿により管理する。

62 1 日の食数が 500 食の特定給食施設において、ある月の期首在庫金額は 12 万円、食材料費の期間支払金額は 348 万円、期末在庫金額は 15 万円であった。この月（30 日）の 1 食当たりの食材料費（円）として、最も適当なのはどれか。1 つ選べ。

(1) 214

(2) 222

(3) 230

(4) 232

(5) 250

63 給食施設で利用されている、生鮮カット野菜に関する記述である。最も適当なのはどれか。1 つ選べ。

(1) 一次加工品である。

(2) 1 週間分の一括購入に適している。

(3) 価格は変動しない。

(4) 保管には冷凍設備を要する。

(5) 品質の劣化は起こりにくい。

9

給食経営管理論

---

61 答 (5)　　(1) ×　(2) ×　(3) ×　(4) ×　(5) ○

(1) 当日使用する量を⇒一定期間の使用量を

(2) 献立表と⇒発注書と

(3) 納入業者が⇒検収担当者が　☞納品時の品温は、栄養士や管理栄養士、調理師といった検収担当者が測定します。

(4) 納品時の包装された状態で⇒専用の容器に移し替えて

(5) ☞食品受払簿は、食品の在庫を管理するための帳票です。

62 答 (3)　　(1) ×　(2) ×　(3) ○　(4) ×　(5) ×

(3) ☞一定期間の食材料費は、期首在庫金額＋期間支払金額－期末在庫金額で算出できます。この月の食材料費は、12 万円＋ 348 万円－ 15 万円＝ 345 万円です。また、この 1 か月に提供した食数は、500 食× 30 日＝ 15,000 食です。したがって、1 食当たりの食材料費は、345 万円÷ 1.5 万食＝ 230 円／食と算出できます。

63 答 (1)　　(1) ○　(2) ×　(3) ×　(4) ×　(5) ×

(1) ☞加工食品（加工品）は、一次加工食品、二次加工食品、三次加工食品に分類されます。一次加工食品は、農・畜産物を直接の原料として、その食品としての性格を著しく変化させることなく、物理的・微生物的な処理・加工した食品であり、精米、精麦、味噌、生鮮カット野菜などが該当します。二次加工食品は、一次加工食品の 1 種あるいは複数を組み合わせて加工した食品であり、パン、めん、マヨネーズなどが該当します。三次加工食品は、一次加工食品と二次加工食品を組み合わせて加工した食品であり、冷凍食品、レトルト食品、菓子などが該当します。

(2) 適している⇒適していない　☞生鮮食品に近い加工品であるため、長期間保存することはできません。

(3) 変動しない⇒変動する　☞原材料となる生鮮野菜の価格変動により、変動します。

(4) 冷凍設備を⇒冷蔵設備を

(5) 起こりにくい⇒起こりやすい

解答と解説

64 クックチルシステムに関する記述である。最も適当なのはどれか。1 つ選べ。

(1) 調理済み食品を購入し、提供するシステムである。

(2) クックサーブシステムに比べ、労働生産性が低くなる。

(3) 提供日より前倒しで、計画生産が可能である。

(4) 加熱調理後は、90 分以内に 10℃まで冷却する。

(5) 調理した料理の保存期間は、最長 10 日である。

65 給食の生産・提供システムに関する記述である。最も適当なのはどれか。1 つ選べ。

(1) コンベンショナルシステムでは、加熱調理後に急速冷却した料理を提供日まで冷蔵保存するための設備を要する。

(2) セントラルキッチンシステムでは、サテライトキッチンで調理した料理をセントラルキッチンで盛り付ける。

(3) レディフードシステムでは、食材料の納品を提供日当日とする。

(4) クックチルシステムでは、加熱調理後に急速冷凍し、－ 18℃以下で保存する。

(5) アッセンブリーシステムでは、下処理室での作業は不要である。

64 答 **(3)**　　**(1)** ×　**(2)** ×　**(3)** ○　**(4)** ×　**(5)** ×

(1) ☞クックチルシステムは、食材料を加熱調理後、急速冷却を行い、冷蔵により運搬・保管し、提供時に再加熱して配膳する調理システムです。

(2) 低くなる⇒高くなる

(4) 10℃まで⇒ 3℃以下まで

(5) 10 日である⇒ 5 日である

65 答 **(5)**　　**(1)** ×　**(2)** ×　**(3)** ×　**(4)** ×　**(5)** ○

(1) コンベンショナルシステムでは⇒クックチルシステムでは

(2) ⇒セントラルキッチンで調理した料理をサテライトキッチンで盛り付ける

(3) レディフードシステムでは⇒コンベンショナルシステムでは　☞レディフードシステムでは、食材料の納品日や調理日と提供日が異なります。

(4) クックチルシステムでは⇒クックフリーズシステムでは　☞クックチルシステムでは、3℃以下で保存します。

(5) ☞アッセンブリーシステムでは、完成済みの料理を購入し、必要に応じて再加熱して提供するシステムのため、下処理室での作業は不要です。

66 給食のオペレーションシステムに関する記述である。最も適当なのはどれか。1 つ選べ。

(1) コンベンショナルシステムは、サテライトキッチンで盛付け作業を行う。

(2) クックサーブシステムは、調理後、冷凍保存するシステムである。

(3) クックチルシステムは、クックサーブシステムに比べ、労働生産性が低下する。

(4) クックフリーズシステムは、前倒し調理による計画生産が可能である。

(5) アッセンブリーサーブシステムでは、調理従事者の高い調理技術が必要である。

67 クックチルシステムに関する記述である。最も適当なのはどれか。1 つ選べ。

(1) クックサーブシステムに比べ、多くの調理従事者が必要である。

(2) 前倒し調理により、調理作業の閑忙の平準化が可能である。

(3) 加熱調理後は、90 分以内に中心温度 5℃まで冷却する。

(4) クックフリーズシステムに比べ、保存日数が長い。

(5) 提供直前の再加熱は、中心温度 65℃、1 分間以上加熱する。

68 給食の生産計画の立案時に確認すべき項目と作成する帳票類の組合せである。最も適当なのはどれか。1 つ選べ。

(1) 調理における付帯作業 ──────── 作業指示書

(2) 調理従事者ごとの作業量 ──────── 作業指示書

(3) 調理機器の使用時間帯 ──────── 作業工程表

(4) 使用食材の切り方 ──────── 作業工程表

(5) 調理作業の所要時間 ──────── 作業動線図

66 答（**4**） （1）× （2）× （3）× （4）○ （5）×

(1) コンベンショナルシステムは⇒セントラルキッチンシステムは　☞セントラルキッチンシステムでは、セントラルキッチンで調理した料理をサテライトキッチンで盛り付けます。

(2) クックサーブシステムは⇒クックフリーズシステムは

(3) 低下する⇒上昇する　☞レディフードシステム（クックチルシステム、クックフリーズシステム、真空調理システム）では、給食の生産日と提供日が一致しません。したがって、生産日に給食を複数日分生産しておけば、1 日分の労働力・労働時間で複数日分の給食提供が可能となり、労働生産性が上昇します。

(5) 必要である⇒必要ない　☞アッセンブリーサーブシステムでは、完成済みの料理を購入し、必要に応じて再加熱して提供するシステムです。

67 答（**2**） （1）× （2）○ （3）× （4）× （5）×

(1) 必要である⇒必要ない　☞レディフードシステム（クックチルシステム、クックフリーズシステム、真空調理システム）では、給食の生産日と提供日が一致しません。したがって、生産日に給食を複数日分生産しておけば、1 日分の労働力・労働時間で複数日分の給食提供が可能となります。

(3) 5℃まで⇒3℃以下まで

(4) 長い⇒短い　☞クックチルシステムは 5 日間、クックフリーズシステムは数週間保存可能です。

(5) 65℃⇒75℃

68 答（**3**） （1）× （2）× （3）○ （4）× （5）×

(1) 作業指示書⇒作業工程表

(2) 作業指示書⇒作業工程表

(4) 作業工程表⇒作業指示書

(5) 作業動線図⇒作業工程表

69 予定食数 300 食の給食施設の献立として、鮭の塩焼き（使用量 70g、1 人 1 切）、付け合わせとして大根おろし（大根の純使用量 30g）を計画した。発注から盛り付けまでの作業として、最も適当なのはどれか。1 つ選べ。

(1) 鮭は、総重量で発注する。

(2) 検収時に、納品された大根を本数で確認する。

(3) 下処理時に、大根を人数分に切り分ける。

(4) 大根おろしの出来上がり量から、1 人分の盛り付けの目安量を把握する。

(5) 鮭は、計量しながら盛り付ける。

70 1 日 1,000 食（朝食・昼食）をクックサーブ方式で提供する事業所給食施設において、労働生産性を高めるための検討事項に関する記述である。最も適当なのはどれか。1 つ選べ。

(1) 献立を見直し、調理機器の稼働率が高くなるようにする。

(2) 下処理作業を見直し、食材料を加工度の低いものに変更する。

(3) 献立の種類数を見直し、多品目少量生産に切り替える。

(4) 作業の標準時間を見直し、作業時間を長く設定する。

(5) 調理従事者の雇用を見直し、パートタイム従事者を減らしてフルタイム従事者を増やす。

71 1 日の食数が 1,200 食の特定給食施設における調理従事者数は、正社員（8 時間 / 人 / 日）5 人とパートタイマー（4 時間 / 人 / 日）15 人である。この場合の労働生産性（食 / 時間）として、最も適当なのはどれか。1 つ選べ。

(1) 12

(2) 50

(3) 60

(4) 100

(5) 150

9

給食経営管理論

---

69 答 **(4)**　　(1) ×　(2) ×　(3) ×　(4) ○　(5) ×

(1) 総重量で⇒切り身の数で

(2) 本数で⇒重量で

(3) ⇒下処理時には切り分けない

(5) 計量しながら⇒ 1 人 1 切れ

70 答 **(1)**　　(1) ○　(2) ×　(3) ×　(4) ×　(5) ×

(1) ☞調理機器の稼働率を高めることで、給食の生産速度と生産量が向上し、労働生産性が高まります。

(2) 低いものに⇒高いものに　☞加工度の高い食材に変更することで、料理にするまでの工程数が減り、労働生産性が高まります。

(3) 多品目少量生産に⇒少品目大量生産に

(4) 長く⇒短く

(5) パートタイム従事者 ⇔ フルタイム従事者　☞朝食と昼食を生産する時間帯のみ働くパートタイム従事者を増やすことで、労働時間当たりの労働生産性が高まります。

71 答 **(1)**　　(1) ○　(2) ×　(3) ×　(4) ×　(5) ×

(1) ☞労働生産性（食 / 時間）であるため、1 時間当たりの食数を算出します。1,200 食の提供に要した労働時間は、正社員：40 時間（5 人×8 時間）、パートタイマー：60 時間（15 人×4 時間）の合計 100 時間です。したがって、労働生産性（食 / 時間）＝ 1,200 食÷ 100 時間＝ 12 食 / 時間と算出できます。

解答と解説

72 一定食数を提供する給食施設における労働生産性（生産食数 / 労働時間）の向上につながる取組として、**誤っている**のはどれか。1 つ選べ。

(1) 調理機器の稼働率を上げる。

(2) 調理作業の標準化を行う。

(3) 調理技術の向上を図る。

(4) カット野菜を導入する。

(5) 生産品目を増やす。

提供サービス

73 ユニット型介護老人福祉施設におけるユニットのレイアウト（図）である。ユニットには介護職員が配置され、ミニキッチンがある。この施設での食事の提供方式として、**最も適切な**のはどれか。1 つ選べ。

(1) 中央配膳方式

(2) パントリー配膳方式

(3) バイキング方式

(4) 弁当配食方式

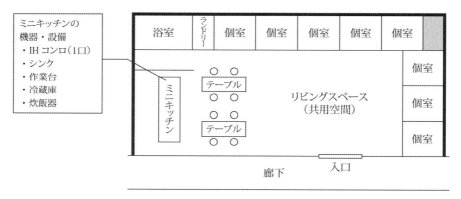

図　ユニットのレイアウト

72　答（5）　(1) ○　(2) ○　(3) ○　(4) ○　(5) ×

(1)(2)(3)(4)　☞労働時間が減少し、労働生産性が向上します。

(5)　☞労働時間が増加し、労働生産性が低下します。

73　答（2）　(1) ×　(2) ○　(3) ×　(4) ×

(1)　☞中央配膳方式は、厨房で調理から盛り付けまでを行い、配膳車で運ぶ方式です。

(2)　☞パントリー配膳方式は、厨房で調理された料理を食缶に入れて、厨房以外の場所（食堂やミニキッチン）に運び、そこで盛り付け・配膳を行う方式です。図のユニット型介護老人福祉施設の場合、ユニット外にある厨房で主な料理の調理を行い、ユニット内にあるミニキッチンで盛り付け・配膳を行うことで、盛り付けから提供までの時間を短縮し、適温給食を容易にすることができます。

給食の安全・衛生

安全・衛生の概要と運用

2022 年国試 170：重要度 ★★☆　　　　　　　　　　　　　　チェック ☐☐☐☐☐

74 給食施設における HACCP システムに関する記述である。最も適当なのはどれか。1 つ選べ。

(1) HACCP システムは、危害発生後の状況を分析することを目的とする。
(2) HACCP システムによる衛生管理の前提条件として、一般的衛生管理プログラムを整備する。
(3) HACCP チームは、外部の専門家のみで編成する。
(4) 危害分析（HA）は、原材料の購入から利用者が喫食を終えるまでを対象とする。
(5) HACCP プランの検証のために、重要管理点（CCP）を設定する。

2020 年国試 170：重要度 ★★★　　　　　　　　　　　　　　チェック ☐☐☐☐☐

75 クックサーブシステムの給食施設における、ほうれん草のお浸しの調理工程に関する記述である。HACCP システムの重要管理点（CCP：critical control point）として、正しいのはどれか。1 つ選べ。

(1) 納品後のほうれん草は、10℃前後で保存する。
(2) ほうれん草は、流水で 3 回洗浄する。
(3) ほうれん草を茹でる際は、中心部が 75℃で 1 分間以上加熱する。
(4) お浸しの盛り付け後は、10℃以下で保管する。
(5) お浸しの盛り付け後は、2 時間以内に喫食する。

2020 年国試 169：重要度 ★★★　　　　　　　　　　　　　　チェック ☐☐☐☐☐

76 大量調理施設衛生管理マニュアルに従った、調理従事者の衛生管理に関する記述である。最も適当なのはどれか。1 つ選べ。

(1) 検便検査は、2 か月に 1 回の頻度で行う。
(2) 腸管出血性大腸菌の検便検査は、年に 4 回の頻度で行う。
(3) 作業開始前の健康状態の記録は、週 1 回の頻度で行う。
(4) 下痢がある場合には、調理作業に従事せず、医療機関を受診する。
(5) ノロウイルスに感染した場合には、症状の消失をもって復帰させる。

9
給食経営管理論

74 答 (2)　(1) ×　(2) ○　(3) ×　(4) ×　(5) ×
(1) ⇒危害要因の発生を予防することを目的とする
(3) ⇒施設の運営管理責任者、衛生管理者等で編成する
(4) ⇒原材料の入荷から喫食するまでを対象とする
(5) HACCP プランの検証のために⇒最終製品の安全性を保証するために

75 答 (3)　(1) ×　(2) ×　(3) ○　(4) ×　(5) ×
(3) ☞HACCP システムは、生産工程の危害分析（HA）、重要管理点（CCP）の継続的監視・記録を行う生産管理方法です。ほうれん草のお浸しのような加熱を要する料理は、加熱温度や加熱時間が不十分であれば微生物の増殖リスクが高くなります。したがって、重要管理点として、中心部が 75℃で 1 分間以上加熱することが最適であるといえます。

76 答 (4)　(1) ×　(2) ×　(3) ×　(4) ○　(5) ×
(1) 2 か月に 1 回の⇒1 か月に 1 回以上の
(2) 年に 4 回の⇒1 か月に 1 回以上の　☞毎回の検便検査に、腸管出血性大腸菌の検査を含めることと規定されています。
(3) 週 1 回の頻度で⇒毎日
(5) ⇒検便検査においてノロウイルスを保有していないことを確認後、復帰させる

解答と解説

355

77　大量調理施設衛生管理マニュアルに基づき、施設の衛生管理マニュアルを作成した。その内容に関する記述である。最も適当なのはどれか。1つ選べ。

(1)　冷凍食品は、納入時の温度測定を省略し、速やかに冷凍庫に保管する。

(2)　調理従事者は、同居者の健康状態を観察・報告する。

(3)　使用水の残留塩素濃度は、1日1回、始業前に検査する。

(4)　加熱調理では、加熱開始から2分後に、中心温度を測定・記録する。

(5)　冷蔵庫の庫内温度は、1日1回、作業開始後に記録する。

78　検食（保存食）に関する記述である。最も適当なのはどれか。1つ選べ。

(1)　土付きの野菜は、洗ってから採取する。

(2)　異なるロットの缶詰は、各ロットからの合計が50gになるように採取する。

(3)　採取した食材は、1つのビニール袋にまとめて入れる。

(4)　出来上がりの料理は、配膳後の状態で採取する。

(5)　採取後は、1週間保存する。

79　トンカツ（付け合わせ：せんキャベツ）を調理する過程で、大量調理施設衛生管理マニュアルに基づいて実施した作業に関する記述である。最も適当なのはどれか。1つ選べ。

(1)　肉の検収時の表面温度が7℃であったため、受け取った。

(2)　同じ調理台で、割卵作業とキャベツの切裁作業を行った。

(3)　フライヤーの横の調理台で、肉に衣を付けた。

(4)　揚がったトンカツの表面温度が75℃であったため、出来上がりとした。

(5)　盛付けを、前の作業に使用した手袋をはめたまま行った。

77　答（2）　　(1) ×　(2) ○　(3) ×　(4) ×　(5) ×

(1)　⇒表面温度を測定し、速やかに冷凍庫に保管する

(2)　☞同居者の食中毒症状などの有無を観察・報告することで、食中毒の発生を予防できます。

(3)　⇒始業前および調理作業終了後に毎日検査する

(4)　⇒中心温度の測定のタイミングは、調理方法によって異なる　☞例えば、揚げ物の場合、油温が設定した温度以上であることを確認したうえで、適当な時間を見はからって測定するよう記載されています。

(5)　作業開始後に⇒作業開始前に

78　答（4）　　(1) ×　(2) ×　(3) ×　(4) ○　(5) ×

(1)　洗ってから⇒洗わずに

(2)　⇒各ロットからそれぞれ50g採取する

(3)　⇒食材ごとにビニール袋を分けて入れる

(5)　1週間⇒2週間以上

79　答（1）　　(1) ○　(2) ×　(3) ×　(4) ×　(5) ×

(1)　☞食肉類は、表面温度10℃以下が適切です。

(2)　☞卵によるキャベツの二次汚染を防ぐため、別の場所で作業します。

(3)　☞肉によるトンカツ（調理済み食品）の二次汚染を防ぐため、別の場所で作業します。

(4)　☞中心温度75℃、1分間以上加熱します。

(5)　☞盛付け時の二次汚染を防ぐため、手袋を付け替えます。

80 利用者に提供するためのメニューとして、かぼちゃのマヨネーズサラダを試作した。試作工程中の温度を、大量調理施設衛生管理マニュアルの基準に照らして確認したところ（図）、工程の見直しが必要なことが分かった。その根拠とした温度記録として、最も適当なのはどれか。1つ選べ。

(1) (a)

(2) (b)

(3) (c)

(4) (d)

(5) (e)

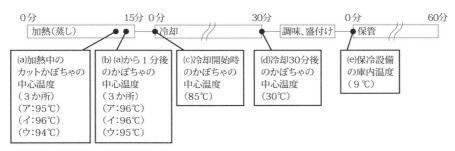

図　かぼちゃのマヨネーズサラダ試作工程中の温度記録

81 ある病院の給食部門では、クックサーブシステムにクックチルシステムとクックフリーズシステムを組み合わせた運営方式を採用している。保冷設備と保存・保管温度の組合せとして、最も適当なのはどれか。1つ選べ。

(1) 検収室の食肉保管用冷蔵庫 ——————————— 8℃

(2) 検収室の殻付卵保管用冷蔵庫 ——————————— 12℃

(3) 検収室の冷凍食品保管用冷凍庫 ——————————— －10℃

(4) クックチルシステムで提供する料理の保管用冷蔵庫 ——————— 4℃

(5) クックフリーズシステムで提供する料理の保管用冷凍庫 ——————— －15℃

80 答 **(4)**　　**(1)** ×　**(2)** ×　**(3)** ×　**(4)** ○　**(5)** ×

(1)(2)(3)　☞加熱調理食品の温度管理は、食品の中心温度を3点以上（煮物の場合は1点以上）測定し、すべての点において75℃以上に達していることを確認・記録し、その時点からさらに1分以上加熱を続ける必要があります。

(4)　☞加熱調理後、食品を冷却する場合には、30分以内に中心温度を20℃付近（または60分以内に中心温度を10℃付近）まで下げる必要があります。(d)は、冷却開始から30分後の温度が30℃であるため、工程の見直しが必要であるといえます。

(5)　☞調理終了後、提供まで30分以上を要する場合は、10℃以下で保存する必要があります。

81 答 **(1)**　　**(1)** ○　**(2)** ×　**(3)** ×　**(4)** ×　**(5)** ×

(1)　☞食肉の保存温度は、10℃以下とします。

(2)　☞殻付卵の保存温度は、10℃以下とします。

(3)　☞冷凍食品の保存温度は、－15℃以下とします。

(4)　☞クックチルシステムの料理の保存温度は、0～3℃とします。

(5)　☞クックフリーズシステムの料理の保存温度は、－18℃以下とします。

9

給食経営管理論

解答と解説

82 衛生管理上、望ましい大量調理施設の構造と設備に関する記述である。最も適当なのはどれか。1 つ選べ。

(1) 床は、汚れが目立たない色にする。

(2) 排水溝には、勾配をつけない。

(3) 球根皮むき機は、主調理室に設置する。

(4) 壁と床の境目は、R 構造にする。

(5) グリストラップは、配膳室に設置する。

83 1 回 500 食を提供する特定給食施設の HACCP 対応の調理室における動線に関する記述である。正しいのはどれか。1 つ選べ。

(1) 納品後の野菜は、準清潔作業区域で洗浄し、清潔作業区域で切さいする。

(2) 加熱前の食肉は、準清潔作業区域で調味後、汚染作業区域で保管する。

(3) 出来上がった料理は、準清潔作業区域で保管し、清潔作業区域で配膳する。

(4) 加熱調理担当者は、切さい後の野菜を、清潔作業区域を経由して回転釜まで運搬する。

(5) 野菜の下処理を担当した調理従事者は、前室を経由して準清潔作業区域に移動する。

事故・災害時対策

84 食中毒の発生が疑われた場合に、その発生原因を特定するために必要なものと確認内容の組合せである。最も適当なのはどれか。1 つ選べ。

(1) 検便結果表 ———————————————— 調理担当者の勤務状況

(2) 加熱調理の中心温度記録簿 ——————— 食材料の保管温度

(3) 原材料の検食（保存食）———————— 調理食数

(4) 検収簿 ———————————————————— 食材料の納品温度

(5) 調理工程表 ——————————————— 食材料の購入先

82 答（4）　（1）×　（2）×　（3）×　（4）○　（5）×

(1) 目立たない色に⇒目立つ色に　☞汚れが目立つ色にすることで、ゴミや異物などの視認性が向上します。

(2) つけない⇒つける　☞勾配をつけることで、排水が留まらず、一方向に排水されやすくなります。

(3) 主調理室に⇒検収室に

(4) ☞R（Round）構造とは、壁と床の境目が丸みを帯びている構造です。R 構造にすることで、ゴミなどが溜まりにくく、清掃も容易になります。

(5) 配膳室に⇒排水溝に　☞グリストラップとは、排水に含まれる生ゴミ、油脂などを分離収集して直接下水道に流さないように一時的に留めておく装置です。

83 答（5）　（1）×　（2）×　（3）×　（4）×　（5）○

(1) ⇒汚染作業区域で洗浄し、準清潔作業区域で切さいする

(2) ⇒汚染作業区域で調味し、準清潔作業区域で保管する

(3) ⇒清潔作業区域で保管、配膳する

(4) 清潔作業区域を経由して⇒清潔作業区域を経由せず

(5) ☞調理従事者が、汚染作業区域から非汚染作業区域（準清潔作業区域や清潔作業区域）に移動する場合、前室で履物等を替える必要があります。

84 答（4）　（1）×　（2）×　（3）×　（4）○　（5）×

(1) 調理担当者の勤務状況⇒陽性者の有無

(2) 食材料の保管温度⇒加熱温度

(3) 調理食数⇒保健所への提出

(5) 食材料の購入先⇒汚染作業、非汚染作業の区分

85 介護老人保健施設の給食における危機管理対策である。最も適当なのはどれか。1 つ選べ。

(1) 毛髪の異物混入事故を防止するため、髪をヘアピンで留めてから帽子を被る。

(2) 調理従事者の調理場内での転倒防止のため、床には傾斜を設けない。

(3) 災害・事故発生を想定し、他施設との連携体制を確保する。

(4) 自然災害時の備蓄食品を、1 日分確保する。

(5) インシデント報告者名を、施設内に掲示する。

86 給食施設において、インシデントレポートを分析したところ、手袋の破損・破片に関する報告が多かった。その改善策に関する記述である。最も適当なのはどれか。1 つ選べ。

(1) 手袋の使用をやめる。

(2) 手袋の交換回数を減らす。

(3) 手袋を青色から白色に変える。

(4) 手袋を着脱しやすい余裕のあるサイズに変える。

(5) はめている手袋の状態の確認回数を増やす。

87 給食施設におけるインシデントレポートに関する記述である。最も適当なのはどれか。1 つ選べ。

(1) 給食利用者に危害が及んだ事故について報告する。

(2) 作業観察を行って作成する。

(3) 報告者の責任を問うことに活用する。

(4) 分析結果は、給食従事者に公開しない。

(5) 給食従事者の危機管理に対する意識向上につながる。

9

給食経営管理論

---

85 答 **(3)**   **(1)** ×   **(2)** ×   **(3)** ○   **(4)** ×   **(5)** ×

(1) ☞ヘアピンの落下による異物混入につながるため、ヘアピンの使用は避けます。

(2) ☞水はけを良くするため、床に傾斜を設けます。

(4) 1 日分⇒3 日分

(5) ⇒インシデント内容と防止策を施設内で共有する

86 答 **(5)**   **(1)** ×   **(2)** ×   **(3)** ×   **(4)** ×   **(5)** ○

(1) ☞手袋の使用をやめることは、食品の二次汚染のリスクを高くします。

(2) ☞手袋の交換回数を減らすことは、食品の二次汚染のリスクを高くします。

(3) ☞手袋の色は、通常の食品色素に存在しない青色が最も発見しやすいといえます。

(4) ☞大きいサイズの手袋は、指先に密着していないため、切裁作業中などに破損しやすくなります。

87 答 **(5)**   **(1)** ×   **(2)** ×   **(3)** ×   **(4)** ×   **(5)** ○

(1) ☞危害が及んだ事故についての報告書は、アクシデントレポートです。

(2) ☞インシデントレポートは、被害は出なかったものの深刻な事故につながりかねないケースについての報告書です。インシデントの発生後に作成します。

(3) ☞インシデントレポートを作成する目的は、事故の発生予防であり、責任を問うことではありません。

(4) ☞分析結果を公開し、情報共有することで意識が向上し、事故の発生を予防することができます。

解答と解説

88 給食施設において、インシデントレポートを分析したところ、毛髪の混入が最も多かった。その改善策に関する記述である。**誤っている**のはどれか。1 つ選べ。

(1) ネット帽を被ってから、帽子を被るようにした。
(2) 毛髪の乱れが起こらないように、調理従事者はヘアピンを使用するようにした。
(3) 調理開始前に調理従事者同士で、着衣（帽子、調理服）に粘着ローラーをかけることにした。
(4) 盛付け開始時に複数の調理従事者で、着衣（帽子、調理服）を確認し合うことにした。
(5) インシデント発生時間帯を分析し、着衣（帽子、調理服）を見直す時間帯を決めた。

89 給食施設におけるインシデントレポートに関する記述である。最も適当なのはどれか。1 つ選べ。

(1) 調理従事者に危害が及んだ事故について記載する。
(2) インシデントの当事者ではなく、施設責任者が作成する。
(3) 報告者の責任を問うために活用する。
(4) 分析結果を調理従事者の研修に活用する。
(5) 利用者の喫食率を高めるために活用する。

90 病院における災害用備蓄食品に関する記述である。最も適当なのはどれか。1 つ選べ。

(1) 1 か所にまとめて保管する。
(2) 専用の大型冷蔵庫を準備する。
(3) 1 日分を準備する。
(4) 要配慮者に対応できる備蓄食品を準備する。
(5) 備蓄食品を活用した献立は、災害発生直後に作成する。

9

給食経営管理論

---

88 答 **(2)**   (1) ○   (2) ×   (3) ○   (4) ○   (5) ○

(2) ☞ヘアピンの落下による異物混入が起こる可能性があるため、不適切です。

89 答 **(4)**   (1) ×   (2) ×   (3) ×   (4) ○   (5) ×

(1) ☞インシデントレポートは、被害は出なかったものの深刻な事故につながりかねないケースについての報告書です。危害が及んだ事故についての報告書は、アクシデントレポートです。
(2) ☞当事者が作成します。
(3) ☞インシデントレポートを作成する目的は、事故の発生予防であり、責任を問うことではありません。
(4) ☞分析結果を情報共有することで意識が向上し、事故の発生を予防することができます。
(5) ☞喫食率と関連はありません。

90 答 **(4)**   (1) ×   (2) ×   (3) ×   (4) ○   (5) ×

(1) ⇒分散して保管する ☞災害によって保管場所（庫）が使用できなくなる可能性を考慮し、分散して保管します。
(2) ⇒専用の冷蔵庫を用意する必要はない
(3) 1 日分を⇒3 日分を
(4) ☞要配慮者とは、災害が発生した時に特に配慮や支援が必要となる者であり、高齢者や傷病者、乳幼児、妊産婦などが該当します。病院の場合、要配慮者が多く存在する組織であるため、傷病の食事療法等に対応できる備蓄食品を準備しておく必要があります。
(5) 災害発生直後に⇒平時に ☞平時に災害時献立を作成し、災害発生後、直ちに活用できるようにしておきます。

10. 応用力試験

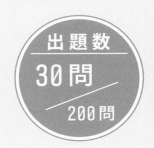

出題数

30問

200問

次の文を読み「1」、「2」、「3」に答えよ。

　K 産科クリニックに勤務する管理栄養士である。医師の指示のもと、妊婦の栄養カウンセリングを行うことになった。

　妊婦 A さんは、36 歳、事務職（身体活動レベル 1.50）。妊娠 8 週目、経産婦。妊娠高血圧症候群の既往はあるが、現在は高血圧ではない。身長 155cm、標準体重 53kg、現体重 63kg（妊娠前 60kg）、BMI 26.2kg/m^2（妊娠前 25.0kg/m^2）、血圧 120/72mmHg。

2020 年国試 171：重要度★★★　　　　　　　　　　　　　　チェック □□□□□

1　エネルギー指示量として、最も適切なのはどれか。1 つ選べ。

(1)　1,400kcal/ 日
(2)　1,800kcal/ 日
(3)　2,200kcal/ 日
(4)　2,600kcal/ 日

2020 年国試 172：重要度★★★　　　　　　　　　　　　　　チェック □□□□□

2　妊娠 20 週になって、現体重 66kg、BMI 27.5kg/m^2、血圧 145/90mmHg、ヘモグロビン 12.0g/dL、クレアチニン 0.8mg/dL、尿素窒素 18mg/dL、尿蛋白（－）となり、栄養食事指導の依頼があった。降圧薬が処方されている。たんぱく質と食塩の指示量として、最も適切なのはどれか。1 つ選べ。

(1)　たんぱく質 55g/ 日、食塩 7g/ 日
(2)　たんぱく質 55g/ 日、食塩 3g/ 日
(3)　たんぱく質 85g/ 日、食塩 7g/ 日
(4)　たんぱく質 85g/ 日、食塩 3g/ 日

1　**答 (2)**　　(1) ×　(2) ○　(3) ×　(4) ×

(2)　☞現在は高血圧でないことから、食事摂取基準の推定エネルギー必要量（30 ～ 49 歳、身体活動レベル 1.50 ＝レベル I）に妊娠初期（妊娠 0 ～ 13 週 6 日）の付加量を加えたものをエネルギー指示量とすることが最適であるといえます。したがって、1,750kcal/ 日（推定エネルギー必要量）＋ 50kcal/ 日（付加量）＝ 1,800kcal/ 日となります。

2　**答 (1)**　　(1) ○　(2) ×　(3) ×　(4) ×

(1)　☞血圧が 140/90mmHg 以上となったため、妊娠高血圧症候群の食事療法を適用します。たんぱく質：1.0g × 53kg（標準体重）≒ 55g/ 日、食塩：7 ～ 8g/ 日とします。

3 妊娠 39 週で出産。出産直前の体重は 70kg。産後 8 週目、現体重 66kg、BMI 27.5kg/m²、血圧 124/82mmHg。再度、栄養食事指導を行うことになり、1 日の食事内容を聞き取った（表）。ふだんも同じような食事をしているという。この結果を踏まえた行動目標である。<u>最も適切なの</u>はどれか。1 つ選べ。

表　A さんの 1 日の食事内容

朝食（8時）	昼食（12時30分）	間食（15時）	夕食（19時）
バタートースト（6枚切り）1枚	スパゲティカルボナーラ（冷凍食品）1皿	牛乳1本（200mL）	ごはん1杯（150g）
スクランブルエッグ（鶏卵1個）	ポテトコロッケ（市販）2個	ドーナツ1個	豚カツ1枚（100g）
ヨーグルト1カップ（100g）	レタス1枚		付け合わせキャベツ
オレンジジュース1杯（150mL）			冷奴1/4丁（100g）
			みそ汁（大根、ねぎ）

(1) 野菜の摂取量を増やす。
(2) 果物を摂るようにする。
(3) 糖質の多い食べ物を減らす。
(4) 油脂の多い食べ物の品数を減らす。

3　答（4）　(1) ×　(2) ×　(3) ×　(4) ○

(4) ☞ A さんは妊娠前から肥満（BMI ≧ 25.0kg/m²）であり、現在も肥満です。肥満は、高血圧をはじめとする生活習慣病のリスク因子であるため、減量の優先度は高いと考えられます。食事内容から、コロッケやドーナツ、豚カツといった揚げ物が多く、脂質からのエネルギー摂取量が多いことが伺えます。したがって、油脂の多い食べ物の品数を減らすことが最適であるといえます。

次の文を読み「4」、「5」、「6」に答えよ。

　K総合病院に勤務する管理栄養士である。消化器内科病棟を担当して、入院患者の栄養管理を行っている。

　患者は、55歳、男性、単身赴任。慢性膵炎で通院していたが、食生活は改善されないままであった。このたび、激しい上腹部痛と背部痛のために緊急入院となった。意識障害および汎発性腹膜炎が認められ、精査の結果、慢性膵炎の急性憎悪と診断された。胆石は認められなかった。

　身長171cm、体重63kg、血圧128/79mmHg、空腹時血液検査値は、白血球15,000/μL、HbA1c5.8%、血清アミラーゼ1,200 IU/L（基準値32〜104 IU/L）、CRP18.2mg/dL。

　これまでの食生活は、朝食欠食、昼食はラーメンとチャーハン、夕食はほぼ毎日外食。飲酒は、毎日3合、30年間続けている。

2020年国試174：重要度★★★　　　　　　　　　　　　　チェック □□□□□

4 入院当日の栄養投与法である。<u>最も適切</u>なのはどれか。1つ選べ。

(1) 流動食による経口栄養法を行う。
(2) 経鼻胃管による経腸栄養法を行う。
(3) 胃瘻を造設して、経腸栄養法を行う。
(4) 絶食として、静脈栄養法を行う。

2020年国試175：重要度★★★　　　　　　　　　　　　　チェック □□□□□

5 数週間後、上腹部痛と背部痛は無くなり、退院に向けて栄養食事指導を行っている。退院後の食生活で、遵守すべき重要事項として伝える内容である。<u>最も適切</u>なのはどれか。1つ選べ。

(1) 禁酒する。
(2) 1日3回規則正しく食事する。
(3) 昼食のラーメンとチャーハンをやめる。
(4) 外食では、野菜を多く食べる。

2020年国試176：重要度★★★　　　　　　　　　　　　　チェック □□□□□

6 退院2か月後の外来受診時、時々腹部痛や脂肪便を認めるとの訴えがあり、医師より栄養食事指導の依頼があった。この患者が、近所のスーパーマーケットで販売されている惣菜を買って食事を準備する場合、主菜として勧める料理である。<u>最も適切</u>なのはどれか。1つ選べ。

(1) 和風オムレツ（鶏卵80g）
(2) すずき（80g）の塩焼き
(3) いわし（80g）の梅干し煮
(4) アボカド（30g）入りささ身（80g）のサラダ

10

応用力試験

4 　答 **(4)** 　　**(1)** × 　**(2)** × 　**(3)** × 　**(4)** ○

(4) ☞膵炎の増悪期では、膵臓を活動させないことが重要です。したがって、絶食として、静脈栄養法を行うことが最適であるといえます。

5 　答 **(1)** 　　**(1)** ○ 　**(2)** × 　**(3)** × 　**(4)** ×

(1) ☞飲酒により、膵炎が再発する可能性があるため、禁酒することが最適であるといえます。

6 　答 **(2)** 　　**(1)** × 　**(2)** ○ 　**(3)** × 　**(4)** ×

(2) ☞腹部痛や脂肪便が出現していることから、膵炎により脂質の消化機能が低下していると考えられます。したがって、脂質の少ない白身魚を利用したすずきの塩焼きを勧めることが最適であるといえます。

解答と解説

次の文を読み「7」、「8」、「9」に答えよ。

K 総合病院に勤務する管理栄養士である。入院患者の栄養管理を行っている。

患者は、67 歳、男性。無職、妻と二人暮らし。入院時身長 170cm、体重 65kg、BMI 22.5kg/m²。胃前庭部の進行胃がん、幽門側胃切除術を受け、ビルロート I 法（Billroth I 法）で再建した。

2020 年国試 177：重要度★★★　　　　　　　　　　　　　　　　　　チェック □□□□□

7　退院後、食後 10 〜 30 分に、腹痛、冷汗、動悸、めまいが頻発した。この症状の原因として、最も適当なのはどれか。1 つ選べ。

(1)　胃食道逆流症

(2)　早期ダンピング症候群

(3)　後期ダンピング症候群

(4)　輸入脚症候群

(5)　術後イレウス

7　**答 (2)**　　**(1)** ×　**(2)** ○　**(3)** ×　**(4)** ×　**(5)** ×

(2)　☞胃切除後の患者に食後 30 分以内の腹痛、冷汗、動悸、めまいが出現した場合、早期ダンピング症候群の可能性が高いと考えられます。胃切除により幽門が失われた結果、小腸への食物の流入速度が速まります。その結果、腸管内の浸透圧が高まり、腹痛や下痢などの腹部症状が出現します。また、腸管内の浸透圧上昇により、血管内の水分が腸管内に移動することで、一時的な循環血液量の減少による動悸やめまいなどが出現します。

8 この症状を軽減させることを目的に栄養食事指導を行った。聞き取りによると、本人には調理経験がなく、妻がすべての食事を用意している。妻は勤務のため9時から17時まで不在。患者と妻に、家庭での食事状況を考慮して、具体的な食事の摂り方として献立例を示した（表）。<u>最も適切なのはどれか。1つ選べ。</u>

表　献立例

		献立1	献立2	献立3	献立4
食事時刻	8時	ごはん 80g たまご焼き 30g ゆで野菜サラダ 40g 豆腐みそ汁 1/2杯	ごはん 80g たまご焼き 30g ゆで野菜サラダ 40g 豆腐みそ汁 1/2杯	ごはん 100g あじ干物 40g ゆで野菜サラダ 40g 豆腐みそ汁 1/2杯	ごはん 150g たまご焼き 30g ゆで野菜サラダ 40g 豆腐みそ汁 1/2杯
	10時	ビスケット 30g ヨーグルト 100g みかん缶詰 30g	ごはん 80g たまご焼き 30g ゆで野菜サラダ 40g 豆腐みそ汁 1/2杯		
	12時	ごはん 80g 蒸し鶏 40g ゆで野菜 30g 野菜スープ 1/2杯 バナナ 20g	ミルクパン 50g チーズ 20g 野菜ジュース 100mL ヨーグルト 50g	天ぷらうどん 　うどん 150g 　いかの天ぷら 40g ゆで野菜 30g ヨーグルト 100g キウイフルーツ 50g	トースト 60g チーズ 20g バナナ 50g ヨーグルト 50g
	15時	ごはん 80g 煮魚 40g 野菜煮物 40g 野菜スープ 1/2杯 バナナ 20g	ミルクパン 50g 魚肉ソーセージ 20g 野菜ジュース 100mL ヨーグルト 50g	クラッカー 20g ミックスナッツ 20g コーヒー牛乳 100mL	ビスケット 20g オレンジジュース 100mL
	18時	ごはん 100g 煮込みハンバーグ 50g ゆで野菜 30g コンソメスープ 1/2杯 ヨーグルト 50g	ごはん 100g 煮魚 40g 野菜煮物 40g みかん缶詰 50g	ごはん 150g ポークソテー 80g ごぼうサラダ 80g わかめスープ 1杯 ヨーグルト 50g	ごはん 150g 煮魚 80g 野菜煮物 80g 豆腐みそ汁 1/2杯
	21時	ごはん 60g 魚ホイル焼き 40g ゆで野菜 30g 野菜煮物 30g ヨーグルト 50g	ごはん 60g 煮魚 40g 野菜煮物 40g みかん缶詰 50g		

(1) 献立1
(2) 献立2
(3) 献立3
(4) 献立4

解答と解説

8　答（2）　（1）×　（2）○　（3）×　（4）×

(2)　☞早期ダンピング症候群を予防・軽減させるには、腸管内へ流入する食物量を減らすことを目的とした少量頻回食とします。ただし、この患者は調理経験がないことから、妻が不在となる9時〜17時の時間帯は、調理を必要としない献立が理想的です。したがって、朝食の同一メニューや調理を必要としない加工食品を活用した献立2が最適であるといえます。

9 2 か月後の栄養食事指導である。患者は指示どおり食事療法を行っており、退院後の症状は、ほとんどみられなくなった。少しずつ食事の量を増やし、体重は入院中に 10kg 減少したが、退院後に 2kg 増加した。患者から「腹痛は無いが、便が少し軟らかい」との発言があった。助言として、最も適切なのはどれか。1 つ選べ。

(1) 現在の食事のままで、しばらく様子をみましょう。

(2) 食事の量を現在の半分にしましょう。

(3) 食事の回数を減らしましょう。

(4) 主食をお粥にしましょう。

9　**答（1）**　　**(1)** ○　**(2)** ×　**(3)** ×　**(4)** ×

(1)　☞体重が入院中に 10kg 減少していることから、体重を増加させる優先度は高いと考えられます。患者の発言から軟便が確認されていますが、腹痛や下痢が出現していないことから、食事量の減量や食形態の変更の優先順位は低いと考えられます。したがって、引き続き体重増加を目的として、現在の食事を継続することが最適であるといえます。

次の文を読み「10」、「11」、「12」に答えよ。

K総合病院に勤務する管理栄養士である。外来患者の栄養食事指導を行っている。

患者は、70歳、男性。歩行時の呼吸困難感を主訴に来院した。精査の結果、中等度に進行したCOPD（慢性閉塞性肺疾患）と診断された。食欲が低下し、この半年間で5kgやせた。20歳から現在まで、40本/日の喫煙歴がある。

身長160cm、標準体重56.3kg、体重44kg。空腹時血液検査値は、アルブミン3.7g/dL、尿素窒素16mg/dL、クレアチニン0.5mg/dL。基礎代謝量1,050kcal/日、間接熱量計を用いて測定した安静時エネルギー消費量1,400kcal/日。

2020年国試180：重要度★★★　　　　　　　　　　　　　　　チェック □□□□□

10 患者の栄養アセスメントとして、最も適当なのはどれか。1つ選べ。

(1) 上腕三頭筋皮下脂肪厚が高値である。

(2) 除脂肪体重が増加している。

(3) クワシオルコル型栄養障害である。

(4) マラスムス型栄養障害である。

(5) エネルギー代謝は亢進していない。

2020年国試181：重要度★★★　　　　　　　　　　　　　　　チェック □□□□□

11 1日当たりのエネルギー指示量である。最も適切なのはどれか。1つ選べ。

(1) 1,000kcal/日

(2) 1,400kcal/日

(3) 2,100kcal/日

(4) 3,000kcal/日

2020年国試182：重要度★★★　　　　　　　　　　　　　　　チェック □□□□□

12 食事摂取不良が続き、1か月後にやせが進行していたため、経腸栄養剤を補充することにした。最も適切なのはどれか。1つ選べ。

(1) 標準タイプの半消化態栄養剤

(2) 低脂質の半消化態栄養剤

(3) 高脂質の半消化態栄養剤

(4) 低たんぱく質の半消化態栄養剤

10 **答 (4)** **(1) ×　(2) ×　(3) ×　(4) ○　(5) ×**

(1) 高値である⇒低値である　☞安静時エネルギー消費量の増大により皮下脂肪が減少します。

(2) 増加している⇒減少している　☞安静時エネルギー消費量の増大および呼吸運動の亢進により、除脂肪体重が減少します。

(3) クワシオルコル型⇒マラスムス型

(4) ☞エネルギー消費量増大および食欲低下により体重が大きく減少していることから、エネルギー欠乏が原因で起こるマラスムス型栄養障害であると判断します。

(5) 亢進していない⇒亢進している

11 **答 (3)** **(1) ×　(2) ×　(3) ○　(4) ×**

(3) ☞COPD患者のエネルギー量は、安静時エネルギー消費量×1.5とすることが推奨されています。したがって、1,400kcal/日×1.5＝2,100kcal/日とします。

12 **答 (3)** **(1) ×　(2) ×　(3) ○　(4) ×**

(3) ☞COPDでは、二酸化炭素を排出する機能が低下しています。脂質は、エネルギー産生に伴う二酸化炭素生成量が少ないため、高脂質の半消化態栄養剤を使用することが最適であるといえます。

次の文を読み「13」、「14」に答えよ。

Ｋクリニックに勤務する管理栄養士である。外来患者の栄養食事指導を行っている。

患者は、41歳、男性。今朝から右第一中足趾節関節に激痛を伴う発赤、腫脹を認め来院。

BMI 25.8kg/m^2、腹囲92cm、血圧120/76mmHg。空腹時血液検査値は、血糖112mg/dL、HbA1c6.0%、尿酸8.5mg/dL、CRP5.6mg/dL。ビールが好きで、ほぼ毎日欠かさずに飲んでいる。20歳時と比較して、10kg程度体重が増加していた。減量と節酒することを目標に具体的な食事計画を提示した。

2020年国試183：重要度★★★　　　チェック ☐☐☐☐☐

13 半年後、同様の症状で来院し、再度、栄養食事指導の依頼があった。「体重は少しずつ減量することができ、薬の内服は守れたが、食事制限は難しく、ビールも止められなかった」という。発作の再発防止に向け、具体的な行動に導くための栄養カウンセリングにおける対応である。最も適切なのはどれか。1つ選べ。

(1) 「再発防止には、食事制限とビールを止めることは必須ですよ」と、再度説明する。

(2) 「ビールはなかなか止められないですよね」と、共感的理解を示す。

(3) 「服薬は守れているのだから、食事もビールも頑張ればできますよ」と、励ます。

(4) 「つい食べ過ぎたり、ビールを飲んでしまうのは、どんな時ですか」と、行動分析を行う。

2020年国試184：重要度★★★　　　チェック ☐☐☐☐☐

14 栄養食事指導中に、普段の食事内容を聞き取った。よく食べていた食品である。控えるべき食品の助言として、最も適切なのはどれか。1つ選べ。

(1) 目玉焼き

(2) さつま揚げ

(3) ボンレスハム

(4) 鶏レバーの焼き鳥

13 答（4）　（1）×　（2）×　（3）×　（4）○

(4) ☞患者の不適切行動（食事制限ができない、ビールを飲む）を変容させるためには、どのような条件で不適切な行動が起こるのか分析することが最適であるといえます。

14 答（4）　（1）×　（2）×　（3）×　（4）○

(4) ☞患者は高尿酸血症（尿酸 ≧ 7.0mg/dL）であることから、尿酸生成の原因となるプリン体の多い食品（動物の内臓や魚の干物など）は控えるべきです。したがって、鶏レバーの焼き鳥を控えるよう助言することが最適であるといえます。

次の文を読み「15」、「16」に答えよ。

全国健康保険協会（協会けんぽ）のK県支部に勤務し、中小企業の特定保健指導を担当している管理栄養士である。

被保険者Aさん、55歳、男性。昨年の特定健康診査で腹囲とトリグリセリドが基準を超え、動機づけ支援の対象となり、特定保健指導を受けた。半年後の評価時には行動目標が達成され、体重と腹囲の減少がみられた。

今年の特定健康診査結果は、身長170cm、体重70kg、BMI 24.2kg/m²、腹囲88cm、トリグリセリド165mg/dL。飲酒歴有、喫煙歴無、服薬治療無で、再び動機づけ支援の対象となった。

2020年国試185：重要度★★★　　　　　　　　　　　　　　　　　　　チェック □□□□□

15 特定保健指導の初回面接における、管理栄養士の発言である。最も適切なのはどれか。1つ選べ。

(1) 昨年頑張って改善したのに、また保健指導の対象になりましたね。

(2) 今年の健診結果について、どのように思われますか。

(3) 昨年の指導内容と行動目標を覚えていますか。

(4) 昨年はうまく改善できたのですから、今年も頑張ってください。

2020年国試186：重要度★★★　　　　　　　　　　　　　　　　　　　チェック □□□□□

16 初回面接の話し合いで、週2日休肝日をつくる、腹八分にする、今より10分多く歩く、という3つの行動目標を決めた。半年後の評価では、身体活動の目標は実行できていたが、「食事とお酒は仕事上の付き合いが多く、今の立場では無理」と訴えた。体重は変化していなかった。Aさんへの助言である。最も適切なのはどれか。1つ選べ。

(1) どんなに仕事が忙しくても、あなた自身の健康のためですよ。

(2) 昨年はできたのですから、今から気持ちを切り替えて、頑張ってください。

(3) 今回の目標は難しかったようですから、別の目標を自分で立ててください。

(4) 歩くことは続けて、来年も健診を必ず受けてください。

10

応用力試験

---

15 **答（2）** **(1)** × **(2)** ○ **(3)** × **(4)** ×

(2) ☞初回面接では、Aさんの行動変容の準備性を確認するような発言をすることが最適であるといえます。

16 **答（4）** **(1)** × **(2)** × **(3)** × **(4)** ○

(4) ☞Aさんの健康状態を改善するためには、行動変容を継続することと定期的に健康状態を確認することの優先度は高いといえます。したがって、行動変容と健診受診を促すような助言をすることが最適であるといえます。

解答と解説

次の文を読み「17」、「18」、「19」に答えよ。

K市保健センターの管理栄養士である。

相談者は、K市在住の35歳、女性。第1子妊娠中である。

17 プレママ・パパ教室の際に、「姉の子どもが卵アレルギーだったので、自分の子どもも心配です。今後、私や子どもの食事で気を付けることは何ですか。」と相談を受けて助言した内容である。最も適切なのはどれか。1つ選べ。

(1) 妊娠中の今から、あなた自身の卵の摂取を控えましょう。

(2) 出生後に母乳を与える際には、あなた自身の卵の摂取を控えましょう。

(3) 離乳食を開始する時期を遅らせましょう。

(4) 初めて卵を与える際には、よく加熱した卵黄にしましょう。

18 7か月乳児健康診査の際に、「卵を初めて与えてしばらくしたら、湿疹がひどくなって心配です」との相談を受けた。最初にすべきこととして助言した内容である。最も適切なのはどれか。1つ選べ。

(1) 離乳食を一時中止してください。

(2) 卵を原料とした食品を全て除去してください。

(3) 湿疹の治療を含めて、医師に相談してください。

(4) 卵白特異的IgE抗体の検査を受けてください。

19 児が3歳になって、保育所に預けることが決まった。医師からは卵アレルギーの診断がなされている。この児を受け入れることが決まった民間保育所から、給食での対応をできる限り行いたいということで、K市保健センターに相談があった。助言内容として、誤っているのはどれか。1つ選べ。

(1) 家庭でこれまで摂取したことのある食品の種類を把握し、記録してください。

(2) 給食対応の単純化のために、完全除去を基本としてください。

(3) 調理室でアレルゲンの混入が起こりにくい献立にしてください。

(4) 除去食を開始した場合には、在園中は見直しの必要はありません。

(5) 月別の献立表に使用食品について記載し、家族に配布してください。

10

応用力試験

17 答（4）　　(1) ×　(2) ×　(3) ×　(4) ○

(1) ☞食物アレルギーの予防を目的として、妊娠中の母親が特定の食品を摂取したり、避けたりすることの効果は確認されていません。

(2) ☞食物アレルギーの予防を目的として、授乳中の母親が特定の食品を摂取したり、避けたりすることの効果は確認されていません。

(3) ☞食物アレルギーの予防を目的として、離乳の開始や特定の食品の摂取開始を遅らせることによる効果は確認されていません。

(4) ☞食物アレルギーの家族歴に関わらず、卵はアレルギーの出現しやすい食品で、特に卵白中のたんぱく質がアレルゲンとなります。また、加熱時間の少ない卵料理ほどアレルギーの発症リスクは高くなります。したがって、卵を与える場合、よく加熱した卵黄から開始するよう助言することが最適であるといえます。

18 答（3）　　(1) ×　(2) ×　(3) ○　(4) ×

(3) ☞食物アレルギーが疑われる症状がみられた場合、自己判断で対応せずに、必ず医師の診断に基づいて対応するよう助言することが最適であるといえます。

19 答（4）　　(1) ○　(2) ○　(3) ○　(4) ×　(5) ○

(4) ☞乳幼児は発達が著しいため、除去食を開始した場合でも定期的な見直しを行う必要があります。

次の文を読み「20」、「21」、「22」に答えよ。

K市の健康増進課に勤務する管理栄養士である。

市の教育委員会より、近年、新入学の児童における肥満傾向児の割合が増加していると情報提供があった。そこで、肥満に関連する要因を検討し、対策を講じたいと考えた。

20 小学校で新入学の児童に実施された身体計測の値を用い、肥満傾向児の割合を全国および県全体と比較したい。そのための指標として、最も適切なのはどれか。1 つ選べ。

(1) BMI
(2) ローレル指数
(3) 学校保健統計調査方式による肥満度判定
(4) 幼児身長体重曲線計算式による肥満度判定

21 K市における直近 10 年間の出生時の体格を確認したところ、変化していなかった。このことを踏まえ、幼児の肥満に関連する要因を検討する目的で、質問紙調査を実施する。調査対象として、最も適切なのはどれか。1 つ選べ。

(1) 無作為抽出した 20 ～ 30 歳代の成人
(2) 3 歳児健康診査を受診する児の保護者
(3) 妊産婦教室の参加者
(4) 市が開催する「子育てフェスタ」の参加者

20 答 **(3)**　　(1) ×　(2) ×　(3) ○　(4) ×

(3) ☞ K市の児童を全国および県全体の児童と比較する場合、全都道府県のデータを調査している学校保健統計調査の結果と比較することが望ましいといえます。したがって、学校保健統計調査方式による肥満度判定を指標として用いることが最適であるといえます。

21 答 **(2)**　　(1) ×　(2) ○　(3) ×　(4) ×

(2) ☞ K市の課題は、新入学の児童の肥満が増えていることです。この肥満の要因を検討するためには、就学前の子どもの生活状況を調査するべきです。したがって、3 歳児健康診査を受診する児の保護者を調査対象にすることが最適であるといえます。

22　質問紙調査の結果から、児と保護者および家庭の実態が把握できた（表）。この結果を踏まえ、市内保育園の年中・年長児を対象とする、ポピュレーションアプローチのプログラムを計画した。重要度と実現可能性を考慮した場合の優先度の高いプログラムである。<u>最も適切</u>なのはどれか。1つ選べ。

表　質問紙調査の結果（肥満度の低い児については除く）

単位 %

| | | | 肥満度 | |
| | | | 高い | ふつう |
		人数	（100名）	（1,150名）
児の食行動	菓子の摂取頻度	日に2回以上	31.0	28.0
		日に1回以下	69.0	72.0
	甘い飲み物の摂取頻度	日に2回以上	54.0	38.0
		日に1回以下	46.0	62.0
	他の児と比べたときの食べる速度	速い	22.0	18.0
		ふつう	28.0	32.0
		遅い	8.0	12.0
		わからない	42.0	38.0
保護者の食行動	菓子の摂取頻度	日に2回以上	30.0	22.0
		日に1回以下	70.0	78.0
	甘い飲み物の摂取頻度	日に2回以上	47.0	24.0
		日に1回以下	53.0	76.0
	他の人と比べたときの食べる速度	速い	45.0	20.0
		ふつう	44.0	60.0
		遅い	11.0	20.0
家庭環境	間食の時間	決めている	51.0	64.0
		決めていない	49.0	36.0
	甘い飲み物の買い置き	あり	74.0	60.0
		なし	26.0	40.0

(1)　保育園の給食時間を長くして、児がよく噛んでゆっくり食べる習慣をつけるようにする。

(2)　菓子の適切な摂り方に関するリーフレットを作成し、全家庭に配布する。

(3)　甘い飲み物に含まれる砂糖量のリーフレットを作成し、全家庭に配布する。

(4)　肥満度の高い児の保護者に対し、家庭における甘い飲み物の買い置きを控えるように説明する。

10

応用力試験

22　答 (3)　　(1) ×　(2) ×　(3) ○　(4) ×

(3)　☞表から、肥満度の高い児は、甘い飲み物の摂取頻度が高いことがわかります。また、その保護者も児と同様に、甘い飲み物の摂取頻度が高いことがわかります。したがって、集団全体を対象とするポピュレーションアプローチでは、甘い飲み物の摂取頻度を低下させることを目的としたプログラムにすることが最適であるといえます。

(4)　☞対象を肥満度の高い児の保護者（ハイリスク群）に限定したハイリスクアプローチになります。

解答と解説

次の文を読み「23」、「24」に答えよ。

K県の健康増進課に勤務している管理栄養士である。

K県では5年ごとに国民健康・栄養調査に準じた方法で、K県健康・栄養調査を実施している。今回の調査では、栄養摂取状況調査の精度を高めるため、これまでの1日調査から、1週間のうち3日間の食事調査に変更した。

23 3日間の食事調査に変更することにより、小さくなる調査上の誤差である。最も適切なのはどれか。1つ選べ。

(1) 日間変動
(2) 季節間変動
(3) 過小申告
(4) 過大申告

24 3日間の摂取量データから、栄養素摂取量の分布を記述し、県民の食事摂取状況をアセスメントした。3日間調査に変更したことが、その結果に及ぼす影響である。最も適切なのはどれか。1つ選べ。

(1) 1日調査に比べ、たんぱく質摂取量の平均値が低くなる。
(2) 1日調査に比べ、たんぱく質摂取量の不足のリスクが高い者の割合が高くなる。
(3) 1日調査に比べ、食塩摂取量の平均値が高くなる。
(4) 1日調査に比べ、食塩摂取量が目標量を超えている者の割合が高くなる。

10
応用力試験

23 答（1）　　（1）○　（2）×　（3）×　（4）×

(1) ☞日間変動は、日によって食品や栄養素の摂取量が異なることによる誤差で、個人内変動要因の1つです。日間変動は、調査日数を増やすことで、小さくなります。

24 答（4）　　（1）×　（2）×　（3）×　（4）○

(4) ☞近年の国民健康・栄養調査の結果から、わが国の国民は食塩摂取量が多い傾向があり、多くの人が目標量を超えています。1日のみの調査であれば、日間変動により、偶然、食塩摂取量が目標量を下回ることもあります。しかし、3日間の調査とすることで日間変動が小さくなるため、食塩摂取量が目標量を超える者の割合が高くなると考えられます。

解答と解説

次の文を読み「25」、「26」、「27」に答えよ。

K町健康増進課に勤める管理栄養士である。

K町は、脳血管疾患の標準化死亡比（SMR）が147.5と高い。対策を検討するため、K町のデータヘルス計画に用いられた国保データベース（KDB）システムの集計結果を用いることになった。KDBには、健診情報、医療情報、介護情報が収載されている。

K町では、国民健康保険被保険者を対象に、特定健康診査を集合健診により実施している。

25 脳血管疾患の予防対策を検討するために、高血圧の有病者割合に加えて、KDBシステムから得られる重要な情報である。<u>最も適切な</u>のはどれか。1つ選べ。

(1) 特定健康診査受診率
(2) 特定保健指導実施率
(3) 受診勧奨者の医療機関受診率
(4) 要介護認定率

26 KDBシステムを用いた検討の結果、50歳代男性に高血圧の有病者割合が高いことが確認された。これまで一次予防対策としては、減塩に取り組んできたので、今後は、野菜摂取の対策に重点を置くことになった。具体的な対策を検討するため、町の特定健診受診者全員を対象に食事調査を実施し、いつ、どこで、どのように野菜を摂取しているかを把握することになった。食事調査法として、<u>最も適切な</u>のはどれか。1つ選べ。

(1) 陰膳法
(2) 食事記録法（秤量法）
(3) 24時間思い出し法
(4) 半定量食物摂取頻度調査法

27 食事調査の結果、50歳代男性は地元の飲食店利用が多く、外食の場合、野菜料理が少ないことが明らかになった。そこで、野菜摂取量の増加が期待される食環境整備を計画した。<u>最も適切な</u>のはどれか。1つ選べ。

(1) 地元のケーブルテレビの協力を得て、野菜摂取に関する広報を行う。
(2) 地元の飲食店の協力を得て、メニュー表に、各メニューの野菜量を表示してもらう。
(3) 地元の飲食店の協力を得て、どの食事にも、野菜ミニ小鉢が付くサービスを行ってもらう。
(4) 地元の生産者団体の協力を得て、「道の駅」で地場産野菜を買うと、地域ポイントがつく仕組みを作る。

25 答 **(3)**　　(1) ✕　(2) ✕　(3) ○　(4) ✕

(3) ☞脳血管疾患を予防するためには、高血圧の有病者が早期に治療を開始することが重要であるといえます。したがって、受診勧奨者の医療機関受診率を予防対策の検討に利用することが最適であるといえます。

26 答 **(3)**　　(1) ✕　(2) ✕　(3) ○　(4) ✕

(3) ☞野菜を「いつ、どこで、どのように」摂取しているか把握するためには、面接により詳細を聞き取り調査する必要があります。したがって、24時間思い出し法が最適であるといえます。

27 答 **(3)**　　(1) ✕　(2) ✕　(3) ○　(4) ✕

(3) ☞50歳代男性の飲食店利用が多いことから、飲食店における野菜摂取の機会と量を増やす必要があります。しかし、飲食店には野菜料理が少ないため、これを改善する必要があります。したがって、飲食店のどの食事にも野菜ミニ小鉢が付くように要請することが最適であるといえます。

次の文を読み「28」、「29」、「30」に答えよ。

　K小学校に勤務する栄養教諭である。単独調理場方式で学校給食を提供し、1回の提供食数は500食である。調理は、A〜Fの6人が担当する。図は、米飯、鶏のから揚げ、いんげんと人参のごま和え、けんちん汁の献立の作業工程表である。

作業工程表

汚染作業区域
非汚染作業区域

献立名	調理担当者	(時刻) 8:00　　8:30　　9:00　　9:30　　10:00　　10:30　　11:00　　11:30　　12:00
けんちん汁	A	〈下処理〉大根、人参、ねぎ、こんにゃく　／　回転釜準備　けんちん汁の野菜を切る　だしをとる　／　煮込み・調味　／　配缶・配食　／　清掃作業
	B	〈下処理〉里芋、ごぼう　／　けんちん汁の野菜を切る　／　煮込み・調味　／　配缶・配食
米飯	C	検収　／　洗米・加水　／　豆腐水切り　浸漬　／　炊飯・炊き起こし　／　配缶・配食
ごま和え	D	〈下処理〉いんげん、人参　／　ごま和えの野菜の加熱・冷却　／　ごま和え調味　／　ごま和えの野菜を切る　加熱・冷却　和え衣作り　ごま和え調味　／　配缶・配食
鶏のから揚げ	E	〈下処理〉検収、鶏肉に下味　／　フライヤーの準備　でんぷんをまぶして揚げる　／　片付け
	F	食器等準備　／　配缶準備　／　揚がったものの確認　揚げ物数え　／　配缶・配食

設置されている加熱調理機器：ガスレンジ2台、回転釜(満水量:110L)3台、フライヤー1台、スチームコンベクションオーブン1台、立型炊飯器2台

2020年国試198：重要度★☆☆　　　　　　　　　　　　　　　　チェック □□□□□

28　ごま和えのいんげんと人参を加熱して冷却する調理の工程である。最も適切なのはどれか。1つ選べ。

(1)　回転釜で茹でて、水冷する。

(2)　回転釜で茹でて、真空冷却機で冷却する。

(3)　スチームコンベクションオーブンで蒸して、真空冷却機で冷却する。

(4)　スチームコンベクションオーブンで蒸して、冷蔵庫で冷却する。

10
応用力試験

28　答 (3)　(1) ×　(2) ×　(3) ○　(4) ×

(3)　☞30分間で加熱と冷却を完了させる必要があるため、スチームコンベクションオーブンで蒸して、真空冷却機で冷却することが最適であるといえます。

解答と解説

29　フライヤーで鶏肉を揚げようとしたところ、揚げ油の温度が 120℃までしか上がっていないと調理員から報告があり、フライヤーの故障が確認された。鶏肉を調理する対応策である。<u>最も適切な</u>のはどれか。1 つ選べ。

(1)　中華鍋で揚げる。
(2)　回転釜で揚げる。
(3)　回転釜で炒める。
(4)　スチームコンベクションオーブンで焼く。

30　今回の対応策で、鶏肉を調理する場合の担当者である。<u>最も適切な</u>のはどれか。1 つ選べ。

(1)　予定通り、E と F が担当する。
(2)　E と F に加え、B も担当する。
(3)　E と F に加え、C も担当する。
(4)　E と F に加え、B と C も担当する。

29　答（4）　（1）×　（2）×　（3）×　（4）○
(4)　☞作業工程の変更による調理時間の遅延を避けるため、短時間で調理が完了するスチームコンベクションオーブンを利用することが最適であるといえます。

30　答（1）　（1）○　（2）×　（3）×　（4）×
(1)　☞フライヤーをスチームコンベクションオーブンに変更しても、作業量が大きく変わるわけではないため、予定通り、E と F が担当することが最適であるといえます。

次の文を読み「31」、「32」、「33」に答えよ。

K 総合病院に勤務する管理栄養士である。

患者は、18 歳、男性、大学生。身長 172cm、体重 63kg、BMI 21.3kg/m²。1 か月前から腹痛、下痢があり、近医では胃腸炎の疑いとして投薬されていたが、症状は軽快しなかった。1 週間前あたりから、腹痛が増強、38℃程度の発熱があり、朝から数回の嘔吐、少量の下血もあったため、当院の救急外来を受診、イレウス状態であり入院した。

31　入院当日の栄養投与法である。<u>最も適切な</u>のはどれか。1 つ選べ。

(1)　経口からの流動食
(2)　経鼻チューブからの経腸栄養剤
(3)　末梢静脈からの維持輸液
(4)　中心静脈からの高カロリー輸液

32　精査の結果、クローン病と診断され、数週間の内科的治療が奏効して、寛解状態になった。1 日 600kcal の食事と成分栄養剤を併用した栄養療法を開始することになった。エネルギー 600kcal、たんぱく質 30g、脂質 10g の食事を構成するための、たんぱく質源となる食品の目安である。<u>最も適切な</u>のはどれか。1 つ選べ。

(1)　白身魚 50g、鶏肉（皮なし）30g、鶏卵 30g、豆腐 50g
(2)　青魚 50g、鶏肉（皮なし）30g、鶏卵 30g、豆腐 50g
(3)　白身魚 50g、鶏卵 60g、豆腐 50g、普通牛乳 100g
(4)　鶏肉（皮なし）50g、鶏卵 60g、豆腐 100g

33　その後、成分栄養剤は利用しつつ、退院後に向けて栄養食事指導を行った。患者の母親から、弁当として望ましいおかずを教えてほしいとの希望があった。具体的な組合せ例である。<u>最も適切な</u>のはどれか。1 つ選べ。

(1)　あじ竜田揚げ、高野豆腐煮物、コーンサラダ
(2)　卵焼き、筑前煮、きんぴらごぼう
(3)　蒸し鶏、鮭塩焼き、白菜おかか和え
(4)　ハンバーグ、しゅうまい、ポテトサラダ

10

応用力試験

31　答（3）　　(1) ×　(2) ×　(3) ○　(4) ×

(1)(2)　☞イレウス（腸閉塞）では、経口栄養法および経腸栄養法は禁忌とします。
(3)　☞イレウスのため、一時的に絶食とします。短期間の静脈栄養法となる可能性が高いため、末梢静脈栄養法とします。
(4)　☞2 週間以上にわたり静脈栄養法を施行する場合は、中心静脈栄養法とします。

32　答（1）　　(1) ○　(2) ×　(3) ×　(4) ×

(1)　☞食事の全体量が減るため、使用できる食品群は広く設定（魚、肉、卵、大豆製品）します。魚は、脂質の少ない白身魚とすることが最適であるといえます。
(3)　☞下痢を予防するため、脂肪を多く含む普通牛乳は避けます。

33　答（3）　　(1) ×　(2) ×　(3) ○　(4) ×

(3)　☞クローン病患者の食事は、低脂肪・低残渣を基本とします。したがって、脂質の少ない蒸し鶏と鮭塩焼き、食物繊維の少ない白菜のおかか和えを弁当のおかずとして提案することが最適であるといえます。

解答と解説

次の文を読み「34」、「35」、「36」に答えよ。

K病院に勤務する管理栄養士である。緊急入院した患者の栄養管理計画を作成している。

患者は、65歳、男性。独居、60歳で定年後無職である。普段は1日に市販弁当1個程度しか摂っておらず、1週間前からは体調不良もあり、食事はほとんど摂れていなかった。ベッドに横になっているところを、訪問した民生委員に発見された。半年前の体重は58kgであった。

身長172cm、体重50kg、BMI 16.9kg/m²、血圧96/58mmHg、心拍数94回/分。空腹時血液検査値は、赤血球数380×10⁴/μL、ヘモグロビン9.2g/dL、ヘマトクリット38%、アルブミン3.3g/dL、血糖81mg/dL、総コレステロール90mg/dL、トリグリセリド45mg/dL、尿素窒素24mg/dL、クレアチニン0.45mg/dL。明らかな浮腫、腹水、神経学的な異常は認められなかった。

34 この患者の栄養アセスメントの結果である。最も適切なのはどれか。1つ選べ。

(1) 必要なエネルギー量は、確保できている。

(2) たんぱく質摂取量は、不足している。

(3) 腎機能は、低下している。

(4) 脱水は、認められない。

35 入院時、患者は意識レベルが低く、静脈栄養によって栄養補給を行うことになった。投与開始時のエネルギー量である。最も適切なのはどれか。1つ選べ。

(1) 2,000kcal/日

(2) 1,500kcal/日

(3) 1,000kcal/日

(4) 500kcal/日

36 1か月後、体重は53kg、ヘモグロビン10.2g/dL、アルブミン3.5g/dLまで回復し、1日3食摂る意思が確認できたので、退院することになった。退院後の食事に関して、患者と相談して決めた目標である。最も適切なのはどれか。1つ選べ。

(1) 卵、大豆製品、魚、肉のおかずを食べる。

(2) 野菜、きのこ、海藻、いものおかずを食べる。

(3) 果物を食べる。

(4) 水やお茶などの水分を控える。

10
応用力試験

34 答 **(2)**　　**(1)** ×　**(2)** ○　**(3)** ×　**(4)** ×

(2) ☞日常的に弁当を1個程度しか摂取しておらず、1週間前から食事をほとんど摂取できていないことから、エネルギーやたんぱく質、水分をはじめとする多くの栄養素が不足している低栄養状態であると評価することが最適であるといえます。

(3) ☞尿素窒素の高値（BUN ≧ 20mg/dL）が認められますが、脱水による血液濃縮によるものと推定できます。

35 答 **(4)**　　**(1)** ×　**(2)** ×　**(3)** ×　**(4)** ○

(4) ☞この患者は、長期間の絶食状態であったことから、急激な栄養投与を行うとリフィーディング症候群を発症する可能性があります。特に静脈栄養で発症リスクが高いため、リフィーディング症候群の予防を目的に、投与開始時のエネルギー量は500kcal/日程度とし、徐々に投与量を増加させていくことが最適であるといえます。

36 答 **(1)**　　**(1)** ○　**(2)** ×　**(3)** ×　**(4)** ×

(1) ☞体重やアルブミンの回復が認められますが、1か月後の経過であるため、予断を許さない状況です。したがって、引き続き栄養状態の改善を目的とした高たんぱく質食とすることが最適であるといえます。

解答と解説

次の文を読み「37」、「38」、「39」に答えよ。

　K 介護老人保健施設に勤務する管理栄養士である。多職種で栄養管理を行い、栄養マネジメント加算を算定している。

　入所者は、85 歳、男性。徐々に嚥下障害が進行し、誤嚥性肺炎も認められるようになり、3 か月前から胃瘻で栄養管理が行われていた。

　「口から食べられるようになりたい」と本人の意向があり、医師の指示で言語聴覚士による嚥下訓練（間接訓練）が開始された。

　身長 165cm、体重 48kg、BMI 17.6kg/m²、血圧 90/48mmHg。空腹時血液検査値は、ヘモグロビン 11.8g/dL、アルブミン 3.7g/dL。

---

37 多職種でミーティングを行っている。嚥下訓練（間接訓練）によって、嚥下機能が改善してきたため、食物を使って直接訓練を開始することにした。最初に用いるものである。最も適切なのはどれか。1 つ選べ。

　(1)　おもゆ
　(2)　牛乳
　(3)　ゼラチンゼリー
　(4)　かぼちゃペースト

38 嚥下機能に合わせて、訓練用の食事形態の段階を上げてきた。3 か月経った頃、少しむせるようになったので、言語聴覚士より、パン粥ぐらいの段階に戻してほしいと依頼があった。この依頼に合った料理である。最も適切なのはどれか。1 つ選べ。

　(1)　バナナペースト
　(2)　炒り卵
　(3)　ふろふき大根
　(4)　茶碗蒸し（具無し）

10

応用力試験

37　答 (3)　　(1) ×　(2) ×　(3) ○　(4) ×

(3)　☞直接訓練の開始食は、ゼリー食やとろみ食が適しています。したがって、咀嚼の必要がなく、嚥下が容易なゼラチンゼリーを用いることが最適であるといえます。

38　答 (1)　　(1) ○　(2) ×　(3) ×　(4) ×

(1)　☞パン粥が摂取できる段階であれば、不均質なペースト状の食品を摂取できる状態と判断することが最適であるといえます。

(2)(3)　☞固形状の食品は不適切です。

(4)　☞茶碗蒸し（具無し）は摂食可能と考えられますが、均質なゼリー状の食品は、食事形態の段階を下げ過ぎることになるため、言語聴覚士の依頼に合った料理とはいえません。

解答と解説

39 この入所者に行った栄養管理の計画と実施に対して、算定できる介護報酬である。最も適当なのはどれか。1 つ選べ。

(1) 療養食加算
(2) 経口移行加算
(3) 経口維持加算
(4) 栄養改善加算
(5) 栄養スクリーニング加算

---

39 答 (2) **(1)** × **(2)** ○ **(3)** × **(4)** × **(5)** ×

(1) ☞療養食加算は、医師の発行する食事箋に基づき、療養食を提供した場合に算定できます。
(2) ☞経口移行加算は、経管栄養の入所者ごとに経口移行計画を立て、医師の指示のもと管理栄養士または栄養士が食事の摂取を進めるための栄養管理を行った場合、および摂食・嚥下機能面に関する支援を行った場合に算定できます。
(3) ☞経口維持加算は、摂食障害や誤嚥を有する入所者に対し、多職種協働で食事の観察やカンファレンス等を実施し、経口維持のための支援を行った場合に算定できます。
(4) ☞栄養改善加算は、低栄養状態にある利用者またはそのおそれのある利用者に対して、当該利用者の低栄養状態の改善等を目的として、個別的に実施される栄養食事相談等の栄養管理などを実施することで算定できます。
(5) ☞栄養スクリーニング加算は、管理栄養士以外の介護職員等が、利用者に対し、利用開始時および利用中 6 か月ごとに栄養状態について確認を行い、当該利用者の栄養状態に係る情報を介護支援専門員に文書で共有することで算定できます。

解答と解説

次の文を読み「40」、「41」、「42」に答えよ。

Kクリニックに勤務する管理栄養士である。

患者は、70歳、女性。重度の関節痛と体力低下によって数年前から通院できなくなり、医師が往診している。この度、腎機能低下が認められたため、医師からエネルギー1,400kcal/日、たんぱく質40g/日、食塩6g/日未満の食事について、在宅患者訪問栄養食事指導の指示があった。屋内での生活はかろうじて自力で行えるが、買い物や食事の準備は近所に住む娘に頼んでいる。摂食嚥下機能に問題はない。

身長150cm、体重44kg、BMI 19.6kg/m²、血圧145/90mmHg。空腹時血液検査値は、ヘモグロビン11.2g/dL、アルブミン3.6g/dL、血糖82mg/dL、尿素窒素26mg/dL、クレアチニン0.80mg/dL、eGFR54.1mL/分/1.73m²。

40 初回の在宅患者訪問栄養食事指導の時に、娘からいつも作っている食事内容のメモをもらい摂取量を把握した（表）。準備された食事はほぼ摂取し、間食はほとんどしない。この内容から優先すべき問題点である。最も適切なのはどれか。1つ選べ。

(1) エネルギー摂取量が少ない。
(2) たんぱく質摂取量が少ない。
(3) 野菜摂取量が少ない。
(4) 食塩摂取量が多い。

表　食事メモ
1日目

	朝	昼	夕
	食パン 6枚切半分	ごはん 茶碗小1杯(100g)	ごはん 茶碗小1杯(100g)
	牛乳 1杯(150mL)	納豆 1パック(40g)	かれい煮魚 小1切
	ヨーグルト 1個(100g)	茹で野菜 小鉢半分（ブロッコリー、人参）ポン酢	野菜類の煮物 小鉢半分
	バナナ 半分	わかめのみそ汁 1/2杯	

2日目

	朝	昼	夕
	食パン 6枚切半分	ごはん 茶碗小1杯(100g)	ごはん 茶碗小1杯(100g)
	牛乳 1杯(150mL)	奴豆腐(100g)	肉団子(小5個)と野菜の洋風煮（カリフラワー、人参 50g程度）
	ヨーグルト 1個(100g)	白菜のおかか和え 小鉢半分	
	みかん 1個	大根のみそ汁 1/2杯	きゅうり酢の物 小鉢半分

（　）内は、管理栄養士が記載した内容

40 答 (1)　　(1) ○　(2) ×　(3) ×　(4) ×

(1) ☞主食の摂取量が少ないことから、指示エネルギー量の1,400kcal/日を満たしていないと推定できます。したがって、優先すべき問題点は「エネルギー摂取量が少ない」とすることが最適であるといえます。

41 今後の食事に対する具体的なアドバイスである。<u>最も適切な</u>のはどれか。1 つ選べ。

(1) 煮物を炒め物に替えるなど、油脂類の摂取を増やしましょう。

(2) 朝食に卵 1 個程度を追加しましょう。

(3) 朝食にトマト 1/2 個程度の野菜を追加しましょう。

(4) 昼食のみそ汁をやめましょう。

42 翌月に、再び在宅患者訪問栄養食事指導を行った。娘より、「最近、母の食欲が低下してきたようだ。」との訴えがあった。対策を相談していたところ、患者から「昔のように、パンにバターをたっぷり塗って食べたい。」と言われた。これに対する返答である。<u>最も適切な</u>のはどれか。1 つ選べ。

(1) はい、たっぷり塗ってもらいましょう。

(2) バターを 5g に決めて、塗ってもらいましょう。

(3) バターではなく、マーガリンをたっぷり塗ってもらいましょう。

(4) たっぷり塗ってもらうのは、週 2 回にしましょう。

41 答 **(1)**　　(1) ○　(2) ×　(3) ×　(4) ×

(1) ☞エネルギー摂取量を増加させるため、油脂類の摂取を増やすことが最適であるといえます。

42 答 **(1)**　　(1) ○　(2) ×　(3) ×　(4) ×

(1) ☞食欲改善とエネルギー摂取量増加を目的に、バターの使用を認めることが最適であるといえます。

次の文を読み「43」、「44」に答えよ。

　K小児病院に勤務する管理栄養士である。先天性代謝異常等検査でフェニルケトン尿症を指摘された患児の母親に、栄養食事指導を行うことになった。

　患児は、生後1か月、男児。出生体重2,700g、身長48cm。身体・精神に明らかな所見を認めない。

43 治療用ミルクについて説明した後に、患児の母親から、「食事療法は一生続けることになりますか？とても心配です。」との質問があった。「一生続けることになります。私もお手伝いします。」の後に続く管理栄養士の助言である。最も適切なのはどれか。1つ選べ。

(1)　続けるためにはお母さんの頑張りが何より重要ですよ。

(2)　大変と思われるかもしれませんが、皆さん子どものためと頑張って続けられていますよ。

(3)　病気について説明したパンフレットを差し上げましょう。後で、ご自分で読んで勉強してくださいね。

(4)　同じ病気の子どもをもつ家族会をご紹介しましょう。悩みを相談できますよ。

44 治療用ミルクと並行して、離乳食を開始する時期となった。「舌でつぶせる固さ」の時期の離乳食献立として、最も適切なのはどれか。1つ選べ。

(1)　つぶし粥、豆腐ペースト

(2)　さつまいものマッシュ、卵黄ペースト

(3)　じゃがいものマッシュ、煮たりんご

(4)　煮魚のほぐし、つぶしたバナナ

43 答 **(4)**　　(1) ×　(2) ×　(3) ×　(4) ○

(4)　☞患児の母親は、今後の食事療法について強い不安を抱いていることから、不安を共有したり相談したりする環境・組織を紹介することが最適であるといえます。

44 答 **(3)**　　(1) ×　(2) ×　(3) ○　(4) ×

(3)　☞患児はフェニルケトン尿症であることから、フェニルアラニンを多く含む高たんぱく質な食品の使用は避けることが最適であるといえます。

次の文を読み「45」、「46」、「47」に答えよ。

K 大学クリニックに勤務している管理栄養士である。

患者は、21 歳、女性。大学入学と同時に一人暮らしを始めた。中学生の時からダイエットを始め、大学入学後、おかずには野菜だけを食べる生活を続けている。最近、運動時に息切れするようになり、クリニックを受診した。また他院にて、舌炎を指摘されている。

BMI 18.5kg/m²。血液検査値は、アルブミン 4.2g/dL、ALT18U/L、AST20U/L、総ビリルビン 0.8mg/dL、尿素窒素 16mg/dL、クレアチニン 0.7mg/dL、赤血球 234×10⁴/μL、ヘモグロビン 8.5g/dL、MCV112fL（基準値 79 ～ 100fL）、MCHC32.4%（基準値 26.3 ～ 34.3%）。

45 この患者に行った追加の血液検査結果である。最も適切なのはどれか。1 つ選べ。

(1) 不飽和鉄結合能（UIBC）高値

(2) エリスロポエチン低値

(3) ビタミン B12 低値

(4) 葉酸低値

46 この患者に認められる症候である。最も適切なのはどれか。1 つ選べ。

(1) 匙状爪

(2) たんぱく尿

(3) 血尿

(4) 神経障害

47 本人は、今回の受診の結果をきっかけに、これからは食生活を見直したいと思っている。この患者への初回の栄養食事指導である。最も適切なのはどれか。1 つ選べ。

(1) 納豆や豆腐などの大豆製品を積極的に食べましょう。

(2) 肉、魚、卵、乳製品を、1 食に 1 品以上食べましょう。

(3) ほうれん草など、緑黄色野菜を積極的に食べましょう。

(4) 野菜は茹でこぼして食べましょう。

10

応用力試験

---

45 答 **(3)**　　(1) ×　(2) ×　(3) ○　(4) ×

(3) ☞患者は、大学入学から 21 歳になるまで、おかずに野菜だけを食べる生活を続けているため、動物性食品に含まれるビタミン B12 の摂取量が慢性的に欠乏している状態です。また、ビタミン B12 の欠乏症である巨赤芽球性貧血では、ハンター舌炎や MCV（平均赤血球容積）の高値が出現します。これらの状況から、患者の血清ビタミン B12 は低値であると推定することができます。

46 答 **(4)**　　(1) ×　(2) ×　(3) ×　(4) ○

(4) ☞ビタミン B12 欠乏が原因で起こる巨赤芽球性貧血では、麻痺やしびれなどの神経症状が出現します。

47 答 **(2)**　　(1) ×　(2) ○　(3) ×　(4) ×

(2) ☞ビタミン B12 は、植物性食品にほとんど含まれておらず、主な摂取源は動物性食品となります。したがって、動物性食品の摂取を勧めることが最適であるといえます。

解答と解説

次の文を読み「48」、「49」、「50」に答えよ。

　K市の保育課に勤務する管理栄養士である。

　市内の保育所では、園児の朝食内容に栄養面からみて問題が多いこと、また、朝食を欠食する児の割合も増加しているとの情報提供があった。そこで、K市内の市立保育所に通園する児（1～6歳）の保護者全員を対象に、児と保護者の朝食摂取に関する現状と課題を把握するために、質問紙調査を実施した。

48　図1は、児と保護者の朝食摂取状況に関する質問紙調査の結果である。正しいのはどれか。1つ選べ。

  (1)　朝食をほとんど食べない児の割合は、17％である。

  (2)　朝食を毎日食べる保護者の割合は、94％である。

  (3)　朝食をほとんど食べない保護者の割合は、23％である。

  (4)　朝食を毎日食べる児の保護者の94％は、朝食を毎日食べている。

  (5)　朝食をほとんど食べない保護者の児の17％は、朝食をほとんど食べない。

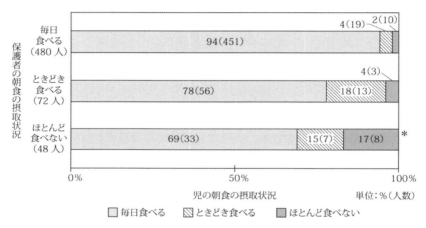

図1　K市立保育所に通園する児と保護者の朝食の摂取状況

＊％は、小数第1位を四捨五入して求めたため、合計は100％とならない。

48　**答（5）**　**(1)** ×　**(2)** ×　**(3)** ×　**(4)** ×　**(5)** ○

  (1)　17％である⇒3.5％である　☞朝食をほとんど食べない児の割合は、（10人＋3人＋8人）÷600人×100＝3.5％と算出できます。

  (2)　94％である⇒80％である　☞朝食を毎日食べる保護者の割合は、480人÷600人×100＝80％と算出できます。

  (3)　23％である⇒8％である　☞朝食をほとんど食べない保護者の割合は、48人÷600人×100＝8％と算出できます。

  (4)　94％は⇒83.5％は　☞朝食を毎日食べる児の保護者のうち、朝食を毎日食べている保護者の割合は、451人÷（451人＋56人＋33人）×100≒83.5％と算出できます。

  (5)　☞朝食をほとんど食べない保護者（48人）の児の17％が、朝食を食べていないことがわかります。

49 質問紙調査結果と、これまでの保護者との面談等からの情報を踏まえ、重要度と改善可能性のマトリクスを作成して、朝食摂取に関する課題の優先順位付けを行った（図2）。優先度の高いものとして、最も適切なのはどれか。1つ選べ。

- (1) A「朝食の大切さがわからない」
- (2) B「栄養バランスを考えて朝食を準備するのは大変」
- (3) C「子どもはともかく、私は朝食を食べたくない」
- (4) D「朝は忙しくて時間がない」

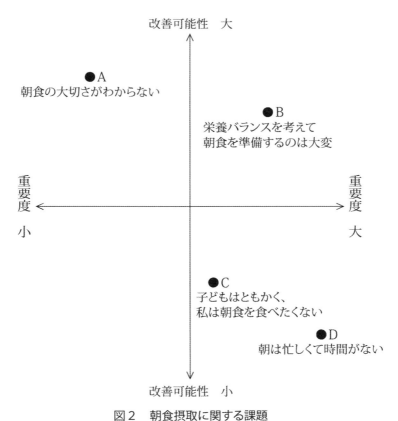

図2　朝食摂取に関する課題

10 応用力試験

解答と解説

---

49 答 **(2)**　　**(1)** ×　**(2)** ○　**(3)** ×　**(4)** ×

(2)　☞重要度と改善可能性が大きい課題Bを優先することが、最適であるといえます。

50　課題の優先順位付けを踏まえ、その課題を解決するために、K 市の保育課と保育所が連携して行う取組である。最も適切なのはどれか。1 つ選べ。

(1)　朝食摂取の大切さをテーマに、著名な講師を招いて講演会を行う。

(2)　「朝食を摂るためには、ライフスタイルの見直しから」というメッセージを、SNS で保護者向けに発信する。

(3)　市販品を組み合わせるだけでできる、「栄養バランスがとれるお手軽朝食」というリーフレットを、保護者全員に配布する。

(4)　栄養バランスのよい朝食の作り方を教える調理実習を企画し、参加を呼びかける。

10

応用力試験

解答と解説

50　答 **(3)**　　(1) ×　(2) ×　(3) ○　(4) ×

(3)　☞課題 B「栄養バランスを考えて朝食を準備するのは大変」を解決するためには、栄養バランスを考える負担を軽減できる取組を実施することが最適であるといえます。

次の文を読み「51」、「52」、「53」に答えよ。

K市健康増進課に勤務する管理栄養士である。

K市は人口30万人の中核市である。市で策定した食育推進計画の期間が次年度末までとなっている。そこで、今期の評価と次期計画のための調査設計と、次期食育推進計画の目標値およびその期間におけるモニタリング方法について検討を行う。

2021年国試191：重要度★★★　　　　　　　　　　　チェック □□□□□

51　5年前に、無作為抽出した市民3,000人を対象に食育推進に関する質問紙調査を郵送法で実施したところ、回収数は600であった。今期の評価と次期計画のための調査設計として、最も適切なのはどれか。1つ選べ。

(1)　前回の調査と比較するために、標本の抽出方法、対象者数、調査方法および市民への広報活動は前回と同じにする。

(2)　標本の抽出方法、対象者数、調査方法は前回と同じとするが、市民への広報活動を前回より強化する。

(3)　標本抽出方法は同じだが、対象者数を前回の3倍の9,000人とし、同じ調査方法で実施する。

(4)　市内在住の食生活改善推進員とその家族を含む計600人を対象に、前回と同じ調査票を用いて調査を実施する。

2021年国試192：重要度★★★　　　　　　　　　　　チェック □□□□□

52　調査の結果、市全体における「主食・主菜・副菜を組み合わせた食事を毎日摂っている者の割合」は、今期の目標値を達成した。しかし、性・年齢階級別にみると、目標値に達していない集団があった。また、全体では、県や近隣の市町村レベルには達していなかった。次期の目標値の設定方法として、最も適切なのはどれか。1つ選べ。

(1)　今期の達成状況を維持するため、同じ目標値を継続する。

(2)　目標値に達していない性・年齢階級集団の目標値を決め、それが達成された場合の市全体の数値を新たな目標値とする。

(3)　人口規模が近い近隣自治体の目標値を確認し、それらの平均値を目標値として設定する。

(4)　県レベルを目指すため、県の食育推進計画と同じ目標値に設定する。

51　答 (2)　　(1) ×　(2) ○　(3) ×　(4) ×

(2)　☞標本の抽出方法、対象者数、調査方法を変更すると、前回の結果と比較することが難しくなるため、同じとします。ただし、回収率は高い方が得られるデータの精度が高くなるため、広報活動の強化により回収率の向上を目指します。

52　答 (2)　　(1) ×　(2) ○　(3) ×　(4) ×

(2)　☞現時点で、全体が県や近隣の市町村レベルには達していませんが、目標値に達していない性・年齢階級集団が目標値を達成することで、そのレベルに達する可能性があります。したがって、その集団の目標値を達成後、新たな目標値を設定することが最適であるといえます。

53　次期計画の実施期間において、市民の「主食・主菜・副菜を組み合わせた食事」の状況を、市の既存の事業を活用してモニタリングする仕組みをつくることになった。<u>最も適切な</u>のはどれか。1つ選べ。

(1)　市のホームページに、市民の自由な意見を書き込める仕組みを導入する。

(2)　市が実施する各種健康診査の参加者を対象に、簡易な質問紙調査を実施する。

(3)　市が実施するママ・パパ教室の参加者を対象に、簡易な質問紙調査を実施する。

(4)　市の食育推進会議の委員を対象に、ヒアリング調査を実施する。

53　**答（2）**　　**(1)** ×　**(2)** ○　**(3)** ×　**(4)** ×

(2)　☞市民の状況を正確にモニタリングするための対象は、可能な限り幅広い性・年齢階級とすべきです。したがって、市が実施する各種健康診査の参加者を調査対象にすることが最適であるといえます。

次の文を読み「54」、「55」に答えよ。

K県の健康推進課に勤務する管理栄養士である。

K県では健康増進計画の一環として、5年計画で食環境整備事業を実施してきた。5年目に評価を行ったところ、「食品中の食塩の低減に取り組む県内の食品製造企業登録数」は目標値を達成した。そこで、次の5年間の計画では、これらの商品の利用を増やすことを新たな目標として追加した。

2021 年国試 194：重要度★★★　　　　　　　　　　　　　　　チェック □□□□□

54 「県内登録企業の食品中の食塩を低減した商品（減塩商品）の利用を増やす」という目標に対する評価指標である。最も適切なのはどれか。1つ選べ。

(1) 国民健康・栄養調査の栄養摂取状況調査票における、県内登録企業の減塩商品の出現数

(2) 県内登録企業の減塩商品の、県内における販売数

(3) 県内の最大手スーパーマーケットにおける、県内登録企業の減塩商品の販売数

(4) 県内保健医療機関に勤務する管理栄養士が実施する、県内登録企業の減塩商品を活用した栄養指導の回数

2021 年国試 195：重要度★★★　　　　　　　　　　　　　　　チェック □□□□□

55 「県内登録企業の食品中の食塩を低減した商品（減塩商品）の利用を増やす」には、消費者である県民への働きかけも重要である。県民に、県内登録企業の商品を含む減塩商品の利用を促すポピュレーションアプローチとして、最も適切なのはどれか。1つ選べ。

(1) 県の保健所に減塩商品の利用を勧めるパンフレットを置く。

(2) 県内市町村が実施する高血圧教室で、減塩商品の利用を推奨してもらう。

(3) 県内のスーパーマーケットで、減塩商品の売場に POP を掲示してもらう。

(4) 県内事業所の社員食堂で、卓上に減塩調味料を置いてもらう。

54　答（2）　　(1) ×　(2) ○　(3) ×　(4) ×

(2)　☞「減塩商品の利用を増やす」という目標を評価したい場合、K県の消費者が購入した減塩商品の数を指標として用いることが適切といえます。したがって、特定の店舗に限定せず、県内における減塩商品の販売数を指標に用いることが最適であるといえます。

55　答（3）　　(1) ×　(2) ×　(3) ○　(4) ×

(1)　☞場所を保健所に限定すると、対象者が限定されます。

(2)　☞対象を高血圧患者に限定したハイリスクアプローチに該当します。

(3)　☞集団全体を対象とするポピュレーションアプローチを実施する場合、K県の多くの消費者が利用する場所を選択するべきです。したがって、スーパーマーケットで、減塩商品の利用を促す取組が最適であるといえます。

(4)　☞場所を事業所の社員食堂に限定すると、対象者が限定されます。

次の文を読み「56」、「57」、「58」に答えよ。

K町に勤務する管理栄養士である。

豪雨によりK町の4分の1が浸水し、道路の一部が寸断され、住民約100名が公民館に避難している。この避難所の栄養管理を担当することとなった。公民館には、小さな家庭用のシンクが2か所、プロパンガスの家庭用コンロが2つ設置されている。

2021年国試196：重要度★★★　　　　チェック □□□□□

56 避難所開設当日、避難所にかけつけた管理栄養士が、避難住民から最初に聞き取る項目である。最も適切なのはどれか。1つ選べ。

- (1) 避難当日に食べた食事内容
- (2) 食事の要配慮事項
- (3) 食物の嗜好
- (4) 日常の朝食摂取状況

2021年国試197：重要度★★★　　　　チェック □□□□□

57 避難所開設3日目、水道・電気は使用できないが、給水車により水の供給があり、プロパンガスは使用可能であることが確認された。4日目には、多様な食品の支援物資が届き、水と食品の保管場所を決定した。管理栄養士が行うべきこととして、最も適切なのはどれか。1つ選べ。

- (1) 支援物資の使用計画表の作成
- (2) 避難者個々の必要栄養量の算出
- (3) 避難者の体重計測
- (4) 大量調理器具の調達

2021年国試198：重要度★★★　　　　チェック □□□□□

58 避難所開設5日目、避難住民のうち、義歯の状態が悪く咀嚼機能が低下している住民10名に提供する昼食の献立である。昼食には缶入りお茶を配布している。最も適切なのはどれか。1つ選べ。

- (1) アルファ化米、イワシの味付け缶、きゅうりとプチトマト
- (2) アルファ化米、牛すき焼き缶、きんぴらごぼう缶
- (3) レトルト粥、サバの味噌煮缶、レトルトさつま芋レモン煮
- (4) レトルト粥、焼き鳥缶、ホールコーン缶とドレッシングパック

10

応用力試験

56 答 **(2)**　　(1) ×　**(2)** ○　(3) ×　(4) ×

(2) ☞災害時の避難所では、健康危機管理対策が重視されます。食事制限が必要な疾病を有する住民がいる可能性があるため、最初に食事の要配慮事項を聞き取り調査することが最適であるといえます。

57 答 **(1)**　　**(1)** ○　(2) ×　(3) ×　(4) ×

(1) ☞支援物資は、今後の避難所における生活期間を考慮し、計画的に使用していく必要があります。したがって、支援物資の使用計画表を作成することが最適であるといえます。

58 答 **(3)**　　(1) ×　(2) ×　**(3)** ○　(4) ×

(3) ☞義歯の状態が悪く咀嚼機能が低下しているため、軟らかく、義歯に挟まりにくい献立を提供することが最適であるといえます。

解答と解説

次の文を読み「59」、「60」に答えよ。

　K病院に勤務する管理栄養士である。

　K病院は300床である。給食管理業務は、直営方式によるクックサーブシステムで運営されている。調理従事者は正規雇用者8名である。

　なお、調理場に設置されている主な機器は、回転釜、炊飯器、スチームコンベクションオーブン、ガステーブル、フライヤー、温蔵庫、冷凍庫、冷蔵庫、ブラストチラーである。

59　調理従事者Kが自宅で骨折し、提出された診断書により1か月の休職が決まった。臨時の人員補充のめどが立たないので、1人少ない人数での今後1か月間の対応を検討した。最も適切なのはどれか。1つ選べ。

(1)　調理従事者に勤務時間の延長を依頼し、献立を変更しないで対応する。

(2)　生鮮野菜を冷凍野菜に切り換え、献立を変更して対応する。

(3)　朝食をパン、ジャム、牛乳に変更し、昼食の料理数を増やす。

(4)　クックサーブシステムにクックチルシステムを併用し、献立を変更しないで作業密度の低い時間に調理を行って対応する。

60　今回の給食管理業務の対応を行うに当たっての、重要な注意事項である。最も適切なのはどれか。1つ選べ。

(1)　過去のインシデントレポートから厨房内で滑りやすい場所を確認する。

(2)　食材料段階での異物混入の確認方法を再考する。

(3)　誤配食にならないように、トレーセット内容の確認方法を再考する。

(4)　HACCPに基づいて、衛生管理マニュアルを再考する。

59　答（**4**）　(1) ×　(2) ×　(3) ×　(4) ○

(4)　☞ブラストチラーが設置されているため、クックチルシステムを併用することが可能です。したがって、クックチルシステムの併用により、調理従事者の負担を減らすことが最適であるといえます。

60　答（**4**）　(1) ×　(2) ×　(3) ×　(4) ○

(4)　☞クックチルシステムを併用することで、冷却温度や冷却時間、保管温度などの衛生管理項目が増加します。したがって、HACCPに基づいて、衛生管理マニュアルを再考することが最適であるといえます。

次の文を読み「61」、「62」、「63」に答えよ。

K市の子育て世代包括支援センターに勤務する管理栄養士である。

保健師から、妊婦Aさんが胎児の成長に必要な栄養が摂れているか心配しているので、相談にのってほしいと言われた。

Aさんは、18歳、妊娠8週目、初産婦。未婚、一人暮らし、接客業、年収180万円。

身長160cm、体重55kg、妊娠前体重54kg、喫煙習慣なし。飲酒習慣なし。つわりの症状はない。

61　1日の食事内容を聞き取った（表）。普段も同じような食事をしているという。

「このような食事で大丈夫ですか。」というAさんに対する返事である。<u>最も適切</u>なのはどれか。1つ選べ。

(1)　エネルギーはほぼ足りていますし、主食・主菜・副菜も摂れているので、大きな問題はないですよ。

(2)　エネルギーは足りていますが、主菜が足りなく改善が必要ですね。

(3)　エネルギーはかなり不足していますが、主食・主菜・副菜は摂れているので、問題はないですよ。

(4)　エネルギーは不足していますし、主菜も足りなく改善が必要ですね。

表　Aさんの1日の食事内容

朝食 （9時、自宅）	昼食 （14時、職場）	間食 （17時、職場）	夕食 （21時、自宅）	間食 （22時、自宅）
牛乳（200mL）	手作りのお弁当 　おにぎり（2個、 　　　ごはん200g） 　卵焼き（卵80g） 　ウインナーのソテー 　　　　　（45g） 　野菜炒め 　（もやし80g、 　　にら10g、 　　にんじん5g）	ヨーグルト （1個、83g）	カレーライス 　作り置きのカレー 　（豚もも肉60g、 　　じゃが芋65g、 　　玉ねぎ65g、 　　にんじん30g） 　ごはん（200g） 　ほうれん草のお浸し 　　　　　（80g）	アイスクリーム （1個、215kcal）

62　さらに、妊娠中期に向けて優先すべきアドバイスである。<u>最も適切</u>なのはどれか。1つ選べ。

(1)　葉酸のサプリメントを摂取しましょう。

(2)　間食に果物を食べましょう。

(3)　朝食に主食も食べましょう。

(4)　夜の間食はやめましょう。

61　**答（1）**　　(1) ○　(2) ×　(3) ×　(4) ×

(1)　☞朝食が牛乳のみのためエネルギーが少し不足している可能性がありますが、Aさんの不安の解消を目的に、大きな問題はないと伝えることが最適であるといえます。

62　**答（3）**　　(1) ×　(2) ×　(3) ○　(4) ×

(3)　☞妊娠中期に向けて、エネルギーを増加させる必要があるため、朝食に主食を食べるようアドバイスすることが最適であるといえます。

63　A さんから簡単にできる料理を教えてほしいと言われた。要望を踏まえ、さらに A さんの状況を考慮して提案する料理である。<u>最も適切な</u>のはどれか。1 つ選べ。

(1)　1 回で食べきれる料理

(2)　有機農産物を利用した料理

(3)　多様な食材を使った料理

(4)　食材費が安価な料理

63　答（4）　　（1）×　（2）×　（3）×　（4）○

(4)　☞年収を考慮し、食材費が安価な料理を提案することが最適であるといえます。

次の文を読み「64」、「65」、「66」に答えよ。

K保育園に勤務する管理栄養士である。

保育園児は、2歳10か月、女児。0歳9か月のときに、小児クリニックで大豆アレルギーと診断された。2歳0か月のとき、自宅でアナフィラキシーを起こし、救急搬送されたことがある。

医師が記載した「保育所におけるアレルギー疾患生活管理指導表」をもとに、大豆・大豆製品を完全除去した給食を提供している。エピペン®を保育園に預けている。

身長90cm、体重13kg、成長の遅滞はみられない。父、母、兄（5歳）と暮らしている。

2022年国試174：重要度★★★　　　　　　　　　　　　チェック□□□□□

64 保育園で提供しているおやつである。女児のおやつとして、最も適当なのはどれか。1つ選べ。

(1) ドーナツ

原材料：バター、卵、砂糖、おからパウダー、小麦粉、植物油

(2) マカロニきな粉

原材料：マカロニパスタ、きな粉、砂糖、食塩

(3) プリン

原材料：豆乳、砂糖、寒天パウダー、バニラエッセンス

(4) クッキー

原材料：小麦粉、バター、砂糖、食塩、イースト

(5) せんべい

原材料：うるち米、植物油脂、食塩、もち米粉、調味料（アミノ酸等）、植物レシチン（一部に大豆を含む）

2022年国試175：重要度★★★　　　　　　　　　　　　チェック□□□□□

65 毎月1回行われる女児の保護者との献立確認の席で、女児が最近、兄の食べる市販のチョコレート菓子を口にしていることを保護者が相談した。「湿疹も出ています。ダメと注意すると、もっと食べたがって、どうしたらよいか困っています。」と訴えた。これに対する管理栄養士の発言である。最も適切なのはどれか。1つ選べ。

(1) チョコレート菓子が湿疹の原因ですね。お兄ちゃんが食べるのをやめさせましょう。

(2) お兄ちゃんが食べているのを見たら、食べたくなりますよね。お菓子の原材料表示を確認してみてください。

(3) お話も上手になってきたので、保育園で、お子さんに食物アレルギーについて話してみます。

(4) ご家庭でのおやつについては、保育園ではお答えできません。

10
応用力試験

---

64 答 **(4)**　　(1) ×　(2) ×　(3) ×　(4) ○　(5) ×

(1) ☞おからパウダーは大豆を原材料としているため、不適切です。

(2) ☞きな粉は大豆を原材料としているため、不適切です。

(3) ☞豆乳は大豆を原材料としているため、不適切です。

(5) ☞植物レシチンに大豆が含まれているため、不適切です。

65 答 **(2)**　　(1) ×　(2) ○　(3) ×　(4) ×

(2) ☞湿疹の原因は、チョコレート菓子の原材料に大豆が含まれていることだと考えられます。そのため、大豆を含まないチョコレート菓子であれば問題なく喫食できる可能性が高いです。したがって、菓子の原材料表示を確認するよう伝えることが最適であるといえます。

解答と解説

66 翌月の保護者との献立確認時に、その後の状況を把握するための質問内容である。最も適切なのはどれか。1つ選べ。

(1)　兄は、チョコレート菓子を食べなくなったか。

(2)　大豆が含まれる菓子を家に置かなくなったか。

(3)　女児が、「ダメ」の注意を聞き入れるようになったか。

(4)　女児の湿疹はよくなったか。

10 応用力試験

解答と解説

66　**答（2）**　　（1）×　（2）○　（3）×　（4）×

(2)　☞アレルゲンを含まない菓子を選択できているかを確認することが最適であるといえます。

次の文を読み「67」、「68」、「69」に答えよ。

Kクリニックの管理栄養士である。

患者は、38歳、男性。事務職。健康診断で肝機能異常を指摘され、受診した。精査の結果、非アルコール性脂肪性肝疾患（NAFLD）と診断された。

身長170cm、体重79kg、BMI 27.3kg/m²、腹囲92cm。AST66U/L、ALT88U/L。1年前の健康診断時は、体重72kg、BMI 24.9kg/m²、腹囲87cmであった。

飲酒は、缶ビール350mLを週3回程度。喫煙習慣なし。運動習慣なし。朝は食欲がなく、ヨーグルト（脱脂加糖）を1個食べて出勤する。間食として毎日3回程度、缶コーヒー（乳成分入り・加糖）を飲む。この1年間は仕事が忙しく、残業が増えて帰宅時間が遅くなり、夕食を遅く摂ることが多かった。

2022年国試177：重要度★★★　　　　　　　　　チェック □□□□□

67 主治医と相談し、まず3か月間の食事療法と生活習慣の改善を試みることになり、栄養食事指導を行うことになった。3か月後の目標である。最も適切なのはどれか。1つ選べ。

(1) 3kgの減量
(2) BMI 22kg/m² への減量
(3) 腹囲85cm未満の達成
(4) AST、ALTの正常化

2022年国試178：重要度★★★　　　　　　　　　チェック □□□□□

68 目標達成を目指した食事改善のアドバイスである。最も適切なのはどれか。1つ選べ。

(1) 朝のヨーグルトに、バナナなど果物を入れて食べるよう助言する。
(2) 間食の缶コーヒーを、無糖のものに替えるよう提案する。
(3) 帰宅が20時を過ぎたときは、夕食を抜くことを提案する。
(4) 禁酒を勧める。

2022年国試179：重要度★★★　　　　　　　　　チェック □□□□□

69 3か月後再診し、目標は達成されていた。さらに3か月後にフォローアップする予定であったが、以降来院しなくなった。翌年の健康診断では、体重、腹囲はほぼ前年の状態にまでリバウンドしており、肝機能異常も再燃したため来院した。再度、栄養食事指導を行う際、患者との信頼関係を構築するための声掛けである。最も適切なのはどれか。1つ選べ。

(1) せっかく目標達成したのに、リバウンドしてしまいましたね。
(2) お仕事が忙しくて、来られなかったのですね。
(3) ご自分では、リバウンドの原因をどのようにお考えですか。
(4) 脂肪肝の怖さを、理解されていますか。

67　答 **(1)**　　(1) ○　(2) ×　(3) ×　(4) ×

(1)　☞患者の健康課題（NAFLD、肥満、AST・ALT高値）は、減量によって改善できる可能性が高いです。したがって、実現可能性を考慮し、3kgの減量を目標とすることが最適であるといえます。

68　答 **(2)**　　(1) ×　(2) ○　(3) ×　(4) ×

(2)　☞缶コーヒー（乳成分入り・加糖）は、エネルギーや糖質の量が多く、患者の摂取頻度と摂取量も多い（毎日3回程度）ことから、改善による健康への影響が大きい食品といえます。したがって、缶コーヒーを無糖のものに替えるよう提案することが最適であるといえます。

69　答 **(2)**　　(1) ×　(2) ○　(3) ×　(4) ×

(2)　☞患者との信頼関係を構築するため、過去の指導時に得た患者の状況（仕事が忙しい）を理解している旨を伝えることが最適であるといえます。

次の文を読み「70」、「71」、「72」に答えよ。

　K 透析クリニックに勤務する管理栄養士である。

　患者は、47 歳、女性。糖尿病腎症により、週 3 回の血液透析を行うため通院している。

　身長 150cm、ドライウエイト 50kg、標準体重 50kg、尿量 200mL/ 日、透析間体重増加量 4kg（中 2 日）。透析前の血液検査値は、HbA1c7.6%、尿素窒素 53mg/dL、クレアチニン 8.5mg/dL、ナトリウム 139mEq/L、カリウム 4.8mEq/L、リン 4.8mg/dL。普段の食事内容を聞き取った（表 1）。

70　聞き取った食事内容から、1 日当たりの栄養素等摂取量を概算した値である。改善すべき点として、最も適切なのはどれか。1 つ選べ。

(1)　エネルギー 1,500kcal

(2)　たんぱく質 50g

(3)　カリウム 2,000mg

(4)　水分 2,100mL

表1　患者の普段の食事内容

朝食	クロワッサン	2個	
	目玉焼き	卵1個分	
	生野菜サラダ(キャベツ・トマト)	小鉢1杯分	
	オニオンスープ	カップ1杯	
	黄桃(缶詰)	1切れ	
	紅茶(ストレート)	マグカップ1杯	
間食	コーヒー(ブラック)	マグカップ1杯	
昼食	ごはん	小茶碗1杯	
	焼き鮭	2/3切れ	
	里芋と根菜の煮物	小鉢1杯分	
	とろろ昆布のすまし汁	汁椀1杯	
	緑茶	湯飲み(大)1杯	
間食	クッキー	小2枚	
	牛乳	コップ1/2杯	
夕食	ごはん	小茶碗1杯	
	鶏もも肉の照り焼き	1/6枚	
	ほうれん草の胡麻和え	小鉢1杯分	
	グレープフルーツ	中1/6個	
	緑茶	湯飲み(大)1杯	

70　答 (4)　　(1) ×　(2) ×　(3) ×　(4) ○

(1)　☞エネルギー摂取量は、30 ～ 35kcal/kg 標準体重 / 日（30 ～ 35kcal × 50kg ＝ 1,500 ～ 1,750kcal/ 日）であれば適切であるといえます。

(2)　☞たんぱく質摂取量は、0.9 ～ 1.2g/kg 標準体重 / 日（0.9 ～ 1.2g × 50kg ＝ 45 ～ 60g/ 日）であれば適切であるといえます。

(3)　☞カリウム摂取量は、2,000mg/ 日以下であれば適切であるといえます。

(4)　☞血液透析患者の水分摂取量は、できるだけ少なくするべきです。水分 2,100mL/ 日は、透析ではない人（健康な人）と同程度の摂取量であるため、改善が必要です。

71 まず取り組んでもらう具体的な内容を伝えた。<u>最も適切な</u>のはどれか。1 つ選べ。

(1) ごはんは、毎食、半分量にしましょう。

(2) 主菜の肉や魚は、半分量にしましょう。

(3) 生野菜サラダの代わりに、野菜は煮物にしましょう。

(4) 飲み物のお茶やコーヒーは、半分量にしましょう。

72 半年後、再び食事内容を聞き取った（表 2）。主菜の量が少ないことが気になった。1 日当たりの摂取量を概算したところ、エネルギー 1,400kcal、たんぱく質 35g、脂質 40g であった。聞き取った主菜に対する助言である。<u>最も適切な</u>のはどれか。1 つ選べ。

(1) 肉や魚の量を、倍にすると良いですよ。

(2) 朝食のソーセージは、ポトフにすると良いですよ。

(3) 昼食の豚肉は、野菜と一緒に炒めると良いですよ。

(4) 夕食のさわらは、衣をつけて揚げると良いですよ。

表2　半年後の患者の食事内容（主菜と主材料）

朝食	ソーセージ炒め	ソーセージ1本(25g)
昼食	豚の生姜焼き	豚ロース30g
夕食	さわらの幽庵焼き	さわら30g

10

応用力試験

71 答（4）　(1) ×　(2) ×　(3) ×　(4) ○

(4) ☞水分摂取量を減らすことを目的とした内容を伝えることが最適であるといえます。

72 答（1）　(1) ○　(2) ×　(3) ×　(4) ×

(1) ☞エネルギーとたんぱく質の不足を改善するため、肉や魚の増量を提案することが最適であるといえます。

次の文を読み「73」、「74」、「75」に答えよ。

　K病院に勤務する管理栄養士である。

　患者は、84歳、女性。基礎疾患はない。自宅で娘夫婦と同居していたが、家の中で転倒し、大腿骨頸部を骨折したため、入院し手術を受けた。

　入院時の身長140cm、体重35kg、BMI 17.9kg/m²。標準体重43kg。筋肉および皮下脂肪の喪失がみられた。血液検査値は、ヘモグロビン9.7g/dL、総たんぱく質6.3g/dL、アルブミン3.0g/dL。咀嚼・嚥下障害はない。自宅での食事は娘が作っており、家族と同じものを食べていた。

2022 年国試 183：重要度★★★　　　　　　　　　　　　　チェック □□□□□

73 患者の入院時に開始する食事である。<u>最も適切</u>なのはどれか。1つ選べ。

(1) 常食 1,200kcal/ 日
(2) 常食 1,600kcal/ 日
(3) 軟菜食 1,200kcal/ 日
(4) 軟菜食 1,600kcal/ 日

2022 年国試 184：重要度★★★　　　　　　　　　　　　　チェック □□□□□

74 リハビリの開始日から、1日当たりの給与目標エネルギー量を200kcal増やすこととした。間食として経腸栄養剤1パック（200kcal/200mL）を提供したが、「おなかが、いっぱいになるので飲めない。」と、摂取が進まなかった。その場合の対応である。<u>最も適切</u>なのはどれか。1つ選べ。

(1) 現在の経腸栄養剤の提供を続け、飲める範囲で飲んでもらう。
(2) 異なる味の経腸栄養剤に変更する。
(3) 200kcal/125mL の経腸栄養剤に変更する。
(4) 経腸栄養剤の代わりに、みかんを1日1個提供する。

2022 年国試 185：重要度★★★　　　　　　　　　　　　　チェック □□□□□

75 リハビリが進み、自宅への退院の目途が立ったため、患者とその家族に対し栄養食事指導を行うこととなった。優先すべき指導内容である。<u>最も適切</u>なのはどれか。1つ選べ。

(1) エネルギー摂取
(2) ビタミンD摂取
(3) カルシウム摂取
(4) 鉄摂取

73 答 (1)　　(1) ○　(2) ×　(3) ×　(4) ×

(1) ☞患者は、低体重（BMI ＜ 18.5kg/m²）かつ低栄養（アルブミン ≦ 3.5g/dL）です。また、筋肉および皮下脂肪の喪失があることから、エネルギー摂取量が不足しており、体組織の異化が進行していることが伺えます。現体重の増加を目的に、入院時は 30kcal/kg 標準体重 / 日（30kcal × 43kg ≒ 1,200kcal/ 日）のエネルギー摂取量とすることが最適であるといえます。

74 答 (3)　　(1) ×　(2) ×　(3) ○　(4) ×

(3) ☞患者の発言から、経腸栄養剤の容量（200mL）が摂取の負担になっていることがわかります。200kcal を確保しつつ、摂取の負担を減らす方法として、エネルギー密度の高い 200kcal/125mL の経腸栄養剤に変更することが最適であるといえます。

75 答 (1)　　(1) ○　(2) ×　(3) ×　(4) ×

(1) ☞入院前から抱える患者の課題は低体重と低栄養で、その原因は日常的にエネルギー摂取量が不足していることだと考えられます。したがって、退院後にエネルギー摂取量の不足が生じないような栄養食事指導を実施することが最適であるといえます。

次の文を読み「76」、「77」に答えよ。

K介護老人福祉施設に勤務する管理栄養士である。多職種で栄養ケア・マネジメントを実施している。

入所者は、90歳、女性。末期がんと診断されている。自分が食べられなくなったときには、胃瘻を造設しないと入所時から話していた。

以前は、軟菜食を自分で摂取していたが、1か月前から、介護者が食事介助している。食べ物を口に運ぶと、口を開けてゆっくり食べるが、食事の後半は疲労がみられ、傾眠やむせることもある。排便は1週間に1回、尿量は減少しており、口腔内や腋窩の乾燥がみられる。

身長153cm、体重37kg、体重減少2kg/3か月、血圧の低下、呼吸数の低下、下肢の浮腫あり。

76 本人および家族を交えたカンファレンスにおいて、予後を踏まえて栄養補給の方法について話し合った。本人の希望を尊重し、積極的な延命処置はしないことになった。栄養ケアの目標に関する記述である。<u>最も適切な</u>のはどれか。1つ選べ。

(1) 経鼻経管栄養法により栄養補給し、栄養状態を維持する。

(2) 嚥下訓練を行い、経口摂取の機能を維持する。

(3) 本人が食べたい食事を尊重し、対応する。

(4) 食事は提供せず、水分のみを提供する。

77 眠っている時間が増え、家族が面会に来たときにも本人は眠っていた。「好物だった干し柿を持ってきたので、食べさせたい。」と相談があった。その返答である。<u>最も適切な</u>のはどれか。1つ選べ。

(1) 眠っていらっしゃるので、ベッドを起こして、口に少し入れてみましょう。

(2) 今は眠っていらっしゃるので、起きたときに、召し上がるかどうか聞いてみましょう。

(3) 干し柿は硬いので、食べさせてあげられませんね。

(4) もっと栄養のある食べ物を持ってきてあげてください。

76 答 **(3)**　　(1) ×　(2) ×　(3) ○　(4) ×

(3) ☞積極的な延命処置を望まない終末期のがん患者であるため、栄養ケアの目標は、本人が食べたいものを、食べたいときに、食べたい量だけ摂取してもらう対応が最適であるといえます。

77 答 **(2)**　　(1) ×　(2) ○　(3) ×　(4) ×

(2) ☞本人の希望を尊重した対応が最適であるといえます。

次の文を読み「78」、「79」、「80」に答えよ。

　K小学校に勤務する栄養教諭である。児童の望ましい食習慣の形成を目的に、3年計画で、「朝食を毎日食べる子どもの割合の増加」を目標とした食育に取り組んでいる。評価の対象は、計画期間の3年間を通して在籍する1年生から4年生までの600人である。

78　「朝食を毎日食べる子どもの割合の増加」の達成に向けて、設定した目標である（表）。表のa〜cに入る目標の種類として、最も適当なのはどれか。1つ選べ。

	a	b	c
(1)	学習目標	学習目標	行動目標
(2)	学習目標	行動目標	環境目標
(3)	学習目標	学習目標	環境目標
(4)	学習目標	学習目標	学習目標
(5)	行動目標	行動目標	学習目標

表　食育の目標、取組内容および評価

目標の種類	目標	取組内容	目標値（%）	実績値（%）		
				開始時	1年目終了時	2年目終了時
（行動目標）	朝食を毎日食べる子どもの割合の増加	─	100	92	98	98
（　a　）	朝食の役割を理解している子どもの割合の増加	全クラスで、年1回、「朝食の役割」についての授業を行う。	100	88	98	99
（　b　）	簡単な朝食を作ることができる子どもの割合の増加	夏休み明けに、朝食メニューコンクールを実施する。	90	82	85	90
（　c　）	朝食摂取の大切さを理解している保護者の割合の増加	月1回、朝食をテーマとした食育だよりを全保護者に向け発行する。	100	95	98	98

K小学校評価対象児童600人

78　答（3）　　**(1)** ×　**(2)** ×　**(3)** ○　**(4)** ×　**(5)** ×

(3)　☞aは食知識の習得を目標としているため学習目標です。bは食スキルの習得を目標としているため学習目標です。cは児童の食環境の改善を目標としているため環境目標です。

79 表に示す目標「朝食摂取の大切さを理解している保護者の割合の増加」の取組内容の経過評価である。目標達成のために重要な評価指標として、最も適切なのはどれか。1 つ選べ。

(1) 食育だよりの発行部数
(2) 食育だよりの発行にかかった費用
(3) 食育だよりを読んだ保護者の割合
(4) 保護者の朝食欠食の割合

80 2 年間同じ取組を実施した。2 年目が終了し、3 年目の取組内容を検討している。「朝食を毎日食べる子どもの割合の増加」の目標達成に向けて 3 年目に取り組むべき内容である。最も適切なのはどれか。1 つ選べ。

(1) 朝食欠食の子どもとその保護者を対象に、個別的な相談指導を実施する。
(2) 食育の授業回数を、全クラスで年 1 回から年 4 回に増やす。
(3) 希望者を対象に、夏休みに子ども料理教室を開催する。
(4) 簡単朝食メニューのレシピを冊子にして、全児童に配布する。

10

応用力試験

---

79 答 (3) (1) × (2) × (3) ○ (4) ×

(3) ☞朝食摂取の大切さを保護者に理解してもらうには、まず食育だよりを読んでもらう必要があります。したがって、教育プログラムが順調かどうか評価するための経過評価の指標に「食育だよりを読んだ保護者の割合」を用いることが最適であるといえます。

80 答 (1) (1) ○ (2) × (3) × (4) ×

(1) ☞表から、2 年目終了時の「朝食を毎日食べる子どもの割合の増加」の実績値が 98％であることがわかります。目標値 100％を達成するには、残り 2％の対象者（現在も朝食欠食の子どもと保護者）をターゲットとしたアプローチを実施することが最適であるといえます。

解答と解説

次の文を読み「81」、「82」、「83」に答えよ。

K社に勤務する管理栄養士である。これまでも、特定健康診査・特定保健指導を実施していたが、社員の脳・心血管疾患の罹患率は高い状態が続き、改善がみられない。そこで、健康保険組合と協議して、実施内容を見直すことになった。

81 特定健康診査の結果の一部である（表）。この結果から、健康管理の一環として、40 歳以上の社員の保健指導の内容を見直した。その内容に関する記述である。最も適切なのはどれか。1 つ選べ。

(1) 積極的支援期間の延長
(2) 動機付け支援回数の増加
(3) 情報提供内容の充実
(4) 非肥満のリスク保有者に対する保健指導の実施

表　保健指導判定値による
リスクありの者および喫煙者の割合

リスク評価項目	割合（%）
腹囲	20
BMI	15
血圧	40
脂質	10
血糖	20
喫煙	40

特定健康診査受診者500 人（K 社社員）

81 答（4）　(1) ×　(2) ×　(3) ×　(4) ○

(4) ☞特定健康診査で、腹囲または BMI のリスクを有さない者は、動機付け支援や積極的支援の対象にはなりません。表から、リスクを有する者の割合が、腹囲や BMI は少なく、血圧や喫煙は多い傾向があるため、「血圧や喫煙のリスクを有するが、動機付け支援や積極的支援の対象になっていない者が多い＝非肥満のリスク保有者が多い」と判断することができます。したがって、非肥満のリスク保有者に対する保健指導を実施することが最適であるといえます。

82　これまで保健指導を呼びかけても反応しなかった無関心層をターゲットとし、保健指導の利用を促すチラシを作成した。ナッジを活用したチラシとして、<u>最も適切な</u>のはどれか。1 つ選べ。

(1)
昨年は、わが社の
保健指導対象者の

2人に1人

が保健指導を受けました。

(2)
わが社の昨年の
保健指導実施率は
50％でした。

目標の **70**％に
達していません。

(3)
保健指導を受けないと、

脳・心血管
疾患

のリスクが高まります。

(4)
保健指導を受けると、こんな

いいこと

があります。

・生活習慣改善のヒントを
　お伝えします。
・管理栄養士による個別の
　食事診断が受けられます。

83　特定健康診査受診者の 70％が社員食堂を利用していたことから、社員食堂のメニューを見直すことにした。見直す内容として、<u>最も適切な</u>のはどれか。1 つ選べ。

(1)　メニューに無料で果物を付ける。
(2)　メニューの食塩相当量を減らす。
(3)　低糖質のメニューを増やす。
(4)　野菜の小鉢を増やし、野菜から食べることを推奨する。

10

応用力試験

82　**答 (1)**　　(1) ○　(2) ×　(3) ×　(4) ×

(1)　☞ナッジとは、望ましい行動へと促す仕組みや手法をいいます。K 社の社員（無関心層）の行動（保健指導の利用）を促すには、「わが社の〜」の表現によりターゲットが K 社の社員であることを明確にし、「2 人に 1 人」の表現により保健指導を利用することが一般的である印象を与えるチラシとすることが最適であるといえます。

83　**答 (2)**　　(1) ×　(2) ○　(3) ×　(4) ×

(2)　☞脳・心血管疾患の罹患率を低下させるには、血圧高値の者を減らすことが有効であるといえます。したがって、血圧への影響の大きい「メニューの食塩相当量を減らす」ことが最適であるといえます。

解答と解説

次の文を読み「84」、「85」、「86」に答えよ。

K県健康増進課の管理栄養士である。

K県では5年ごとに国民健康・栄養調査に準じた方法で、統計的に十分な対象者数を得て、県民健康・栄養調査を11月に実施している。

これまでは1日間の食事記録法による食事調査を行い、県民摂取量の代表値を得て、前回調査からの変化を評価できるように実施してきた。今回の調査目的は、経年比較に加え、日本人の食事摂取基準を用いた摂取状況のアセスメントを行い、施策立案の資料を得ることである。

2022 年国試 194：重要度★★★　　　　　　　　　　　　　　　チェック □□□□□

84 調査目的を達成するための食事調査方法である。最も適切なのはどれか。1つ選べ。

(1) 従来と同じ1日間の食事記録法
(2) 不連続の複数日の食事記録法
(3) K県で妥当性が確認された食物摂取頻度調査法
(4) 全国規模のコホート研究で実績のある食物摂取頻度調査法

2022 年国試 195：重要度★★★　　　　　　　　　　　　　　　チェック □□□□□

85 1,000kcal 当たりの食塩摂取量について、男女とも等分散の正規分布であることを確認した上で、今回と前回の平均値の差を成人男女別に比較したところ、表のような結果を得た。統計的な有意水準は両側5%とする。評価結果として、最も適当なのはどれか。1つ選べ。

(1) 男女とも、摂取量に有意な変化は見られなかった。
(2) 男女とも、摂取量は有意に減少した。
(3) 男性は、摂取量が有意に減少した。
(4) 女性は、摂取量が有意に減少した。
(5) 男女とも、変化を判断できなかった。

表　K県成人男女における食塩摂取量の経年比較

(g/1,000kcal)

	今回と前回の平均値の差	差の95%信頼区間
男性	−0.32	−0.68 ～ 0.04
女性	−0.22	−0.42～−0.02

84 答 **(2)**　　(1) ×　(2) ○　(3) ×　(4) ×

(2)　☞今回の調査目的は、経年比較と日本人の食事摂取基準を用いた摂取状況のアセスメントです。経年比較をするには、過去と同じ食事調査方法とすることが望ましいため食事記録法とします。食事摂取基準を用いた摂取状況のアセスメントをするには、摂取量の分布を習慣的な摂取量に近づけることが望ましいため複数日の調査とします。

85 答 **(4)**　　(1) ×　(2) ×　(3) ×　(4) ○　(5) ×

(3)　☞「95%信頼区間」とは、母平均の存在する範囲が95%の確率でその範囲にあることを示しています。「今回と前回の（食塩摂取量の）平均値の差」は、−3（前回よりも食塩摂取量が3g減少した）、0（今回と前回の食塩摂取量に差は無い）、3（前回よりも食塩摂取量が3g増加した）を意味します。「95%信頼区間」と「今回と前回の（食塩摂取量の）平均値の差」を組み合わせて、表の結果を解釈します。男性の場合、今回と前回の平均値の差が−0.32であることから、「前回よりも食塩摂取量が0.32g減少した」といえますが、95%信頼区間が−0.68～0.04であり0を含みます。95%信頼区間の値が0を含む場合、「今回と前回の食塩摂取量に差は無い」ということが否定できなくなります。したがって「男性：食塩摂取量は減少しているが、有意ではない」と解釈します。

(4)　☞女性の場合、今回と前回の平均値の差が−0.22であることから、「前回よりも食塩摂取量が0.22g減少した」といえ、かつ95%信頼区間が−0.42～−0.02であり0より小さくなっています。したがって「女性：食塩摂取量が有意に減少した」と解釈します。

86　年代別の検討の結果、40 ～ 60 歳台男性で食塩を目標量以上摂取している者の割合が、85％と多いことがわかった。40 ～ 60 歳台男性の食塩摂取量低減に向けて、1 年間の食環境整備モデル事業を行うことになった。県内在住従業員が多く、社員食堂の利用率が 80％と高い事業所から協力を得た。食塩摂取量の低減が期待できる取組である。<u>最も適切</u>なのはどれか。1 つ選べ。

(1)　社内ウェブサイトで、栄養成分表示を活用した減塩食品の選び方や使い方を紹介する。

(2)　社員食堂で、調理に使用する調味料の量を少しずつ低減する。

(3)　社員食堂で、食塩量が 2.5g 未満の食事に「適塩マーク」をつける。

(4)　社員食堂で、県民の健康課題と食塩摂取の現状を伝えるポスターを掲示する。

解答と解説

86　答 **(2)**　　**(1)** ×　**(2)** ○　**(3)** ×　**(4)** ×

(2)　☞今回のモデル事業は、1 年間の長期間であり、対象となる事業所の社員食堂の利用率は 80％と高いです。したがって、長期間で多数の者の食塩摂取量を確実に低減できる取組が最適であるといえます。

次の文を読み「87」、「88」に答えよ。

K県保健所に勤務する管理栄養士である。食品表示に関する相談業務を担当することになった。

管内に本社と工場を置く食品製造事業者から、販売を予定している商品の表示について相談があった。

2022年国試197：重要度★★☆ チェック □□□□□

87 食品表示基準に基づき、栄養成分表示（図1）の改善点の助言を行った。最も適当なのはどれか。1つ選べ。

(1) 栄養成分等の含有量は、100g当たりで表示する必要があります。
(2) 表示値は一定値にする必要があります。
(3) DHAは、栄養成分表示の枠外に区別して表示する必要があります。
(4) ポリフェノールは、栄養成分表示の枠内にその含有量を表示する必要があります。
(5) 「カルシウムたっぷり」と記載しているので、栄養機能食品であることの表示が必要です。

図1

○○食品　おさかなソーセージ
カルシウムたっぷり
××ポリフェノール入り！

栄養成分表示(1本50g当たり)

エネルギー	78〜82kcal
たんぱく質	5.0g
脂質	4.0〜4.4g
－DHA	700mg
炭水化物	5.6g
食塩相当量	0.8g
カルシウム	250mg

10 応用力試験

87 答(3)　(1) ×　(2) ×　(3) ○　(4) ×　(5) ×

(1) ☞可食部の100gもしくは100mL、1食分、1包装、その他の1単位当たりの表示が認められています。
(2) ☞一定値または下限値および上限値の表示が認められています。
(3)(4) ☞DHA、ポリフェノール、カテキン、β－カロテンなどの表示は任意です。表示する場合は、栄養成分表示の枠外に区別して記載するなど、食品表示基準に規定された栄養成分とは異なることがわかるように表示します。
(5) ☞「カルシウムたっぷり」は含有量が高い旨の強調表示に該当します。強調表示をする場合、栄養成分表示の枠内にその含有量を表示する必要があります。

解答と解説

2022 年国試 198：重要度★★★　　　　チェック □□□□□

88 **相談があった商品について、インターネットに図２の内容で広告を出したいと相談があった。健康増進法に基づいた回答として、最も適切なのはどれか。１つ選べ。**

(1)　県では、この相談には応じられません。
(2)　この内容の広告を出すには、医師や識者の談話の記載が必要です。
(3)　この内容の広告を出すには、人を対象とした試験結果の記載が必要です。
(4)　消費者を著しく誤認させる可能性がある健康の保持増進効果は、記載できません。

図２

毎日１本食べるだけで、普段の生活を変えなくても、 **1か月で5kg** も減ります！

88　**答 (4)**　(1) ×　(2) ×　(3) ×　(4) ○

(4)　☞食品として販売に供する物に関して、広告その他の表示をする際は、健康保持増進効果等について虚偽誇大表示をすることが禁止されています。

次の文を読み「89」、「90」に答えよ。

　500床のK病院に勤務する管理栄養士である。直営で給食を運営している。昼食時に1名の患者から、主菜の付け合わせの、せんキャベツに金属片が入っていると苦情があり、病棟の看護師から管理栄養士に来てほしいと要請があった。病棟に見に行ったところ、その金属片は、せんキャベツに用いた生食用食材のフードスライサーの刃のようであった。

2022年国試199：重要度★★★　　　　　　　　　　　　　　　　　　　チェック ☐☐☐☐☐

89 この後、管理栄養士が、最初に取るべき行動である。<u>最も適切な</u>のはどれか。1つ選べ。

(1) 代わりのせんキャベツを盛り付けた主菜を、病棟に届ける。
(2) せんキャベツが提供されている患者全員に、その皿の喫食を中止するように要請する。
(3) 金属片が混入していた患者が、他にいないか問い合わせる。
(4) 厨房の中の調理機器を確認する。

2022年国試200：重要度★★★　　　　　　　　　　　　　　　　　　　チェック ☐☐☐☐☐

90 金属片は、生食用食材のフードスライサーの刃であることが判明し、フードスライサーを買い替えることにした。新品が届くまでの間に、生食用食材のフードスライサーを使用する料理が5回予定献立に入っていた。この間の対応である。<u>最も適切な</u>のはどれか。1つ選べ。

(1) フードスライサーを使用する生食用野菜を、予定献立から削除する。
(2) 加熱用食材のフードスライサーを使用する。
(3) 包丁を用い手作業で切る。
(4) 生食用カット野菜を使用する。

10

応用力試験

---

89 答 **(2)**　　(1) ×　(2) ○　(3) ×　(4) ×

(2)　☞フードスライサーの刃は、喫食者に健康被害を与える可能性の高い危険異物に該当します。他の皿にも危険異物が混入している可能性があるため、喫食を中止します。

90 答 **(4)**　　(1) ×　(2) ×　(3) ×　(4) ○

(4)　☞献立の変更や労働量の増加を抑えるため、生食用カット野菜を使用することが最適であるといえます。

解答と解説

次の文を読み「91」、「92」、「93」に答えよ。

　K 産科・小児科クリニックの管理栄養士である。

　相談者は、1 歳 1 か月の女児とその母親。女児は、第一子、在胎 40 週、出生時体重は 2,850g。1 か月健診、4 か月健診、いずれも成長・発達は順調で、同クリニックで 1 歳児健診を受けることとなった。

　1 歳児健診の問診票に、1 日 3 回離乳食を食べているが、子どもの気になる様子として、「偏食」、「肉や魚を食べない」と記載されていた。1 歳児健診の身長 73cm、体重 9.0kg、歯は上下合わせて前歯4 本が生えていた。

91　健診当日に個別相談を行った。女児は、棒状にした飯を手に持って口に入れ、顎を左右に動かして噛む動きがみられた。口の中の様子を見ると、飯粒を潰せないまま飲み込んでいた。女児の離乳の段階である。<u>最も適切</u>なのはどれか。1 つ選べ。

- (1)　離乳初期
- (2)　離乳中期
- (3)　離乳後期
- (4)　離乳完了期

92　個別相談の際、母親は、「市販の鮭フレークを混ぜたごはんは食べるので、鮭は好きかもしれないと思ったのですが、一口大の焼き鮭は食べられませんでした。」と話した。母親が続けて話した女児の焼き鮭の食べ方である。<u>最も適切</u>なのはどれか。1 つ選べ。

- (1)　口に入れることを嫌がります。
- (2)　口に入れるとすぐに吐き出します。
- (3)　噛み潰さずに飲み込もうとして、おえっとして吐き出します。
- (4)　口の中で、もぐもぐしたままでいます。

93　母親から、「肉や魚をあまり食べないので、その分、母乳を減らさずにあげています。どのようにしたら、肉や魚を食べるようになりますか。」と質問された。管理栄養士の応答である。<u>最も適切</u>なのはどれか。1 つ選べ。

- (1)　授乳回数を減らしてお腹が空けば、肉や魚も食べるかもしれませんね。
- (2)　肉や魚を食べなくても、卵や豆腐、牛乳でたんぱく質を摂れていれば問題ないですよ。
- (3)　前歯は生えているので、硬いものを食べて、噛む練習をしてみましょう。
- (4)　肉や魚は、軟らかくして、ほぐしたら食べられるかもしれません。

91　答 **(3)**　　(1) ×　(2) ×　(3) ○　(4) ×

(3)　☞顎を左右に動かし噛む動作がみられるため、離乳後期であると判断します。ただし、飯粒が潰せない状態のため、ご飯の硬さを調整（全粥か軟飯に）する必要があります。

92　答 **(4)**　　(1) ×　(2) ×　(3) ×　(4) ○

(4)　☞女児は、食物を噛み潰すことができないため、一口大の焼き鮭は大きすぎます。そのため、飲み込むことができず口腔内に留まり続けることが推測されます。

93　答 **(4)**　　(1) ×　(2) ×　(3) ×　(4) ○

(4)　☞食物を噛み潰せないことを解決するために、食物を軟らかく細かい形態にすることが最適であるといえます。

次の文を読み「94」、「95」、「96」に答えよ。

　Kクリニックに勤務する管理栄養士である。

　患者は、42歳、女性。2型糖尿病と診断された。

　身長155cm、体重62kg、BMI 25.8kg/m²。標準体重53kg。血圧136/82mmHg。空腹時の血液検査値は、HbA1c7.0%、血糖130mg/dL、AST30U/L、ALT40U/L、LDLコレステロール144mg/dL、トリグリセリド280mg/dL。

　医師から、1日の指示エネルギー量を1,800kcal、炭水化物エネルギー比率を50%Eとして栄養食事指導を行うよう指示があった。

94　この患者に普段の食事を聞き取った（表1）。この患者の優先すべき栄養上の問題である。<u>最も適切な</u>のはどれか。1つ選べ。

(1) たんぱく質の摂取量が多い。

(2) 脂肪の摂取量が多い。

(3) 炭水化物の摂取量が多い。

(4) 食塩の摂取量が多い。

表1　患者の普段の食事内容

朝食 7時	昼食 12時	間食 17時	夕食 20時
食パン(4枚切り) 1枚 マーマレード 1匙 バナナ 1本 カフェオレ 1杯	親子丼(並盛) たくあん 2枚 味噌汁 1杯	おにぎり 1個	ごはん 200g 餃子 6個 ビール 350mL アイスクリーム 100g

94　答 **(3)**　　**(1)** ×　**(2)** ×　**(3)** ○　**(4)** ×

(3)　☞炭水化物の摂取量が多いことが原因で、肥満（BMI ≧ 25.0kg/m²）、HbA1c高値（≧ 6.5%）、血糖高値（≧ 126mg/dL）、トリグリセリド高値（≧ 150mg/dL）が生じていると考えられます。

95 設問 94 を踏まえ、栄養食事指導を行い、その 1 か月後に 2 回目の栄養食事指導を行った。2 回目の指導時に、患者が持参した 1 日分の食事記録から、糖尿病食事療法のための食品交換表に基づき単位の計算を行った（表 2）。1 日の合計単位数は 20.2 単位であった。優先的に改善を指導する項目である。最も適切なのはどれか。1 つ選べ。

(1) 「表 1」
(2) 「表 3」
(3) 「表 6」
(4) 「調味料」

表 2　2 回目の栄養食事指導時に患者が持参した食事記録の内容

		表 1	表 2	表 3	表 4	表 5	表 6	調味料
朝食	食パン（4 枚切り）1 枚	3.0						
	スライスチーズ 1 枚			1.0				
	ハム 1 枚			0.5				
	目玉焼き			1.0		0.1		
	アボカドサラダ					1.0	80（g）	
	バナナ 1/2 本		0.5					
	カフェオレ 1 杯				0.5			0.2
	小計	3.0	0.5	2.5	0.5	1.1	80（g）	0.2
昼食	ごはん 150g	3.0						
	鶏もも（皮なし）の照り焼き			2.0		0.2		0.2
	付け合わせ：キャベツ、トマト						30（g）	
	冷ややっこ			1.0				
	ほうれん草の胡麻和え					0.2	40（g）	0.1
	たまねぎの味噌汁						10（g）	0.3
	小計	3.0	0.0	3.0	0.0	0.4	80（g）	0.6
間食	加糖ヨーグルト 120g				1.0			
	小計	0.0	0.0	0.0	1.0	0.0	0（g）	0.0
夕食	さしみ			1.5				
	つま：大根						20（g）	
	しょうゆ							
	きゅうりの酢の物						50（g）	0.1
	きんぴらごぼう					0.3	40（g）	0.1
	枝豆			1.0				
	りんご 1/4 個		0.5					
	小計	0.0	0.5	2.5	0.0	0.3	110（g）	0.2
	1 日合計（単位）	6.0	1.0	8.0	1.5	1.8	0.9	1.0

95　**答（1）**　**(1)** ○　**(2)** ×　**(3)** ×　**(4)** ×

(1) ☞指示エネルギー量が 1,800kcal であるため、1 日約 23 単位（1,800kcal ÷ 80kcal ≒ 23 単位）摂取する必要があります。このとき、炭水化物エネルギー比率 50 ％ E の場合の単位配分は、表 1：10 単位、表 2：1 単位、表 3：7 単位、表 4：1.5 単位、表 5：1.5 単位、表 6：1.2 単位、調味料：0.8 単位となります。患者の食事は、表 1 が 6.0 単位で 4 単位不足しているため、優先的に改善することが最適であるといえます。

96　患者が2回目の指導時に持参した食事記録の内容（表2）に対する、具体的なアドバイスである。最も適切なのはどれか。1つ選べ。

(1)　夕食で、昼食と同じくらいの量のごはんを食べましょう。

(2)　昼食の鶏肉を、皮つきにしましょう。

(3)　朝食のカフェオレを、市販の野菜ジュースにしましょう。

(4)　昼食の味噌汁を、コーンポタージュにしましょう。

96　答 **(1)**　　**(1)** ○　**(2)** ×　**(3)** ×　**(4)** ×

(1)　☞患者は、夕食に主食を摂取しておらず、これが表1の不足の原因と考えられます。したがって、夕食にごはんを食べるようアドバイスすることが最適であるといえます。

次の文を読み「97」、「98」、「99」に答えよ。

K 病院に勤務する管理栄養士である。

患者は、58 歳、男性。COPD で、3 年前より吸入薬を使用していた。風邪がきっかけで呼吸困難となり救急搬送された。入院後、気管支拡張薬、ステロイド薬が投与され、酸素療法を行っている。

入院時、身長 170cm、体重 50kg、BMI 17.3kg/m²。血圧 132/90mmHg、心拍数 135 回 / 分、血清アルブミン値 3.8g/dL、安静時エネルギー消費量 1,440kcal/ 日。

97 この患者の 1 日当たりの必要エネルギー量(kcal)を算出した。最も適当なのはどれか。1 つ選べ。

(1) 1,200
(2) 1,440
(3) 1,800
(4) 2,200
(5) 2,600

98 入院 1 日目は呼吸苦や腹部膨満感により食事を摂取できなかった。入院 2 日目に、静脈栄養法と併せて、経口摂取による栄養補給を行った。用いる栄養補助食品である。<u>最も適切</u>なのはどれか。1 つ選べ。

(1) 嚥下困難者用ゼリー（9kcal/150g）
(2) MCT 含有ゼリー（200kcal/80g）
(3) 低リンミルク（90kcal/100mL）
(4) 低カリウムミルク（85kcal/100mL）

99 入院 7 日目、呼吸状態の改善に従い、食欲の改善も見られ、常食（3 回）と栄養補助食品（1 回）で、エネルギー目標量の 5 割を摂取できるようになった。リハビリテーションを開始するため、栄養管理計画を見直した。<u>最も適切</u>なのはどれか。1 つ選べ。

(1) 1 回当たりの食事量を増やす。
(2) 脂肪エネルギー比率を下げる。
(3) 常食を嚥下調整食に変更する。
(4) 1 回当たりの食事提供量を減らして、食事の回数を増やす。

10

応用力試験

---

97 答 **(4)** 　(1) × 　(2) × 　(3) × 　(4) ○ 　(5) ×

(4) ☞COPD 患者の必要エネルギー量は、安静時エネルギー消費量× 1.5 とすることが推奨されています。したがって、1,440kcal/ 日× 1.5 ≒ 2,200kcal/ 日とします。

98 答 **(2)** 　(1) × 　(2) ○ 　(3) × 　(4) ×

(2) ☞呼吸苦と腹部膨満感による食欲不振が認められるため、エネルギー密度の高い栄養補助食品：MCT（中鎖脂肪酸油）含有ゼリーを用いることが最適であるといえます。

99 答 **(4)** 　(1) × 　(2) × 　(3) × 　(4) ○

(4) ☞リハビリテーションによるエネルギー消費量の増加に対応するため、エネルギー摂取量を増加させる必要があります。患者は、食欲は改善していますが、エネルギー目標量の 5 割しか摂取できていないため、1 回当たりの食事量の増加は難しいと考えられます。したがって、少量頻回食を用いることで、エネルギーの摂取頻度を増やし、エネルギー摂取量の増加を目指すことが最適であるといえます。

解答と解説

次の文を読み「100」、「101」、「102」に答えよ。

K 病院の管理栄養士である。

患者は、72 歳、女性。下部食道がん切除および胃管を用いた再建手術の目的で入院した。

身長 150cm、体重 40kg、BMI 17.8kg/m²。標準体重 50kg。基礎代謝量 920kcal/ 日。入院前、食べ物がつかえる感じはあったが、通常量程度の食事は摂取できていた。入院後も、経口摂取を継続している。

100 患者は、放射線治療後に手術を受ける予定である。術直後からの栄養補給方法と、提供する食事または経腸栄養剤の組合せである。<u>最も適切な</u>のはどれか。1 つ選べ。

(1) 経口栄養法 ──────────────────── 軟菜食
(2) 経管栄養法（食道瘻） ──────────── 成分栄養剤
(3) 経管栄養法（胃瘻） ──────────── 成分栄養剤
(4) 経管栄養法（空腸瘻） ──────────── 成分栄養剤

101 再建手術直後からの栄養投与目標量の組合せである。<u>最も適切な</u>のはどれか。1 つ選べ。

エネルギー（kcal/ 日）　　　　　　　　　　たんぱく質（g/ 日）
(1) 600 ────────────────────── 30
(2) 600 ────────────────────── 50
(3) 1,200 ───────────────────── 30
(4) 1,200 ───────────────────── 50

102 手術と治療は順調に進み、術後 2 週間後から常食を開始することになった。食後の過ごし方について、優先的に指導する内容である。<u>最も適切な</u>のはどれか。1 つ選べ。

(1) 食後 1 時間程度、仰臥位をとる。
(2) 食後 1 時間程度、右側臥位をとる。
(3) 食後 1 時間程度、座位を保つ。
(4) 食後すぐに、歩行訓練のリハビリテーションを始める。

10

応用力試験

---

100 答 (4)　　(1) ×　(2) ×　(3) ×　(4) ○

(4) ☞食道と胃に侵襲を伴う手術直後であるため、食道と胃を使用しない栄養補給方法が最適であるといえます。

101 答 (4)　　(1) ×　(2) ×　(3) ×　(4) ○

(4) ☞エネルギーは、基礎代謝量 920kcal/ 日を下回らないように 1,200kcal/ 日とし、たんぱく質は 15 ～ 20% E（1,200kcal × 0.15 ～ 0.2 ÷ 4kcal ＝ 45 ～ 60g/ 日）とします。

102 答 (3)　　(1) ×　(2) ×　(3) ○　(4) ×

(3) ☞胃管を用いた再建手術後は、消化管内容物の逆流リスクが高くなります。したがって、逆流の予防を目的に、食後は座位を保つことが最適であるといえます。

解答と解説

次の文を読み「103」、「104」に答えよ。

　Ｋリハビリテーション病院に勤務する管理栄養士である。

　患者は、88歳、女性。数日前から、ろれつが回らなくなったため、急性期病院を受診した。頭部MRIの結果、脳梗塞と診断され入院した。意識はおおむね清明であったが、右片麻痺が認められた。入院翌日、38℃台の発熱、咳、痰を認め、急性肺炎と診断された。肺炎は軽快し、当院へ転院となった。

103　精査の結果、患者は嚥下障害が認められたため、摂食嚥下支援チームで対応することになった。日本摂食嚥下リハビリテーション学会嚥下調整食分類のコード0jから、摂食嚥下リハビリテーションを開始することになった。その時の患者の姿勢である。最も適切なのはどれか。1つ選べ。

- (1)　右側臥位、頸部後屈
- (2)　左側臥位、頸部後屈
- (3)　右側臥位、頸部前屈
- (4)　左側臥位、頸部前屈

104　嚥下調整食分類のコード3の食事まで食べられるようになった時点で、自宅へ退院することになった。患者の家族から、朝食の卵料理を質問された。患者の嚥下機能に適した卵料理として、最も適切なのはどれか。1つ選べ。

- (1)　ゆで卵
- (2)　目玉焼き
- (3)　スクランブルエッグ
- (4)　炒り卵

103 答 (4)　　(1) ×　(2) ×　(3) ×　(4) ○

(4)　☞患者は右片麻痺が認められるため、口腔内においても右側は麻痺しています。したがって、重力によって食物が口腔内の健側（左側）に落ち、咀嚼、嚥下をしやすいよう、左側臥位（左半身を下側に）します。また、誤嚥を予防するため、頸部前屈（顎を引いた姿勢）とすることが最適であるといえます。

104 答 (3)　　(1) ×　(2) ×　(3) ○　(4) ×

(3)　☞コード3の食形態は「形はあるが、押しつぶしが容易、食塊形成や移送が容易、咽頭でばらけず嚥下しやすいよう配慮されたもの」が適しています。したがって、スクランブルエッグが最適であるといえます。

次の文を読み「105」、「106」に答えよ。

K保育園に勤務する管理栄養士である。園内で食事を作り提供している。3〜5歳児の昼食で、野菜の残菜が目立った。そこで、園として食育を実施することにした。

105 野菜を残さず食べることを目的とした、3〜5歳児向けの食育の内容である。最も適切なのはどれか。1つ選べ。

(1) 3色食品群の紙芝居を用いて、栄養を学ぶ。
(2) 実物の野菜を使って、1日に必要な野菜量を学ぶ。
(3) 食品カードを用いて、旬の野菜を知る。
(4) 園内の敷地で野菜を育てて、感謝の気持ちを育む。

106 保護者向けの食育だよりを発行することにした。子どもの野菜を食べるセルフ・エフィカシーを高める方法として、保護者に行ってほしい内容である。最も適当なのはどれか。1つ選べ。

(1) 野菜が入っているか分からないようにして、料理を提供すること
(2) 野菜の常備菜をいつも冷蔵庫に置いておくこと
(3) 野菜を食べることによる健康のメリットを伝えること
(4) 野菜を残すと作ってくれた農家の人が悲しむと伝えること
(5) 子どもの前で保護者がおいしそうに野菜を食べること

105 答（4）　　(1) ×　(2) ×　(3) ×　(4) ○

(4)　☞対象が3〜5歳児であることから、能動的で興味や関心を持ちやすい野菜の栽培を食育の題材とすることが最適であるといえます。

106 答（5）　　(1) ×　(2) ×　(3) ×　(4) ×　(5) ○

(5)　☞子どものセルフ・エフィカシー（自己効力感）を高めるには、最も身近で影響力の大きい保護者を継続的に観察学習（モデリング学習）させることが有効です。したがって、保護者がおいしそうに野菜を食べている様子を子どもに見せることが最適であるといえます。

10

応用力試験

解答と解説

次の文を読み「107」、「108」に答えよ。

K小学校に勤務する栄養教諭である。単独校方式で180食の給食を提供している。調理従事者は、栄養教諭を除いた3名とパートタイマー1名である。パートタイマーをもう1名募集しているが、適任者が見つからない。図は小学校の厨房の図面である。

2023年国試187：重要度★★★　　　　　　　　　　　　　　　　　　　　チェック □□□□□

107 焼き物機が老朽化したため、栄養教諭は調理作業の効率化を考慮し、機器購入を予定している。Aの場所に設置する機器である。最も適切なのはどれか。1つ選べ。

(1) 焼き物機
(2) スチームコンベクションオーブン
(3) ジェットオーブン
(4) コンベクションオーブン

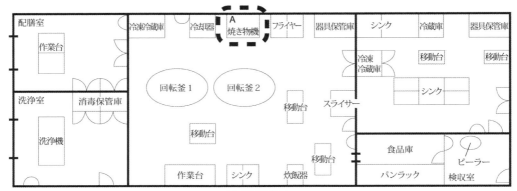

図　厨房の図面

2023年国試188：重要度★★★　　　　　　　　　　　　　　　　　　　　チェック □□□□□

108 その後、Aの場所に、購入した機器を設置した。この機器を積極的に活用するため、調理工程を見直した。翌日の献立は、ご飯、鶏肉の竜田揚げ、小松菜のナムル、人参とキャベツのスープ、牛乳である。購入した機器を用いることにより、調理作業の効率が良くなる料理である。最も適切なのはどれか。1つ選べ。

(1) ご飯
(2) 鶏肉の竜田揚げ
(3) 小松菜のナムル
(4) 人参とキャベツのスープ

107 答（2）　(1) ×　(2) ○　(3) ×　(4) ×

(2)　☞調理従事者の不足を補うため、複数の食材や料理を同時に調理可能なスチームコンベクションオーブンを購入・設置することが最適であるといえます。

108 答（3）　(1) ×　(2) ×　(3) ○　(4) ×

(1)　☞炊飯には適していません。
(2)　☞揚げ物の調理には適していません。
(3)　☞すべての具材を一度に加熱できる小松菜のナムルが、スチームコンベクションオーブンを用いる料理として最適であるといえます。通常調理では、人による加熱時間の管理が必要になりますが、スチームコンベクションオーブンを用いることで自動管理が可能となります。
(4)　☞汁物の調理には適していません。

10

応用力試験

解答と解説

次の文を読み「109」、「110」、「111」に答えよ。

　K 社健康保険組合の管理栄養士である。社内の健康診断後、メタボリックシンドロームの予防を目的としたグループカウンセリングを呼びかけたところ、5 人の男性社員が集まった。5 人とも、通院、服薬なし。

109　自己紹介の後、グループカウンセリングの参加のきっかけを聞いた。表は 5 人の発言の一部である。この発言から行動変容の準備性を把握した。最も適当なのはどれか。1 つ選べ。

(1)　行動変容ステージは、5 人とも同じである。
(2)　無関心期（前熟考期）は、4 人である。
(3)　準備期は、3 人である。
(4)　実行期は、2 人である。
(5)　維持期は、1 人である。

表　参加者の年齢、BMI、喫煙状況、参加のきっかけ

氏名	年齢（歳）	BMI（kg/m²）	喫煙状況	参加のきっかけ
A	36	27.7	非喫煙	どこも悪くないので、痩せる必要はないと思っていますが、上司から参加するよう言われ参加しました。
B	29	29.5	非喫煙	上司に勧められて参加しました。若い頃からずっとこの体型です。
C	32	25.7	非喫煙	昨年も参加しました。おかげで、3kg 痩せました。もう少し頑張ろうと思い、今年も参加しました。
D	28	24.8	喫煙	もともと痩せ型です。最近体重が増え、血圧も高くなり、参加しました。減量した経験はありません。
E	37	26.3	非喫煙	結婚して体重が10kg増え、妻が心配するので参加しました。痩せたいと思っていますが、自信がありません。

109 答（5）　　(1) ×　(2) ×　(3) ×　(4) ×　(5) ○

(5)　☞ A・B さんは、自分の健康状態について正しく認識できておらず、上司の勧めだけで参加しているため無関心期であるといえます。C さんは、既に行動変容により減量に成功しており、それを継続する目的で参加していることから維持期であるといえます。D・E さんは、自分の健康状態を改善する必要があると認識していることから関心期であるといえます。

110 参加者全員の行動変容と、その継続を促すグループカウンセリングの進め方である。優先される進め方として、**最も適切な**のはどれか。1 つ選べ。

- (1) A さんと B さんに、今の体型で良いと考えている理由を話してもらう。
- (2) C さんに、減量に取り組んだ工夫と、減量して良かったことを話してもらう。
- (3) D さんに、喫煙歴と禁煙の意思について話してもらう。
- (4) E さんに、結婚した年齢と、結婚後の生活習慣を話してもらう。

111 A さんは、毎日間食として、ポテトチップス 1 袋（60g、325kcal）を食べていた。グループカウンセリングを受けて、A さんは、間食について当面 2 週間、取り組む行動目標を設定した。達成できたかどうかを、毎日セルフモニタリングする目標として、**最も適切な**のはどれか。1 つ選べ。

- (1) ポテトチップスを食べないよう心がける。
- (2) ポテトチップスを食べない。
- (3) ポテトチップスは、1 日小袋（30g）1 つまでにする。
- (4) ポテトチップスは、1 日 200kcal までにする。

110 答 **(2)**　　**(1)** ×　**(2)** ○　**(3)** ×　**(4)** ×

(2)　☞参加者全員の行動変容と、その継続を促すには、無関心期から維持期まで経験していると予測される C さんの話を利用し、観察学習（モデリング学習）を促すことが最適であるといえます。

111 答 **(3)**　　**(1)** ×　**(2)** ×　**(3)** ○　**(4)** ×

(3)　☞長期的にはポテトチップスを食べないことが理想的ですが、最初に設定する行動目標としては実現可能性が低いといえます。したがって、実現可能性が高く、自己効力感の向上につながる小袋 1 つまでとすることを当面の行動目標とすることが最適であるといえます。

次の文を読み「112」、「113」、「114」に答えよ。

　K事業所の社員食堂を運営する給食受託会社に勤務する管理栄養士である。給食はクックサーブ方式で運営され、1日昼食500食を提供している。昼食の営業時間は11時30分〜13時30分で、提供メニューは2種の定食60%、丼物・カレー20%、麺類20%の構成である。汁物はウォーマーテーブルで温めている。

2023年国試192：重要度★★★

チェック □□□□□

112　味噌汁は、定食2種と丼物・カレーの喫食者に提供される。給食受託会社の味噌汁のレシピは表に示した通りである。この社員食堂の味噌汁に使用する味噌の食塩濃度は、13%である。汁の食塩濃度（%）として、最も適当なのはどれか。1つ選べ。

(1)　0.6
(2)　0.8
(3)　1.0
(4)　1.2
(5)　1.3

表　味噌汁のレシピ

	1人分
	純使用量(g)
味噌	8.0
だし汁	130
具※(碗盛り)	0.5

※具は麩、カットわかめ、乾燥ねぎの日替わり。

112 答 (2)　(1) ×　(2) ○　(3) ×　(4) ×　(5) ×

(2)　☞食塩濃度13%の味噌を8.0g使用しているため、味噌汁に含まれる食塩量は8.0g × 0.13 = 1.04gです。食塩1.04gがだし汁130gに入ることになるため、汁の食塩濃度（%）= 1.04g ÷ 130g × 100 = 0.8%と算出できます。

423

113 ある日、社員 A さんは喫食後に、味噌汁の味がいつもより塩辛かったと調理師に伝え、オフィスに戻った。調理師は作業終了後、管理栄養士にそのことを伝えた。調理師に A さんの喫食時間を聞いたところ、今日はいつもより遅く、13 時 30 分近くであった。味噌汁の食塩濃度に影響を与えたと考えられる要因である。<u>最も適切な</u>のはどれか。1 つ選べ。

(1) 具材の量

(2) 味噌汁の品質基準

(3) 出来上がり温度

(4) 保温時間

114 A さんの意見を受けて、これまでの喫食者の満足度調査を行い、設問 113 で把握した要因を確認した。味噌汁を適切な品質で提供するための改善策である。<u>最も適切な</u>のはどれか。1 つ選べ。

(1) 提供時に 1 杯ずつ食塩濃度を測定する。

(2) 味噌汁の品質基準を変更する。

(3) 保温温度を 60℃に下げる。

(4) 営業時間の前半と後半に分けて調味する。

10

応用力試験

113 答 (4)　　(1) ✕　(2) ✕　(3) ✕　(4) ◯

(4)　☞喫食時間がいつもより遅かったことから、保温時間の長い味噌汁を喫食しています。この保温中に水分が蒸発し、食塩濃度が上昇したと考えることが最適であるといえます。

114 答 (4)　　(1) ✕　(2) ✕　(3) ✕　(4) ◯

(4)　☞保温時間による食塩濃度の変動を小さくするため、営業時間の前半と後半に分けて調味することが最適であるといえます。

解答と解説

次の文を読み「115」、「116」、「117」に答えよ。

　K県健康増進課に勤務する管理栄養士である。K県では、国の結果と比較できるように、国民健康・栄養調査と同じ方法で、県民健康・栄養調査を実施することになった。

115　調査員として非常勤の管理栄養士・栄養士を雇用する。調査の精度を高めるために行うべきことである。最も適切なのはどれか。1 つ選べ。

(1)　栄養指導の実務経験 10 年以上の者を雇用する。
(2)　業務で食事調査の経験のある者を雇用する。
(3)　調査方法の手技を確認・練習する研修会を行う。
(4)　調査方法のポイントをまとめ、調査員に配布する。

116　食事調査の実施前に、世帯の代表者または世帯で主に調理を行う者に対して、説明会を行う。食事記録を行う際の留意点として説明する内容である。誤っているのはどれか。1 つ選べ。

(1)　特別な行事などがない、普段の食事の記録をしてください。
(2)　単身赴任など離れて暮らす家族の食事も記録してください。
(3)　家庭外で飲食したものも、記録してください。
(4)　計量できるものは、計量してください。
(5)　計量が難しい場合は、目安量で記録してください。

117　食事記録内容の確認を行ったところ、飯の量が「茶碗 1 杯」と記録されていた。この場合に重量を推定するための対応である。最も適切なのはどれか。1 つ選べ。

(1)　あらかじめ設定された換算表を用いて推定する。
(2)　調査員の自宅で使用している茶碗の大きさから推定する。
(3)　口頭で、普通盛りか、大盛りかを、対象者に確認して推定する。
(4)　フードモデルや実物大食品カードを用いて、対象者に確認して推定する。

115　答 **(3)**　　**(1)** ×　**(2)** ×　**(3)** ○　**(4)** ×
(3)　☞調査員による誤差を小さくするため、調査方法の手技を確認・練習する研修会を実施し、調査方法の標準化を図ることが最適であるといえます。

116　答 **(2)**　　**(1)** ○　**(2)** ×　**(3)** ○　**(4)** ○　**(5)** ○
(2)　☞国民健康・栄養調査と同じ方法で調査をする場合、世帯内の世帯員の食事を調査します。したがって、単身赴任者などの世帯に不在の者は調査対象から除外されます。

117　答 **(4)**　　**(1)** ×　**(2)** ×　**(3)** ×　**(4)** ○
(4)　☞目安量を重量換算する場合、誤差を小さくするためフードモデルや食品カードを用いて確認することが最適であるといえます。

次の文を読み「118」、「119」、「120」に答えよ。

　K市健康増進課の管理栄養士である。

　K市（5万人）では健康増進計画の一環として、減塩の取組を行ってきた。取組開始時に、食塩摂取量と減塩に対する意識について調査を行っており、減塩に対する意識が高い者の方が食塩摂取量が少なかった。計画は10年計画で、5年目に中間評価を行った。表は過去4年間に行った取組である。

表　K市の4年間の減塩の取組

取組1	市のウェブサイトにおける減塩料理のレシピの掲載 計80レシピ掲載
取組2	減塩に関する市民公開講座の開催 年1回　200人参加
取組3	減塩料理の調理実習の開催 平日年4回　20人/回参加

118 取組開始時と中間評価時に、それぞれ市民1,000人ずつを無作為抽出し、横断調査を実施した（図1、2）。調査方法は同一である。市民の食塩摂取量の変化に関する記述である。最も適当なのはどれか。1つ選べ。

(1) 集団全体の食塩摂取量の平均値は下がったが、中央値は変わらなかった。

(2) 集団全体の食塩摂取量の平均値及びヒストグラム上の最頻値は下がった。

(3) 集団全体の食塩摂取量の分布のばらつきは大きくなったが、範囲（レンジ）は狭まった。

(4) 第1四分位点未満の者の食塩摂取量は下がったが、第3四分位点以上の者の食塩摂取量は上がった。

(5) 第1四分位点未満の者の人数は減ったが、第3四分位点以上の者の人数は増えた。

10

応用力試験

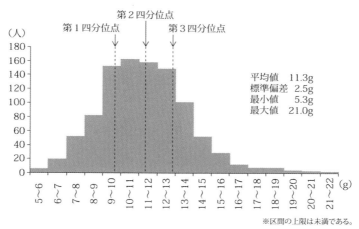

図1　取組開始時の食塩摂取量の分布（1,000人対象）

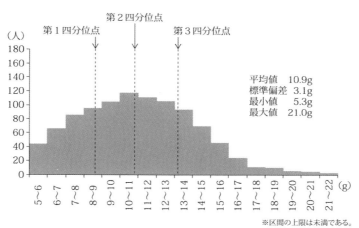

図2　中間評価時の食塩摂取量の分布（1,000人対象）

118　答（4）　（1）×　（2）×　（3）×　（4）○　（5）×

(1)　⇒平均値および中央値は低下した　☞四分位点とは、データを小さい順に並べ、四等分した時の区切り値のことです。四等分すると、小さい方から順に第1四分位点（25パーセンタイル）、第2四分位点（50パーセンタイル＝中央値）、第3四分位点（75パーセンタイル）の3つの区切り値が得られます。図1から図2の変化として、平均値が11.3gから10.9gに、第2四分位点（中央値）が11～12gから10～11gに低下（移動）しています。

(2)　⇒平均値は低下し、ヒストグラム上の最頻値は変わらなかった　☞ヒストグラム上の最頻値は、最も人数の多い階級です。図1と図2の最頻値は、どちらも10～11gで変化していません。

(3)　狭まった⇒変わらなかった　☞分布のばらつきを示す標準偏差が2.5gから3.1gに上昇しているため、分布のばらつきは大きくなったといえます。また、最大値と最小値の差である範囲（レンジ）は図1と図2ともに、15.7g（最大値－最小値）であるため変化していません。

(4)　☞図1から図2にかけて、第1四分位点が9～10gから8～9gに低下しています。これは、第1四分位点未満の者の食塩摂取量の上限値が低下したことを意味するため、食塩摂取量が下がったと評価できます。また、第3四分位点が12～13gから13～14gに上昇しています。これは、第3四分位点以上の者の食塩摂取量の下限値が上昇したことを意味するため、食塩摂取量が上がったと評価できます。

(5)　⇒第1四分位点未満の者も第3四分位点以上の者も、人数は変化していない　☞四分位点は、四等分した時の区切り値であるため、各区切りの範囲に1,000人を四等分した250人が含まれています。したがって、図1から図2にかけて、各区切りの範囲に含まれる人数は常に250人であり、変化していません。

119　図１から図２に至った食塩摂取量の変化の理由について、表の４年間の取組から考察した。<u>最も適切な</u>のはどれか。１つ選べ。

(1)　減塩レシピを、市のウェブサイトで掲載したため

(2)　減塩に対する意識の高い人向けの取組になっていたため

(3)　参加者人数が限られていたため

(4)　実施頻度が少なかったため

120　食塩摂取量の変化とその考察を踏まえて、市民の食塩摂取状況の課題解決に向けて、取組を見直した。<u>最も適切な</u>のはどれか。１つ選べ。

(1)　民間のレシピサイト運営会社と連携し、民間のサイトで、市の減塩レシピの情報発信を行うことにした。

(2)　市民公開講座の会場を、収容人数が大きい施設に変更することにした。

(3)　調理実習の回数を増やし、土日の開催も行うことにした。

(4)　市内のスーパーマーケットと協働して、減塩をうたわず、弁当や惣菜中の食塩量の低減を行うことにした。

10
応用力試験

---

119 答 (2)　　(1) ✕　(2) ○　(3) ✕　(4) ✕

(2)　☞図１から図２にかけて、第１四分位点が 9 〜 10g から 8 〜 9g に低下しています。これは、食塩摂取量の少なかった者の食塩摂取量がさらに減ったことを意味します。設問に「減塩に対する意識が高い者の方が食塩摂取量が少なかった」とあることから、取組１〜３に反応し、影響を受けたのは減塩に対する意識が高い者だったと考察することが最適であるといえます。

120 答 (4)　　(1) ✕　(2) ✕　(3) ✕　(4) ○

(4)　☞市民の食塩摂取状況を改善するには、減塩に対する意識の低い者に対しても効果のある取組が必要です。したがって、本人の意識に関わらず減塩効果が期待できる、スーパーマーケットで販売される弁当や惣菜中の食塩量の低減を行うことが最適であるといえます。

解答と解説

次の文を読み「121」、「122」、「123」に答えよ。

K 社健康保険組合の管理栄養士である。

対象者は、50 歳、既婚男性、喫煙習慣なし。職場の健診で、特定保健指導の積極的支援を 2 年連続受けることになった。

前年の積極的支援では、週末の運動によって、6 か月後に体重が 6kg 減少した。しかし、その 2 か月後に部署異動があり、接待での飲酒機会が週 1 回以上となった。さらに、家での飲酒も毎日、缶ビール 2 本（1 本 200kcal）に増えた。ビール以外の飲酒はない。部署異動から 4 か月後に健診を受けたところ、昨年の健診時とほぼ同じ体重になっていた。

今年の健診結果は、身長 172cm、体重 80kg、BMI 27.0kg/m²、運動は実施していない。

121 今年の初回面談で、対象者は初めに「体重が戻った理由は自分でも分かっています。運動をすれば今回も減らせると思います。」と話した。これに対する応答である。最も適切なのはどれか。1 つ選べ。

(1) ご自分で行動目標を立てて、ご自分でチェックをするのが良さそうですね。

(2) 何をすればよいか分かっていらっしゃるようですね。それを行う上で、不安や心配はありますか。

(3) 戻った体重はほとんど脂肪です。今回は、前回のようには体重は減りませんよ。

(4) 運動よりも食事の方が大切です。食生活の改善方法を一緒に考えましょう。

122 目標体重について、対象者から、最終的に前回達成した体重まで減らしたいという希望もあり、まず「3 か月で−3kg」と設定した。目標達成のための計画である。最も適切なのはどれか。1 つ選べ。

(1) 家で飲む缶ビールを 1 本に減らす。

(2) 家で飲む缶ビールをやめる。

(3) 接待時の飲酒量を控えめにして、3 メッツの運動を週 2 時間行う。

(4) 週 2 日は休肝日とし、4 メッツの運動を週 4 時間行う。

---

121 答（2）　（1）× （2）○ （3）× （4）×

(2)　☞対象者は、過去の成功体験によって自己効力感が高く、すぐに具体的な行動変容（運動）を起こせる状態であると評価できます。したがって、対象者の発言を肯定したうえで、行動変容後、その行動の継続を阻害する可能性がある要因を把握しておくことが最適であるといえます。

122 答（4）　（1）× （2）× （3）× （4）○

(1)(2)　☞対象者は運動による減量を希望しているため、運動を含まない行動目標は不適切です。

(3)　☞減量するには、体脂肪 1kg 当たり 7,200kcal の負のエネルギー出納とする必要があります。「3 か月で−3kg」の目標を達成するには、7,200kcal × 3kg ＝ 21,600kcal の負のエネルギー出納が必要です。運動によるエネルギー消費量は、メッツ×時間(h)×体重(kg)で推算できます。3 メッツの運動を週 2 時間行った場合の 1 日当たりのエネルギー消費量は、3 メッツ× 2h × 80kg ÷ 7 日≒ 70kcal/ 日です。これを 3 か月（90 日）実施した場合のエネルギー消費量は、70kcal/ 日× 90 日＝ 6,300kcal であり、接待時の飲酒量を控えたとしても、目標とする「3 か月で−3kg」の達成は困難であると推定できるため不適切です。

(4)　☞週 2 日を休肝日とすることで、1 日当たりのエネルギー摂取量は、缶ビール 200kcal × 2 本× 2 日÷ 7 日≒ 110kcal/ 日減少します。これを 3 か月（90 日）実施した場合のエネルギー摂取量は、110kcal/ 日× 90 日＝ 9,900kcal 減少します。4 メッツの運動を週 4 時間行った場合の 1 日当たりのエネルギー消費量は、4 メッツ× 4h × 80kg ÷ 7 日≒ 180kcal/ 日です。これを 3 か月（90 日）実施した場合のエネルギー消費量は、180kcal/ 日× 90 日＝ 16,200kcal となります。つまり、食事と運動で 9,900kcal ＋ 16,200kcal ＝ 26,100kcal の負のエネルギー出納となり、「3 か月で−3kg」の目標を達成するために必要な 21,600kcal を満たすことができます。これを体脂肪に換算すると、26,100kcal ÷ 7,200kcal ≒ 3.6kg の減量効果が期待できるため、行動目標として最適であるといえます。

10 応用力試験

解答と解説

123 初回面談から 1 か月後、継続支援の面談を行ったところ、対象者は計画どおり取り組めていた。体重は初回面談時から変化していない。この時の支援である。**最も適切な**のはどれか。1 つ選べ。

(1) 現在の取組状況の問題点を指摘し、改善策を話し合う。

(2) 現在の取組に対して、今後期待される成果を説明する。

(3) 現在の取組を称賛した上で、取組を継続するよう励ます。

(4) 現在の取組を称賛した上で、行動目標の追加を話し合う。

123 答（4）　（1）× （2）× （3）× （4）○

(4)　☞前問（4）の行動目標を 1 か月継続した場合、3.6kg の 1/3（1 か月 /3 か月）に当たる 1.2kg の減量効果が期待できるにも関わらず、対象者の体重は変化していません。この要因は、部署異動による接待での飲酒機会の増加が、予測を上回るエネルギー摂取量の増加につながっており、減量を妨げていると考えられます。したがって、接待での飲酒機会の増加を考慮した行動目標を追加し、減量目標の達成を目指すことが最適であるといえます。

次の文を読み「124」、「125」に答えよ。

Kクリニックに勤務する管理栄養士である。

大学2年生の学生がクリニックを受診してきた。学生は、20歳、女性。中学生の時から新体操部に所属している。審美系スポーツでは、体型が重要と考えており、食事摂取を常に控えるようにしてきた。最近、普段の生活において、立ちくらみや息切れ等の症状がみられた。鉄欠乏性貧血と診断され、鉄剤投与を受けた。1日の食事内容は、表のとおりである。

身長160cm、体重45kg、BMI 17.6kg/m²。

表　1日の食事記録

朝食	昼食	夕食
おにぎり（1個）	栄養飲料（ゼリータイプ）	ご飯（100g）
コーンスープ	サラダチキン	納豆
ヨーグルト	キャベツ千切り	焼きのり
	ドレッシング	大根ひき肉あんかけ
		りんごジュース

2024年国試174：重要度★★★ チェック □□□□□

124 薬物治療により、症状は改善してきた。この学生に栄養食事指導を行うことになった。指導方針として、**最も適切な**のはどれか。1つ選べ。

(1) エネルギー摂取量を増やす。

(2) たんぱく質摂取量を増やす。

(3) 鉄摂取量を増やす。

(4) 水分摂取量を増やす。

2024年国試175：重要度★★★ チェック □□□□□

125 栄養食事指導の結果、体重は1.5kg増加し、体調が悪い日はなくなり、パフォーマンスが向上してきたと感じていた。この学生から「どうしても選手に選ばれたい。これ以上、体重は増やしたくない。」と相談があった。助言として、**最も適切な**のはどれか。1つ選べ。

(1) 体重が増えないように、練習量を増やしましょう。

(2) 体調不良が改善したので、食事指導は終わりにしましょう。

(3) パフォーマンスも良くなったと感じているのですね。もう少し今の食事を続けてみましょう。

(4) もう少し体重を増やしたほうが、表現力も上がると思いますよ。

10

応用力試験

---

124 答 (1)　(1) ○　(2) ×　(3) ×　(4) ×

(1)　☞この学生は、食事摂取を中学生の頃から常に控えており、表の食事記録からも食事の全体量が少ないことが伺えます。これがエネルギー不足による低体重（BMI < 18.5kg/m²）、鉄不足による鉄欠乏性貧血を引き起こしていると考えられます。エネルギー摂取量を増やすことは、食事の全体量を増加させることにつながり、結果的に鉄を含めた各栄養素の摂取不足の改善が期待できることから、エネルギー摂取量を増やすことが最適であるといえます。

125 答 (3)　(1) ×　(2) ×　(3) ○　(4) ×

(3)　☞現時点で、体重増加によって体調不良は改善し、パフォーマンスは向上しています。したがって、体重増加によるパフォーマンスの低下が生じるまでは、現在の食事の継続を促すことが最適であるといえます。

解答と解説

次の文を読み「126」、「127」、「128」に答えよ。

K産科病院に勤務する管理栄養士である。

患者は、36歳、初産婦、会社員。現在、妊娠8週目。激しい嘔吐を繰り返すようになり、食事がほとんど食べられなくなったため入院となった。

身長165cm、体重56kg、妊娠前体重59kg。血圧110/70mmHg。空腹時の血液検査値は、クレアチニン0.8mg/dL、尿素窒素30mg/dL、血糖80mg/dL。たんぱく尿（－）、尿中ケトン体（2＋）。

126 入院当日の栄養投与方法として、<u>最も適切</u>なのはどれか。1つ選べ。

(1) 中心静脈栄養
(2) 末梢静脈栄養
(3) 経鼻胃管による経腸栄養
(4) 流動食による経口栄養

127 入院1週間後には、軽い吐き気はあるものの、激しい嘔吐はおさまり退院となった。退院後の食事のアドバイスである。<u>最も適切</u>なのはどれか。1つ選べ。

(1) 食事をしっかり食べて、間食は控えましょう。
(2) 職場で決まった時間に食べられない分は、自宅で食べるようにしましょう。
(3) 食事は、食べられるときに食べましょう。少量ずつ数回に分けても良いですよ。
(4) 3食ともに、主食、主菜、副菜を揃えた食事にしましょう。

10

応用力試験

---

126 答 (2)　　(1)✕ (2)○ (3)✕ (4)✕

(2) ☞患者は、食事をほとんど摂取できておらず、尿ケトン体も陽性であることから、飢餓状態であると評価できます。また、尿素窒素／クレアチニン比が30を上回っており、脱水状態であると評価できます。したがって、入院当日は、飢餓と脱水の早期解消を目的に、末梢静脈栄養による栄養投与を行うことが最適であるといえます。

127 答 (3)　　(1)✕ (2)✕ (3)○ (4)✕

(3) ☞病態は改善しているものの、吐き気は残っているため、無理に食事摂取量を増やすと再発する可能性があります。したがって、負担にならない範囲で、少しずつ摂食量を増やしていくようなアドバイスが最適であるといえます。

解答と解説

128　退院後、順調に回復した。時々、つわりの症状があるものの、体重は 60kg となり、現在は妊娠 12 週目となった。本人は、自身の体重の増え方が少ないことを気にして、栄養相談のために来院した。表は、本人が持参した食事メモである。患者への助言として、最も適切なのはどれか。1 つ選べ。

(1)　主食の量が足りませんね。1 回量を増やしましょう。

(2)　果物はお好きではないですか。1 日に 1 回果物を摂りましょう。

(3)　乳製品が少ないですね。間食に牛乳を取り入れましょう。

(4)　まだ 12 週目ですから、体重の増え方は、このくらいで大丈夫ですよ。今の食生活を続けましょう。

表　食事メモ

朝食	昼食	夕食	間食
トースト（6 枚切 1 枚） いちごジャム オレンジジュース ヨーグルト	おにぎり（1 個） 卵焼き シューマイ（2 個） 唐揚げ（2 個） レタス	ご飯（茶碗 1 杯） 鶏肉の照り焼き プチトマト（2 個） 冷奴	シュークリーム（1 個） シャーベット（1 個）

128 答 (4)　　(1)　×　(2)　×　(3)　×　(4)　○

(4)　☞ 4 週間（妊娠 8 週目から妊娠 12 週目）で脱水改善も含め体重が 4kg 増加しており、現在の食生活も主食、主菜、副菜が揃った食事を食べられていることから、経過は順調であるといえます。したがって、現在の食生活を継続するよう助言することが最適であるといえます。

次の文を読み「129」、「130」、「131」に答えよ。

K病院に勤務する管理栄養士である。

患者は、9歳2か月、女児。健診で肥満を指摘され、心配した母親が女児を連れて来院した。

初診時、身長135cm、体重44kg、肥満度41.8%。腹囲81cm。血圧114/70mmHg。空腹時の血液検査値は、血糖90mg/dL、AST17U/L、ALT29U/L、non-HDLコレステロール130mg/dL、トリグリセリド115mg/dL。家族歴なし。

原発性肥満と診断され、医師から1日の指示エネルギー量を2,000kcal、たんぱく質エネルギー比率を20%E、脂肪エネルギー比率を25～30%E、カルシウム量を750mgとして、栄養食事指導を行うよう指示があった。放課後や休日は外遊びをよくしているが、スポーツクラブなどには所属していない。

129 母親から、女児の普段の食事内容を聞き取った（表）。医師からの指示内容を踏まえ、優先すべき改善項目である。最も適切なのはどれか。1つ選べ。

(1) エネルギー量

(2) たんぱく質量

(3) 脂質量

(4) カルシウム量

表　患者の普段の食事内容

朝食	昼食(給食)	間食(午後4時)	夕食	間食(午後8時)
ご飯(150g) 焼きのり 即席味噌汁 (粉末タイプ1袋)	ご飯(おかわり1回) 八宝菜 鯵の南蛮漬け フルーツ白玉 牛乳(1本)	アイスクリーム (1カップ) ポテトチップス (小1袋)	ご飯(150g) 照り焼きチキン(100g) フライドポテト(35g) ミニトマト(3個) 大根とわかめの味噌汁(1杯) みかん(小2個) 麦茶(コップ1杯)	牛乳(コップ1杯)

130 設問129の結果をもとに、次回の受診までに、まず取り組んでもらう具体的な内容である。最も適切なのはどれか。1つ選べ。

(1) 朝食のご飯はパンにし、給食のおかわりはやめましょう。

(2) 朝食に大豆製品を追加し、給食のおかわりはやめましょう。

(3) 朝食に牛乳を追加し、給食のおかわりはやめましょう。

(4) 間食のお菓子をやめて、果物にしましょう。

10

応用力試験

129 答 (2)　　(1) ×　(2) ○　(3) ×　(4) ×

(2) ☞患者は、朝食に主菜を摂取していないため、医師の指示であるたんぱく質エネルギー比率20%Eを達成できていない可能性が高いといえます。したがって、たんぱく質量を優先的に改善することが最適であるといえます。

130 答 (2)　　(1) ×　(2) ○　(3) ×　(4) ×

(2) ☞たんぱく質摂取量の増加を目的に、朝食に大豆製品を追加する必要がありますが、エネルギー量が増加します。そこで、増加するエネルギー量を、給食のおかわりをやめることで対応することが最適であるといえます。

131　2 か月後に再診した時の身長は 137cm、体重は 44kg であった。指導の際、母親は、「頑張っていますが、体重は減りません。」と話した。これに対する管理栄養士の発言である。最も適切なのはどれか。1 つ選べ。

(1)　食べすぎが原因です。食事量を減らしましょう。

(2)　運動不足が原因です。運動量を増やしましょう。

(3)　合併症が心配です。検査を受けてみてください。

(4)　肥満は改善されてきています。今の取組を続けましょう。

---

131 答（**4**）　（1）×　（2）×　（3）×　（4）○

(4)　☞ 2 か月間で体重の変化はありませんが、身長は 2cm 伸びています。身長が伸びたにも関わらず、体重は増加していないため、肥満は改善（肥満度は低下）していると評価することが最適であるといえます。

次の文を読み「132」、「133」、「134」に答えよ。

　Kクリニックに勤務する管理栄養士である。外来栄養食事指導を行っている。

　患者は、81歳、男性。独居。10年前に2型糖尿病を発症している。前院で経口血糖降下薬を処方されていたが、服用を忘れることが多く、食事は自由に摂取していた。血糖コントロールは不良で、最近は低血糖症状もみられることから、当クリニックへ紹介された。インスリン療法を開始することになり、毎食前のインスリン注射の指導を医師から受けた。明らかな糖尿病合併症はない。

　身長165cm、体重53.1kg、BMI 19.5kg/m^2。

　血液検査値は、血糖（食後2時間）132mg/dL、HbA1c8.3%。

132 インスリン療法開始前の栄養食事指導を行うに当たり、事前に撮ってもらった写真と聞き取りから2日間の食生活を確認した（図）。優先すべき指導内容として、最も適切なのはどれか。1つ選べ。

(1) 炭酸飲料や菓子は控える。
(2) ビールは控える。
(3) 3食とも主食を摂る。
(4) 毎日続けられる運動を始める。

1日目（普段の日のパターン）			2日目（特別な日：友人宅を訪問）		
生活	時	食事	生活	時	食事
（起床）	6		（起床）	6	
	7	朝食　トースト（6枚切1枚） マーガリン コーヒー（クリーム入り）		7	朝食　コーヒー（クリーム入り）
	8		テレビ	8	
				9	サイダー（350mL 1缶）
	10	せんべい（2枚）		10	
テレビ	12	昼食　せんべい（2枚）		12	昼食　握り寿司（1人前） 吸物（1杯）、みかん（1個） ビール（350mL 2缶）
	14	サイダー（350mL 1缶）	友人宅	14	アイスクリーム（1個）
				15	饅頭（1個）、せんべい（5枚） コーヒー（クリーム入り）
買い物 （徒歩30分）	16				
入浴	18		入浴	18	
	19	夕食　ご飯（1杯）、焼き魚（惣菜1切） 即席豚汁（1杯） 煮物（惣菜1パック） ビール（350mL 1缶）		19	夕食　サイダー（350mL 1缶）
テレビ			テレビ	21	ミニあんぱん（1個）
	22	コーラ（350mL 1缶）			
（就寝）	23		（就寝）	23	

図　食生活の記録

132 答 **(3)**　　(1) ×　(2) ×　(3) ○　(4) ×

(3)　☞インスリン療法を開始するに当たり、最も注意しなければならないのは低血糖症状（冷汗、悪心、眩暈、眠気、意識低下、痙攣、昏睡など）です。患者の食生活の記録から、主食を摂らない傾向が確認できます。インスリン注射は食前に実施されるため、主食を摂らないと低血糖を引き起こす可能性が高くなります。したがって、3食とも主食を摂ることを優先的な指導内容とすることが最適であるといえます。

133　1 か月後に栄養食事指導を行った。患者は先月の指導内容を守っており、体重 53.8kg、HbA1c7.9％であった。体調が良くなったことから、買い物の前に 30 分散歩するようになり、風呂上がりに低血糖症状を起こすようになった。その時の指導内容として、最も適切なのはどれか。1 つ選べ。

(1)　インスリン投与量を減らす。
(2)　入浴前に補食を摂る。
(3)　3 食とも主食量を増やす。
(4)　散歩時間を減らす。

134　さらに 1 か月後に栄養食事指導を行った。体重 53.6kg、HbA1c7.7％であり、最近は低血糖にならなくなった。患者から「低血糖にならなくなったので、久しぶりに旅行に行こうと思います。旅行中に注意することはありますか。」と聞かれた。その時のアドバイスとして、最も適切なのはどれか。1 つ選べ。

(1)　アルコールは控えた方が良いですね。
(2)　パンとご飯は普段の量と同じにしましょう。
(3)　炭酸飲料やお菓子は控えた方が良いですね。
(4)　旅行先でも散歩は続けましょう。

133　答（2）　（1）×　（2）○　（3）×　（4）×

(2)　☞風呂上がりに低血糖症状が出現するようになった理由は、30 分間の散歩によって、これまでより入浴前の血糖値が低くなったことであると推定できます。散歩は、糖尿病の治療のために有効な運動療法であるため継続しますが、入浴後の低血糖を予防するため、入浴前に補食を摂るよう指導することが最適であるといえます。

134　答（2）　（1）×　（2）○　（3）×　（4）×

(2)　☞旅行中は、外食が中心となるため食事量のコントロールが難しくなりますが、低血糖を予防するためには主食の量を普段の量と同じにすることが重要です。したがって、主食に関するアドバイスをすることが最適であるといえます。

次の文を読み「135」、「136」、「137」に答えよ。

K病院に勤務する管理栄養士である。

患者は、72歳、男性。独居。

1か月前から労作時の呼吸苦が出現した。1週間前から呼吸苦の増強とともに、食欲不振、下痢、下肢の浮腫が加わり、弁膜症による慢性心不全の急性増悪と診断され緊急入院となった。

身長160cm、体重50kg、BMI 19.5kg/m²。発熱なし。

空腹時の血液検査値は、BNP（脳性ナトリウム利尿ペプチド）840pg/mL（基準値18.4pg/mL未満）、LDLコレステロール98mg/dL、アルブミン2.8g/dL。eGFR68mL/分/1.73m²、酸素飽和度93%。

135 この患者の消化器症状（下痢）の原因として、最も適切なのはどれか。1つ選べ。

(1) 感染性腸炎
(2) たんぱく漏出性胃腸症
(3) バクテリアルトランスロケーション
(4) 過敏性腸症候群

136 入院2日目、バイタルサインは安定し呼吸苦と消化器症状が改善してきたため、静脈栄養法に加え、経腸栄養法を開始することとした。静脈ルートを確保する目的として、静脈栄養法では200kcal/日（1,000mL）が投与されており、経腸栄養法で800kcal/日を追加することとした。使用する栄養剤として、最も適切なのはどれか。1つ選べ。

(1) 希釈した半消化態栄養剤（0.5kcal/mL）
(2) 半消化態栄養剤（1.0kcal/mL）
(3) 半消化態栄養剤（2.0kcal/mL）
(4) 成分栄養剤（1.0kcal/mL）

135 答 **(2)**　　(1) ×　(2) ○　(3) ×　(4) ×

(2)　☞下痢および著明な低アルブミン血症（Alb＜3.5g/dL）から、たんぱく漏出性胃腸症が原因であると推定することが最適であるといえます。心不全の悪化により、消化管のうっ血やリンパ流のうっ滞が起こっていると考えられます。

136 答 **(3)**　　(1) ×　(2) ×　(3) ○　(4) ×

(3)　☞患者は、慢性心不全の急性増悪期であり、水分貯留による浮腫が出現しているため、水分の過剰摂取を避ける必要があります。静脈栄養法で1,000mLの水分を投与することになるため、経腸栄養法からの水分は抑えるべきです。したがって、エネルギー密度の高い2.0kcal/mLの経腸栄養剤を400mL（800kcal÷2.0kcal/mL＝400mL）投与することが最適であるといえます。

10
応用力試験

解答と解説

137 入院 6 日目、心不全症状は改善し、消化器症状も消失した。退院に向けて栄養食事指導を行うことになり、入院前の普段の食事内容を聞き取った（表）。この食事内容を基に改善点を指摘した。その内容として、**最も適切な**のはどれか。1 つ選べ。

(1) 鶏唐揚げを焼き魚にする。

(2) 野菜の摂取量を増やす。

(3) レトルト粥をご飯に変える。

(4) 冷奴を半分に減らす。

表　患者の普段の食事内容

朝食 （午前 7 時）	昼食 （正午）	間食 （午後 3 時）	夕食 （午後 6 時）
レトルト粥(250g) たくあん(2 枚) 緑茶(1 杯)	レトルト粥(250g) コロッケ(1 個) 鶏唐揚げ(50g×2 個) 味噌汁(1 杯) 野菜ジュース(200mL) ゼリー(1 個)	クッキー(2 枚) カフェオレ(1 杯)	レトルト粥(250g) 餃子(5 個) 冷奴(200g) 枝豆(20g) 日本酒(1 合)

137 答 (3)　　(1) ×　(2) ×　(3) ○　(4) ×

(3) ☞患者の普段の食事内容から、水分の摂取量が多いことがわかります。水分の過剰摂取は、循環血液量の増加、心血管系への負担を増大させるため、避けるべきです。患者は摂食・嚥下機能に問題は認められないため、主食を水分量の多い粥にする必要はありません。したがって、レトルト粥をご飯に変えるよう改善することが最適であるといえます。

次の文を読み「138」、「139」、「140」に答えよ。

K病院の消化器内科病棟に配置されている管理栄養士である。

患者は、75歳、男性。C型慢性肝炎で、10年前より通院加療していた。摂食機能に問題はない。最近、朝方の全身倦怠感が強くなり受診したところ、精査目的で入院となった。

入院時、身長165cm、体重55kg、BMI 20.2kg/m²。標準体重60kg。浮腫（−）、腹水（−）。空腹時の血液検査値は、アルブミン2.7g/dL、血糖90mg/dL、AST65U/L、ALT50U/L、アンモニア65μg/dL（基準値30〜80μg/dL）。

138 精査の結果、肝硬変、重症度はChild-Pugh分類のCと診断され、早朝の呼吸商は低下していた。この患者の優先すべき栄養療法である。最も適切なのはどれか。1つ選べ。

(1) たんぱく質制限
(2) 食塩制限
(3) 鉄の付加
(4) LES（late evening snack）の導入

139 この患者における、1日当たりの指示エネルギー量と指示たんぱく質量の組合せである。最も適切なのはどれか。1つ選べ。

エネルギー（kcal/日）　　　たんぱく質（g/日）
(1) 　1,500 ――――――――― 35
(2) 　1,500 ――――――――― 70
(3) 　2,100 ――――――――― 35
(4) 　2,100 ――――――――― 70

140 毎日モニタリングしていたところ、患者との意思疎通が困難となり、患者の食事摂取量は著しく低下してきた。血液検査値は、アルブミン2.5g/dL、血糖92mg/dL、AST68U/L、ALT52U/L、アンモニア106μg/dLであった。この状況での栄養管理として、最も適切なのはどれか。1つ選べ。

(1) 投与する総エネルギー量を減らす。
(2) 分割食にする。
(3) 肝不全用経腸栄養剤の投与を開始する。
(4) 末梢静脈栄養を開始する。

138 答（4）　　(1) ×　(2) ×　(3) ×　(4) ○

(4) ☞患者は、Child-Pugh分類のCであることから肝硬変非代償期と判断できます（A：代償期、B：非代償期、C：非代償期）。非代償期において、早朝の呼吸商が低下する原因は、肝臓グリコーゲンの枯渇による糖質からのエネルギー産生の低下（脂質からのエネルギー産生の亢進）です。したがって、呼吸商の低下の予防を目的に、就寝前に糖質を補給するLES（就寝前補食）を導入することが最適であるといえます。

139 答（4）　　(1) ×　(2) ×　(3) ×　(4) ○

(4) ☞エネルギーは、肥満や耐糖能異常が認められないため、30〜35kcal/kg標準体重/日（30〜35kcal × 60kg = 1,800〜2,100kcal/日）とします。たんぱく質は、高アンモニア血症が認められないため、1.0〜1.5g/kg標準体重/日（1.0〜1.5g × 60kg = 60〜90g/日）とします。

140 答（3）　　(1) ×　(2) ×　(3) ○　(4) ×

(3) ☞肝性脳症（意思疎通が困難）および高アンモニア血症が認められるため、BCAA（分枝アミノ酸）が強化された肝不全用経腸栄養剤の投与を開始することが最適であるといえます。

次の文を読み「141」、「142」に答えよ。

200 床の K 病院に勤務する管理栄養士である。給食は直営によりクックサーブ方式で運営されている。この病院では、毎食 20 食分の全粥を作っている。調理師から、全粥の出来上がりを一定にするにはどうしたらよいかとの相談を受けた。

141 全粥の調理の標準化による適合（製造）品質の向上に向けて、検討を行うこととした。加える水の量のほかに、重視すべき管理項目として、最も適切なのはどれか。1 つ選べ。

(1) 室温・湿度
(2) 沸騰までの時間
(3) 中心温度
(4) 出来上がり重量

142 表は、見直した調理作業指示書（20 食分）である。1 食分の米を 50g としたときの「④加える水」の量（kg）である。最も適当なのはどれか。1 つ選べ。

(1) 6.0
(2) 6.4
(3) 7.2
(4) 8.4
(5) 8.8

表　全粥の調理作業指示書（20食分）

米と水の配合の重量比率	1：6
沸騰継続時の水の蒸発量(g/分)	40

＜作業手順＞
①米を計量する。
②洗米する。
③寸胴鍋に洗米した米を入れる。
④加える水を計量する。
⑤寸胴鍋に計量した水を入れ、30分間米を浸漬する。
⑥寸胴鍋に蓋をして加熱する。
⑦沸騰したら、蓋をとり、弱火で30分間沸騰を継続させる。
⑧最後に蓋をして10分間蒸らす。
⑨計量して盛り付ける。

141 答（4）   **(1)** ×   **(2)** ×   **(3)** ×   **(4)** ○

(4) ☞粥の適合（製造）品質は、完成時の飯と水分の量（水の蒸発量）によって決定されます。蒸発する水分量を一定にすることを目的に、出来上がり重量を重視すべき管理項目にすることが最適であるといえます。

142 答（3）   **(1)** ×   **(2)** ×   **(3)** ○   **(4)** ×   **(5)** ×

(3) ☞全粥に使用する米の量は、50g × 20 食＝ 1,000g（1.0kg）です。米（1.0kg）：水（Xkg）＝ 1：6 の重量比率にするため、水（Xkg）＝ 6.0kg となります。ただし、⑦の沸騰継続時に 1 分間当たり 40g の水が蒸発することを考慮すると、6.0kg ＋ 40g × 30 分＝ 7.2kg の水を加える必要があります。

次の文を読み「143」、「144」、「145」に答えよ。

　K 社健康保険組合の管理栄養士である。

　K 社では男性の高血圧症の者の割合が高い。その原因の一つに食塩の過剰摂取が考えられた。そこで、男性社員の食塩摂取量の減少を目的として、利用率の高い社員食堂において、減塩メニューの充実による食環境整備と減塩教育を行うことになった。

　7 ～ 10 月の 4 か月間を実施期間とし、実施前後に食塩摂取量を把握して評価することとした。A 事業所（男性 200 人）を介入群（食環境整備および減塩教育）、同じ地域で、年齢構成、就業状況および規模が近似した B 事業所（男性 180 人）を比較群（減塩教育のみ）とした。

2024 年国試 193：重要度★★★　　　　　　　　　　　　　　　チェック □□□□□

143　介入効果を検証するために、K 社健康保険組合、A 事業所及び B 事業所の管理栄養士 3 人で、食塩摂取量の変化を調べた。対象者と調査者の負担が少なく、かつ、より高い精度で食塩摂取量を推定するための調査法である。最も適切なのはどれか。1 つ選べ。

(1)　ナトリウムを多く含む食品の過去 1 か月間の摂取頻度について、チェックシートに記入してもらう。

(2)　7 日間毎日、飲食した全てのものの写真をスマートフォンで送付してもらう。

(3)　3 日間の面接による 24 時間食事思い出し法を実施する。

(4)　2 日間の随時尿中ナトリウム値及びクレアチニン値を測定する。

---

143 答 (4)　　(1) ×　(2) ×　(3) ×　(4) ○

(1)　☞ナトリウムは多くの食品に含まれる栄養素であるため、ナトリウムを多く含む食品のみを調査しても精度の高い結果は得られません。

(2)　☞写真から調味濃度を推定することは困難であるため、精度の高い結果は得られません。

(3)　☞A 事業所 200 人、B 事業所 180 人の合計 380 人に対し、管理栄養士 3 人で面接による 24 時間食事思い出し法を実施することは、調査者の負担が大きく困難な方法です。

(4)　☞随時尿中のナトリウム値とクレアチニン値の濃度比から、高い精度で食塩摂取量を推定可能です。また、必要な採尿は計 2 回であるため、対象者と調査者の負担も小さいといえます。したがって、この方法が最適であるといえます。

144 取組実施前後の食塩摂取量の変化量について、A 事業所、B 事業所とも正規分布であることを確認した上で、結果を示した（表）。統計学的な有意水準は両側 5％とする。取組の効果の評価として、最も適当なのはどれか。1 つ選べ。

(1) 両事業所とも、摂取量に有意な変化はみられなかった。

(2) 両事業所とも、摂取量は有意に減少した。

(3) A 事業所は、摂取量が有意に減少した。

(4) B 事業所は、摂取量が有意に減少した。

(5) 両事業所とも、変化を判断できなかった。

表　取組実施前後の食塩摂取量の変化量（g/日）

	人数※1	変化量※2の平均値	変化量※2の平均値の95％信頼区間
A 事業所	170	−0.54	−0.98〜−0.10
B 事業所	155	−0.35	−0.91〜0.21

※1 実施前後の食塩摂取量を把握できた者　　※2 変化量＝実施後の摂取量−実施前の摂取量

145 取組実施前後の食塩摂取量の変化量を、両事業所間で比較するに当たり、考慮すべき評価デザインの限界である。最も適切なのはどれか。1 つ選べ。

(1) 群間で対象者の生活背景が異なっている可能性があること。

(2) 群間で調査の協力率に差があること。

(3) 介入期間後も効果が継続するかを調べていないこと。

(4) 実施前後で季節が異なること。

144 答（3）　　(1) ×　(2) ×　(3) ○　(4) ×　(5) ×

(3) ☞「95％信頼区間」とは、母平均の存在する範囲が 95％の確率でその範囲にあることを示しています。「95％信頼区間」と「（実施後と実施前の食塩摂取量の）変化量の平均値」を組み合わせて、表の結果を解釈します。A 事業所の場合、変化量の平均値が− 0.54 であることから、「実施前よりも食塩摂取量が 0.54g 減少した」といえ、かつ 95％信頼区間が− 0.98〜− 0.10 であり 0 より小さくなっています。95％信頼区間の値が 0 を含まない場合、「実施前と実施後の食塩摂取量に有意な差がある（偶然得られた結果ではない）」といえます。したがって「A 事業所は、摂取量が有意に減少した」と解釈します。

(4) ☞ B 事業所の場合、変化量の平均値が− 0.35 であることから、「実施前よりも食塩摂取量が 0.35g 減少した」といえますが、95％信頼区間が− 0.91 〜 0.21 であり 0 を含みます。95％信頼区間の値が 0 を含む場合、「実施前と実施後の食塩摂取量に有意な差がない（偶然得られた結果である）」といえます。したがって「B 事業所は、摂取量は減少したが、有意な変化は見られなかった」と解釈します。

145 答（1）　　(1) ○　(2) ×　(3) ×　(4) ×

(1) ☞ A 事業所と B 事業所は、年齢構成、就業状況、規模については近似していますが、それ以外の生活背景（外食利用頻度や朝食欠食率など）は異なっている可能性があり、その生活背景が食塩摂取量に影響を与えた可能性があります。

(2) ☞ A 事業所と B 事業所の協力率は、【A 事業所】170 ÷ 200 × 100 ＝ 85％、【B 事業所】155 ÷ 180 × 100 ≒ 86％でありほぼ同じです。

(3) ☞介入期間後の効果の継続は、取組実施前後の食塩摂取量の変化量に影響を与えません。

(4) ☞ A 事業所と B 事業所は同じ期間に調査を行っている（両群は同じ季節変動の影響を受けている）ことから、取組実施前後の食塩摂取量の変化量の比較に与える影響は小さいといえます。

次の文を読み「146」、「147」に答えよ。

　K大学に勤務する、管理栄養士の資格を持つ教員である。K大学では、不定愁訴を有する学生が多く、学生の朝食摂取状況を把握することになった。学生1,000人（家族と同居の学生500人と一人暮らしの学生500人）に対して自記式質問紙調査を実施した。調査の結果、1,000人中400人が朝食を欠食していることが明らかとなった。表は、居住形態別に、朝食欠食の理由をまとめたものである。

表　朝食欠食の理由（複数回答）

	全員（400人）		家族と同居の学生（100人）		一人暮らしの学生（300人）	
	人	％	人	％	人	％
食欲がない	214	53.5	52	52.0	162	54.0
食べる必要性を感じない	199	49.8	50	50.0	149	49.7
ダイエットのため	166	41.5	68	68.0	98	32.7
準備するのが面倒	241	60.3	10	10.0	231	77.0
お金の節約のため	226	56.5	25	25.0	201	67.0

146 調査結果を踏まえて、より多くの学生が朝食を摂取するための方法を検討した。朝食摂取の自己効力感の向上を目的とした栄養教育の対象者と、その内容に関する記述である。最も適切なのはどれか。1つ選べ。

(1) 家族と同居の学生に対し、教員が朝食を欠食することによる健康への悪影響について話をする。

(2) 家族と同居の学生に対し、朝食を食べてダイエットに成功した学生が、その体験談を紹介する。

(3) 一人暮らしの学生に対し、かつて朝食を欠食していた学生が、朝食を毎日食べられるようになった工夫を話す。

(4) 一人暮らしの学生に対し、朝食を毎日食べることで以前よりも健康的になった自分を想像してもらう。

147 朝食欠食者全員を集めて栄養教育を行った後、全員を対象に評価を行った。評価において、朝食欠食者を減らす上で重視すべき影響評価の指標である。最も適切なのはどれか。1つ選べ。

(1) 朝食欠食と肥満に関する知識の変化

(2) 朝食摂取の必要性を感じている人数の変化

(3) 準備できる朝食のレパートリー数の変化

(4) 不定愁訴の頻度の変化

10

応用力試験

---

146 答 **(3)**　　**(1)** ×　**(2)** ×　**(3)** ○　**(4)** ×

(3) ☞多くの学生が朝食を摂取することを目的とする場合、朝食欠食者数の多い一人暮らしの学生（300人）をターゲットにするべきです。学生の行動変容を促すには、同じ朝食欠食者かつライフステージの近い学生の成功体験を聞かせることで、観察学習（モデリング学習）を促すことが最適であるといえます。

147 答 **(3)**　　**(1)** ×　**(2)** ×　**(3)** ○　**(4)** ×

(3) ☞朝食のレパートリー数の変化（食スキルの変化）は、影響評価として用いることができます。朝食欠食の理由は、「準備するのが面倒（241人、60.3％）」が最多となっていることから、準備できる朝食のレパートリー数の変化（簡単に作れる朝食メニューが増えた等）を影響評価の指標とすることが最適であるといえます。

解答と解説

次の文を読み「148」、「149」、「150」に答えよ。

K事業所の社員食堂を運営している給食受託会社の管理栄養士である。K事業所の男性社員はデスクワークが1日の大半を占めており、他の事業所より、特に肥満（1度：BMI 25以上30kg/m² 未満）の者の割合が高い。これまで社員を対象に様々な栄養情報を提供してきたが、男性社員の健康への関心は薄い。そこで、食環境整備を行うこととした。初めに、K事業所の20～60歳台男性社員の利用率が高い社員食堂において、男性社員（1,100人）のメニューの選択状況を、売上食数から把握した（表）。

表　K事業所の社員食堂における20～60歳男性社員のメニュー選択状況
（上位5位）

提供メニュー	1位	2位	3位	4位	5位
定食（ご飯200g、主菜（肉または魚）、副菜小鉢2つのセット）					○
カレーライス		○			
カツ丼				○	
ミニカツ丼	○				
和麺（そば・うどん）			○		
ラーメン	○				
サラダ					
野菜小鉢					
ご飯大盛り（＋100g）		○		○	
麺大盛り（＋100g）					

※複数○がついているものは、それらを組み合わせて食べていることを示す。

2024年国試198：重要度★★★　　　　　　　　　　　　　　　チェック □□□□□

148 表の調査結果から読み取れる、優先して取り組むべき問題である。最も適切なのはどれか。1つ選べ。

(1) 食塩の摂取量が多い。
(2) 脂質の摂取量が多い。
(3) 炭水化物の摂取量が多い。
(4) たんぱく質の摂取量が多い。

148 答 (3)　　(1) ×　(2) ×　(3) ○　(4) ×

(3) ☞K事業所の20～60歳台男性は、「ミニカツ丼＋ラーメン」や「カレーライス＋ご飯大盛り」、「カツ丼＋ご飯大盛り」といった炭水化物が多くなるような組み合わせでメニューを選択していることがわかります。その結果、エネルギー摂取量が増えて肥満者の増加につながっていると推定できます。したがって、炭水化物の摂取量を優先して取り組むべき問題とすることが最適であるといえます。

149 課題解決に向けて、社員食堂において定食の選択を増やすための取組を行うこととした。ナッジを用いた取組内容として、**最も適切な**のはどれか。1 つ選べ。

(1) 定食のプライスカードに、目立つようにエネルギー量を表示する。

(2) 定食を" 即出しランチ "と名付け、待ち時間を短縮した優先レーンで提供する。

(3) 定食を" ヘルシーランチ "と名付け、副菜小鉢を 2 つとも野菜料理にする。

(4) 定食の選択者には、ご飯大盛りを無料とする。

150 この取組を約 6 か月間継続したところ、定食の食数は着実に増加してきた。そこで、健康管理部門と連携して、会社の健康課題である肥満解消に向けた効果を調べることにした。職員健診の場を利用して、全男性社員を対象に、取組前後における食堂の利用状況に関するアンケート調査を行った。以前は定食をほとんど利用していなかった者に限定して、データ分析を行った。**最も適切な**のはどれか。1 つ選べ。

(1) 新たに定食を利用するようになった者における、メニュー選択の変更に伴う摂取エネルギーの変化量を算出する。

(2) BMI の低下が特に大きかった 10 名の調査票を抽出して、メニューの選択状況を詳細に調べる。

(3) 定食の利用頻度で 2 群に分け、取組前の健診時からの体重の変化量を比較する。

(4) 取組前の健診時の肥満の有無で層別化して、定食の利用頻度で 2 群に分け、BMI の分布の変化を比較する。

10

応用力試験

---

149 答（2）　（1）×　（2）○　（3）×　（4）×

(2) ☞ナッジとは、望ましい行動へと促す仕組みや手法をいいます。定食に、待ち時間が短いという魅力的なメリットを設定することで、定食を選択する（望ましい行動）を促すことが最適であるといえます。

150 答（4）　（1）×　（2）×　（3）×　（4）○

(4) ☞「定食を食べる」ことが「肥満解消に与えた効果」を調べるには、肥満者を対象に、定食の喫食の有無を調査し、肥満度の変化を評価するべきです。したがって、「（定食を食べていなかった）BMI 25kg/m² 以上の者」を、「定食を食べるようになった群」と「定食を食べなかった群」に分け、それぞれの BMI の変化を比較することが最適であるといえます。

解答と解説

問題番号索引

SGS 管理栄養士国家試験 / 過去問題＆解説集 2025

発　行　　2024 年 6 月 10 日　初版第一刷
著者名　　SGS 総合栄養学院
　　　　　〒 730-0005　広島市中区西白島町 19-21-3F
　　　　　TEL 082-502-1111　　FAX 082-211-2890
　　　　　URL https://sgs.liranet.jp
監　修　　安部　隆雄
発行者　　平田　勝
発行所　　花伝社
発売元　　共栄書房
　　　　　〒 101-0065　東京都千代田区西神田 2-5-11 出版輸送ビル 2F
　　　　　TEL: 03-3263-3813 / FAX: 03-3239-8272
印刷・製本　　中央精版印刷株式会社

乱丁本・落丁本はお取り替えいたします。

本書の内容の無断転記・複写を禁じます。

内容については SGS の責に帰します。

※本書の内容に関して、補足情報が発生する場合があります。

ホームページ（https://sgs.liranet.jp/）をご確認ください。